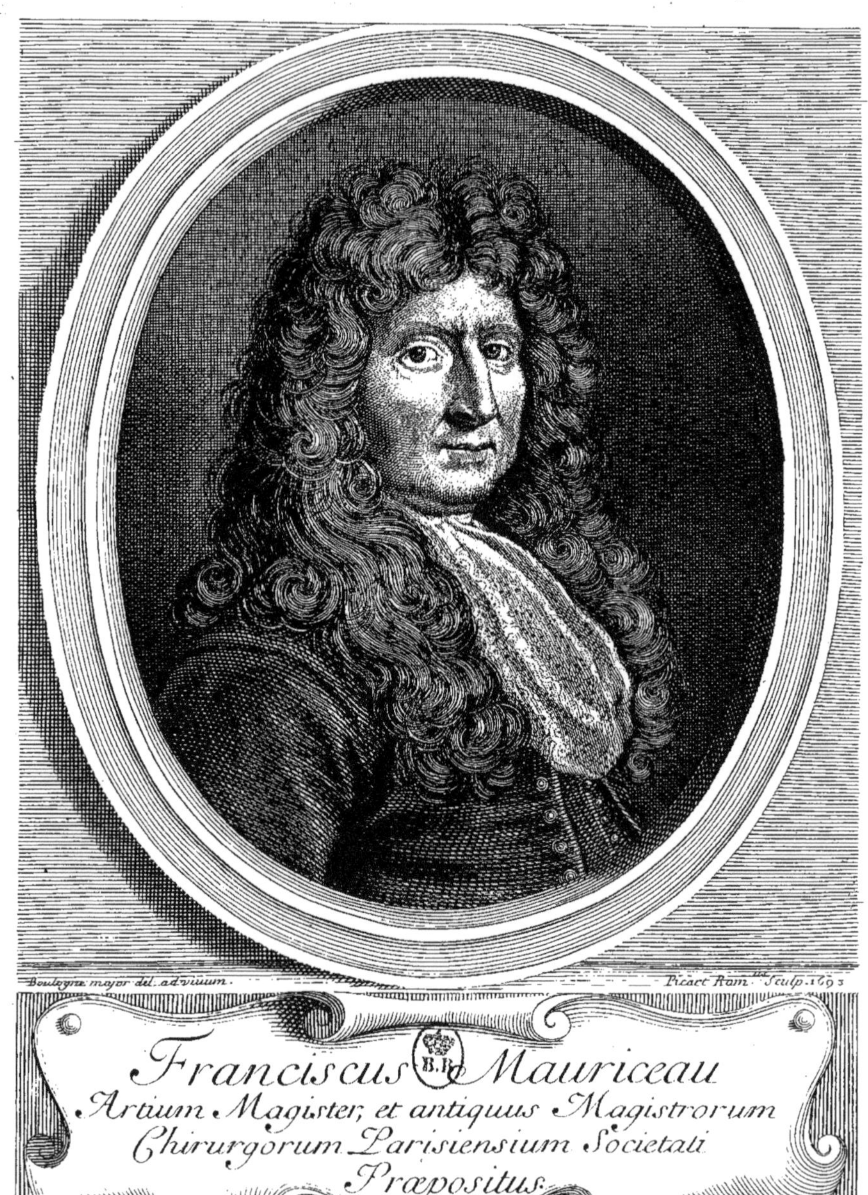
Boulogne major del. ad vivum.
Picart Rom. Sculp. 1693
Franciscus Mauriceau
Artium Magister, et antiquus Magistrorum
Chirurgorum Parisiensium Societati
Præpositus.

OBSERVATIONS
SUR
LA GROSSESSE
ET
L'ACCOUCHEMENT
DES FEMMES,
ET
SUR LEURS MALADIES
& celles des enfans nouveau-nez.

En chacune desquelles les causes & les raisons des principaux évenemens sont décrites & expliquées.

Par FRANÇOIS MAURICEAU, Maistre és Arts, & ancien Prevost de la Compagnie des Maistres Chirurgiens Jurez de la Ville de Paris.

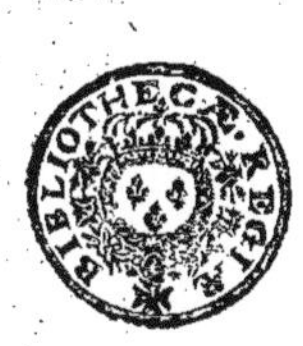

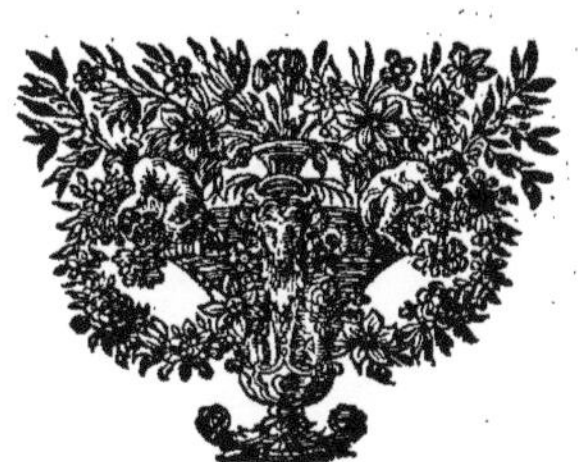

A PARIS,
Chez l'Auteur, au milieu de la ruë de Richelieu, prés la Fontaine.

M. DC. XCIV.
AVEC PRIVILEGE DU ROY.

PREFACE.

*COMME les exemples persuadent bien mieux que les simples raisonnemens, & que l'expérience donne la perfection à tous les Arts, on verra dans ce livre d'Observations les véritables preuves & la confirmation de tous les preceptes de l'Art des accouchemens, que j'ay enseignez dans mon livre des maladies des femmes grosses & de celles qui sont accouchées, que j'ay donné au public dés l'année 1668. Ce ne sont point des relations empruntées, ou inventées, comme sont celles des Empiriques & des Charlatans ; ou falsifiées, comme sont la pluspart de celles qu'un nouvel Auteur * vient de donner au Public : mais ce sont toutes Observations que j'ay faites moy-mesme, qui ont pour fondement des expériences tres-certaines, & une simple verité Historique, à laquelle j'ay seulement ajoûté les raisons des principaux évenemens, qui serviront, comme je viens de dire, à faire d'autant mieux connoistre les preceptes de l'Art, que je me suis plus attaché à les expliquer bien intelligiblement, qu'à les exprimer par la politesse du discours. On trouvera dans ces Observations des exemples que l'on doit imiter, & d'autres qui doivent estre évitez. Et comme je n'ay consideré en les communiquant, que l'utilité que le Public en peut recevoir, je ne me suis pas contenté de rapporter les seuls exemples des bons évenemens ; mais j'ay fait un fidel recit des mauvais aussi-bien que des bons, & de tout ce que j'ay reconnu par une longue expérience, qui a pû contribuer au soulagement & à la santé des femmes, qui m'ont appellé pour les secourir dans le temps de leur grossesse & de leur accouchement, & pour remedier à leurs maladies en d'autres temps. On y verra donc des exemples de toutes sortes ; & si dans le grand nombre que j'en rapporte, on en trouve plusieurs d'une mesme espece, ils feront mieux connoistre, que les preceptes qu'on en peut tirer,*

* Les lecteurs équitables pourront voir facilement la preuve de ce que j'avance, s'ils se donnent la peine de conferer l'Observation CDL. de mon present Livre, avec la mesme que ce nouvel uteur a affecté de rapporter tout differemment, avec beaucoup de suppositions, dans la page 150, & dans les suivantes de sa *pratique des accouchemens*. Ils pourront voir aussi en mesme temps, avec quel déguisement il a rapporté en la page 16. de son livre, l'histoire de la fausse grossesse d'une certaine Dame qu'il avoit entretenuë durant plus d'un an, d'une vaine esperance de grossesse d'enfant, contre mon sentiment. C'est la mesme Dame dont j'ay parlé en l'Observation DLXVI. On connoistra bien par ces deux simples échantillons l'estime que l'on doit faire de cet auteur, & de son ouvrage.

sont d'autant plus certains, que les évenemens en ont esté semblables. Je n'ay pas declaré dans toutes ces relations Historiques le nom, la qualité, & les autres circonstances qui auroient pû faire connoistre, contre leur volonté, toutes les differentes personnes qui en sont les sujets, y en ayant de toutes sortes de qualitez, depuis les premiers & les plus éminentes, jusques aux plus basses; & je me suis mesme abstenu d'en rapporter plusieurs, qui auroient trop precisément indiqué quelques personnes, dont je n'aurois pas pû parler sans une expresse permission. C'est pourquoy j'ay crû qu'il suffisoit de leur laisser à toutes également la simple qualité de femme, qui leur est commune, & d'en tenir seulement mémoire par la datte du temps auquel j'ay vû toutes les choses arriver, comme je les ay fidellement décrites. Et quoy-qu'il y ait plus de trente-cinq ans que je fasse une profession particuliére de l'Art des accouchemens, avec une continuelle assiduité, je ne rapporte que sept cens des plus considérables Observations, que j'ay choisies entre plus de trois mille autres, que j'ay faites depuis les vingt-cinq dernieres années: parce que je n'ay pas tenu registre de toutes celles que j'avois faites avant ce temps, sinon de quelques autres qu'on peut voir dans mon livre des accouchemens. Mais j'ay écrit celles-cy journellement avec une grande éxactitude, depuis que je me suis proposé de les communiquer au Public; & comme il y a dans ces sept cens Observations des éxemples de toute nature, j'ay crû qu'il n'estoit pas besoin d'en donner un plus grand nombre.

AVERTISSEMENT.

JE travaille à donner incessamment une quatriéme Edition de mon Livre *des Maladies des femmes grosses & accouchées*, que j'ay augmenté de beaucoup de preceptes tres-considerables, & de plusieurs nouvelles figures, qui luy donneront une bien plus grande perfection qu'il n'avoit pas dans les trois precedentes Editions. Et comme plusieurs Libraires de Lyon, avec lesquels je suis à present en instance, on depuis peu, par une pure avidité d'un injuste gain, contrefait furtivement ledit Livre sur ces mesmes precedentes Editions, qui sont bien moins parfaites que cette quatriéme, que je vais donner au Public, j'ay cru que je luy rendrois service en luy donnant le present avertissement; auquel j'ajoûte encore, que j'ay lû & examiné avec attention, le Livre nouveau qui vient de paroistre sous le titre de *la Pratique des accouchemens*. Voicy en general quel est mon sentiment sur ce Livre. Il m'a paru que c'estoit l'Ouvrage de trois personnes differentes; car outre le stile naturel du Chirurgien sous le nom duquel il paroist, on y reconnoist encore celuy d'un Predicateur zelé, & l'éloquence affectée d'un Medecin. Mais en attendant que je communique au Public toutes les remarques particulieres que j'ay faites sur ce Livre, afin d'en faire connoistre la mauvaise doctrine, & toutes les dangereuses erreurs qui y sont contenuës, ce que je ne manqueray de faire, Dieu aidant, aussi-tost que j'auray achevé de faire imprimer la quatriéme Edition de mon Livre *des Maladies des femmes grosses & accouchées*, que je viens de promettre, je crois que je puis dire, sans me tromper, que je n'ay jamais vû d'Auteur si bien nommé que celuilà, qui par une fatalité qui luy est originairement annexée, a toûjours porté *Omen in nomine*.

Pour ce qui est de son Ouvrage, comme il le soûmet aux judicieuses reflexions de Messieurs les Docteurs en Medecine, & qu'il dit en sa Preface, *que ses Confreres luy feront beaucoup d'honneur de le juger digne de leur censure*, je laisse à ces Messieurs les Docteurs d'en faire tel jugement qu'il leur plaira. Mais pour moy qui ay toute ma vie fait profession de ne pas déguiser mes sentimens, je declare ingenuement, que si l'on vouloit tirer quelque utilité de son Livre, on devroit en augmenter le titre d'un seul mot bien significatif, en l'intitulant, *La mauvaise Pratique des accouchemens*. Cette Epithete serviroit comme de Gardefou, pour empescher les jeunes Chirurgiens & les Sage-Femmes, de tomber dans beaucoup d'erreurs pernicieuses, que ceux qui sont connoissans en l'Art pourront remarquer aussi facilement que moy, en lisant ce Livre, où ils ne trouveront pas, si je ne me trompe, le *sat bene*, que l'Auteur a pris pour sa devise. C'est pourquoy je veux bien qu'il sçache que ce seroit pour moy une complaisance criminelle, d'en supporter tous les défauts, comme il le demande. Il y en a qui sont d'une trop dangereuse consequence, pour ne pas les découvrir au Public, afin d'empescher qu'il ne soit trompé, sous le specieux pretexte de trois ou quatre autentiques approbations de Doyens & Docteurs en Medecine, qui pourvoient faire un meilleur usage de leur Rethorique.

L'Approbation de deux de ces Messieurs doit estre suspecte au Public, puisque cet Auteur en la page 500. de son Livre, declare qu'ils sont ses bons amis. Je me suis figuré ce Livre ainsi qu'un de ces Medecins se l'est representé comme le Parterre d'un Jardin. J'en ay examiné toute la structure. Je l'ay trouvée tres mal ordonnée; & en entrant dans ce pretendu Parterre, au lieu *de fleurs d'une beauté éclatante* & d'une suave odeur, j'y ay trouvé beaucoup de funestes plantes d'une odeur empestée, & quantité de brouſſailles qui ne ſont propres qu'à jetter au feu. J'y ay vû la charité bleſſée, en pluſieurs endroits. Je n'y ay pas trouvé, comme dit cet Approbateur, *cette Phyſique la plus recherchée, l'Anatomie la plus nouvelle, la Medecine la plus curieuſe, la Morale la plus exacte*, ni *la Religion & les Sacremens traitez avec dignité*. Car à l'égard de *l'Anatomie la plus nouvelle*, il n'eſt pas vray, comme il le dit en la page 37. que *les vaiſſeaux du Placenta ſe réüniſſent pour ſe terminer enfin en deux veines & deux arteres, & compoſer ce corps que nous appellons le Cordon*: les moindres Apprentifs en l'Anatomie ſçavent bien qu'il n'y a qu'une ſeule veine & deux arteres dans ce Cordon, & que l'os *Sacrum* & ceux des hanches ne s'ouvrent point en l'accouchement pour le paſſage de l'enfant, comme il l'aſſure poſitivement dans les pages 164. & 185. Pour *la Morale, la Religion, & les Sacremens*, ils y ſont traitez avec indignité, comme il paroiſt par un grand nombre de meurtres de pauvres enfans, que cet Auteur a temerairement maſſacrez en les tirant vivans avec des crochets, ſous le ſpecieux, mais mauvais pretexte, qu'il doute, comme il dit en la page 368. de la validité du bapteſme d'un enfant, que l'on auroit effectivement ondoyé ſur la teſte qui ſe preſente à découvert au paſſage dans le temps de l'accouchement. L'on peut voir des exemples de tous ces horribles meurtres * dans les pages 298. 344. 346. 347. 348. 356. 361. 362. 446. 450. 601. & en beaucoup d'autres, & connoiſtre en meſme temps, que cette doctrine n'eſt pas moins pernicieuſe pour la Religion que pour l'Etat. C'eſt pourquoy *videant Conſules ne quid detrimenti Reſpublica patiatur*. Les Magiſtrats doivent empeſcher qu'on n'introduiſe de ſi dangereuſes maximes.

* *Vous verrez dans la page 356. comme il appelle ces meurtres, en s'applaudiſſant*, des coups de Maiſtre.

Aprés avoir examiné le Parterre de cet Approbateur, je me ſuis auſſi figuré ce Livre comme la table d'un feſtin, ainſi que l'Approbateur ſuivant ſe le repreſente. Mais comme j'ay aſſurément un autre gouſt que luy en cette matiere; loin d'en trouver tous les mets auſſi exquis qu'il ſe les imagine, ils m'ont paru pour la pluſpart abominables, & capables d'empoiſonner ceux qui n'en connoiſſant pas ſi bien que moy la mauvaiſe qualité, s'en voudroient ſervir; ce qui me donne lieu de croire que ces Meſſieurs les Approbateurs ne ſe ſont pas ſouvenus en cette occaſion, de ce ſage & pieux conſeil de *Fernel* leur Confrere: *Levibus in rebus falſis interdum aſſentiri aut connivere nihil fraudi eſt: at verò in ſeriis & gravibus quæ tanti ſunt ad hominum ſalutem momenti, in primis doloſum, omninoque veritas in lucem fidenter proferenda.* En choſes de petite conſequence, il n'y a quelquefois pas grand mal de ſouſcrire & de conniver à quelques legeres erreurs: mais c'eſt une grande fraude, quand la choſe eſt auſſi importante au ſalut & à la vie des hommes, qu'eſt celle-cy, d'approuver l'erreur, au lieu de faire voir manifeſtement la verité.

Pathol. cap. 9. lib. 4.

Pour ce qui eſt de la ſuccinte approbation que le Chirurgien accoucheur a donnée à ce meſme Livre, en diſant ſimplement *que ceux qui ſe devoüeront à cet utile employ, y trouveront la vraye methode pour le pratiquer habilement*; il eſt bon que le public ſoit averti que je ne ſuis pas de ce ſentiment. Cependant, ſi ce nouvel Auteur, & ſes Approbateurs, veulent bien lire avec attention les inſtructions que j'ay cy-devant données au public, & celles que je luy donne encore dans le preſent Livre d'Obſervations, ils y apprendront beaucoup de choses qu'ils ignorent. *Itaque ne pudeat, quæ nescieris te velle doceri.* Car il me semble qu'aprés avoir travaillé avec quelque succés à perfectionner l'Art dont je fais une profession particuliere depuis un si long-temps, comme l'ont assez temoigné la pluspart des Etrangers, qui ont traduit mon Ouvrage en leur langue, je puis bien sans trop de vanité, selon la Morale de Plutarque, me servir des paroles que Ciceron disoit à son fils, au premier Livre de ses Offices: *Quoniam in eo studio ætatem consumsi, si id mihi assumo, videor id meo jure quodammodò vendicare.*

Privilege du Roy.

LOUIS par la Grace de Dieu Roy de France & de Navarre, à nos amez & feaux Conseillers les gens tenans nostre Cour de Parlement à Paris, Maistres des Requestes ordinaires de nostre Hostel, Baillifs Sénéchaux & autres nos Juges & Officiers qu'il appartiendra, Salut. Nostre cher & bien amé FRANÇOIS MAURICEAU Maistre Chirurgien Juré en nostre bonne ville de Paris, nous a tres-humblement fait remontrer qu'en l'année 1668. il auroit obtenu nostre permission de faire imprimer un Livre qu'il a composé touchant *l'Art des accouchemens & maladies des femmes grosses & accouchées, avec la véritable méthode de les aider & soulager en leurs travaux & accouchemens naturels, & les moyens de remedier à tous ceux qui sont contre nature, & aux indispositions des enfans nouveau-nez; ensemble une exacte description de toutes les parties de la femme qui sont destinées à la génération, le tout accompagné de figures tres-convenables au sujet*, en conséqueuce de laquelle permission il auroit fait imprimer ledit livre, & iceluy donné au Public, lequel ayant paru tres-utile, nous luy aurions permis de donner une seconde édition avec son augmentation, par nos Lettres du 3. May 1674. pendant l'espace de dix années, pendant le cours desquelles tous les éxemplaires ayant esté debitez, & l'exposant ayant encore travaillé avec beaucoup de soin & d'application à l'augmentation de son ouvrage, dans le dessein d'en donner une troisiéme édition ainsi augmentée, avec une traduction Latine qu'il auroit faite du mesme livre, ce que nous luy aurions aussi permis par nos Lettres du 4. Juillet 1681. pendant l'espace de vingt années, & bien que le temps ne soit pas encore expiré, attendu que tous les éxemplaires ont esté debitez, & qu'une pratique continuelle de son Art depuis trente-six années luy a donné le moyen de mettre la derniére main à son ouvrage, & de luy donner toute la perfection dont il est capable, par l'augmentation de beaucoup d'Observations tres-particuliéres, & de plusieurs figures tres-utiles, ledit exposant souhaitant d'en donner au Public une quatriéme & derniére édition, & une seconde traduction Latine sur la copie de cette quatriéme édition corrigée & augmentée, Nous a encore tres-humblement fait remontrer qu'il a composé un nouveau Livre qui est une suite du premier intitulé, *Observations sur la grossesse & l'accouchement des femmes, & sur leurs maladies & celles des enfans nouveau-nez*, qu'il desireroit pareillement faire inprimer, si nous avons la bonté de luy en octroyer le Privilege par nos Lettres sur ce necessaires, qu'il nous a tres-humblement fait supplier de luy accorder. A CES CAUSES, desirant favorablement traiter ledit exposant, nous luy avons permis & permettons par ces presentes, de réimprimer ou faire imprimer ledit Livre de *l'accouchement & maladies des femmes* avec lesdites augmentations de discours & de nouvelles figures, ensemble la traduction Latine qu'il en a faite sur cette derniére augmentation, comme aussi le nouveau Livre intitulé *Observations sur la grossesse & l'accouchement des femmes, & sur leurs maladies, & celles des enfans nouveau-nez*, en tel ou tels volumes, marges & caractéres, autant de fois, & par tels de nos Imprimeurs reservez que bon luy semblera, pendant le temps de douze années consécutives, à commencer du jour que la quatriéme édition & traduction Latine sera achevée d'estre réimprimée, & que le Livre des *Observations sur la grossesse & l'accouchement des femmes, & sur leurs maladies & celles des enfans nouveau-nez* sera imprimé pour la premiére fois, iceux Livres vendre & débiter par tout nostre Royaume, Païs Terres & Seigneuries de nostre obéïssance. Pendant lequel temps faisons deffenses à toutes personnes, d'imprimer ou faire imprimer ou contrefaire lesdits Livres, sous quelque pretexte que ce soit, les vendre & distribuer sans le consentement de l'exposant, à peine de trois mil livres d'amende, applicable un tiers à nous, un tiers à l'Hospital Général, & l'autre tiers à l'exposant, payable sans déport par chacun des contrevenans, confiscations des éxemplaires contrefaits, & de tous dépens dommages & interests; & à la charge de faire imprimer lesdits Livres en nostre Royaume, & non ailleurs, sur de beau papier, & en beaux caractéres, conformément à nos Réglemens faits pour l'Imprimerie lés années 1678. & 1686. & de mettre deux éxemplaires d'iceux dans nostre Bibliotheque, un en celle de nostre Chasteau du Louvre, & un en celle de nostre tres cher & féal Chevalier Chancelier de France le sieur BOUCHERAT, avant que de l'exposer en vente; le tout à peine de nullité des presentes, qui seront registrées és Registres de la Communauté des Libraires de nostre bonne ville de Paris, du contenu desquelles vous mandons que vous fassiez joüir l'exposant plainement & paisiblement, sans souffrir qu'il luy soit fait ni donné aucun empeschement, & qu'en mettant à la fin ou au commencement dudit Livre un extrait des presentes, voulons qu'elles soient tenuës pour signifiées, & qu'aux copies collationnées d'icelles par un de nos amez & féaux Conseillers Secretaires, foy y soit ajoûtée comme à l'Original; & pour l'éxécution d'icelle, commandons au premier nostre Huissier ou Sergent sur ce requis, faire toutes significations, exploits & autres actes requis & necessaires, par tout nostre Royaume, Païs Terres & Seigneuries de nostre obéïssance, sans demander autre permission: Car tel est nostre plaisir. DONNÉ à Paris le douziéme jour de Juillet, l'an de grace mil six cens quatre-vingt-treize, & de nostre Regne le cinquante & uniéme. Signé, Par le Roy en son Conseil, DE LA RIVIERE, & scellé du grand Sceau de cire jaune.

Registré sur le Livre des Libraires & Imprimeurs de Paris, le 14. Juillet 1693. Signé, P. AUBOUIN. Syndic.

Achevé d'imprimer pour la premiére fois le dix-septiéme jour de Novembre 1693.

APPROBATION

de Messire ANTOINE DAQUIN, *Conseiller du Roy en ses Conseils, premier Medecin de Sa Majesté.*

NOus soussigné Conseiller du Roy en ses Conseils, premier Medecin de Sa Majesté, certifions avoir lû & examiné *les Observations sur la grossesse & l'accouchement des femmes, & sur leurs maladies & celles des enfans nouveau-nez*, composées par le sieur MAURICEAU, dans lesquelles nous avons vû plusieurs faits particuliers tres propres à l'instruction des Chirurgiens qui s'appliquent à cette operation. Fait à Versailles ce 17. Aoust 1693.

DAQUIN.

APPROBATION

de Monsieur BOURDELOT, *Conseiller du Roy, Medecin de la feuë Reine & de Monseigneur le Chancelier, Docteur Regent en la faculté de Medecine de Paris.*

J'Ay lû & examiné avec soin le Livre d'*Observations sur la grossesse & l'accouchement des femmes, & sur leurs maladies & celles des enfans nouveau-nez*, composé par Monsieur MAURICEAU, Maistre Chirurgien Juré à Paris, dans lequel je n'ay rien trouvé qui ne soit tres utile & digne d'estre donné au public. A Paris le 10. Juillet 1693.

BOURDELOT.

APPROBATION

de Monsieur FELIX, *premier Chirurgien du Roy.*

NOus premier Chirurgien du Roy, certifions avoir lû le Livre des *Observations sur la grossesse & l'accouchement des femmes & sur leurs maladies*, composé par Monsieur MAURICEAU, Maistre Chirurgien Juré à Paris, que nous croyons tres-utile, & tres-digne d'estre donné au public. Fait à Versailles le 18. Aoust 1693.

FELIX.

OBSERVA-

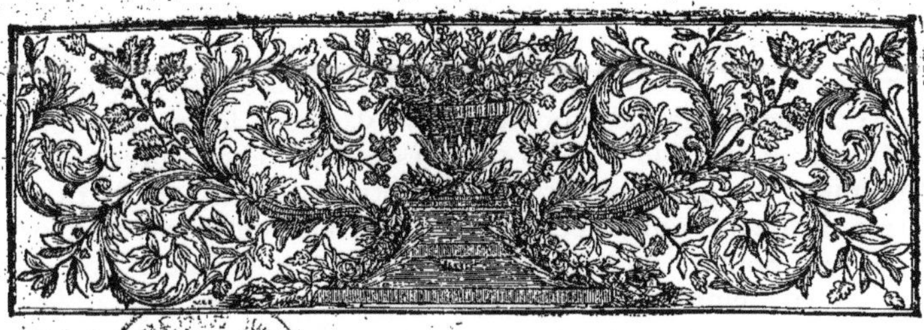

OBSERVATIONS SUR LA GROSSESSE ET L'ACCOUCHEMENT DES FEMMES, ET SUR LEURS MALADIES, & celles des Enfans nouveau-nez.

Observation I.

Du laborieux accouchement d'une femme dont l'enfant estoit resté au passage, à cause de l'extréme grosseur de sa teste.

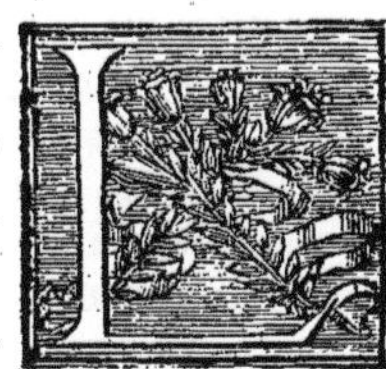

LE 13 Mars 1669 j'ay accouché une femme âgée de 35 ans, qui estoit en travail depuis huit jours entiers de son premier enfant, qui pour l'extréme grosseur de sa teste estoit resté au passage, & y estoit mort depuis plus de quatre jours. Cette femme estoit pour lors à l'extremité, & avoit esté abandonnée dans ce déplorable estat par trois ou quatre Chirurgiens qui l'avoient veuë avant moy; dont l'un luy avoit fait une incision au bas de la vulve,

s'imaginant faciliter par cette incision l'accouchement de cette femme; mais son operation fut entiérement inutile à son intention; car le plus grand empeschement dans ces sortes d'accouchemens ne procede pas des parties charnuës extérieures; mais seulement des parties intérieures; & principalement de l'articulation du *coccix*, qui ne cede pas si facilement en se reflechissant en arriere pour le passage de l'enfant aux femmes avancées en âge, qu'aux jeunes dans leur accouchement; comme aussi de l'orifice interne de la matrice, qui estant plus dur & coriace, ne se dilate pas pour lors si aisément qu'il fait dans un âge moins avancé. Je tiray cét enfant mort avec l'aide d'un crochet, apres avoir fait une ouverture au milieu de sa teste, pour en vuider une partie du cerveau, afin d'en diminuer l'extréme grosseur qui l'empeschoit de ceder à l'attraction du crochet. Cette femme toute moribonde qu'elle estoit pour lors, ne laissa pas de vivre encore onze jours aprés que je l'eûs ainsi accouchée; une grosse fiévre qu'elle avoit cinq ou six jours auparavant, luy ayant continué avec des redoublemens durant tout ce temps: c'est ce qui me fait croire qu'elle seroit indubitablement échapée, si les Chirurgiens qui furent appelez deux ou trois jours avant moy pour la secourir, l'eussent accouchée de la maniére que je fis, aprés qu'elle en eust esté entiérement abandonnée.

Observation II.

D'une femme qui avoit l'orifice interne de la matrice dilaté de la largeur du pouce, un mois avant qu'elle accouchast.

Le 14 Mars 1669 je vis une femme qui m'avoit mandé chez elle, pour luy donner mon avis sur la difficulté de son accouchement, dans l'opinion qu'elle avoit d'estre effectivement en travail, comme l'en assuroient deux Sagefemmes qui estoient presentes. L'ayant touchée pour reconnoistre l'estat où elle estoit, je trouvay l'orifice interne de sa matrice dilaté de la largeur du pouce; & je sentis mesme aisément avec le doigt la teste de son enfant à travers de ses membranes, qui estoient molasses & tapissées contre elle immédiatement, sans estre aucunement tenduës: mais comme cette femme me dit que depuis six jours entiers elle avoit des douleurs dans le ventre, qui toutefois ne répondoient point en bas, ainsi que devoient faire les véritables douleurs de l'accouchement ; & que je ne sentis point aucune préparation des eaux de son enfant, je luy conseillay de se contenter de prendre quelque simple clystere, & de se tenir en repos chaudement en son lit ; ce qu'ayant fait, ses douleurs cesserent ; aprés quoy elle fut encore un mois entier à faire toutes les fonctions de son negoce & de son ménage, & accoucha au bout de ce temps tres-heureusement d'un enfant vivant. Or il est tres-certain que pour le peu qu'on eust contribué à mettre cette femme en travail, elle seroit accouchée à huit mois ; ce qui auroit pû luy causer un grand préjudice & à son enfant, en avançant d'un mois sa naissance. Cét exemple qui est tres-remarquable, nous fait connoistre que l'ouverture de l'orifice interne de la matrice n'est pas toûjours un indice certain que la femme grosse soit en travail, si ce signe n'est accompagné de la préparation des eaux, que l'on sent par la tension de leurs membranes qui répond au doigt dans le temps de l'impulsion de la douleur.

Observation III.

De l'accouchement d'une femme qui avoit esté surprise de si furieuses convulsions, qu'elle estoit presque agonisante.

Le 23 Mars 1669 j'ay accouché une femme âgée de 25 ans, qui estant en travail de son premier enfant, fut surprise de si furieuses convulsions durant un jour & demy, avec perte de toute connoissance, qu'elle s'estoit coupée presque toute la langue avec les dents. Elle fut veüe en ce déplorable estat par plusieurs Medecins & Chirurgiens, qui tous l'avoient abandonnée, avant que j'eusse esté mandé par un de mes confreres pour la secourir, estant pour lors presque agonisante, nonobstant quoy ayant jugé plus convenable d'essayer à luy donner un remede douteux, que de l'abandonner, comme avoient fait ceux qui l'avoient veüe avant moy, dans un desespoir certain, je l'accouchay sur l'heure, en luy tirant son enfant du ventre avec l'aide d'un crochet, veû la certitude qu'il y avoit, que cét enfant ne pouvoit pas estre vivant, aprés un jour & demy de ces cruelles convulsions de la mere, joint aux autres signes qui le faisoient suffisamment connoistre. Aussi-tost que j'eus ainsi accouché cette femme, ses convulsions cesserent ; mais elle resta encore sans connoissance jusques au lendemain, auquel temps aprés luy avoir fait donner un clystere, & l'avoir fait saigner du pied, la raison luy revint six heures ensuite, sans néanmoins avoir aucune mémoire ni croyance d'estre accouchée; aprés quoy elle se porta tres-bien, & fit d'autres enfans dans la suite, dont je l'ay accouchée heureusement.

Observation IV.

De l'accouchement d'une femme grosse de deux enfans, dont l'un presentoit la teste dans une situation oblique, & l'autre venoit les pieds devant.

Le 30 Mars 1669 j'ay accouché une femme de deux enfans qui avoient chacun leur arrierefais separé l'un de l'autre; & comme ces enfans estoient tous deux assez gros, la mere aprés avoir esté fort incommodée durant toute sa grossesse, ainsi qu'il arrive ordinairement à toutes les femmes qui ont plusieurs enfans, eust un long & penible travail; à cause que les enfans se nuisans l'un à l'autre, ne peuvent pas estre poussez si en ligne droite au passage par les douleurs, que lors qu'il n'y en a qu'un. Ce fut pour ce sujet que le premier des deux enfans de cette femme, lequel estoit un garçon, estoit resté la teste au passage depuis un jour & demy, sans pouvoir estre poussé dehors, lors que je fus mandé par la Sagefemme pour la secourir, comme je fis aussi-tost que je fus arrivé, en dégageant & conduisant la teste de ce premier enfant en ligne droite hors du passage, où elle avoit esté long-temps retenuë dans une situation un peu oblique; ce qu'estant fait, je tiray dehors dans le mesme temps cét enfant, & incontinent ensuite le second, qui estoit une fille, laquelle presentoit les pieds devant, & estoit encore envelopée de ses membranes, que je rompis aussi-tost avec mes doigts, pour en faire écouler les eaux, & accelerer par ce moyen l'extraction de ce second enfant, qui estoit vivant aussi-bien que le premier; aprés quoy je délivray la mere des arrierefais de ces deux enfans, qui vescurent l'un trois mois, & l'autre quatre, à ce que me dit la mere, qui se porta si bien aprés que je l'eus ainsi accouchée, qu'elle nourrit elle-mesme ses deux enfans durant tout ce temps.

Observation V.

De l'accouchement d'une femme qui estoit réduite à l'extremité, par une grande perte de sang.

Le 29 Avril 1669 j'ay accouché une femme qui estoit à l'extremité, à cause d'une grande perte de sang qu'elle avoit. Je la trouvay vuidant quantité de gros caillots de sang, & tombant en de frequentes foiblesses, avec des douleurs suffoquantes, qui ne faisant aucune impulsion, ne donnoient pas lieu d'esperer qu'elle pust jamais accoucher d'elle-mesme; ce qui m'obligea de rompre aussi-tost les membranes des eaux de son enfant, & de le tirer dans le mesme temps par les pieds, aprés l'avoir retourné. Par ce prompt secours, qui est le plus salutaire que l'on puisse donner aux femmes qui sont en ce déplorable estat, je sauvay la vie à cette femme qui se porta bien dans la suite; à l'exception d'une bouffissure universelle qu'elle eust seulement durant quinze ou vingt jours, comme il arrive assez souvent aprés les grandes pertes de sang de cette nature; & je procuray le Baptesme à l'enfant qui avoit encore assez de vie pour le recevoir. Ces sortes de bouffissures viennent de ce que le nouveau sang qui s'engendre ensuite de ces grandes pertes, contient en soy beaucoup de parties excrementeuses, qui regorgeant dans toutes les parties du corps, les tumefient de la sorte, jusques à ce qu'ayant esté repurgé de toutes ses parties superfluës, il ait enfin acquis la perfection qu'avoit le premier, qu'il n'acquiért que peu à peu dans la suite, par le moyen de son mouvement circulaire, réiteré autant de fois qu'il est besoin pour luy donner toutes les qualitez necessaires à son entiére perfection. J'ay souvent remarqué que les femmes aprés ces grandes pertes de sang sont encore sujettes à des maux de teste, & à des simples fiévres qui de soy ne sont point dangereuses; parce qu'elles ne viennent que du boüillonnement de ce sang nouvellement engendré, qui semblable au vin nouveau venant à se fermenter, cause ces sortes d'accidens, jusques à ce qu'il ait esté épuré, comme j'ay dit, de toutes ses parties superfluës.

Observation VI.

De l'accouchement d'une femme qui avoit tout le col de la matrice renversé & tombé depuis trois heures.

LE 11 May 1669 je vis une femme qui estant en travail d'enfant ne pouvoit accoucher, à cause que tout le col de sa matrice estoit entiérement renversé, & tombé depuis trois heures hors de la partie honteuse, d'une longueur & d'une grosseur si prodigieuse, que sa Sagefemme en fust toute étonnée, ne sachant pas mesme ce que ce pouvoit estre, tant la chose estoit extraordinaire. Ce col ainsi tombé estoit de la longueur de plus d'un grand demy pied, & une fois plus gros que la teste d'un enfant : on voyoit en son extremité l'orifice interne de la matrice qui representoit une espece de gros *phymosis*, dont les bords estoient épais de plus de trois travers de doigts en toute sa circonference; ce qui en étrecissoit tellement le passage, que l'enfant n'en pouvant sortir, & y estant arresté, poussoit toûjours de plus en plus la matrice en dehors, & les humeurs y affluant en abondance, à cause des efforts inutiles que la femme faisoit, gonfloient extraordinairement ce col de la matrice, qui en estoit déja tout livide & disposé à la mortification; laquelle seroit indubitablement arrivée dans peu, si je n'eusse promptement accouché cette femme, en m'y comportant de la maniére que je vais dire. Comme il n'y avoit pas lieu pour lors de réduire ce col de la matrice ainsi tombé, non-seulement à cause de son extréme grosseur, mais aussi à cause que la teste de l'enfant estant trop avancée dans le passage, n'auroit pas pû estre repoussée sans une extréme violence, qui auroit esté tres-prêjudiciable à la mere & à l'enfant, j'introduisis ma main peu à peu dans ce gros *phymosis*, l'ayant trempée auparavant tout-à-fait dans l'huile d'olives; aprés quoy je fis efforcer la femme, en conduisant la teste de l'enfant à chaque douleur, & la faisant ainsi avancer peu à peu dans le passage que ma main luy préparoit, sans l'en retirer que pour la retremper de fois à autre dans l'huile, & la remettre aussi-tost comme auparavant : ainsi faisant je donnay lieu à la teste de l'enfant de passer par cette ouverture, ma main luy servant toûjours à disposer & entretenir son passage, en écartant tous les doigts les uns des autres en forme de dilatatoire, & les retirant peu à peu, à proportion que la teste s'avançoit, jusques à ce qu'elle eust esté entiérement poussée dehors par les seules douleurs de la femme, qui estoient tres-fortes; aprés quoy l'ayant prise avec mes deux mains de costé & d'autre en la maniére ordinaire, je tiray facilement l'enfant qui estoit vivant, & delivray entiérement la femme; ensuite de cela je réduisis aussi-tost sa matrice en sa situation naturelle, recommandant à sa Sagefemme de luy bien étuver tous les jours les parties basses, pour empescher la pourriture à laquelle elles estoient tres-disposées. Cette femme guérit en peu de jours nonobstant un si grand accident; aprés quoy je luy mis un pessaire qu'elle porta sans aucune incommodité depuis ce temps, pour retenir en estat sa matrice dont elle souffroit une fâcheuse descente depuis dix ans entiers, sans avoir trouvé personne qui pust y remedier comme je fis.

OBSERVATION VII.

De l'accouchement d'une femme qui ayant vidé prés d'une pinte d'eau, qui pouvoit venir d'une espece d'hydropisie de matrice, fut surprise d'une grande perte de sang.

LE 14 Aoust 1669 j'ay accouché une femme, qui le jour precedent avoit vidé tout d'un coup prés d'une pinte d'eau par la matrice; aprés quoy elle fut surprise d'une grande perte de sang avec de gros caillots; mais quoy qu'elle eust ainsi vidé cette grande abondance d'eau dés le jour precedent, les véritables eaux de son enfant n'estoient pas encore écoulées: ce qui dénotoit que ces premieres évacuées pouvoient venir d'une espéce d'hydropisie de matrice; car pour l'accoucher, je fus obligé de rompre les membranes des eaux de son enfant, qui n'estant pas encore percées, contenoient ces eaux en assez grande abondance. Cét enfant estoit mort depuis deux ou trois jours dans le ventre de sa mere, comme il me parut à sa corruption: il se presentoit naturellement par la teste; mais je fus obligé de le retourner pour le tirer par les pieds; à cause que la mere n'avoit plus aucune douleur, ni assez de force pour donner lieu d'espérer qu'elle pust accoucher d'elle-mesme; ce secours luy estant absolument necessaire, pour la preserver du danger où la mettoit la grande perte de sang qu'elle avoit. Cette femme, qui estoit d'une humeur fort prompte & colere, estoit si sujette à des pertes de sang de cette nature, que je l'ay encore accouchée dans la suite par trois autres différentes fois de la mesme maniére, estant à chaque fois preste d'expirer à cause de semblables pertes de sang; nonobstant quoy elle se porta toûjours bien aprés: mais de ces quatre différentes fois que je l'ay ainsi accouchée, je n'ay pû sauver qu'un seul de ses enfans qui estoit vivant, les autres estant auparavant morts en son ventre.

Observation VIII.

De l'accouchement d'une femme dont l'enfant presentoit un pied & un genoüil avec l'arrierefais, qui venant le premier avoit causé une grande perte de sang à cette femme.

Le 18 Aoust *1669* j'ay accouché une femme qui avoit une tres-grande perte de sang, causée par le détachement de son arrierefais qui se presentoit le premier au passage, avec un pied & un genoüil de l'enfant. Et comme cét arrierefais estoit à demi-sorti du passage, lors que fus arrivé pour secourir cette femme, j'essayé aussi-tost de le tirer, afin qu'il ne m'empeschast pas de joüir facilement des pieds de l'enfant: mais ayant reconnu qu'il estoit encore en quelque façon retenu, non pas qu'il fust adhérent au lieu où il est ordinairement attaché, qui est le fond de la matrice, mais cette adhérence qui le retenoit en cette occasion, ne procedoit plus que des membranes de l'enfant, auquelles il tenoit encore fortement; ce qui fit que ne le pouvant tirer facilement sans en déchirer toutes les membranes, je fus obligé de repousser aussi-tost en dedans la partie de cét arrierefais qui se presentoit au passage, & incontinent aprés je tiray dehors l'enfant qui estoit encore vivant, mais si foible qu'il mourut une heure ensuite. Le prompt secours que je donnay à cette femme, qui estoit preste d'expirer avec son enfant dans le ventre, à cause de la grandeur de sa perte de sang, sauva la vie à la mere qui se porta bien ensuite, & procura le Baptesme à son enfant, dont il auroit esté privé sans cette assistance.

Obser-

OBSERVATION IX.

D'une femme qui avorta d'un enfant de cinq mois aprés avoir pris une medecine purgative.

LE 25 Aoust 1669 je vis une femme grosse de cinq mois, ou environ, qui avoit une petite perte de sang continuelle depuis trois semaines, & qui n'avoit pas laissé d'avoir reglément tous les mois ses menstruës; mais un peu moins qu'à son ordinaire, & jusques-alors elle n'avoit pas encore senti remüer son enfant: ce qui fit croire à un Medecin qui la voyoit, qu'elle estoit seulement grosse de quelque Mole, quoy que je l'assurasse que cette femme estoit veritablement grosse d'enfant, lui citant mesme plusieurs exemples de femmes que j'avois veuës, qui n'avoient pas laissé d'accoucher à terme d'enfans vivans, nonobstant un semblable accident. Mais ce Medecin persistant avec opiniastreté dans sa pensée, fit prendre à cette femme quelques jours ensuite que je l'eus veuë, une medecine purgative, qui au lieu de lui procurer l'expulsion d'une mole, comme il le pretendoit, lui causa l'avortement d'un enfant, qui expira presque aussi-tost; lequel il auroit pu conserver, s'il s'estoit simplement contenté d'approuver une saignée du bras, & le seul repos que j'avois conseillez à cette femme pour tout remede.

OBSERVATION X.

D'une femme qui mourut d'un ulcere carcinomateux de la matrice.

LE 21 Septembre 1669 j'ay vû une femme agée de 47 ans, qui aprés avoir eu une entiere privation de ses menstruës durant deux années entieres, se sentant pour lors incommodée de frequens rhumatismes, comme il arrive ordinairement aux femmes de cet âge, au lieu de la saignée qui lui auroit esté plus convenable, avoit usé des étuves à un tel excez, que s'en estant servi jusques à huit fois en deux jours, croyant par là estre mieux soulagée des douleurs de son rhumatisme, elle fut surprise tout d'un coup d'une perte de sang, qui lui avoit duré continuellement depuis deux années entieres, avec une excretion de matiere purulente tres-fetide, qui venoit d'un ulcere carcinomateux de la matrice, dont elle mourut quinze jours aprés que je l'eus veuë, comme je l'avois bien prédit par le mauvais état où je la trouvay. Cette perte de sang qui survint ainsi à cette femme aprés l'entiere privation de ses menstruës, la trompa fort; car dans le commencement n'en connoissant pas la consequence fascheuse, elle la prit pour un signe salutaire, au lieu de la considerer comme un signe avantcoureur de la mort qui lui en devoit arriver dans la suite. Car il faut remarquer que toutes les pertes de sang qui viennent ainsi aux femmes avancées en âge, aprés une entiere privation de leurs menstruës durant plusieurs années, sont toûjours mortelles dans la suite, si elles continuent plus d'un mois ou deux sans cesser entierement; & qu'il n'y a que les simples évacuations qui sont reglées de mois en mois comme à l'ordinaire, durant quelques jours seulement, qui puissent estre quelquefois salutaires en ce temps; ce qui est tres-rare: car ordinairement ce sont de veritables pertes de sang, qui sont presque toûjours suivies ou accompagnées d'un ulcere carcinomateux de la matrice, qui estant entierement incurable, fait toûjours mourir dans la suite les femmes qui en sont affligées, aprés leur avoir fait traisner durant un assez long-temps une miserable vie languissante.

OBSERVATION XI.

D'une femme qui estoit à l'extremité, par une grande perte de sang causée par un faux germe.

LE 2 Octobre 1669 je vis une femme, qui croyant estre grosse de trois mois & demi, ou environ, estoit depuis trois jours en une si grande perte de sang, qu'elle en estoit presque reduite à l'extremité. En entrant chez elle, je la trouvay ayant de tres-frequentes foiblesses, qui de moment en moment interrompoient sa confession qu'elle faisoit à un Prestre, qui aussitost qu'il m'eût apperceu, se depescha de terminer l'entretien qu'il avoit avec elle, par l'absolution qu'il lui donna promptement, afin que je pusse aussi lui donner sans aucun delay le secours qui lui estoit necessaire, comme je fis aussi-tost en la delivrant d'un faux germe de la grosseur du poing, qui lui avoit causé cette perte de sang, qui cessa dés l'instant que je luy eus tiré de la matrice ce corps étrange. Mais ce qui avoit d'autant plus contribué à augmenter cette perte de sang, c'estoit de l'eau de sureau, & certains autres breuvages diuretiques que la Sagefemme de cette femme luy avoit fait prendre mal à propos avec plusieurs clysteres extremement forts, comme la pluspart des autres Sagefemmes, & mesme quelques Medecins ont coûtume de faire en pareilles rencontres, pour luy exciter, à ce qu'elle pretendoit, l'expulsion de ce corps étrange, au lieu de l'en delivrer, comme je fis en sa presence par l'operation de la main, que l'on doit toûjours preferer à tous ces pretendus remedes specifiques, qui souvent au lieu de produire le bon effet qu'on en espere, causent par leur chaleur & par leur forte irritation de tres-pernicieux accidens, en excitant de grandes pertes de sang, comme il estoit arrivé à cette femme & à d'autres, des fiévres, des inflammations de matrice, des flux de ventre immomoderez, ou des dangereuses fluxions de poitrine, comme je l'ay vu arriver assez souvent.

OBSERVATION XII.

De l'accouchement d'une femme dont l'enfant estoit mort par la faute de la Sagefemme, qui luy avoit laissé la teste accrochée par le menton vers l'os Pubis.

LE 24 Octobre 1669 j'ay accouché une femme, dont l'enfant estoit mort par la faute de sa Sagefemme, qui l'ayant voulu tirer par les pieds qu'il presentoit d'abord, n'avoit pas eû la précaution ni l'industrie de luy tourner la face en dessous, comme elle devoit faire en inclinant peu à peu le corps de l'enfant à mesure qu'elle en faisoit extraction, du costé où il pouvoit avoir plus de disposition à luy donner cette bonne situation necessaire, ce qui avoit esté cause que la teste de l'enfant demeurant au passage accrochée par le menton, au dessous de l'os *Pubis* de la mere sans pouvoir estre tirée dehors, par tous les efforts que cette Sagefemme avoit faits, cet enfant avoit peri. L'ayant trouvé en ce mauvais état, lors que je fus mandé pour secourir cette femme, je glissay ma main droite aplatie jusques sur la face de l'enfant, qui estoit ainsi mal situeé en dessus, & ayant introduit un des doigts de la mesme main dans la bouche de l'enfant, pour en accrocher le menton, & le dégager hors du passage, je luy tournay la face en dessous, tournant en mesme temps le corps de l'enfant, que je soutenois de ma main gauche, pour luy donner le mesme mouvement qu'à la teste ; aprés quoi je tiray facilement dehors la teste de cet enfant, qui estoit mort pour n'avoir pas esté secouru assez à temps par la Sagefemme, comme il falloit.

OBSERVATION XIII.

D'une femme qui mourut d'un flux dysenterique dix jours aprés estre accouchée d'un enfant de six mois.

LE 18 Novembre 1669 j'ay accouché une femme d'un enfant de six mois qui estoit encore vivant, nonobstant que la mere eust eu depuis deux mois & demy un flux dysenterique, qui aprés l'avoir fait ainsi accoucher prématurément, luy ayant enore continué aprés son accouchement, la fit mourir dix jours ensuite, comme je l'avois bien predit. Cette femme eut de frequens vomissemens un jour devant que de mourir, excitez par la grande douleur qu'elle sentoit dans tout le ventre, causée par une ulceration des intestins, qui s'augmenta de telle sorte par l'érosion d'une bile erugineuse, qu'ils me parurent mesme en avoir esté percez, en ce que cette femme ne rendit plus aucune dejection par le siege durant le dernier jour ; toutes les matieres contenuës dans les intestins s'estant vraisemblablement épanchées dans le ventre, qui en devint subitement si tendu qu'elle en suffoqua peu d'heures ensuite. Il faut remarquer que les femmes grosses qui ont un flux de ventre de longue durée, sont en grand danger d'avorter, & d'autant plus, si ce flux est dysenterique & avec fievre, comme estoit celuy de cette femme, & qu'il leur est presque toujours mortel, s'il continuë plus de trois ou quatre jours aprés leur accouchement.

OBSERVATION XIV.

De l'accouchement d'une femme qui eut un tres-laborieux travail.

LE 25 Novembre 1669 je fus appellé pour secourir une femme agée de 28 ans, qui estoit en travail de son premier enfant depuis deux jours entiers aprés l'écoulement de ses eaux, sans pouvoir accoucher, quoy qu'elle eut eu durant dix heures de tres-fortes douleurs, qui avoient bien fait avancer son enfant jusques au passage, où il estoit resté depuis douze heures entieres, sans pouvoir estre poussé dehors par les douleurs de la mere, qui aprés s'estre ralenties peu à peu, avoient entierement cessé, quoique sa Sagefemme luy eust donné deux clysteres assez forts, pour tascher de luy exciter de nouvelles douleurs, & qu'elle l'eust fait aussi saigner du bras suivant mon conseil, pour luy rendre plus libre la respiration qu'elle avoit engagée par l'émotion de son travail. Ayant trouvé cette femme en cet état je luy fis prendre une infusion de deux drachmes de sené dans peu de liqueur, y meslant le jus d'une orange aigre, pour éviter qu'elle ne vomist ce remede, & deux heures aprés, je luy fis donner un clystere un peu fort; afin que ces deux remedes agissans en mesme temps, les douleurs de l'accouchement qui estoient entierement cessées, en pussent estre plus facilement reveillées & provoquées, comme elles furent aussi-tost qu'ils commencerent à faire leur effet : de sorte que durant leur operation estant survenu de nouvelles douleurs assez fortes à cette femme, elle accoucha heureusement une heure ensuite, d'un gros enfant masle, qui estoit encore vivant, & qui sans le secours de ce remede, seroit indubitablement mort au passage où il estoit ainsi resté aprés l'entiere cessation des douleurs de la mere. J'ay souvent vu de tres-bons effets de l'usage de ce simple remede, dont j'ay coûtume de me servir avec bon succés, de la maniere que je fis en cette femme, dans ces sortes d'accouchemens laborieux, où les enfans sont en danger de perir aussi-bien que les meres, quand la teste de l'enfant demeure trop long-temps arrestée au passage aprés l'écoulement des eaux, comme il arrive souvent dans les premiers accouchemens des femmes un peu avancées en age : mais il faut prendre garde à ne pas s'en servir, quaprés avoir fait saigner du bras la femme qui est en travail, & à ne pas le donner à celles qui ont une fiévre trop considerable.

OBSERVATION XV.

De l'accouchement d'une femme dont l'enfant presentoit la main avec la teste.

LE 2 Janvier 1670 je fus appellé pour accoucher la femme d'un homme de guerre, dont l'enfant presentoit la main avec la teste. Ayant reconnu que la teste de cét enfant estoit bien située, & que cette femme pourroit accoucher naturellement, parce qu'elle avoit de bonnes douleurs, je me contentay de repousser la main de cét enfant jusques au derriére de sa teste; ce qu'estant fait, & recommandant à la mere de s'efforcer, la teste de l'enfant ayant esté dégagée de cét empeschement, prit place au passage, & la femme accoucha heureusement un petit quart d'heure ensuite: mais comme je commençois à repousser ainsi la main de l'enfant au derriére de sa teste, la mere ayant fait un assez grand cry, plûtost par une simple appréhension, que par aucune douleur considérable qu'elle en ressentist, dans le mesme instant son mary qui estoit present, compatissant aveuglément à la clameur de sa femme, mit brusquement la main sur la garde de son épée, comme pour la tirer contre moy, prétendant m'empescher de faire du mal à sa femme; ce qui m'obligea de surseoir le salutaire secours que je luy donnois, jusques à ce que j'eusse obligé cét inconsideré mary de sortir de la chambre de sa femme; afin qu'ayant la presence d'esprit qu'on doit toûjours conserver en ces occasions, je pusse operer plus seurement, & plus facilement. Aussi-tost que j'eus ainsi accouché cette femme, je fis ouvrir la porte de la chambre à son mary, qui reconnoissant l'obligation qu'il m'avoit, pour le secours que je venois de donner à sa femme, commença pour lors à me regarder comme le meilleur de ses amis. J'ay rapporté cét exemple pour faire connoistre qu'il ne faut pas souffrir dans la chambre des femmes en travail, des personnes qui puissent par leur compassion indiscrete distraire la presence d'esprit de ceux qui y sont pour les secourir.

Observation XVI.

Du violent accouchement d'une femme, qui mourut quatre jours ensuite, par la faute de ceux qui avoient tenté les premiers de l'accoucher.

Le 26 Janvier 1670 je vis une femme en travail de son premier enfant; laquelle estant pour lors presque agonisante, avoit receu tous ses Sacremens, à cause des extrémes violences qu'elle avoit souffertes de trois Chirurgiens qui avoient tenté l'un aprés l'autre de l'accoucher, sans en pouvoir venir à bout durant trois heures entiéres. Je trouvay cette femme en ce déplorable état, lors que deux de ces Chirurgiens me requirent de leur prester mon secours pour accoucher cette femme, déclarant ingénûment qu'ils avoient épuisé inutilement toute leur industrie, aussi-bien que toutes leurs forces à différentes reprises. La teste de l'enfant qui estoit mort, estoit au passage avec une de ses jambes qui en estoit entiérement sortie; mais ces Chirurgiens avoient tiré cette jambe avec tant de violence, qu'elle estoit toute separée du genouïl, n'y tenant plus que par la seule peau; quoy faisant ils avoient tellement engagé la cuisse & la hanche de l'enfant avec sa teste dans le passage, qu'ils en avoient rendu dans cét état l'extraction de l'enfant impossible, faute d'avoir repoussé la teste devant que de tirer cette jambe aussi fortement qu'ils avoient fait. De sorte que voyans qu'ils ne le pouvoient pas tirer par les pieds, ils essayérent une autre maniére qui leur fut aussi inutile, qui estoit de fendre la teste de l'enfant pour en vider le cerveau; car l'ayant fait, ils ne purent encore venir à bout de tirer l'enfant; ce qui fit qu'aprés s'estre tant fatiguez qu'ils en suoient à grosses goutes, quoy-que l'on fut en plein hyver, il furent obligez de renoncer à la besogne & de m'envoyer querir pour l'achever, comme je fis en leur presence, avec presque autant de facilité que si l'accouchement eust esté naturel, en operant avec plus de méthode qu'ils n'avoient pas fait. Pour y proceder, j'achevay premiérement d'extirper entiérement cette jambe, qu'ils avoient tant tirée, qu'elle estoit tout-à-fait hors du passage, ne tenant plus au genouïl que par la seule peau; parce qu'elle m'eust empesché de repousser au dedans, aussi facilement que je fis ensuite, la cuisse & la hanche, afin de laisser la seule teste au passage où elle estoit. Ce qu'estant fait, je tiray aussi-tost avec un crochet cette teste entiérement dehors; incontinent aprés quoy l'ayant prise avec mes deux mains, j'achevay facilement de tirer le reste du corps de l'enfant. Ce qui m'obligea de repousser plûtost la cuisse de l'enfant pour le tirer ainsi par la teste, fut le danger qu'il y avoit d'user d'une autre maniére; à cause que les os de cette teste estant tout écartez, avec plusieurs asperitez causées par les coups du crochet dont ces Chirurgiens s'estoient inutilement servis, auroient sans doute grandement blessé la matrice, si j'eusse repoussé au dedans la teste en cét état, pour tirer l'enfant par les pieds. Aussi-tost que j'eus ainsi accouché cette femme, elle se trouva beaucoup soulagée de toutes les cruelles douleurs qu'elle sentoit auparavant; mais elle ne laissa pas de mourir quatre jours ensuite, comme je l'avois bien préjugé; encore estoit-il bien étonnant, qu'elle eust pû subsister si long-temps aprés les grandes violences que ces trois Chirurgiens luy avoient fait souffrir.

OBSERVATION XVII.

De l'accouchement d'une femme qui mourut par une excessive perte de sang.

LE 25 Février 1670 j'ay accouché une femme qui avoit une perte de sang depuis trois semaines, laquelle ayant esté durant tout ce temps assez médiocre, devint tout d'un coup si grande, que cette femme en tomboit en de fréquentes foiblesses, vidant beaucoup de gros caillots depuis huit heures entiéres; pour raison de quoy elle avoit déja receu tous ses Sacremens, lors que je fus mandé pour la secourir, comme je fis dés l'instant que je fus arrivé chez elle, en l'accouchant sans aucune violence d'un enfant vivant, qui alloit indubitablement périr avec sa mére qui estoit moribonde. Par ce secours je sauvay bien la vie à l'enfant, mais la mere ne laissa pas de mourir sept heures ensuite; la trop grande abondance du sang qu'elle avoit perdu avant que je l'accouchasse, luy ayant osté la force de supporter la perte de celuy qui s'écoule ordinairement aprés l'accouchement; ce qui ne seroit pas arrivé vraysemblablement si j'eusse esté mandé plûtost pour la secourir; car quoy-que l'accouchement soit bien le plus salutaire secours que l'on puisse donner aux femmes qui sont surprises de ces sortes de pertes de sang surabondantes, il leur est souvent inutile, si l'on differe trop long-temps à leur donner; n'estant pas possible que la femme en échape, s'il ne luy reste plus assez de sang pour la faire subsister aprés l'operation, quoy-qu'elle ait esté bien & deuëment faite sans aucune violence, comme il arriva à cette femme suivant la prédiction que j'en avois faite auparavant à tous ses parens, qui m'avoient tres-instamment requis de l'accoucher toute moribonde qu'elle estoit, pour tascher au moins de sauver son enfant, comme je fis. Ce fut ainsi que ma propre sœur mourut en l'année 1665 pour n'avoir pas esté accouchée d'assez bonne heure par la faute du Chirurgien qui avoit esté mandé pour la secourir en mon absence. J'en ay rapporté l'histoire l'histoire avec toutes ses circonstances en mon livre des accouchemens au chapitre de la perte de sang.

OBSERVATION XVIII.

Du tres-laborieux accouchement d'une femme dont l'enfant presentoit le bras.

LE 26 Février 1670 j'ay accouché une femme dont le travail estoit un des plus laborieux, & des plus pénibles que l'on puisse voir, tant pour la mauvaise situation de son enfant qui presentoit un bras, que pour la mauvaise disposition du ventre de cette femme, qui pendoit jusques au milieu de ses cuisses en maniére de sac; pour lequel sujet je fus obligé de faire une extréme contorsion de tout mon bras jusques au coude, pour reflechir ma main pardessus l'os *Pubis* de la mere, afin d'aller prendre jusques au fond de ce sac les deux pieds de son enfant; lequel y estant tout en un tas fortement engagé, estoit empesché par la réflexion de la figure recourbée de son corps, de ceder aussi facilement qu'il auroit pû faire à l'attraction des pieds, dans une disposition plus naturelle que n'estoit pas celle du ventre de cette femme. Cependant quoy-que ce travail fust, comme j'ay dit, un des plus laborieux & pénibles, je tiray cét enfant vivant, & la mere se porta bien ensuite, s'estimant tres-heureuse de ce que je l'avois ainsi secouruë dans cette urgente necessité.

OBSERVATION XIX.

De l'accouchement d'une femme qui avoit vidé plus d'une pinte d'eau six semaines auparavant.

LE 2 Mars 1670 j'ay vû une femme accouchée à terme depuis douze jours, d'un enfant vivant, laquelle avoit vidé tout d'un coup plus d'une pinte d'eau six semaines avant que d'accoucher; nonobstant quoy elle en avoit encore vidé beaucoup le jour qui précéda son accouchement; ces derniéres eaux ayant percé comme à l'ordinaire. Cela peut donner lieu de croire, que ces premieres eaux écoulées subitement en une si grande abondance, venoient vray-semblablement de quelque espece d'hydropisie de matrice contenuë hors des membranes de l'enfant;

car si elles eussent esté les véritables eaux de l'enfant, l'accouchement seroit arrivé peu de temps ensuite de leur écoulement.

OBSERVATION XX.

De deux femmes qui ne laisserent pas d'accoucher heureusement, quoy-que l'une eust esté saignée quarante-huit fois durant sa grossesse, & l'autre jusques à quatre-vingt-dix fois.

LE 6 Mars 1670 un de mes confreres me dit avoir saigné sa femme quarante-huit fois, durant le cours d'une seule grossesse; sçavoir quarante-cinq fois du bras, deux fois du pied, & une fois de la gorge, m'assurant qu'il n'avoit pû la soulager d'une continuelle oppression qu'elle avoit, par d'autres remedes que par la saignée si souvent réiterée, nonobstant quoy elle ne laissa pas d'accoucher heureusement à terme d'un enfant qui se portoit bien. Mais je joindray à cét exemple un autre encore bien plus remarquable; qui est d'une jeune femme de dix-huit ans que je vis le 31 Mars 1688, qui estoit heureusement accouchée à terme depuis trois mois de son premier enfant, qui se portoit assez bien, & elle aussi, quoy-qu'elle eust esté saignée quatre-vingt-dix fois dans le temps de sa grossesse, & notamment vingt-deux fois du bras par l'ordonnance d'un celebre Medecin, estant dans le huitiéme mois de sa grossesse, & mesme deux fois du pied. Mais selon mon sentiment, ces frequentes saignées nonobstant l'évenement, qui par fortune n'en fut pas malheureux, n'avoient pas esté judicieusement conseillées à cette femme par plusieurs Medecins; pour remedier, à ce qu'ils pretendoient, à une grande oppression accompagnée de foiblesse, dont elle estoit presque journellement travaillée; qui n'estoit en effet, à ce que je croy, qu'une véritable suffocation de matrice; à quoy on auroit pû remedier par d'autres voyes que par ces saignées si fréquentes, qui contribuoient plûtost par la grande inanition qu'elles faisoient, à luy causer quelquefois des mouvemens convulsifs, & de frequentes récidives de cette maladie, qu'à l'en guérir véritablement: parce que le sang nouvellement engendré à la place de celuy qu'on luy tiroit journellement par toutes ces saignées, estant plus sujet à se fermenter, par l'infection de quelques vapeurs hysteriques, reïteroit par son bouillonnement les grandes suffocations, dont cette femme estoit fort souvent incommodée. Je ne rapporte pas ces deux prodigieux exemples pour en approuver la pratique que je blasme fort; mais seulement pour faire connoistre jusques à quel point certaines femmes grosses peuvent supporter la saignée, lors qu'elles en ont besoin, puis que celle-cy, nonobstant qu'elle eust esté saignée, à ce que je croy, plus de quatre-vingt fois sans necessité durant le temps de sa grossesse, ne laissa pas de porter son enfant jusques à terme, & d'en accoucher assez heureusement.

OBSERVATION XXI.

De deux femmes qui furent surprises de convulsions aprés estre accouchées, dont l'une échapa & l'autre mourut.

LE 15 Mars 1670 je vis une femme, qui un jour aprés estre accouchée assez heureusement à terme, à ce que me dit sa Sagefemme, fut surprise tout d'un coup de tres-violentes convulsions, qui luy continuérent quatre ou cinq jours par differens intervalles, durant tout lequel temps elle fut sans aucune connoissance, ce qui faisoit croire qu'elle devoit certainement mourir; mais luy ayant tiré quelques petites portions d'arriére-faix, & de membranes que la Sagefemme qui l'avoit accouchée luy avoit laissées dans la matrice, qui pouvoient contribuer à son mal, & ayant esté saignée six fois du bras & deux fois du pied, ses convulsions cesserent peu à peu, & elle revint à son bon sens, & se porta bien dans la suite. Mais le 12 Septembre de la mesme année je vis une autre femme qui ne fut pas si heureuse que celle dont je viens de parler; car ayant esté surprise de pareilles convulsions trois heures aprés estre accouchée naturellement, à ce que me fit aussi entendre sa Sagefemme, elle mourut le jour suivant, à quoy contribuérent beaucoup, à ce que je croy, deux prises de vin émetique, qu'un Médecin qui la vit avec moy, luy avoit ordonnées contre mon sentiment, qui estoit de la saigner mesme plusieurs fois s'il estoit necessaire, comme j'avois conseillé de faire à celle de cy-dessus qui estoit bien réchappée. Ce dernier exemple & beaucoup d'autres semblables que j'ay vûs, m'ont toûjours fait connoistre que ce remede est tres-pernicieux en ces occasions.

OBSERVATION XXII.

De l'accouchement d'une femme grosse de deux enfans, dont le premier vint naturellement, & l'autre presentoit les pieds.

LE 16 Avril 1670 j'ay accouché une femme de deux enfans vivans, qui avoient chacun leur arriérefaix entiérement séparé l'un de l'autre; sinon qu'ils estoient seulement joints par un intervalle membraneux, large d'un travers de doigt. Le premier de ces deux enfans, qui estoit une fille de médiocre grosseur, vint naturellement la teste la premiére; & le second, qui estoit un garçon bien plus gros & plus fort, vint les pieds devant. L'on peut connoistre par cét exemple, ce qui m'a esté confirmé par beaucoup d'autres semblables, que la bonne ou la mauvaise situation des enfans ne dépend point de leur vigueur plus ou moins grande; & que ce n'est pas aussi toûjours le plus fort des enfans jumeaux qui se presente le premier pour sortir dans l'accouchement: car si cela estoit, le garçon auroit pris la place de la fille, & seroit venu le premier en bonne situation, & non pas le dernier en la mauvaise qu'il avoit; & l'on doit remarquer qu'il arrive assez souvent que l'un ou l'autre des enfans jumeaux, & quelquefois mesme l'un & l'autre viennent en mauvaise situation; à cause qu'estant fort pressez dans la matrice, ils se nuisent l'un à l'autre, n'ayant pas une entiére liberté de se retourner pour prendre une bonne situation.

OBSERVATION XXIII.

D'une femme qui estant grosse de sept mois, fut traitée de la maladie Vénérienne, dont elle fut bien guérie, & accoucha ensuite heureusement.

LE 26 Juin 1670 un de mes confréres me pria d'aller voir une jeune femme agée de vingt-deux ans, grosse de sept mois, qu'il traitoit de la maladie Vénérienne, estant en peine de ce qu'elle n'avoit point senti remuër son enfant depuis trois jours; mais elle me dit en la visitant, qu'elle venoit de le sentir. Cette femme avoit pour lors un flux de bouche assez copieux, qui luy avoit esté excité par plusieurs frictions d'onguent de mercure, vuidant jusques à cinq ou six bassins par jour, sans aucun autre accident extraordinaire ; par lequel flux elle fut bien guerie de cette fascheuse maladie, & accoucha ensuite heureusement à terme d'un enfant fort sain, qui auroit esté en grand risque d'estre infecté de cette maladie contagieuse de la mere, si elle eust differé à s'en faire traiter aprés son accouchement.

OBSERVATION XXIV.

D'une femme grosse de deux mois qui avoit des vomissemens si violens, qu'ils luy causoient quelque sorte de mouvemens convulsifs.

LE 3 Aoust 1670 j'ay vû une femme agée de 25 ans, qui ayant eu un avortement au terme de deux mois & demy de sa premiere grossesse, & une autrefois une fausse couche d'un faux germe, environ au mesme terme, se voyant grosse pour la troisiéme fois, & craignant la mesme chose qui luy estoit arrivée à ses deux precedentes grossesses, me manda chez elle pour savoir de moy ce que je luy conseillerois de faire pour éviter que les frequens vomissemens dont elle estoit travaillée, avec de si violens efforts, qu'ils luy causoient quelque sorte de mouvemens convulsifs, ne la fissent encore avorter dans peu, n'estant pour lors grosse que de deux mois. Et comme elle me parut d'un temperament sanguin, & d'une habitude assez replete, je lui conseillay de se faire saigner du bras dés le mesme jour, sans attendre plus long-temps ; & sur ce qu'elle me dit que si elle se faisoit saigner devant le terme de quatre mois & demy de sa grossesse, auquel on a coutume de conseiller ce remede à la pluspart des femmes grosses, elle craignoit que cette saignée prematurément faite, à ce qu'elle croyoit, au terme de deux mois, au lieu de la soulager, ne luy causast encore plûtost une fausse couche : je la desabusay de l'erreur où elle estoit, qui est aussi grande qu'elle est com-commune, luy faisant connoistre par sa propre experience, qu'il n'y avoit pas de raison de suivre cette mauvaise coûtume, & d'attendre qu'elle fust grosse de quatre mois & demy, à luy faire un remede pour la preserver d'un accident qui luy estoit déja arrivé par deux fois avant la fin du troisiéme mois. Car il est certain que de dix femmes qui ont des fausses couches, il s'en trouve neuf à qui cet accident arrive avant la fin du troisiéme mois de leur grossesse, par la trop grande abondance de sang qui noyant, s'il faut ainsi dire, en elles la conception dés les premiers mois de leur grossesse, detruit le principe de vie du *fetus*, qui pour sa petitesse ne peut pas en ce temps consumer pour sa nourriture tout le sang superflu: desorte qu'ayant persuadé par mon raisonnement cette femme de se faire saigner dés le mesme jour, & ayant suivi le bon conseil que je luy donnay, elle fut tout à fait soulagée de ses violens vomissemens; & s'estant preservée par ce remede salutaire d'une troisiéme fausse couche, dont elle estoit menacée, elle se porta bien dans la suite, & accoucha heureusement a terme d'un enfant qui se portoit aussi fort bien.

OBSERVATION XXV.

D'une femme qui estoit tombée en une grande suffocation hysterique, immediatement aprés une dysenterie de trois mois.

LE 12 Aoust 1670 je vis une jeune femme qui estoit tombée en une grande suffocation hysterique avec perte de connoissance, immediatement aprés une dysenterie de trois mois, accompagnée de fiévre sans discontinuer, qui l'avoit renduë presque étique. Ses parens ne connoissans pas d'abord que ce fust cette maladie, mais croyans plûtost qu'elle alloit effectivement mourir, venoient de luy faire apporter l'Extresme-onction, lors que j'arrivay chez elle: Mais je les consolay aussi-tost, en les assurant que ce n'estoit qu'une maladie passagere, dont ils furent persuadez par l'évenement; car cette femme aprés que l'accés de sa suffocation eut esté entierement dissipé, se porta bien dans la suite. J'ay rapporté cet exemple pour faire seulement connoistre que la suffocation de matrice vient bien plûtost du sang menstruel retenu ou corrompu, que de la superfluité de la semence; car il n'y a pas d'apparence que la suffocation de matrice de cette femme, procedast d'une telle superfluité, aprés une continuelle dysenterie durant trois mois, qui l'avoit renduë si emaciée qu'elle en paroissoit étique, comme j'ay dit; pendant tout lequel temps elle n'avoit point esté bien reglée dans l'évacuation de ses menstruës.

OBSERVATION XXVI.

D'une femme qui mourut avec son enfant dans le ventre, qui n'en pût jamais estre tiré par un medecin Anglois qui avoit entrepris de l'accoucher.

LE 19 Aoust 1670 j'ay veu une petite femme agée de 38 ans, qui estoit en travail de son premier enfant depuis huit jours, ses eaux s'estant écoulées dés le premier jour qu'elle avoit com-commencé à se trouver mal, sans presque aucune dilatation de la matrice. Estant restée en cet état jusques au quatriéme jour, je fus mandé pour en dire mon sentiment à sa Sagefemme, à laquelle je conseillay de la faire saigner; & au cas que la saignée ne produisist pas le bon effet que l'on en pouvoit esperer, de luy faire prendre l'infusion de deux drachmes de sené, pour luy provoquer les douleurs qu'elle n'avoit point; ce qui fut fait le jour suivant, & reüssit assez bien, ce remede luy ayant excité des douleurs qui dilaterent la matrice autant qu'il estoit possible. Neanmoins pour tout cela elle ne put jamais accoucher, & son enfant qui venoit la teste devant, mais la face en dessus, resta toûjours au mesme lieu, sans pouvoir avancer au passage que cette femme qui estoit tres-petite, avoit tellement étroit & les os qui le forment si serrez & proches l'un de l'autre, & l'os du croupion si recourbé en dedans, qu'il me fut entierement impossible d'y introduire ma main pour l'accoucher, quoique je l'aye assez petite, lors que je fus mandé pour luy donner ce secours, trois jours ensuite de la premiere fois que je l'avois veuë; de sorte qu'y ayant tasché inutilement il ne me fut pas possible d'en venir à bout, ne pouvant introduire ma main qu'avec un extresme effort, à cause de l'étroitesse du passage d'entre les os, & l'ayant introduite elle se trouvoit si serrée, qu'il m'estoit impossible d'en remuër seulement les doigts, & de la faire avancer assez pour pouvoir conduire un crochet avec sureté, afin d'en tirer cet enfant, qui estoit mort depuis prés de quatre jours, suivant l'apparence; ce qu'ayant essayé je declaray l'impossibilité d'accoucher cette femme à tous les assistans, qui en estant bien persuadez, me prierent de luy tirer son enfant du ventre par l'operation Césarienne; laquelle je ne voulus pas entreprendre, sachant bien qu'elle est toûjours tres-certainement mortelle à la mere. Mais aprés que j'eus laissé cette femme en cet état, ne m'estant pas possible de la secourir, comme j'aurois fait toute autre qui auroit eu une disposition du corps plus naturelle, il survint aussi-tost un Medecin Anglois, nommé *Chamberlen*, qui estoit alors à *Paris*, & qui de pere en fils faisoit une profession ordinaire des accouchemens en Angleterre dans la ville de *Londres*, où il a acquis depuis ce temps-là le supresme degré de réputation en cet art. Ce Medecin voyant cette femme en l'état que je viens de declarer, & ayant appris que je n'avois trouvé aucune possibilité de l'accoucher, témoigna estre étonné de ce que je n'en avois pas pû venir à bout, moy, qu'il disoit & assuroit estre le plus habile homme de ma profession qui fut à *Paris*; nonobstant quoy il promit d'abord de l'accoucher tres-assurément en moins d'un demy quart d'heure, quelque difficulté qu'il pust y trouver; pourquoy faire, il se mit aussi-tost en besogne, & au lieu d'un demy quart d'heure, il y travailla durant plus de trois heures entieres, sans discontinuer que pour reprendre haleine. Mais ayant épuisé inutilement toutes ses forces, aussi-bien que toute son industrie, & voyant que la pauvre femme estoit preste d'expirer entre ses mains, il fut contraint d'y renoncer, & d'avoüer qu'il n'estoit pas possible d'en venir à bout, comme je l'avois bien declaré. Cette pauvre femme mourut avec son enfant dans le ventre vingt quatre heures aprés les extrémes violences qu'il luy avoit faites: & par l'ouverture que je fis de son corps, en luy faisant aprés sa mort l'operation Cesarienne, que je n'avois pas voulu luy faire, comme j'ay dit, durant qu'elle vivoit, je trouvay son enfant & toutes les autres choses disposées comme je les ay specifiées cy-dessus, & la matrice toute dechirée & percée en plusieurs endroits, par les instrumens dont ce Medecin s'estoit servi aveuglément sans la conduite de sa main; laquelle pour estre une fois plus grosse que la mienne, il n'avoit vraisemblablement pas pû introduire assez avant pour l'en preserver. Neanmoins ce Medecin estoit venu *d'Angleterre* à *Paris* depuis six mois, dans l'esperance d'y faire fortune, faisant courir le bruit qu'il avoit un secret tout particulier pour les accouchemens de cette nature, se vantant de faire les plus desesperez & abandonnez en moins d'un demy quart d'heure; & il avoit mesme proposé à M. le premier Medecin du Roy, que si on vouloit luy faire donner dix mil escus de recompense, il communiqueroit son pretendu secret. Mais la seule experience de ce fascheux accouchement le dégousta tellement de ce païs-cy, qu'il s'en retourna peu de jours en suite

suite en *Angleterre;* voyant bien qu'il y avoit à *Paris* de plus habiles gens en l'art des accouchemens que luy. Mais avant que de partir pour *Londres*, il me rendit visite chez moy, pour me faire compliment sur le livre des accouchemens que j'avois donné au public depuis deux ans; & me dit pour lors qu'il n'avoit jamais trouvé d'opération si difficile à faire que l'accouchement de cette femme, dont il n'avoit pas pû venir à bout, me loüant de ce que je ne l'avois pas voulu entreprendre aussi inconsidérément qu'il avoit fait. Je receus son compliment comme je devois, luy faisant entendre qu'il s'estoit bien trompé, en croyant trouver autant de facilité à accoucher les femmes à *Paris*, comme il avoit pû trouver à *Londres*, où il s'en retourna dés le lendemain, emportant avec luy un éxemplaire de mon livre, qu'il fit imprimer aprés l'avoir traduit en Anglois, en l'année 1672. depuis laquelle traduction il s'est aquis un si haut degré de réputation en l'Art des accouchemens dans la ville de *Londres*, qu'il y a gagné plus de trente mille livres de rente, qu'il possede presentement, à ce que m'ont dit depuis peu des personnes de sa connoissance. S'il lit quelque jour cette observation, lors que je l'auray renduë publique, & qu'il soit aussi sincére que je le suis, je croy qu'il avoüëra que je l'ay rapportée avec toute la religion que peut demander une vérité tres-constante, dont il peut fort bien se souvenir. L'extraordinaire difficulté qui se rencontra en cét accouchement m'a fait inventer un instrument auquel j'ay donné le nom de *tireteste*, pour son usage qui est incomparablement plus commode & plus seûr que celuy des crochets. Si j'avois eû pour lors un pareil instrument, je suis certain qu'avec son aide j'aurois pû sauver la vie à cette femme. J'en ay fait representer la figure dans mon livre des accouchemens, où j'ay enseigné tres-éxactement la maniére de s'en bien servir.

Observation XXVII.

De l'accouchement d'une femme qui avoit une tres-grande perte de sang.

LE 22 Septembre 1670 j'ay accouché une femme qui estoit depuis le jour precedent en une si grande perte de sang avec caillots, qu'elle couroit grand risque de perdre la vie, si je ne l'eusse promptement secouruë en retournant entiérement son enfant, pour le tirer par les pieds comme je fis, n'y ayant pas d'espérance par le defaut des douleurs de la mere, qu'elle pust jamais accoucher d'elle-mesme, quoy-que son enfant se presentast dans la posture naturelle. Cette femme se porta bien ensuite, & son enfant aussi, nonobstant un si laborieux & si dangereux travail.

OBSERVATION XXVIII.

D'une femme qui avorta d'un petit enfant de six mois, par les efforts d'une violente toux qui luy causa une perte de sang.

LE 10 Novembre 1670. je vis une femme grosse de six mois, qui avoit depuis huit jours une médiocre perte de sang avec quelques caillots, causée par les efforts d'une violente toux, qui avoit fait dilater sa matrice de la largeur du doigt; pour raison de quoy je prédis qu'elle avorteroit certainement dans peu, nonobstant qu'elle n'eût pour lors aucune douleur; parce que l'ouverture de la matrice me faisoit connoistre que cette perte de sang venant des parties intérieures, il estoit impossible que l'agitation de cette violente toux n'achevast de produire le mauvais effet qu'elle avoit commencé, comme il arriva le jour ensuite, cette femme estant avortée d'un tres-petit enfant qui ne vécust qu'un jour & demy.

OBSERVATION XXIX.

De l'accouchement d'une femme qui estoit en travail depuis cinq jours, son enfant ayant la teste arrestée au passage.

LE 17 Novembre 1670 j'ay accouché une jeune femme âgée de seize ans, qui estoit en tres-grand péril de la vie, pour l'impossibilité qui estoit en elle d'accoucher naturellement; à cause de l'extréme grosseur de son enfant, qui néanmoins presentoit la teste la premiére. Cette femme estoit en travail depuis cinq jours entiers, & la longueur de ce temps avoit causé la mort à son enfant en son ventre, sa teste estant restée au passage, sans pouvoir avancer plus outre. J'en fis extraction en cette posture, me servant d'un crochet, dans l'entiére certitude que j'avois de la mort de l'enfant depuis deux ou trois jours.

Pour y parvenir j'imprimay premiérement mon crochet à costé de la teste de cét enfant mort, sur un des os pariétaux, & l'ayant un peu fait avancer, je retiray le crochet du premier endroit où je l'avois mis pour le ficher en l'autre costé de cette teste, afin de la faire avancer en la redressant dans le passage; & usant de cette méthode de costé & d'autre alternativement, selon qu'il estoit convenable, j'achevay de faire l'extraction de ce gros enfant mort, sans en ouvrir aucunement la teste pour en vider le cerveau, comme j'avois quelquefois essayé en d'autres occasions; mais la méthode n'en est pas si seure, que de tâcher de faire passer ainsi la teste entiére, si on le peut; car lors que le cerveau en est vidé, les os de la teste de l'enfant n'ayant plus d'appuy, empeschent que le crochet ne s'y imprime si aisément; & ils en sont souvent rompus & lacerez avec peu d'aide; & en s'écartant ensuite de costé & d'autre, ils blessent la femme de toutes parts, & incommodent beaucoup le Chirurgien en son opération; lequel n'ayant plus cette prise solide de la teste entiére, à quelquefois bien de la peine à faire avancer les épaules de l'enfant au passage: car la matrice venant à se contracter, à proportion que la teste s'affaisse, quand on en vide le cerveau, retient fortement les épaules au dedans; ce qui n'arrive pas sitost quand la teste entiére par sa grosseur leur fait passage. Il faut remarquer qu'il survient souvent pourriture aux parties basses des femmes, dont les enfans demeurent long-temps de la sorte au passage; ensuite dequoy il leur arrive parfois durant quelque temps un flux involontaire d'urine, qui vient de la suppuration d'une partie du col de la vessie, qui a esté trop long-temps violemment comprimé; & aussi à cause que l'urine & les autres excrémens ont esté supprimez par la mesme compression durant trois ou quatre jours devant l'accouchement. Cette pourriture suit ordinairement l'inflammation qui est toûjours en ces parties en pareille occasion, & succede aussi tres-souvent aux lacérations de ces mesmes parties pour petites qu'elles soient. Il arriva un pareil accident à cette femme, mais elle fut guérie en peu de jours par le soin que j'en pris, & releva de sa couche en parfaite santé.

Observation XXX.

D'une femme qui aprés une perte de ſang durant quatorze mois entiers, devint groſſe & accoucha enſuite heureuſement.

Le 2 Janvier 1671 j'ay vû une femme âgée de trente-cinq ans, qui eſtoit pour lors groſſe de trois mois paſſez, dont je fus aſſez étonné à cauſe d'une perte de ſang preſque continuelle, qu'elle avoit eûë avant ſa groſſeſſe durant quatorze mois entiers; dans tout lequel temps je l'avois vûë par pluſieurs fois vider une prodigieuſe quantité de ſang; car je craignois plûtoſt que cét accident ne luy cauſaſt dans la ſuite quelque ulcére en la matrice, comme il arrive ordinairement aux femmes qui ſont ſujettes à ces ſortes de pertes de ſang de longue durée, que je ne ſoupçonnois qu'elle puſt devenir groſſe, comme il luy arriva un mois aprés que ſa perte de ſang eût enfin ceſſé de paroiſtre, à quoy avoit beaucoup contribué l'uſage du lait de vache que je luy avois conſeillé. Elle ſe porta bien dans tout le reſte du temps de ſa groſſeſſe, s'eſtant fait faire ſuivant mon avis par précaution quelques ſaignées du bras, qui l'ayant preſervée de la récidive de ſa perte de ſang, aidérent à luy faire porter juſques à terme ſon enfant, qui eſtoit une fort groſſe fille, dont elle accoucha heureuſement le 24 Juin de la meſme année.

Observation XXXI.

De l'accouchement d'une femme groſſe de deux enfans qui preſentoient tous deux les pieds.

Le 15 Janvier 1671 j'ay accouché une femme de deux gros enfans maſles vivans, qui avoient chacun leur arriérefaix ſéparé l'un de l'autre. Je les tiray tous deux par les pieds; parce qu'ils s'eſtoient preſentez en cette poſture, qui eſtoit celle qu'ils avoient toûjours eûë naturellement; laquelle eſt commune à tous les autres enfans, durant les ſept ou huit premiers mois de la groſſeſſe; n'ayans pas pû ſe tourner la teſte en bas, comme tous les enfans ont coûtume de faire vers le dernier mois, à cauſe qu'ils eſtoient trop preſſez en la matrice. C'eſt ce qui fait que des enfans jumeaux il y en a preſque toûjours quelqu'un qui vient en cette mauvaise situation, & que mesme assez souvent tous les deux se presentent ainsi.

OBSERVATION XXXII.

D'une femme qui avoit une tumeur de la grosseur des deux poings à la levre gauche de la vulve.

LE 1[r] Févrièr 1671 j'ay vû avec deux de mes confréres une femme âgée de plus de soixante ans, qui avoit depuis vingt-cinq ans une tumeur de la grosseur des deux poings à la lévre gauche de la vulve, à laquelle il s'estoit fait depuis peu une fluxion tres-considérable, qui avoit entiérement disposé cette tumeur à suppurer; pour raison de quoy nous conclumes à en faire ouverture, afin de donner une entiére issuë à la matiére qui y estoit contenuë; ce qui fut fait deux jours ensuite. L'on tira par l'ouverture de cette tumeur une grande abondance de matiére anevrismale, semblable à la lie de vin rouge, aprés quoy cette femme fut parfaitement bien guérie en peu de jours de cette indisposition, qu'elle avoit gardée durant un si long temps avec une grande incommodité; n'ayant pas jamais osé s'en faire traiter auparavant, dans le soupçon qu'elle avoit que ce fust quelque vraye hergne; mais elle n'estoit seulement que similitudinaire. Ces sortes de tumeurs particulieres sont connuës en ce qu'elles ont leur matiére renfermée dans une espece de chyste, & qu'elles n'ont aucune continuité jusques dans l'aine, ni les propres accidens des vrayes hergnes. J'ay vû plusieurs autres femmes, & mesmes des femmes grosses avoir de ces sortes de tumeurs de médiocre grosseur, à l'une des lévres extérieures de la matrice sans aucun autre accident, qu'une douleur assez considérable qui en précedoit la suppuration.

OBSERVATION XXXIII.

De l'accouchement laborieux d'une femme, qui croyoit que son enfant qui estoit vivant, fust certainement mort, à cause qu'elle ne l'avoit point senti remuër depuis deux jours.

LE 25 Février 1671 j'ay accouché une femme âgée de trente ans, d'une habitude fort replete, qui avoit vidé toutes les eaux de son enfant, qui avoient toûjours continué de couler peu à peu depuis huit jours sans aucune douleur, sinon depuis un jour & demy qu'elle estoit effectivement en travail, & que sa matrice avoit commencé à se dilater manifestement, avec de tres-fortes douleurs, qui néanmoins n'avoient pas pû jusques alors la faire accoucher, à cause de l'extréme grosseur de son enfant, qui demeura un jour entier la teste au passage, sans pouvoir estre poussé dehors. Cette femme fit pour lors tout son possible aussi-bien que tous ses parens, pour me persuader de l'accoucher de quelque maniére que ce fust, dans la croyance qu'elle avoit que son enfant, qu'elle disoit n'avoir point senti remuër depuis prés de deux jours, estoit mort en son ventre. Mais comme il venoit naturellement, & que je n'avois pas d'autre preuve qu'il fust mort que celle qu'alléguoit la mere de ne l'avoir point senti remuër durant ce temps, qui me paroissoit tres-douteuse, je n'y voulus pas consentir; d'autant qu'il n'y avoit pas lieu de tirer cét enfant en la situation où il estoit sans se servir d'instrumens; & que j'avois encore espérance, veu les forces & les douleurs de la mere, qu'elle pourroit accoucher naturellement, comme elle fit assez heureusement deux heures ensuite, son enfant estant encore vivant. J'ay rapporté cét exemple pour faire remarquer, que souvent les femmes en travail ne sentent pas ou tres-peu remuër leur enfant, quoy-qu'il soit vivant un jour aprés que leurs eaux ont percé, & qu'elles se sont entiérement écoulées; ce qui arrive à cause que la matrice joignant pour lors exactement, & serrant le corps de l'enfant, ne luy laisse plus la liberté de se remuër, comme il avoit durant que les eaux estoient encore contenuës en la matrice entiérement, ou en partie; c'est ce qui fait qu'on ne doit pas trop se fier à ce signe, pour juger certainement de la mort de l'enfant; d'autant qu'il est bien équivoque en ces rencontres, s'il n'est confirmé par plusieurs autres moins douteux.

OBSERVATION XXXIV.

De l'accouchement d'une femme grosse de deux enfans qui se presentoient en mauvaise posture, l'un estant mort & corrompu, & l'autre estant vivant.

LE 27 Février 1671 une femme m'envoya querir pour la secourir en son accouchement, & pour terminer un grand différent qu'elle avoit avec sa Sagefemme, qui estoit fondé sur ce que nonobstant qu'elle sentoit manifestement son enfant remuer en son ventre, sa Sagefemme luy vouloit faire croire qu'il estoit mort; à cause des excrétions puantes & cadavereuses qu'elle vidoit de la matrice depuis deux jours : mais lors que j'eus examiné ce qui en estoit, je trouvay qu'elles avoient toutes deux raison; car j'accouchay sur l'heure cette femme de deux enfans mâles dont le premier estoit mort, & entiérement corrompu, d'où procedoient ces excrétions puantes qu'elle vidoit, & l'autre estoit vivant. Je les tiray tous deux par les pieds à cause qu'ils se presentoient en mauvaise posture, ayant esté obligé pour ce sujet de percer les eaux du dernier qui estoit vivant; afin de le tirer incontinent aprés que j'eus fait l'extraction de ce premier qui estoit mort. Il faut encore observer que les excrétions de la matrice peuvent aussi estre rendus fétides & cadavereuses par la seule corruption de quelques caillots de sang extravasé, qui ont séjourné durant quelque temps dans la matrice, ce qui n'empesche pas que l'enfant ne soit vivant.

OBSERVATION XXXV.

D'une femme qui ayant une fiévre continuë depuis trois semaines avorta d'un enfant de cinq mois, & mourut deux jours ensuite.

LE 1^r^ Mars 1671 j'ay vû une femme grosse de cinq mois, qui aprés trois semaines de fiévre continuë avec redoublement estant avortée d'un petit enfant, qui expira aussi-tost, mourut elle-mesme deux jours ensuite; l'extréme danger où elle estoit s'estant encore augmenté aprés son avortement, comme je l'avois bien prédit aux Médecins qui la voyoient, lesquels furent frustrez de la veine espérance qu'ils avoient que les vidanges de la couche pourroient contribuer à faire cesser la fiévre de cette femme, & qu'elle pourroit aussi faire plus facilement dans la suite les remedes convenables à sa maladie : car bien loin de cela, l'on voit ordinairement en ces occasions que la fiévre s'augmente encore incontinent aprés l'accouchement, & qu'elle se redouble plus fortement par l'entiére suppression des vidanges qui se fait pour lors presque toûjours, dont les humeurs corrompuës refluent aussi-tost, & vont faire un dépost subit sur les parties internes qui ont causé la premiére indisposition; aprés quoy la malade tarde peu à mourir ; parce que la nature qui estoit déja presque accablée par une maladie qui de soy estoit mortelle, ne peut pas jamais bien régir ni achever l'évacuation necessaire des vidanges. C'est pourquoy ceux qui sont appellez pour traiter les femmes grosses en leurs maladies, doivent sur tout empescher autant qu'ils peuvent par tous leurs remedes, qu'elles n'avortent durant leur maladie; car la plusspart des femmes à qui cét accident arrive, meurent tres-peu de temps ensuite; & principalement celles dont la fiévre est accompagnée de fluxion de poitrine, dont j'ay vû beaucoup d'exemples semblables à celuy de cette femme de laquelle je viens de parler, à qui je trouvay par l'ouverture de son corps aprés sa mort, le poulmon du costé gauche tout purulent, & beaucoup de serosité sanglante épanchée en l'un & en l'autre costé de la poitrine, & le foye tout déseché

OBSERVATION XXXVI.

De l'accouchement de trois femmes qui furent surprises de fortes convulsions durant leur travail.

LE 12 Avril 1671 j'ay accouché une femme qui estoit preste d'expirer, à cause des fortes convulsions dont elle avoit esté surprise, estant en travail de son premier enfant, qui estoit un garçon, que je tiray vivant aprés l'avoir retourné par les pieds, & qui se porta bien dans la suite. La mere nonobstant le secours que je luy donnay, qui pouvoit luy estre aussi salutaire qu'à son enfant, mourut le huitiéme jour aprés que je l'eûs ainsi accouchée, faute à ce que je croy, d'avoir esté saignée, comme je l'avois expressément recommandé, à quoy ne voulurent jamais consentir plusieurs femmes de ses parentes, sur ce que j'avois conseillé qu'on la seignast du bras; à cause que la grande enflure de ses jambes empeschoit qu'on la pust saigner du pied, disant pour leur raison, que la saignée du bras luy retiendroit encore davantage ses vidanges qui estoient supprimées. C'est une faute que commettent journellement la plusspart des femmes, qui ne peuvent pas seulement souffrir qu'on parle de saigner du bras une femme en couche; laquelle est cause que plusieurs meurent faute de ce secours, comme il arriva à celle-cy, & à un autre femme que j'accouchay de la mesme maniére peu de temps ensuite; laquelle avoit esté surprise de semblables convulsions,

vulsions, qui l'avoient reduite à l'extremité devant que je l'accouchasse. Elle mourut pareillement le huitiéme jour, à quoy contribua beaucoup, si je ne me trompe, un Medecin qui au lieu de la faire saigner, comme je l'avois fort recommandé, luy fit prendre du vin émetique dés le second jour aprés que je l'eus ainsi accouchée; croyant la mieux guerir par ce remede, des convulsions qui luy venoient encore de fois à autre aprés son accouchement, ne sachant pas qu'il est tres-pernicieux en ces sortes d'occasions, où la convulsion n'arrive ordinairement que par compassion. Les enfans de ces deux femmes s'estoient presentez la teste la premiere, qui est la posture naturelle; mais comme ils estoient encore vivans, ne pouvant pas à cause de cela me servir d'instrumens pour les tirer en cette posture, je fus obligé de les retourner entierement pour les tirer promptement par les pieds, afin de leur sauver la vie comme je fis. Si une certaine Dame dont la mort surprenante a esté connuë de tout *Paris*, laquelle expira en convulsion avec son enfant dans le ventre le 8 May 1692 eust esté secouruë de la maniere par le Chirurgien qu'elle avoit choisi pour l'accoucher de son premier enfant, il y auroit eu lieu d'esperer que cette operation auroit pû estre salutaire à la mere & à l'enfant, qui perirent tous deux ensemble, faute de leur avoir donné ce secours, comme ce Chirurgien devoit necessairement faire, aussi-tost qu'il la vit surprise de ce funeste accident.

OBSERVATION XXXVII.

De l'accouchement d'une femme dont l'enfant presentoit la teste avec sortie du cordon de l'ombilic.

LE 2 Juin 1671 j'ay accouché une femme, dont l'enfant presentoit la teste la premiere dans une figure naturelle avec sortie du cordon de l'ombilic, qui auroit esté certainement cause de la mort de l'enfant, si je ne l'eusse secouru en le retournant pour le tirer par les pieds, comme je fis, aprés avoir connu qu'il estoit certainement vivant, par le battement des arteres de son cordon que l'on sentoit manifestement. Cette operation est à la verité laborieuse pour la mere, aussi-bien que pour le chirurgien, à cause qu'il faut entierement retourner l'enfant pour le tirer ainsi par les pieds; mais elle est necessaire pour sauver la vie à l'enfant qui periroit certainement si on ne le secouroit promptement de la sorte ; car lors que le cordon de l'ombilic est sorti, il se refroidit, aprés quoy le sang qu'il contient estant destitué de ses esprits par le defaut de chaleur naturelle, s'y coagule, & l'enfant n'en peut plus estre vivifié ; ne pouvant aussi au defaut de ce sang user de la respiration durant qu'il est au ventre de la mere, comme il auroit besoin ; joint à ce que le cordon de l'ombilic ainsi sorti, estant fort comprimé par la teste de l'enfant qui est au passage, le mouvement du sang y est intercepté, qui est cause de la mort de l'enfant s'il n'est promptement secouru, comme je fis en cette occasion, avec une grande satisfaction de la mere, qui n'avoit pas d'autre enfant que celuy-la, à qui je sauvay la vie qu'il auroit indubitablement perduë, si pour m'exempter de cette laborieuse operation, j'eusse commis cet accouchement à la seule nature.

OBSERVATION XXXVIII.

De l'accouchement d'une femme dont l'enfant presentoit la teste de costé, avec sortie du cordon de l'ombilic.

LE 30 Juin 1671 j'ay accouché une femme d'un tres-gros enenfant mort en son ventre, qui presentoit la teste de costé, avec sortie du cordon de l'ombilic depuis plus de 24 heures. Lors que je fus mandé pour la secourir elle avoit esté vuë par deux autres Chirurgiens, qui n'avoient pas voulu l'accoucher pour l'esperance vaine qu'ils avoient, & qu'ils avoient donnée qu'elle accoucheroit naturellement ; ne considerant pas que la teste de son enfant se presentant de costé, & estant renversée sur l'épaule dans le temps des douleurs de la mere, la nature faisoit des efforts tout à fait inutiles depuis plus de deux jours que cette femme estoit en travail ; & comme je connus que l'enfant estoit certainement mort, en touchant le cordon de son ombilic qui pendoit au dehors, que je sentis tout froid, & flétri, & sans aucune pulsation, & qu'il n'y avoit pas lieu d'esperer que la nature pust elle seule pousser dehors cet enfant, à cause de la mauvaise situation de sa teste qui se presentoit de costé, je le tiray avec le crochet, aprés avoir redressé & reduit par le moyen de cet instrument la teste de l'enfant en une situation convenable à l'extraction que j'en fis aussi-tost, qui fut entierement salutaire à la mere, qui seroit morte sans ce secours. J'ay expliqué en la precedente Observation la raison pour laquelle la sortie du cordon de l'ombilic est ordinairement cause de la mort subite de l'enfant.

OBSERVATION XXXIX.

Du tres-laborieux accouchement d'une femme dont l'enfant presentoit le costé de la teste.

LE 16 Juillet 1671 j'ay accouché la femme d'un de mes confreres, en presence de plusieurs autres Chirurgiens aussi de de nos confreres, laquelle estoit en un tres-laborieux travail depuis plus de trois jours entiers, avec ses eaux écoulées : ne pouvant accoucher, à cause que son enfant presentoit le costé de la teste; ce qui le fit mourir au passage en cette posture, y restant sans pouvoir venir naturellement, ainsi que deux autres Chirurgiens des plus celebres en l'art des accouchemens, luy avoient fait esperer inutilement depuis ces trois jours, par quatre differentes fois qu'ils l'avoient veuë ; pour lequel sujet je fus prié par son mary de l'aller voir, pour luy dire mon avis de l'état où elle estoit. Je la trouvay presque reduite à l'agonie, ayant le ventre extraordinairement dur, & tendu quasi jusques à la gorge; & toutes les parties exterieures de la vulve extrémement tumefiées, & entiérement disposées à la mortification à cause de leur inflammation qui commençoit à se communiquer aux parties internes de la matrice; ayant outre cela une grosse fiévre, & une entiere suppression de l'urine & des autres excremens, dont son ventre ne se pouvoit point décharger; pour raison dequoy elle avoit déja receu tous ses sacremens. Neanmoins comme je crûs qu'il valoit mieux tenter un remede incertain, que de laisser la malade dans un desespoir assuré ; ayant fait connoistre à ce mien confrere l'impossibilité qu'il y avoit que sa femme accouchast d'elle mesme, ainsi que ces deux Chirurgiens qui se piquoient d'estre les plus habiles au fait des accouchemens luy avoient toûjours fait esperer vainement, je luy conseillay de la faire accoucher au plûtost, à quoy je fis consentir ces deux mesmes Chirurgiens qu'il envoya querir dans cet instant, pour savoir s'ils avoüeroient en ma presence que la chose fust comme je la luy avois declarée; dequoy ils furent obligez de demeurer d'accord, ne pouvant pas nier la verité du fait, que je leur fis reconnoistre devant plusieurs autres de nos Confreres qui estoient aussi presens. Mais comme il estoit question de faire l'operation sur l'heure (car le delay en estoit mortel) le plus ancien des deux, qui dans tout le long-temps qu'il a vescu à toûjours fui les mauvaises cures, autant qu'il a pû, sachant bien l'extréme difficulté qu'il y avoit de tirer cet enfant, & le mauvais état où estoit la mere, prit pour pretexte, afin de s'en exempter, que de toute la journée il n'avoit ny bû ny mangé, quoy qu'il fust six heures du soir; desorte que prenant ainsi congé de la compagnie, il dit en s'en allant que ces Messieurs; parlant de cet autre Chirurgien & de moy, feroient bien ce qu'il faudroit sans luy. Mais l'autre vouloit pareillement s'en aller & user de la mesme politique, avoüant franchement qu'il l'auroit fait, si je n'avois esté present; ce qui estoit le sujet pour lequel il consentit enfin d'entreprendre l'operation, dans la confiance qu'il avoit que je luy aiderois au besoin, quand il se seroit lassé, comme il préjugeoit aussi-bien que moy qu'il arriveroit. En un mot aprés que ce Chirurgien se fut bien fatigué se servant inutilement du crochet pour venir à bout de cette operation qui estoit une des plus laborieuses, & des plus difficiles, à cause que toutes les parties exterieures de la vulve estoient extrémement tumefiées, & que la matrice où il y avoit inflammation estoit entierement à sec, il me ceda sa place, ensuite dequoy j'accouchay cette femme d'un tres-gros enfant mort, ayant esté obligé pour ce faire de le retourner par les pieds; à cause que les épaules de cet enfant estoient si fortement enchassées dans la substance de la matrice tumefiée qu'elles ne pouvoient pas estre deplacées par la seule attraction du crochet imprimé sur la teste, qui estant toute de costé, ne pouvoit pas aussi pour lors estre reduite en une figure droite. L'operation luy fut neanmoins infructueuse si ce n'est qu'elle luy prolongea la vie durant quelques jours, à cause d'une grosse fiévre qu'elle avoit devant que d'accoucher, qui continua toûjours ensuite avec deux ou trois redoublemens par jour, qui estoient ordinairement precedez de frissons; ayant aussi toûjours eû depuis son accouchement un grand flux de ventre qui la fit mourir neuf jours ensuite. Mais il est certain que si on l'eust secouruë d'assez bonne heure elle seroit rechappée, puisqu'elle resista encore si long-temps nonobstant le deplorable état où elle estoit, quand nous luy tirasmes son enfant, qu'on auroit aussi sauvé si ces deux Chirurgiens eussent connu dés le commencement, qu'il presentoit le costé de la teste ; ce qui estoit le seul sujet pour lequel cette pauvre femme n'avoit pas pû accoucher d'elle mesme.

OBSERVATION XL.

D'une femme qui estoit devenuë grosse, nonobstant qu'elle portast toûjours actuellement un pessaire.

LE 27 Juillet 1671 j'ay accouché une femme d'un fort gros garçon, laquelle avant sa grossesse estoit fort incommodée, depuis six ou sept ans, d'une fascheuse descente de matrice ; pour laquelle m'estant venu consulter, je luy mis dans le col de la matrice un pessaire, en maniere de petit bourelet circulaire, ouvert en son milieu, dont elle fut entierement soulagée, & mesme guerie ; & nonobstant qu'elle portast toûjours actuellement ce pessaire, elle ne laissa pas de devenir grosse, & ne l'osta point qu'elle ne le fust de six mois, aprés m'en avoir demandé avis ; ce que je luy conseillay de faire ; tant parce qu'il falloit laisser à la matrice la liberté de s'étendre, que parceque estant fort dilatée dans le temps avancé de la grossesse, elle est suffisament empeschée de tomber, estant pour lors soutenuë sur la face interieure des os des *Isles* par ceux du passage. Ces sortes de pessaires sont preferables à tous autres ; parce qu'estant percez d'un grand trou dans leur milieu, ils n'empeschent point la reception de la semence de l'homme dans le matrice, & donnent une libre issuë à l'écoulement des menstruës, & aux autres excrétions de la matrice. On en peut voir la figure dans mon livre des accouchemens, où j'ay enseigné la maniere de les faire, & de s'en bien servir.

OBSERVATION XLI.

D'une femme qui eût une excessive perte de sang, causée par les fortes épreintes d'un flux de ventre, qui la fit mourir six jours aprés estre accouchée.

LE 31 Aoust 1671 j'ay accouché une femme qui avoit une perte de sang depuis huit jours, excitée par les fortes épreintes d'un flux de ventre, dont elle estoit travaillée depuis douze jours : cette perte de sang estant enfin devenuë excessive, m'obligea de retourner son enfant pour le tirer par les pieds, quoi qu'il presentast la teste la premiere; afin de tascher, autant qu'il estoit possible de sauver la vie à cette femme, qu'elle couroit risque de perdre dans peu d'heures, aussi-bien que son enfant, que je tiray vivant: Mais nonobstant le bon secours que je luy donnay, qui fit bien cesser sa perte de sang, son flux de ventre ayant toûjours continué, elle ne laissa pas que de mourir, le sixiéme jour aprés que je l'eus ainsi accouchée; la nature n'ayant pas pû resister à l'excés de deux évacuations si considerables, qui en cet état, estant chacune en particulier mortelles d'elles mesmes, contribuérent d'autant plus, succedant & estant jointes l'une à l'autre, à faire mourir cette femme.

OBSERVATION XLII.

D'une femme qui eut un laborieux travail, à cause de l'écoulement prematuré des eaux de son enfant.

LE 7 Octobre 1671 j'ay accouché une femme qui avoit vuidé toutes les eaux de son enfant, qui s'estoient écoulées subitement sans aucune douleur, trente heures auparavant, & sans aucune manifeste dilatation de la matrice, qui ne commença à s'ouvrir qu'incontinent aprés leur entier écoulement, comme il arrive ordinairement en ces sortes d'occasions, où le travail de la femme est prolongé, & rendu beaucoup plus laborieux dans le premier accouchement, que dans les suivans; car les eaux de l'enfant s'écoulant ainsi prematurement, à cause de la foiblesse des membranes qui les contiennent, devant que les douleurs qui contribuent à la dilatation de la matrice, ayent precedé, pourlors l'enfant y restant enfermé à sec, en est bien plus difficilement expulsé par les douleurs, qui ne deviennent ordinairement bonnes, qu'aprés l'entier écoulement des eaux; joint à cela que l'orifice interne de la matrice, qui n'a pas encore esté jamais dilaté, s'ouvre pour lors bien plus malaisément.

Observation XLIII.

D'une femme qui deux jours aprés estre avortée d'un fétus *de six semaines, eût une grande perte de sang causée par la retention de l'arriérefaix.*

LE 18 Octobre je délivray une femme qui estoit avortée depuis deux jours d'un petit *fétus* de six semaines, laquelle estoit en une tres-grande perte de sang avec des foiblesses réïterées, causée par la retention de l'arriérefaix, dont la nature n'avoit pas pû se délivrer; parce que le corps de cét avorton qui estoit tres-petit & molasse, comme il arrive ordinairement en ces sortes de fausses couches, n'ayant pas fait d'ouverture de la matrice de cette femme, qui n'avoit jamais eû d'autres enfans, qu'à proportion de sa petitesse, le corps de cét arriérefaix qui estoit trois fois plus gros & plus étendu, n'en avoit pas pû estre expulsé; ce qui estoit cause que la nature faisant des efforts inutiles, cette perte de sang en estoit excitée; qui estant surabondante, lors que je fus mandé pour secourir cette femme, la mettoit en danger de la vie, si je ne l'eusse promptement délivrée de cét arriérefaix ainsi retenu.

Observation XLIV.

*D'une femme qui avoit une déchirure de toute la partie inférieure de la vulve jusques à l'*anus.

LE 25 Octobre 1671 une femme vint chez moy, m'offrir toute la reconnoissance que je desirerois d'elle, si je pouvois remedier à une simple difformité; qui sans luy causer aucune incommodité luy donnoit une extréme chagrin. C'estoit une déchirure de toute la partie inférieure de l'entrée extérieure de la vulve, jusques à *l'anus*, arrivé il y avoit neuf ans, dans le temps de son dernier accouchement, par l'ignorance & le mauvais traitement de sa Sagefemme, à ce qu'elle croyoit: mais comme elle me dit en mesme temps, que l'enfant qu'elle avoit eû en ce dernier accouchement, estoit d'une grosseur excessive, je luy fis entendre qu'ayant esté fort contente de sa Sagefemme dans tous ses precedens accouchemens, elle l'accusoit peut-estre à tort d'ignorance, à cause de la déchirure qui s'estoit faite de cette partie, lors de son dernier accouchement, laquelle vray-semblablement n'avoit esté causée que par la grosseur excessive de son enfant : & sur ce qu'elle me prioit instamment de remedier à cette difformité, je luy dis qu'il n'estoit plus temps presentement que cette partie dechirée estoit enduite d'une forte cicatrice, qui s'estant rendu caleuse depuis un si long-temps, ne pouvoit pas estre réünie, sans renouveller par une incision tres-douloureuse toute la superficie de cette cicatrice, & que pouvant avoir encore d'autres enfans aussi gros que le dernier, qui renouvelleroient infailliblement cette déchirure au temps de l'accouchement, je luy conseillois de souffrir plûtost la difformité de cette partie sans incommodité, que de se faire faire l'opération douloureuse qui y convenoit pour sa réünion, qui auroit deû estre faite immédiatement aprés son accouchement : car pour lors, n'y ayant aucune perte de substance en cette partie nouvellement déchirée, elle se seroit réünie plus facilement, estant en son entier, qu'aprés avoir esté tout-à-fait cicatrisée depuis un si long-temps.

Observation XLV.

De l'accouchement d'une femme dont l'enfant presentoit le costé de la teste avec un pied, & chute du cordon de l'ombilic.

Le 29 Octobre 1671 j'ay accouché une femme d'un gros enfant, qui presentoit le costé de la teste avec un pied, & chute du cordon de l'ombilic jusques à l'entrée extérieure du passage ; auquel cordon l'on sentoit un battement manifeste, qui me fit connoistre que l'enfant estoit encore vivant, bien qu'il y eût prés de deux heures qu'il fut en cette mauvaise situation, lors que la Sagefemme qui assistoit cette femme me manda pour la secourir. Mais ce qui est de remarquable en cét exemple, est que ce fut le pied de l'enfant qui se presentoit avec la teste, qui preserva l'enfant de mourir, en preservant le cordon de l'ombilic qui se presentoit aussi, d'une entiére compression, que cette teste en auroit faite par sa rondeur égale, si elle se fut presentée seule avec ce cordon ; laquelle compression interceptant le mouvement du sang qui y devoit estre libre, auroit esté certainement cause de la mort de cette enfant, que je tiray vivant, en le prenant

nant par les pieds, aprés avoir un peu repoussé au dedans la teste avec le cordon de l'ombilic qui se presentoient, pour en faire plus facilement l'extraction.

OBSERVATION XLVI.

De l'accouchement d'une femme dont l'enfant venoit le cul devant.

LE 7 Novembre 1671 j'ay accouché une femme d'un enfant vivant, qui venoit le cul devant, ayant la face & les pieds vers le ventre de sa mere, comme ont la plusparţ des enfans qui presentent le cul le premier; parce que leur premiére situation naturelle estoit d'avoir la face ainsi tournée vers le ventre de la mere, dans laquelle situation ils restent, nonobstant l'affaissement du cul qui se presente le premier au passage. L'opération qui convient à l'extraction de l'enfant est assez facile en cette occasion, si l'on fait comme j'ay coûtume de faire; qui est, qu'il faut faire ensorte qu'en tirant l'enfant qui se presente par le cul, il vienne la face en dessous: car comme nous avons dit, lors qu'il vient ainsi par le cul, ayant ordinairement la face & les pieds vers le ventre de la mere, si on le tiroit de la sorte en ligne droite, sans le retourner peu à peu, à mesure qu'on en fait extraction, la face estant ainsi en dessus dans sa premiére situation, le menton de l'enfant s'accrocheroit au dessous de l'os *Pubis*, & la teste en seroit arrestée au passage, où il periroit tres-promptement

---

OBSERVATION XLVII.

De l'accouchement d'une femme dont l'enfant avoit la teste au passage avec sortie du cordon de l'ombilic.

LE 3 Décembre 1671 je vis une jeune femme de seize ans, en travail de son premier enfant, dont la teste estoit au passage, avec sortie du cordon de l'ombilic depuis quatre heures; lequel cordon estant tout froid, flétri, & sans aucun battement, me fit connoistre que l'enfant estoit tres-certainement mort, faute d'avoir esté secouru dans le temps, par la Sage-femme qui estoit auprés de cette femme, comme elle auroit deû faire en repoussant au dedans jusques au derriére de la teste de l'enfant, ce cordon, dés le commencement qu'il avoit esté poussé dehors; ce qu'ayant negligé, ce cordon ainsi sorti, ayant esté fort comprimé durant un si long-temps, par la teste de l'enfant qui occupoit tout le passage, avoit esté la cause manifeste de la mort de l'enfant, par l'entiére interception du mouvement du sang, auquel il doit continuellement donner un libre passage, durant tout le temps que l'enfant est au ventre de la mere: & comme pour ce sujet il n'y avoit plus aucune espérance de pouvoir sauver cét enfant, qui estoit mort lors que je fus appellé pour voir cette femme, & que d'ailleurs elle n'avoit aucun autre accident, & avoit des forces & des douleurs suffisantes pour accoucher d'elle-mesme, je conseillay de commettre le reste de l'accouchement à la nature, qu'elle acheva deux heures ensuite assez heureusement pour la mere; mais malheureusement pour l'enfant, qui vint mort, comme je l'avois prédit, pour la raison que je viens d'expliquer.

Observation XLVIII.

De l'accouchement d'une femme dont l'enfant venant le cul devant eût la cuisse cassée, par un violent mouvement de contorsion que fit la mere.

Le 11 Décembre 1671 j'ay accouché une femme d'un des plus gros enfans que l'on puisse voir, qui venoit le cul devant, d'une situation oblique, & qui avoit vidé beaucoup de *Meconium*, un jour auparavant; nonobstant quoy je le tiray vivant, & se portant bien, sinon que la mere par une extréme impatience, ou plûtost par une grande opiniastreté, venant à faire un subit & violent mouvement de contorsion de tout le corps, durant que j'estois occupé à dégager la cuisse de son enfant hors du passage, pour le tirer ensuite par les pieds, fut cause qu'elle fut rompuë dans ce moment; mais l'ayant réduite avec un petit bandage convenable, incontinent aprés que j'eûs ainsi tiré l'enfant, il guérit parfaitement en vingt-cinq jours, sans qu'il luy arrivast aucun accident durant ce temps ni dans la suite.

OBSERVATION XLIX.

De la disposition de la matrice d'une femme qui avoit esté penduë dans le temps qu'elle avoit actuellement ses menstruës.

LE 12 Janvier 1672 ayant pour lors l'honneur d'estre Prevost de nostre celebre Compagnie des Maistres Chirurgiens Jurez de cette ville de *Paris*, je remarquay tres-manifestement en la dissection d'une femme, qui avoit esté penduë pour ses crimes, dans le temps qu'elle avoit actuellement ses menstruës, sur le cadavre de laquelle un aspirant à la maistrise faisoit son chef-d'œuvre anatomique, ce que j'avois déja bien reconnu par la dissection du corps de plusieurs autres femmes semblables à celle-cy; qui est, que les menstruës de la femme, quand elle n'est pas grosse, s'écoulent toûjours de la cavité intérieure du propre corps de la matrice, & non pas seulement des vaisseaux qui aboutissent à son orifice interne, aussi-bien quand elle n'est pas grosse, que quand elle l'est, comme quelques Auteurs le voudroient persuader. C'est ce qu'on reconnoissoit manifestement en cette femme; car toute la cavité du fond de la matrice estoit enduite de petits grumeaux de sang caillé, & ses vaisseaux paroissoient beaucoup plus gros que ceux de son col, & mesme tout pleins de ce sang caillé, vers les orifices qui se dégorgeoient dans le fond de la matrice. Je ne veux pourtant pas soustenir, que les menstruës ne s'écoulent aussi parfois de quelques vaisseaux du col de la matrice, en mesme temps qu'elles fluent des vaisseaux du fond : mais je soûtiens seulement, que l'opinion de ceux qui veulent que les menstruës ne s'écoulent en tout temps, que par les vaisseaux qui se terminent au col de la matrice, n'est pas véritable, comme ces expériences le prouvent tres-bien; estant tres-certain que les vaisseaux qui aboutissent au col de la matrice, ne servent seuls à l'évacuation de la superfluité du sang menstruel, que dans le temps de la grossesse, à certaines femmes, qui pour estre trop sanguines, ont encore besoin quelquefois de cette évacuation, dans les premiers mois qu'elles sont grosses.

OBSERVATION L.

D'un enfant de cinq mois & demy qui presentoit les pieds, & qui estoit encore vivant, quoy-que la mere eust vidé prés de deux pintes d'eau vingt jours auparavant.

LE 20 Janvier 1672 j'ay accouché une femme d'un enfant de cinq mois & demy, dont les eaux s'estoient écoulées vingt jours auparavant, en ayant vidé plus de deux pintes dés le premier jour, & s'en estant encore écoulé tous les jours quelque peu, jusques au jour que je l'accouchay de cét enfant, qui presentoit les pieds; lequel je tiray vivant, & faisant quelques cris assez forts par intervales, durant une heure qu'il vécut. Ces sortes d'écoulemens d'eaux, qui arrivent ainsi prématurément, & causent ordinairement dans la suite l'avortement, viennent de l'extréme foiblesse des membranes qui les contiennent; ausquelles il se fait quelque rupture, par quelque cause si peu violente qu'elle soit, comme il arriva à cette femme, qui estoit seulement tombée assez legerement sur un genouïl. Mais ce qui est de plus remarquable en cette observation, est qu'un si petit enfant ait esté encore bien vivant, aprés un si grand & si subit écoulement de ses eaux vingt jours auparavant; n'estant point extraordinaire qu'il se fust presenté les pieds devant; car c'est la posture naturelle à un enfant de ce terme.

OBSERVATION LI.

D'une femme qui ne laissa pas d'accoucher heureusement d'un enfant vivant, quoy-qu'elle eust eû plusieurs fortes convulsions.

LE 5 Février 1672 une femme de vingt-cinq ans, estant en travail de son premier enfant depuis deux jours, fut surprise de plusieurs fortes convulsions, estant seulement assistée par sa Sagefemme, à laquelle l'accident parut si pressant, qu'elle obligea le mary de la malade de me venir querir au plûtost, pour luy donner secours. Estant allé chez cette femme aussi-tost que j'en fus averti, je la trouvay venant d'accoucher d'une fille vivante, par une forte douleur qu'elle avoit eüë ensuite de la derniere convulsion qui avoit duré prés d'une demi-heure, à ce que l'on me dît. Je croy que deux choses contribuérent beaucoup à faire accoucher ainsi heureusement cette femme, nonobstant un des plus dangereux accidens qui puissent arriver à une femme qui est en travail, qui est la convulsion ; la premiere est, que cette femme revenoit à connoissance incontinent aprés que l'accés des convulsions, dont elle avoit esté travaillée, estoit passé ; durant lequel bon intervale la nature ne laissoit pas de travailler à l'expulsion de l'enfant ; & la seconde est, que cét enfant estant une fille de médiocre grosseur, l'accouchement en fut d'autant moins difficile.

Observation LII.

D'une femme qui aprés avoir eû un laborieux travail durant neuf jours, mourut pour avoir commis son accouchement à la seule nature.

Le 12 Février 1672 je vis une femme âgée de quarante-trois ans, qui estoit en travail de son premier enfant depuis neuf jours, à ce qu'elle me dit, sans avoir pû accoucher, quoy-que cét enfant vint naturellement ; lequel estoit néanmoins mort en son ventre depuis deux ou trois jours, lors que je la vis en cét état ; ce que je reconnus par la grande feteur des excrétions de la matrice, & par la molesse de la teste de l'enfant qui estoit au passage, & par la vacillation de ses os, & autres signes évidens ; pour raison de quoy, je dis qu'il falloit promptement le tirer du ventre de cette femme ; & que nonobstant qu'elle parust moribonde, elle pourroit peut-estre en échaper par cette voye, que je croyois plus seûre, toute incertaine qu'elle estoit, que de continuer à laisser l'accouchement, comme on avoit fait jusques alors, à la seule nature, qui paroissoit toute accablée en cette femme, qui avoit le ventre extraordinairement tendu, & dur comme du bois vers le fond de la matrice, & toutes les parties extérieures de la vulve tumefiées & enflammées, avec une grosse fiévre ; pour lesquels accidens elle avoit receû tous ses Sacremens : mais m'estant disposé à donner ce secours à la pauvre malade, qui m'en prioit instamment, ses parens, & autres assistans qui estoient en sa chambre, me dirent que si je ne pouvois les asseûrer qu'elle échaperoit par la voye que je venois de proposer, ils aimoient mieux la laisser mourir ainsi, que de la tourmenter par une opération inutile. Cette demande qui estoit sans raison, veû le déplorable état où estoit la malade, m'obligea de l'abandonner à son mauvais sort, pour éviter le blasme qu'on m'auroit pû donner sans sujet, venant à mourir ensuite de l'opération : & m'estant retiré dans la croyance qu'elle mouroit certainement dans peu avec cét enfant qui estoit déja mort en son ventre, je fus étonné d'apprendre quelques jours ensuite, que cette femme estoit accouchée d'elle-mesme de cét enfant mort, la nuit suivante du jour que je la vis ; mais qu'ayant toutes les parties gangrenées, & les forces entiérement abbatuës, elle n'avoit pas laissé de mourir deux jour aprés estre ainsi accouchée. Néanmoins ce long intervalle de temps, durant lequel la nature presque accablée travailla & résista, est une preuve manifeste, que sans sa malheureuse destinée elle seroit indubitablement échapée, si on l'avoit secouruë, comme il estoit nécessaire de faire plus de deux jours devant que je l'eusse vûë, en luy tirant du ventre cét enfant mort. L'on ne doit pas toutefois inférer de cét exemple, que cette femme toute moribonde qu'elle paroissoit, estant accouchée d'elle-mesme contre mon opinion, il faille toûjours commettre à la nature les accouchemens où l'enfant se presente en posture naturelle, comme quelques-uns croyens sans raison ; car il est tres-constant, que ce fut le trop long séjour que cét enfant fit au ventre de la mere aprés y estre mort, qui la fit mourir dans la suite, par la mauvaise impression que la corruption cadavereuse de cét enfant avoit faite en toute la matrice : & si la nature vint enfin about d'expulser cét enfant par un dernier effort, aprés en avoir fait tant d'inutiles durant un si long-temps qu'il y avoit que cette femme estoit en travail, ce ne fut que le funeste secours de la grande corruption de l'enfant, qui ayant beaucoup diminuë la grosseur de sa teste, par l'affaissement & la colliquation du cerveau, en fut une cause inopinée, qui ne pouvoit jamais estre salutaire à la mere, que l'on auroit sauvée, si on luy eust tiré du ventre assez à temps cét enfant mort, sans en commettre ainsi l'expulsion à la seule nature, qui n'en pust venir à bout que trop tard.

OBSERVATION LIII.

D'un enfant que l'on connoissoit venir les pieds devant, à travers les membranes de ses eaux.

LE 16 Février 1672 j'ay accouché une femme d'un enfant vivant, lequel je connus venir les pieds devant à travers les membranes de ses eaux, qui n'estoient pas encore percées quand je fus mandé pour la secourir; ce qui me parut par l'inégalité des pieds que l'on sentoit. Ayant trouvé la matrice suffisamment dilatée, je rompis les membranes des eaux, & tiray aussi-tost, & fort aisément l'enfant par les pieds qu'il presentoit; les eaux contribuant à rendre son extraction plus facile, & à le retourner avec moins de peine dans la matrice pour le tirer par les pieds, comme il est necessaire de faire, quand il se presente en d'autres postures plus vicieuses.

OBSERVATION LIV.

D'une femme qui courut grand risque de la vie, pour avoir esté purgée dés le quatriéme jour aprés estre accouchée au cinquiéme mois de sa grossesse.

LE 23 Février 1672 j'ay accouché une femme grosse de cinq mois, qui avoit une grosse fiévre depuis trois jours, & estoit en médiocre perte de sang depuis un mois entier; laquelle perte de sang estant devenuë tres-grande depuis un jour, avec beaucoup de caillots, m'obligea d'accoucher cette femme, pour la preserver du grand danger de mourir où elle estoit; pourquoy faire, ayant rompu les membranes des eaux de son enfant, je le tiray aussi-tost par les pieds qu'il presentoit, & délivray en mesme temps cette femme, d'un arriérefaix extraordinairement gros pour la petitesse de l'enfant, plein de gros caillots de sang, qui y estoient attachez, du costé que cét arriérefaix s'estoit prematurément détaché de la matrice, ce qui avoit esté cause de cette grande perte de sang, & de la mort de l'enfant. Cette femme se porta bien ensuite jusques au quatriéme jour, qu'un apprentif Medecin qui la voyoit, l'ayant purgée mal à propos, elle fut surprise d'une grosse fiévre continuë qu'elle eût durant trois semaines, dont elle pensa mourir dans la suite; & comme je voulus faire connoistre à ce Medecin que la faute qu'il avoit faite de purger ainsi prematurément cette femme, la mettoit en tres-grand danger de perdre la vie que je luy avois sauvée en l'accouchant, il m'allegua une fort mauvaise raison; qui estoit, que le jour qu'il avoit purgé cette femme, estoit le septiéme jour que sa precedente fiévre avoit commencé de luy prendre, quoique ce ne fust que le quatriéme de son accouchement; & qu'aux maladies des femmes accouchées, il falloit compter les jours du commencement de la maladie, & non pas du temps de l'accouchement: Mais je luy dis que cette perilleuse experience, dont il estoit témoin, luy devoit confirmer, ce que beaucoup d'autres m'avoient appris, qui est, qu'on ne doit jamais purger les femmes, & principalement celles qui sont nouvellement accouchées, durant que la matrice est en fluxion.

OBSERVATION LV.

De l'accouchement d'une femme grosse de sept mois qui avoit une tres-grande perte de sang.

LE 16 Mars 1672 j'ay accouché une femme grosse de sept mois, ou environ, qui estoit en tres-grande perte de sang, avec des frequentes foiblesses qui la mettoient en grand danger de la vie, si je ne l'eusse au plûtost secouruë, en luy tirant du ventre son enfant par les pieds, aprés l'avoir retourné; ce qui fit cesser cette perte de sang, qui avoit esté causée par le détachement de l'arrierefaix qui se presentoit le premier. Cet enfant quoique foible, & petit comme un avorton, ne laissa pas de vivre encore vingt quatre heures, & la mere se porta bien ensuite, ainsi que beaucoup d'autres, à qui j'ay donné le mesme secours pour de semblables pertes de sang, qui cessent ordinairement d'abord que les vaisseaux ouverts par le detachement de l'arriefaix, qui degorgeoient du sang en abondance, durant que l'enfant & l'arriefaix contenus dans la matrice la tenoient en distention, viennent à se refermer & à estre bouchez par la contraction de la propre substance de la matrice, aussi-tost qu'elle a esté vidée par l'accouchement, de tout ce qu'elle contenoit; sans lequel prompt secours, on voit souvent des femmes perir en peu d'heures avec leur enfant dans le ventre.

OBSER-

OBSERVATION LVI.

De l'accouchement d'une femme dont l'enfant mourut, sa teste restant accrochée au passage, par la faute de la Sagefemme.

LE 1er Avril 1672 j'ay accouché une femme d'un enfant mort, dont la teste & les bras estoient restez au passage depuis une heure & demie. La Sagefemme qui assistoit cette femme, avoit bien tenté de le tirer par les pieds, à cause qu'il s'estoit presenté le cul devant ; mais n'en ayant pas pû venir à bout, faute d'industrie, elle fut cause de la mort de cet enfant, qui demeura accroché au passage par le menton, faute de ne luy avoir pas mis la face en dessous, comme elle devoit faire, en tournant peu à peu le corps de l'enfant, à mesure qu'elle en faisoit extraction. Aussi-tost que j'eûs reconnu cette mauvaise situation de la teste de l'enfant, je la reduisis à celle qui luy estoit convenable, aprés avoir degagé du passage les bras de l'enfant l'un aprés l'autre, pour me donner lieu d'introduire plus facilement le doigt indice de ma main droite dans la bouche de l'enfant ; duquel doigt j'accrochay la machoire inferieure, pour tourner peu à peu la teste, à proportion que de toute la main gauche je soutenois & faisois tourner en mesme temps tout le corps de l'enfant du mesme costé de la face ; aprés quoy je tiray facilement cette teste hors du passage, où elle avoit esté retenuë par sa mauvaise situation.

OBSERVATION LVII.

D'une femme à qui l'arriérefaix estoit resté en la matrice, aprés estre avortée d'un enfant de quatre mois.

LE 2 Avril 1672 je delivray une femme de l'arriérefaix qui estoit resté en sa matrice, aprés estre avortée d'un enfant mort tout émacié, au terme de quatre mois ; sa Sagefemme ne l'ayant pas pû délivrer, à cause que ce *fetus* avorton, qui estoit tout fletri, n'avoit fait ouverture de la matrice, qu'à proportion de sa petitesse ; laquelle ouverture ne répondant pas à la grosseur de cet arriérefaix, fut cause qu'il fut retenu au dedans, comme il arrive assez souvent en ces sortes d'avortemens.

Observation LVIII.

D'une femme qui fut surprise d'une forte convulsion demi-heure aprés estre accouchée.

LE 3 Avril 1672 je vis une femme âgée de trente ans, qui demy heure aprés avoir esté accouchée & bien délivrée par sa Sagefemme, fut surprise d'une forte convulsion, qui luy dura un gros quart d'heure; aprés quoy elle revint à connoissance, & se porta bien dans la suite; à quoy contribua beaucoup une bonne & copieuse évacuation des vuidanges de sa couche, qui la preserva de recidive de cet accident, dont elle avoit encore esté surprise de la mesme maniere en son précedent accouchement, à ce qu'elle me dit, me demandant ce qu'elle devoit faire pour éviter une autrefois ce dangereux accident. Comme il n'y a pas de meilleur remede pour le prévenir, que la saignée, je luy dis que redevenant grosse, elle devoit se faire saigner du bras, douze ou quinze jours devant le temps de son accouchement, & reïterer encore une autrefois ce mesme remede, dés qu'elle commenceroit d'estre en travail. Ayant suivi le salutaire conseil que je luy donnay, elle a esté preservée dans tous ses autres accouchemens suivans, de l'accident qui luy estoit arrivé dans les deux précedens, à cause de l'abondance du sang extraordinairement échauffé par la grande agitation du travail, dont il s'estoit fait un transport au cerveau, qui avoit excité la convulsion.

Observation LIX.

De l'accouchement d'une femme grosse de six mois qui avoit une tres-grande perte de sang.

LE 21 Avril 1672 j'ay accouché une femme grosse de six mois & demy, qui estoit en tres-grande perte de sang depuis six heures, vuidant beaucoup de caillots, & tombant souvent en foiblesse. Elle estoit en ce déplorable état lors que je fus mandé pour la secourir; mais n'ayant trouvé aucune disposition à sa matrice, à pouvoir estre dilatée suffisament pour l'accoucher dans ce temps, je luy fis donner aussi-tost un lavement, pour luy faire vuider une prodigieuse quantité d'excrémens retenus depuis long-temps, qui remplissoient de telle maniere le gros intestin, & estoient si durs, qu'il sembloit en touchant cette femme que c'estoient les membres de son enfant, qui se fussent affaissez dans le passage, qui en estoit empesché par le gonflement de cet intestin, qui en estoit tout plein; ce qui empeschoit que l'orifice de sa matrice se pût dilater si facilement qu'il commença à faire, aprés qu'elle eust rendu tous ces excremens par le moyen de ce lavement. Mais ayant encore attendu durant deux heures dans l'esperance d'une plus grande preparation à l'accouchement, & voyant que cette femme couroit grand risque de la vie, à cause de la grandeur de sa perte de sang, j'entrepris de l'accoucher quoique sa matrice ne fust pas dilatée pour lors, qu'à y pouvoir introduire l'extremité de trois de mes doigts, avec lesquels joints ensemble je la dilatay peu à peu, suffisamment pour donner passage à toute ma main, avec laquelle je la délivray d'un enfant masle, qui estoit encore en vie, l'ayant retourné pour le tirer par les pieds, aprés avoir un peu repoussé & rangé à costé la teste de l'enfant & l'arriérefaix qui s'estoient presentez les premiers, ensuite dequoy je la délivray aussi-tost de l'arriérefaix, & de quantité de gros caillots de sang, qui avoient esté retenus au dedans. Ce salutaire secours procura le Baptesme à cet enfant, qui estoit prest d'expirer, & sauva la vie à la mere qui se porta bien ensuite.

OBSERVATION LX.

D'une femme qui estant grosse de trois mois & demy, vida tout d'un coup par la matrice prés d'un demy-septier d'eau, nonobstant quoy elle porta son enfant jusques à terme, & en accoucha heureusement.

LE 2 May 1672 j'ay veû une femme grosse de trois mois & demy, ou environ, qui aprés avoir vidé, à ce qu'elle me dit, par la matrice tout d'un coup en dormant, prés d'un demy-septier d'eau, il y avoit quatre jours, sentoit des douleurs dans le ventre qui répondoient en bas avec grande pesanteur, qui sembloient la menacer d'un prochain avortement, joint à ce que le jour suivant elle vida encore quelques eaux avec un peu de sang, jusques à marquer sa chemise de la largeur de la main, nonobstant quoy l'ayant touchée, je luy trouvay l'orifice interne de la matrice exactement fermé, & fort menu; ce qui ne dénotant pas la meſme diſpoſition à l'avortement que faiſoient les autres ſignes qui en ſont les avantcoureurs ordinaires, me fit eſpérer qu'elle pourroit conſerver ſa groſſeſſe; pour lequel ſujet je luy conſeillay de ſe faire ſaigner du bras, & de garder le repos au lit durant dix ou douze jours; ce qu'ayant fait, & uſé du l'ait d'aneſſe enſuite durant quelque temps, elle conſerva juſques au terme parfait ſon enfant, qui eſtoit un garçon dont je l'accouchay heureuſement le 6 Octobre ſuivant. Cette expérience, dont l'évenement fut heureux pour la mere & pour l'enfant, nous fait connoiſtre qu'il ne faut jamais perdre l'eſpérance de pouvoir conſerver la groſſeſſe des femmes qui ont quelque diſpoſition à l'avortement, juſques à ce que l'on reconnoiſſe certainement par l'ouverture de la matrice, qu'il eſt inutile de l'eſpérer.

Observation LXI.

D'une femme qui avoit un ulcére carcinomateux en la matrice, dont la corruption eſtoit ſi grande, qu'il s'y engendroit des vers.

LE 7 May 1672 je vis une femme âgée de cinquante ans, qui aprés une entiére ceſſation de ſes menſtruës durant deux années, fut ſurpriſe d'une perte de ſang, qui luy dura ſept mois ſans diſcontinuer, enſuite de quoy il luy vint un ulcére carcinomateux à la matrice, rendant journellement des ſeroſitez rouſſâtres, ferides, & ſanglantes de temps en temps, avec une corruption ſi grande qu'il s'y engendroit des vers gros comme des grains d'orge. Elle mourut ſix mois enſuite, comme je l'avois prédit à ſon mary, aprés avoir beaucoup ſouffert, & langui miſérablement durant tout ce temps. Ces ſortes de pertes de ſang, que l'on voit venir aux femmes âgées aprés une longue ceſſation de leurs menſtruës, procedant ordinairement d'une diſpoſition ulcéreuſe de la matrice, ſont toûjours incurables & mortelles dans la ſuite.

OBSERVATION LXII.

De l'accouchement d'une femme dont l'enfant presentoit la teste avec sortie du cordon de l'ombilic.

LE 12 May 1672 j'ay accouché une femme d'un fort gros enfant, qui venoit naturellement la teste la premiére; mais comme le cordon de l'ombilic qui se presentoit avec elle, auroit esté certainement cause de la mort de l'enfant, avant que la nature eût achevé de le pousser dehors, tant pour le refroidissement de ce cordon, qui estoit sorti, que pour la compression qu'en faisoit la teste de l'enfant au passage, je retournay aussitost cét enfant, que je tiray ensuite par les pieds vivant, & se portant bien, & la mere pareillement, qui me remercia bien fort d'avoir ainsi sauvé la vie à son enfant, qu'il alloit perdre sans le secours que je luy donnay dans ce pressant besoin.

OBSERVATION LXIII.

De l'accouchement d'une femme dont l'enfant presentoit l'épaule avec sortie du cordon de l'ombilic.

LE 21 May 1672 j'ay accouché une femme d'un enfant masle extraordinairement gros, qui presentoit l'épaule au passage avec sortie du cordon de l'ombilic; pour raison de quoy je fus obligé de le retourner pour le tirer par les pieds, afin de luy sauver la vie, qu'il auroit tres-certainement perduë, tant par sa mauvaise situation, qui auroit esté aussi funeste à la mere, que par le refroidissement du cordon de l'ombilic: ainsi faisant, je tiray l'enfant vivant, sans aucun préjudice de la santé de la mere, qui se porta bien ensuite.

OBSERVATION LXIV.

D'un enfant nouveau-né qui estoit d'une figure toute monstrueuse.

LE 29 May 1672 je vis un petit enfant mort d'une femme nouvellement accouchée à sept mois & demy, lequel estoit d'une tres-monstrueuse figure, ayant les bras & les pieds tout contrefaits, & la teste sans aucun col, jointe immédiatement à la poitrine, ayant sur sa teste au lieu de cerveau une espece de calotte épaisse, en maniére de loupe rouge, applatie, qui avoit une production comme une queuë, qui se continuoit tout le long de l'espine du dos, jusques à l'os *Sacrum*; ayant outre cela au droit du nombril, une grosse tumeur livide, en maniére d'hernie ventrale, dans laquelle plusieurs parties du bas ventre estoient enfermées. Cét enfant estoit mort au ventre de sa mere, deux ou trois jours devant qu'elle en accouchast, comme il me parut par l'épiderme de quelques-unes de ses parties, qui s'en séparoit; & comme elle me dit qu'elle avoit eû une tres-grande fascherie dans le commencement de sa grossesse, je crus que cette violente passion avoit esté une suffisante cause, pour mettre le trouble dans l'arrangement des parties de l'enfant, qui estant toutes molles dans le commencement de la grossesse, en avoient esté ainsi monstrueusement conformées; & principalement le cerveau, qui pour son extréme mollesse, receût en ce temps un plus grand ébranlement de toutes ses parties qui en furent déplacées.

Observation LXV.

D'une femme qui avoit une tres-grande enflure des lévres de la vulve, venant d'une disposition inflammatoire de la matrice, qui la fit mourir trois jours aprés estre avortée de deux enfans de quatre mois.

Le 2 Juin 1672 j'ay veû une femme qui avoit depuis quinze jours une tres-grande enflure des deux lévres de la vulve, comme aussi des cuisses & des jambes; ce qui luy estoit arrivé par un grand dépost qui s'estoit fait sur ces parties, & sur la matrice, où elle sentoit une grande douleur, lors qu'on comprimoit de la main médiocrement son ventre, qui estoit assez enflé pour faire croire que cette femme estoit grosse, quoy-qu'elle n'eust pas eû ses menstruës depuis quatorze mois entiers, qu'il y avoit qu'elle estoit accouchée de son deuxiéme enfant; leur suppression pouvant estre attribuée à l'état maladif où elle avoit esté, ayant eû les fiévres durant les huit premiers mois, ou à la grossesse qui avoit succedé à la bonne disposition où elle avoit esté aprés sa maladie durant quelques mois. Mais comme elle n'avoit encore senti aucun mouvement d'enfant, & que son sein estoit fort flasque, & qu'on ne la pouvoit toucher par bas, pour examiner la disposition de la matrice, à cause de la grande enflure des lévres de la vulve, qui en empeschoit, je luy dis que quoy-que je ne pusse pas l'asseûrer positivement de sa grossesse, dont j'avois un grand soupçon, je luy conseillois de se traiter en femme grosse, & qu'on pouvoit néanmoins luy faire quelques scarifications aux deux lévres extérieures de la vulve, pour donner par ce moyen issuë à une grande abondance de sérositez, dont elles estoient si extraordinairement tumefiées, qu'il y avoit danger que la mortification n'y arrivast ; ce qu'ayant esté exécuté par son Chirurgien ordinaire seulement deux jours ensuite, il sortit par les scarifications qu'il y fit, une tres-grande abondance d'eau durant plusieurs jours ; qui fit desenfler considerablément toutes ces parties, & quelques jours aprés cette femme accoucha de deux enfans de quatre mois ou environ, dont elle estoit grosse comme je l'avois bien soupçonné. L'un de ces enfans estoit vivant, & l'autre estoit mort en son ventre, & avoit esté vray-semblablement cause, par la mauvaise impression que sa corruption avoit faite en la matrice, d'une disposition inflammatoire qui y estoit arrivée, qui s'estant communiquée jusques aux parties extérieures, les fit tomber en mortification, & fit mourir cette femme le troisiéme jour ensuite, comme je l'avois bien prédit en la voyant le jour précedent. C'est ce qui arrive presque toûjours quand ces sortes de tumeurs qui paroissent au dehors en ces parties sont éresipelateuses, & procédent de la disposition inflammatoire des parties intérieures : mais quand elles ne sont simplement qu'œdémateuses, comme il en arrive assez souvent aux femmes grosses de plusieurs enfans, & principalement vers les derniers mois de leur grossesse, elles ne sont pas ordinairement si dangereuses.

OBSERVATION LXVI.

D'une femme qui accoucha à six mois d'un enfant mort par les trop frequentes saignées que l'on luy fit.

LE 18 Juin 1672 je vis une jeune femme âgée de vingt ans, de complexion assez délicate, grosse de son premier enfant de six à sept mois, laquelle estoit au lit depuis quinze jours, pour des douleurs de reins & de ventre qu'elle ressentoit, qui luy avoient causé dans la suite quelques accés de fiévre precedez de frisson vers les derniers jours, pour raison de quoy les Médecins qui la voyoient ordinairement, l'avoient fait saigner jusques à six fois en huit jours de temps contre mon sentiment, qui estoit d'user de ce remede avec modération, en la faisant saigner deux seules fois, que je croyois suffisantes pour la preserver, autant qu'il estoit possible, de l'avortement qui luy arriva ensuite de ces trop fréquentes saignées, comme je l'avois prédit, son enfant estant mort en son ventre depuis deux jours qu'elle avoit eû ces accés de fiévre precedez de frissons: de sorte que ce mesme remede, qui auroit pû luy estre salutaire, s'il eût esté fait avec la modération que je viens de dire, contribua beaucoup, à ce que je crûs, estant fait par excés, à causer l'accident que l'on vouloit éviter. Il seroit inutile pour réfuter mon opinion de m'alléguer que l'on a veû des femmes grosses qui ont esté saignées des douze & quinze fois, & mesme davantage, pour des maladies dont elles estoient affligées, & qui n'ont pas laissé d'accoucher heureusement à terme, car je répondrois qu'on en a veû aussi bien plus souvent que deux ou trois saignées faites mal à propos ont fait avorter.

OBSERVATION LXVII.

D'une femme grosse de cinq mois dont la matrice estoit tombée de la grosseur du poing.

LE 19 Juin 1672 je vis une femme grosse de cinq mois, ou environ, dont la matrice estoit tombée de la grosseur du poing; ce qui luy causoit une grande difficulté d'uriner, par la compression que le col de la vessie en recevoit. Elle luy tomboit de cette maniére depuis tout le temps qu'elle estoit grosse, & ne rentroit que quand elle estoit couchée. L'orifice interne de sa matrice estoit extrémement gros & allongé; mais d'une substance tres-égale, souple & molle, n'estant point dur comme il paroist en quelques fausses grossesses: il estoit fort entr'ouvert à l'extérieur, mesme jusques à y pouvoir facilement insérer mon doigt jusques à la moitié de sa longueur, avant que de parvenir à la partie interne de cét orifice, qui estoit tres-exactement fermée. Aprés avoir réduit la matrice qui estoit ainsi tombée à cette femme, je luy mis un pessaire, pour la retenir

tenir en eſtat dans la ſituation naturelle, l'avertiſſant de la maniére qu'elle ſe devoit comporter, durant tout le reſte du temps de ſa groſſeſſe; qui eſtoit de demeurer en repos le plus qu'elle pourroit, de ne point ſe ſerrer dans ſes habits, & d'éviter tout ce qui pouvoit contribuër à luy faire faire quelque effort, & luy recommandant de ne point retirer le peſſaire que je luy avois mis dans le col de ſa matrice, que vers le dernier mois de ſa groſſeſſe; ce qu'ayant exécuté ponctuellement, elle porta ſon enfant jusques à terme, & en accoucha heureuſement; & huit jours enſuite ayant remis ce meſme peſſaire, comme je luy avois conſeillé, elle ſe preſerva par ſon moyen de la récidive de la cheûte de ſa matrice.

Observation LXVIII.

De l'accouchement d'une femme qui avoit une grande perte de ſang cauſée par le détachement de l'arriérefaix qui ſe preſentoit.

LE 22 Juin 1672 j'ay accouchay une femme qui eſtoit en une perte de ſang continuelle depuis un mois, laquelle n'eſtoit venuë fort abondante avec caillots, comme elle eſtoit, que depuis ſix heures que cette femme commençoit d'eſtre en travail, eſtant à terme à quelques jours prés, ainſi qu'elle croyoit. Ayant reconnu qu'une partie de l'arriérefaix ſe preſentoit, & que ſes eaux n'eſtoient pas encore écoulées, j'en rompis auſſi-toſt les membranes; aprés quoy ayant retourné ſon enfant, je le tiray par les pieds; quoy faiſant je trouvay que le cordon de l'ombilic eſtoit engagé entre les cuiſſes de l'enfant, & que ce cordon faiſoit outre cela deux tours à ſon col; ce qui me fit croire que l'engagement de ce cordon au tour de ces parties de l'enfant, eſtoit la véritable cauſe de cette perte de ſang, qui avoit commencé environ le huitiéme mois de la groſſeſſe de cette femme, & vray-ſemblablement dans le temps que l'enfant s'eſtoit tourné, comme il a coûtume d'arriver vers les dernier mois : car ce cordon ainſi embaraſſé au tour des parties de l'enfant, en eſtant accourci, & tiraillant pour ce ſujet l'arriérefaix, l'avoit fait détacher en partie de la matrice, & avoit ainſi excité la perte de ſang. Je tiray cét enfant vivant, qui eſtoit une groſſe fille; & par le ſecours que je donnay ainſi à la mere, qui ſe porta bien enſuite, je la preſervay du danger de mourir où elle estoit à cause de la grandeur de sa perte de sang.

Observation LXIX.

D'une femme qui eût une tres-grande perte de sang causée par un simple faux germe.

LE mesme jour 22 Juin 1672 je vis une femme qui croyant estre grosse de trois mois & demy, ou environ, fut surprise d'une tres-grande perte de sang avec foiblesses réïterées, vidant beaucoup de caillots par la matrice, pour s'estre blessée, à ce qu'elle pretendoit, en faisant quelque effort il y avoit trois jours. L'ayant touchée je trouvay sa matrice ouverte d'une largeur suffisante à y pouvoir introduire deux doigts, à travers laquelle ouverture je sentois ce qui estoit contenu en elle; ce qu'ayant reconnu, je dis à cette femme, & à son mari present, que cette perte de sang ne cesseroit pas devant que la matrice eust esté vidée de tout ce qu'elle contenoit: mais ils ne purent pas s'y résoudre dans ce temps; pour raison de quoy je m'en allay sans luy donner le secours qui luy estoit necessaire, l'avertissant du danger où elle estoit: mais la perte de sang & les foiblesses continuant toûjours, le mari revint chez moy trois heures ensuite, me prier instamment de retourner au plus viste chez luy; où estant allé, je délivray aussi-tost sa femme d'un faux germe de la grosseur d'un petit œuf de poule, dans lequel estoient contenuës quelques simples glaires semblables au blanc d'un œuf: incontinent aprés quoy cette perte de sang cessa, & cette femme qui en avoit esté réduite presque à l'extrémité, se porta bien ensuite, & fut tout-à-fait consolée de l'affliction où elle estoit de s'estre blessée, comme elle le croyoit, quand je luy eû fait entendre que sa grossesse n'ayant esté que d'un simple faux germe, & non d'un enfant, la nature auroit tres-certainement tenté de s'en dégager d'elle-mesme, comme elle a toûjours coutûme de faire dans ces sortes de fausses grossesses, au mesme temps, ou à peu prés, qu'elle avoit esté surprise de cét accident, qui luy seroit indubitablement arrivé dans peu, quand elle n'auroit pas souffert l'effort qu'elle avoit fait, qui en trois jours de temps n'auroit pas pû avoir rendu imperceptible un enfant formé de trois mois & demi, en le convertissant au simple faux germe dont je l'avois délivrée.

OBSERVATION LXX.

D'une femme qui fut hydropique durant neuf ans, & qui nonobstant cela fit en ce temps quatre enfans dont elle accoucha heureusement.

LE 30 Juin 1672 j'ay accouché la femme d'un de mes confreres, d'un enfant masle assez vigoureux, nonobstant qu'elle fust hydropique depuis neuf ans, l'estant devenuë ensuite d'une couche. Elle fut traitée dans le commencement durant plusieurs mois, par le conseil de plusieurs Médecins, avec tous les remédes convenables à cette maladie, dont elle ne receût aucun soulagement; aprés quoy, sans en avoir eû aucun soupçon auparavant, elle s'apperceût enfin qu'elle estoit grosse d'enfant, nonobstant l'extréme hydropisie de son ventre; qui bien loin de diminuer, aprés qu'elle fut accouchée, comme on espéroit, s'augmenta encore davantage; & ce qui est de plus admirable, est qu'outre ce dernier enfant, dont je l'accouchay, elle avoit encore fait auparavant durant cette maladie trois autres enfans; l'un desquels estoit une fille, qui à l'âge de cinq ans & demi qu'elle avoit pour lors estoit si forte & si robuste, qu'elle paroissoit avoir plus de sept ans. Lors que je l'eûs accouchée de ce dernier enfant, son ventre ne me parut pas plus diminué que s'il n'en fut sorti qu'un œuf de poule; & il resta encore d'une grosseur si prodigieuse, que je croy qu'elle y avoit plus de trente pintes d'eau dedans; ce qui luy a enfin causé la mort, aprés une cheûte de tres-grande hauteur, qu'elle fit malheureusement trois semaines auparavant, dans l'escalier d'un logis où elle estoit, laquelle luy ayant fait une grande commotion de tout le corps, à cause de l'excessive grosseur & pesanteur de son ventre, contribua beaucoup à avancer la fin de ses jours. La rareté du fait n'est pas de voir une femme hydropique; car c'est une chose assez commune; mais c'est de voir une femme l'estre jusques à un tel excez durant neuf ans entiérs, & nonobstant cette maladie, accoucher heureusement à terme de quatre enfans vivans, dont les deux derniéres sont encore presentement en tres-parfaite santé. J'ay rapporté en l'Observation CCXLIX. l'histoire d'une autre femme qui n'est pas moins considérable que celle-cy.

Observation LXXI.

D'une femme grosse de deux mois & demy qui fut traitée de la maladie Vénerienne, & accoucha ensuite heureusement à terme.

LE 4 Juillet 1672 j'ay veû une jeune femme de vingt-deux ans, mariée seulement depuis cinq mois, & grosse de deux mois & demi, à qui son mari, qui estoit infecté depuis peu de la maladie Vénerienne, avoit communiqué la mesme maladie, comme il paroissoit par quantité de pustules malignes, & par plusieurs ulceres aux deux lévres extérieures de la vulve; pour raison de quoy je conseillay à son Chirurgien, qui m'avoit fait fait voir cette femme, de la traiter de sa maladie, nonobstant sa grossesse; mais avec grande précaution; ce qu'il fit avec bon succés, luy ayant procuré un flux de bouche moderé durant un mois, s'estant abstenu, comme je luy avois conseillé, de l'usage ordinaire des bains, qui auroient pû provoquer l'avortement à cette femme, qui par ce traitement fut parfaitement guérie de la maladie contagieuse dont elle estoit infectée, & accoucha ensuite heureusement à terme d'un enfant fort sain, qui avoit esté en mesme temps preservé de cette maligne contagion, qui sans ce mesme traitement, l'auroit indubitablement fait périr au ventre de sa mere, ou peu de temps aprés estre né, comme il a coûtume d'arriver à ceux qui viennent au monde infectez de cette pernicieuse maladie.

Observation LXXII.

D'une femme qui ayant eû une fiévre continuë avec redoublemens six jours devant que d'accoucher, mourut le troisiéme jour aprés son accouchement.

LE 22 Juillet 1672 j'ay veû une femme qui estant dans le neuviéme mois de sa grossesse, avoit depuis six jours une fiévre continuë avec de forts redoublemens, accompagnez de grandes douleurs de ventre, sans avoir aucune disposition à travail, à ce que me dit le Chirurgien qui l'accouchoit ordinairement, qui estoit present: mais comme lors que je la vis, elle avoit vidé depuis peu quelques eaux par la matrice, dont l'orifice estoit ouvert à y introduire facilement un doigt, & qu'elle sentoit quelques douleurs, qui quoy-que lentes, ne laissoient pas de répondre un peu en bas, j'asseuray la malade & son Chirurgien qu'elle accoucheroit ce mesme jour, comme il arriva; dequoy ils parurent se réjoüir, dans l'espérance vaine qu'ils avoient que l'accouchement contribuëroit beaucoup à la guérison de la maladie de cette femme: mais je leur dis que j'estois d'une opinion tout-à-fait contraire à la leur; car la nature qui estoit occupée & presque accablée par une maladie qui de soy est mortelle, comme estoit celle de cette femme, ne pouvoit pas bien dans la suite régir l'évacuation des vidanges de la couche, qui estant supprimées augmentérent sa maladie, comme je l'avois prédit, & la firent mourir le troisiéme jour aprés estre ainsi accouehée d'un enfant qui ne vêcut que peu de jours.

OBSERVATION LXXIII.

De l'accouchement d'une femme dont l'enfant presentoit un pied qui estoit sorti avec lec ordon de l'ombilic.

LE 8 Aoust 1672 j'ay accouché une femme d'un gros enfant mort, qui avoit un pied sorti de la matrice avec le cordon de l'ombilic, depuis deux heures entiéres, lors que je fus mandé pour secourir cette femme. Aussi-tost que je fus arrivé chez elle, voyant que ce pied ainsi sorti n'estoit point tumefié, comme il auroit deû estre si l'enfant eust esté vivant, & que le cordon de l'ombilic estoit sans battement, & entiérement refroidi depuis un temps assez considérable, je jugeay bien que l'enfant devoit estre mort: mais comme j'eus fait sortir tout le corps de cét enfant en le tirant par les deux pieds, sa teste qui estoit fort grosse demeura quelque temps arrestée au passage, en une situation de costé qui retarda un peu son extraction, quoy-que j'eusse situé le corps directement en dessous, comme il devoit estre, ce qui arriva à cause que le col n'ayant pas de fermeté en un enfant mort, ne fait pas situer si directement la teste en la mesme figure du corps, comme quand l'enfant est vivant; car pour lors la fermeté du col fait qu'elle suit presque toûjours la figure qu'on donne au corps de l'enfant. Mais ayant reconnu que la situation oblique de la teste de cét enfant ainsi arrestée au passage, estoit le seul obstacle à l'extraction que j'en avois voulu faire, je la reduisis aussitost en la figure convenable, en mettant la face directement en dessous, avec l'aide de mon doigt introduit au dedans de la bouche, pour degager le menton du passage; aprés quoy je tiray facilement dehors toute la teste, sans aucun préjudice de la santé de la mere qui se porta bien ensuite.

Observation LXXIV.

De l'accouchement d'une femme qui avoit vuidé les eaux de son enfant depuis six jours.

LE 16 Aoust 1672 je vis une femme qui avoit vuidé les eaux de son enfant depuis six jours, sans avoir eû aucune manifeste ouverture de la matrice, sinon depuis douze heures qu'elle avoit commencé à se dilater; & quoique la teste de son enfant qui se presentoit naturellement n'eust pas encore passé le détroit du croupion, & ne fust pas fort avancée dans le passage, elle avoit en sa partie superieure une tumeur fort considerable, procedant seulement de l'enflure de ses tegumens, qui faisoit croire à la Sagefemme qui assistoit cette femme, que l'enfant presentoit le cul devant; pour laquelle fausse croyance j'avois esté mandé pour la secourir: Mais je reconnus aussi-tost que c'estoit la teste, en introduisant mon doigt par delà cette tumeur; n'y ayant que la partie, qui s'en presentoit au passage depuis long-temps, qui se fust ainsi tumefiée, les autres qui n'estoient pas comprimés estant restées en leur état naturel; pour lequel sujet je ne voulus pas tenter pour lors de tirer cet enfant, dans l'esperance qu'il y avoit encore que la mere pouvoit accoucher naturellement. C'est pourquoy m'estant contenté de prescrire à la Sagefemme ce qu'il convenoit faire, pour aider la nature à achever son operation, je la laissay avec cette esperance, que je ne luy donnay pas vainement; car cette femme accoucha cinq heures ensuite, comme je luy avois prédit; mais son enfant estoit mort par la longueur du laborieux travail de la mere, aprés l'écoulement de ses eaux depuis un si long-temps.

Observation LXXV.

D'une femme qui estoit en tres-grande perte de sang, causée par la retention de l'arriérefaix d'un petit enfant de deux mois, dont elle estoit avortée.

Le 19 Aoust 1672 je délivray une femme qui estoit en tres-grande perte de sang, causée par la retention de l'arriére-faix d'un petit enfant de deux mois, grand comme le doigt, dont elle estoit avortée depuis deux jours; lequel remüa tres-manifestement durant un quart d'heure, & fut mesme baptisé par un Prestre qui se trouva par bonheur au logis de cette femme, aprés quoy ce petit enfant, qui estoit encore palpitant, ayant esté laissé sur une table par quelques femmes assistantes, qui coururent pour aider la mere qui estoit tombée en foiblesse, fut mangé & avalé entiérement avec quelques caillots de sang, que ces femmes avoient crû abusivement estre l'arriérefais de ce petit avorton, par un chat qui survint inopinément; ce qui fut cause que la Sagefemme de cette femme, qui n'estoit arrivée qu'en suite, ayant trouvé l'orifice de sa matrice trop fermé, pour juger précisément s'il n'y estoit pas resté quelque corps étrange, crût aussi-bien que ces autres femmes, que les caillots que ce chat avoit aussi avalez avec l'enfant, pouvoient estre l'arriére-faix, qui neanmoins estoit resté tout entier dans la matrice, & avoit causé une si grande perte de sang à cette femme, qu'elle seroit morte si je ne l'en eusse délivrée comme je fis.

Observation LXXVI.

D'une femme qui aprés un fâcheux accouchement de son premier enfant, avoit depuis quatre ans une issuë involontaire de l'urine.

Le 2 Septembre 1672 je vis une femme, qu'un Chirurgien fort celebre avoit accouchée il y avoit quatre ans de son premier enfant, qui estant resté au passage depuis plusieurs jours, & y estant mort la mettoit en grand danger de la vie, si on eust differé davantage à l'en délivrer, en luy tirant du ventre cet enfant mort, comme fit ce Chirurgien, par le moyen des instrumens, avec lesquels elle croyoit avoir esté blessée; depuis lequel temps elle avoit toûjours rendu son urine involontairement, sa vessie ayant esté lacerée, à ce qu'elle pretendoit, par la violence de l'operation, & n'estoit point redevenuë grosse; ayant neanmoins quelque soupçon de l'estre depuis cinq mois, qu'elle n'avoit pas eû ses menstruës, & que son ventre estoit devenu assez gros. Mais l'ayant éxaminée, je ne la trouvay pas grosse, son ventre n'estant dur & tendu, comme il estoit, que par le gonflement de son Mezentere & de sa rate, vers laquelle elle sentoit depuis huit jours une tres-grande douleur avec fiévre, & par quelques eaux ou matieres contenuës au bas ventre. En la touchant par bas je trouvay à un doigt plus avant que l'entrée exterieure du col de la matrice, une cicatrice fort dure, qui estoit circulaire, comme si c'eust esté un espece d'orifice interne, à travers quoy sortoit un corps charnu d'une rondeur oblongue, & de la grosseur d'une noix, lequel je crûs estre une partie du corps de la vessie contractée. Mais ne pouvant toucher cette femme plus avant, pour la douleur qu'elle sentoit, je ne pûs pas juger distinctement de la disposition de l'orifice interne de sa matrice, qui estoit situé plus profondement. Ayant trouvé cette femme en ce mauvais état, je la dissuaday non seulement de l'opinion qu'elle avoit d'estre grosse; mais aussi de celle qu'elle avoit toûjours euë jusques à lors que le Chirurgien qui l'avoit accouchée l'avoit blessée avec ses instrumens; luy faisant entendre que l'issuë involontaire d'urine qu'elle avoit toûjours euë depuis ce temps-là, ne venoit pas de ce que sa vessie eût esté lacerée par les instrumens avec lesquels il avoit tiré son enfant; mais bien de la gangrene qui luy estoit arrivée en ces parties; à cause de l'extréme compression que la teste de son enfant restée trop long-temps au passage en avoit faite: & principalement à tout le col de la vessie, qui ayant esté mortifié, s'en estoit ensuite entiérement separé par la suppuration. Cette femme mourut trois semaines aprés que je l'eus vuë en ce mauvais état, comme je l'avois bien predit à son mari; & par l'ouverture de son corps l'on trouva que son ventre n'estoit tumefiée que par un abscés de tout le Mezentere survenu aprés la suppression de ses menstruës.

OBSER-

OBSERVATION LXXVII.

De l'accouchement d'une femme qui avoit une grande perte de sang, causée par l'entier detachement de l'arrierefaix.

LE 10 Septembre 1672 j'ay accouché une femme qui estoit en une extréme foiblesse, ayant une tres-grande perte de sang, causée par l'entier détachement de l'arrierefaix. Son enfant qui estoit à peu prés à terme, presentoit le costé de la teste avec sortie du cordon de l'ombilic; qui estant flétri, molasse, froid, & sans aucun battement, me fit connoistre certainement que cet enfant estoit mort. C'est pourquoy voyant que cette femme, qui n'avoit plus de douleurs efficaces, estoit en tres-grand peril de la vie, à cause de la grandeur de sa perte de sang, je ne voulus pas laisser son accouchement à l'œuvre de la nature qui succomboit, comme avoit fait un autre Chirurgien, qui l'avoit vûë avant moy. Pour cet effet ayant un peu repoussé la teste de cet enfant, qui se presentoit de costé, je le retournay par les pieds, pour le tirer comme je fis dans le mesme instant, durant quoy l'arrierefaix qui estoit entiérement detaché sortit de soy-mesme. Cet enfant, qui vraisemblablement n'estoit mort que depuis peu d'heures, avoit une enfonceûre assez considerable de toute la partie superieure du pariétal dextre, semblable à l'enfonceûre des pots d'estain; cét os paroissant tres-ferme en ce lieu; ce qui pouvoit faire croire que ce vice de conformation avoit esté fait de longue main, peu à peu, par la continuëlle compression des os du passage. Un Medecin ayant vû cette femme le lendemain de son accouchement, sur ce qu'elle se plaignoit d'une douleur en l'hypocondre droit qu'elle avoit depuis deux mois, ordonna de la saigner du bras; ce que je conseillay de ne pas faire; à cause de la grande abondance du sang qu'elle avoit perdu avant que je l'accouchasse; recommandant à son mari de faire entendre à ce Medecin la raison pour laquelle je n'avois pas esté de son sentiment. Mais lors qu'il revint dés le soir du mesme jour voir cette femme, il la trouva en une foiblesse si grande, que croyant qu'elle allast mourir, il se retira promptement, disant qu'elle mourroit pour n'avoir pas esté saignée, & l'abandonna ainsi; ce que le mary croyant bonnement, & ne voulant pas laisser sa femme sans secours, il fut querir aussi-tost un autre Medecin, qui dit que ce premier n'avoit pas de raison de vouloir la faire seigner du bras, & que c'estoit du pied qu'il falloit la saigner; ce qu'il fit faire dés l'instant qu'elle fut revenuë de cette foiblesse, qui luy dura deux heures entieres. Mais comme je la fus voir le lendemain, apprenant tout ce qui s'estoit passé, je dis hautement que si cette femme venoit à mourir, cette saignée faite avec aussi peu de raison que de necessité à une personne qui avoit perdu presque tout son sang, en seroit veritablement la cause; & qu'au cas que la malade fust assez heureuse pour en revenir, elle échaperoit un double danger, & seroit bien plus long-temps à recouvrer sa santé qu'elle n'auroit fait, si elle n'eust pas esté saignée; ce qui fit que l'on congedia ce second Medecin, & le pronostic du premier se trouva faux; car cette femme par le moyen du salutaire secours que je luy avois donné en l'accouchant, recouvra une parfaite santé, n'ayant pas voulu dans la suite aussi-bien que son mari suivre, d'autre conseil que le mien.

OBSERVATION LXXVIII.

De l'heureux accouchement d'une femme qui ne pût estre soulagée d'une extréme douleur vers la region du foye, qu'en prenant du Laudanum.

LE 23 Septembre 1672 j'ay vû une femme grosse de huit mois & demy, qui aprés quelques jours de degoust & d'aigreur d'estomac, fut surprise tout d'un coup d'une extréme douleur entre la region du rein droit & celle du foye, qui se communiquoit vers le devant, avec une continuelle agitation du corps durant deux jours entiers; pour raison de quoy elle fut saignée par quatre fois du bras, & prit plusieurs lavemens dont elle ne fut aucunement soulagée, ce qui nous obligea de luy faire donner une prise de *Laudanum*, qui produisit un tres-bon effet; la faisant reposer toute la nuit; aprés quoy ces douleurs cesserent, & les forces de la malade qui estoient beaucoup abbatuës, se retablirent, ayant vuidé par les selles quantité de matieres qui avoient contribué à cette grande douleur, qui ne procedoit vraisemblablement que d'un degorgement de bile de la vessie du fiel dans l'intestin *duodenum*; laquelle bile n'avoit pas pû avoir une libre issuë, à cause de la retention des matieres, qui estant dans les premiers intestins n'avoient pas pû estre attirées par les premiers lavemens ; ensuite de quoy cette femme resta deux ou trois jours assez en repos ; & je l'accouchay tres-heureusement le 29 du mesme mois de Septembre, d'un enfant masle qui se portoit fort bien.

OBSERVATION LXXIX.

De l'accouchement d'une femme grosse de sept mois, dont l'enfant se presentoit par les pieds, la mere s'estant blessée en allant dans un rude carosse de voiture.

LE 2 Octobre 1672 j'ay accouché une jeune femme, qui estant grosse de sept mois de son premier enfant, s'estoit blessée en allant le jour précedant à *Versailles* dans un carrosse de voiture trop rude. Lors que je fus appellé pour la secourir, je trouvay que sa Sagefemme ayant tenté de la délivrer de cet enfant, qui s'estoit presenté par les pieds, avoit bien fait sortir tout le corps ; mais que la teste estoit restée au passage sans l'en pouvoir tirer, comme je fis à l'instant mesme que je fus arrivé, aprés en avoir degagé le menton du passage, avec l'aide de mon doit introduit dans la bouche de ce petit enfant, qui palpitoit encore lors que je l'eus tiré. Aprés que j'eus ainsi accouché & délivré cette femme, elle me dit que d'abord qu'elle avoit senti les premieres douleurs de l'accouchement, elle s'estoit consolée par la croyance commune qu'elle avoit qu'estant grosse de sept mois, son enfant pourroit vivre dans la suite. Mais elle fut bien desabusée par sa propre experience de cette opinion vulgaire ; car son enfant estoit si petit, comme sont tous les enfans de ce terme, qu'il n'auroit jamais pû vivre dans la suite, quand mesme elle en auroit accouché sans aucun accident à ce mesme terme de sept mois ; dont les accouchemens qui sont toûjours prematurez, devroient plûtost estre appellez avortemens, que veritables accouchemens, comme on les nomme abusivement.

Observation LXXX.

De l'accouchement d'une femme à qui le cordon de l'ombilic de l'enfant se presentoit avec la teste.

Le 16 Octobre 1672 j'ay accouché une femme, de qui je fus obligé de retourner entiérement l'enfant pour le tirer par les pieds, comme je fis, quoy-qu'il vint naturellement la teste la premiére; parce que cette femme n'avoit point de douleurs qui pussent faire espérer qu'elle accoucheroit d'elle-mesme, & avoit une grande perte de sang, & qu'outre cela, le cordon de l'ombilic de l'enfant se presentoit avec sa teste; ce qui auroit mis la mere & l'enfant en tres-grand danger de la vie, que je sauvay à l'un & à l'autre, en les sécourant promptement de la maniére que je viens de dire.

Observation LXXXI.

De l'accouchement d'une femme grosse de huit mois, qui avoit les deux lévres de la vulve, & les cuisses extraordinairemen enflées.

Le 19 Octobre 1672. je vis une femme grosse de huit mois, ou environ, qui avoit de tres-grandes douleurs dans le ventre, dont toutes les parties inférieures estoient extrémement tumefiées, avec une tres-grande enflure œdémateuse de toutes les deux lévres de la vulve, ausquelles je fis quelques legeres sacrifications, pour en faire évacuer les eaux dont elles estoient toutes remplies, & les cuisses extraordinairement enflées. Cette femme accoucha le lendemain assez heureusement, & toutes ces eaux & la grande tumeur de son ventre, des lévres de la vulve, & des cuisses se dissipérent entiérement; & elle se porta bien ensuite. Ces sortes de tumeurs œdémateuses viennent ordinairement de quelque obstruction des reins, qui est cause que toutes les humiditez superflues du corps n'en estant pas bien separées, refluënt sur toutes ces parties inférieures qu'elles tumefient de la maniére qu'il estoit arrivé à cette femme.

OBSERVATION LXXXII.

D'une femme qui ayant une fiévre continuë avec redoublemens, accoucha à sept mois, & mourut dés le lendemain.

LE 23 Octobre 1672 j'ay vû une femme qui estant grosse de sept mois, avoit esté saignée depuis quinze jours dix fois des bras, & mesme deux fois du pied assez mal à propos, à ce que je croy; & avoit pris plusieurs purgations par le conseil des Médecins qui la voyoient, pour une fiévre continuë avec redoublement, & une tres-grande douleur de costé qu'elle avoit; ce qui la fit enfin accoucher d'un enfant qui ne vécut qu'un quart d'heure; & la mere mourut dés le lendemain, comme je l'avois bien prédit à ses Médecins, qui furent trompez de l'espérance qu'ils avoient donnée qu'elle pourroit plûtost réchaper de sa maladie aprés estre accouchée; qui estoit le sujet pour lequel ils luy avoient ordonné fort mal à propos, comme j'ay dit, ces deux saignées du pied contre mon sentiment, outre plusieurs purgations qu'ils luy avoient fait prendre, qui avoient autant contribué que sa maladie à la faire accoucher prématurément, & à la faire mourir le jour ensuite. Car il faut remarquer que l'accouchement peut bien apporter du soulagement, & guérir les indispositions qui ne sont causées que par la grossesse; mais que les maladies qui n'en dépendent point, & qui de soy sont dangereuses, ne manquent pas pour l'ordinaire de devenir mortelles aprés l'accouchement; la nature ne pouvant pas bien conduire l'évacuation des vidanges de la couche, dont la suppression est pour lors incomparablement plus funeste qu'en d'autres temps.

OBSERVATION LXXXIII.

De l'accouchement d'une femme dont l'enfant presentoit la teste avec sortie du cordon de l'ombilic.

LE 3 Novembre 1672 j'ay accouché une femme, dont l'enfant presentoit la teste avec sortie du cordon de l'ombilic; auquel cordon ayant senti un battement manifeste, je reconnus que cét enfant estoit encore certainement vivant, lors que je fus mandé pour remedier à cét accident, qui le mettoit en tres-grand danger de la vie. Je le retournay aussi-tost pour le tirer par les pieds, comme je fis en mesme temps; & par ce prompt secours je preservay cét enfant de la mort, sans aucun préjudice de la santé de la mere, qui se porta bien ensuite, nonobstant un si laborieux travail.

Observation LXXXIV.

D'une femme qui ayant eû les cuisses & les lévres de la vulve extrémement tumefiées, mourut le septiéme jour aprés son accouchement.

Le 22 Novembre 1672 j'ay veû une femme, qui estant grosse à terme avoit toutes les jambes les cuisses & les lévres de la vulve extrémement tumefiées & remplies d'eau; de sorte que commençant à sentir les douleurs de l'accouchement, on fut obligé de faire quelques legeres scarifications avec la lancette aux deux lévres de la partie, pour en faire évacuer les eaux, & faciliter d'autant plus par ce moyen l'accouchement qui succeda deux heures aprés: mais comme la grande tumeur qui estoit à ces deux lévres me parut participer un peu de l'inflammation, & que cette femme avoit la fiévre depuis trois ou quatre jours, je préjugeay bien qu'elle estoit en grand danger de mourir dans la suite, comme il arriva le septiéme jour aprés son accouchement; la fiévre luy ayant toûjours continué avec tension de ventre, grande oppression de poitrine, & un flux de ventre qui luy arriva le troisiéme jour de sa couche. Il faut remarquer que ces sortes de tumeurs qui arrivent quelquefois aux cuisses & aux lévres extérieures de la vulve aux femmes grosses, ne sont pas ordinairement dangereuses quand elles ne sont simplement qu'œdémateuses, & ne procédent seulement que d'une obstruction des reins, comme estoient celles de cette femme dont j'ay parlé en l'observation LXXXI. Mais qu'au contraire celles qui participent de l'inflammation sont souvent les presages d'un mauvais évenement dans la suite; cette inflammation qui paroist au dehors, n'estant pour lors qu'une communication de celle qui est déja au dedans, comme il est arrivé à la femme dont j'ay parlé en la presente Observation.

OBSERVATION LXXXV.

Du laborieux accouchement d'une femme qui eût ensuite une issuë involontaire de l'urine durant un tres-long temps.

LE 23 Novembre 1672 j'ay veû une femme âgée de vingt-trois ans, qui estoit en travail de son premier enfant depuis quatre jours aprés l'écoulement de ses eaux, ayant une entiére suppression de l'urine & des gros excrémens, causée par l'extréme compression que la teste de son enfant qui estoit arrestée au passage, faisoit de toutes les parties circonvoisines. Elle avoit pour lors la vessie si pleine d'urine, que son ventre en estoit tumefié de telle sorte, qu'il y paroissoit deux éminences distinctes & séparées l'une de l'autre, qui auroient pû faire croire qu'elle auroit eû deux enfans sans cette considération. Ayant veû cette femme en ce mauvais état avec un Médecin & deux Chirurgiens de mes confréres qui estoient presens, je conclus à la necessité qu'il y avoit de luy tirer son enfant du ventre à l'heure mesme par l'opération de la main, avec l'aide des instrumens convenables. Mais quoy-que cét enfant fust mort selon beaucoup de signes qui le dénotoient, & qu'il eust esté ondoyé dés le jour précedent par la Sagefemme qui assistoit cette femme, mes deux autres Confréres feignans, pour éluder mon sentiment par un prétexte specieux, de n'estre pas tout-à-fait certains que cét enfant fust effectivement mort, ne voulurent pas estre de mon avis, nonobstant que je les eusse obligé d'avoüer qu'ils n'avoient aucune espérance que cette pust accoucher d'elle-mesme dans le mauvais état où elle estoit réduite. Leur avis contraire au mien, fut cause qu'aprés avoir fait connoistre le danger de la vie où estoit cette femme, je m'en allay sans luy donner le secours que j'avois declaré luy estre absolument necessaire, pour la preserver de mourir; aprés quoy elle resta ainsi abandonnée jusques au lendemain; auquel temps un autre de mes confréres suivant le bon conseil que j'avois donné dés le jour précedent, & blasmant celuy des autres, luy tira son enfant du ventre avec l'aide du crochet du bout du manche d'une cuiller à pot, qu'il prit en la cuisine du logis, dont il fut obligé de se servir, faute d'avoir pour lors aucun autre instrument plus propre; ayant trouvé cette opération plus difficile qu'il n'avoit crû avant que de l'entreprendre.

Ce secours quoy-que un peu trop differé, ne laissa pas de sauver la vie à cette femme, qui se porta bien ensuite, sinon qu'elle eût durant un tres-longtemps une issuë involontaire de l'urine; auquel accident le delay de l'opération & le defaut d'instrument convenable pour la faire sans violence, avoient, à ce que je croy, beaucoup contribué.

Observation LXXXVI.

D'une femme qui estant en travail de son premier enfant fut surprise de convulsions qui la firent mourir.

LE dernier jour de l'année 1672 je fus en poste à dix lieux de cette ville de *Paris*, pour accoucher une femme, qui estant en travail de son premier enfant, fut surprise au commencement du deuxiéme jour de son travail, de tres-violentes convulsions qu'elle eût durant vingt-heures: mais ayant esté averti trop tard, quelque diligence que je fisse, je ne pus arriver assez à temps pour la secourir; car elle estoit déja morte il y avoit plus d'une heure; ayant esté accouchée auparavant par trois Chirurgiens du païs, qui peut-estre ne s'entendans pas bien en ces opérations, avoient trop differé pour la secourir, & l'avoient extrémement tourmentée durant plus d'une grande heure, pour luy tirer le mieux qu'ils purent son enfant par morceaux; luy ayant outre cela laissé une partie de l'arriérefaix dans la matrice; ce qui fut cause que la convulsion ne laissa pas de continuer, & que l'opération fut entiérement infructueuse à cette pauvre femme qui mourut quelques ensuite. Mais le plus grand mal procedoit principalement du delay de l'opération, qui fut causé par le Curé du lieu, qui soûtenoit positivement qu'on ne pouvoit pas baptiser un enfant dans le ventre de sa mere, & que dans le soupçon qu'on avoit qu'il pouvoit estre encore vivant, on ne devoit pas hasarder sa vie pour sauver celle de la mere. Mais un bon Religieux, qui estoit apparemment meilleur Théologien que ce Curé, & qui faisoit la fonction de Prédicateur au mesme lieu, asseûroit avec raison le contraire; qui est qu'on peut baptiser l'enfant au ventre de la mere sans le voir; pourveû qu'on le puisse toucher, & que l'eau soit effectivement versée sur quelqu'une des parties de son corps; & qu'aprés cela fait on devoit toûjours préferer la vie de la mere à celle de l'enfant, quand il n'y avoit pas moyen de de la leur sauver à tous deux; lequel sentiment fut suivi comme le meilleur; mais ce fut trop tard, comme j'ay dit; car la plus grande partie du jour & toute la nuit se passérent à consumer le temps inutilement, pour vider la contestation du Curé & du Prédicateur, & pour faire venir des lieux circonvoisins ces trois Chirurgiens qui l'accoucherent comme ils purent.

OBSERVATION LXXXVII.

D'une femme qui aprés avoir esté cruellement travaillée d'une colique nephrétique, accoucha d'un enfant de sept mois mort en son ventre.

LE 27 Février 1673 j'ay accouché une femme d'une enfant de sept mois, mort en son ventre selon l'apparence, depuis trois jours qu'il y avoit qu'elle ne l'avoit point senti remuër, aprés l'avoit senti s'agiter extraordinairement durant un jour de temps, qu'elle fut cruellement travaillée d'une colique néphrétique, à laquelle elle estoit sujette, qui ayant fait ainsi périr son enfant en son ventre, causa ensuite à la mere cét accouchement prematuré, nonobstant quoy elle se porta bien dans la suite; tout le mauvais évenement de l'accouchement n'ayant esté que pour l'enfant, dont la délicatesse n'avoit pas pû résister à lagrande agitation qu'il receût dans le temps que sa mere fut violemment travaillée de cette colique néphrétique.

OBSERVATION LXXXVIII.

D'une femme qui avoit eû deux fascheux accouchemens, dans lesquels ses enfans avoient eû les bras & les jambes rompuës, par la faute de la Sagefemme & du Chirurgien qui l'avoient accouchée.

LE 14 Mars 1673 j'ay veû une femme qui sentoit de continuelles douleurs vers l'intestin *rectum*, qui luy répondoient à la matrice, à laquelle une Sagefemme avoit dit qu'il se formoit un abscés, dont cette femme fut fort alarmée, dans la pensée qu'elle avoit d'avoir esté blessée à cette partie dans ses deux precedens accouchemens. Elle me dit qu'ayant esté fort maltraitée dans le pénultiéme par une Sagefemme, qui voulant un peu trop faire la capable, avoit esté cause de la mort de son enfant, auquel elle avoit rompu bras & jambes en le tirant, elle avoit eû recours dans son dernier accouchement à un Chirurgien dont elle n'avoit pas esté guére mieux secouruë, qui n'avoit pareillement pû luy tirer son enfant du ventre sans luy rompre un bras, & qu'il ne mourust peu aprés: de sorte que cette femme croyant avoir esté blessée dans ce dernier accouchement il y avoit quatre mois, fut conseillée par les Médecins qui la voyoient de m'envoyer querir, pour sçavoir de moy, s'il y avoit quelque chose d'extraordinaire en sa matrice, où elle disoit sentir des douleurs tres-considérables. L'ayant éxaminée je trouvay cette partie en un état assez naturel, & qu'elle sentoit seulement de la douleur en appuyant le doigt sur le *vagina*, du costé de l'intestin *rectum*, qui estoit tumefié par l'enflure de quelques hémorroïdes internes, qui estant enflammées & continuellemeut irritées par un flux de ventre dysenterique qu'elle avoit depuis deux mois, communiquoient quelque intemperie à la matrice, par la proximité du lieu; pour raison de quoy je luy conseillay aprés une saignée du bras que je luy fis faire, de prendre tous les jours deux fois du lait de vache tout recemment trait; par l'usage duquel elle fut retablie dans peu de jours en bonne santé, & estant redevenuë grosse dans la suite, je l'ay accouchée fort heureusement de quatre enfans fort sains, que'lle a eûs depuis ces deux derniers qui en venant au monde avoient malheureusement peri, comme j'ay dit, faute d'estre secouruë par des personnes assez entenduës en leur art.

OBSERVATION LXXXIX.

D'une femme qui avoit une difficulté d'uriner, causée par une pierre qu'elle avoit en la vessie.

LE 27 Avril 1673 j'ay vû une femme âgée de cinquante cinq ans, qui avoit depuis quatre mois une difficulté d'uriner avec grande douleur, qu'elle croyoit causée par une relaxation de sa matrice, qui à ce qu'on luy avoit persuadé, venant à comprimer le col de la vessie, empeschoit qu'elle pust rendre librement son urine, mais ayant trouvé sa matrice en assez bonne disposition, je reconnus par la sonde, que cette femme avoit une pierre en la vessie, qui estoit la veritable cause de sa difficulté d'uriner, dont l'unique remede estoit de se faire tirer cette pierre, comme elle fit par mon conseil, en se faisant tailler quelques jours ensuite avec un heureux succés.

OBSERVATION XC.

D'une femme qui mourut aprés avoir esté accouchée d'un tres-gros enfant mort, qui luy avoit causé de tres-violentes convulsions.

LE 14 May 1673 j'ay accouché une femme de vingt-six ans, grosse à terme de son premier enfant, qui estoit extraordinairement gros, & mort en son ventre depuis plus de trois jours, ainsi qu'il paroissoit par sa corruption, & par l'extréme puanteur des excrétions de la matrice. Cette femme ayant eu durant les derniers mois de sa grossesse les deux cuisses & les jambes extrémement tumefiées, fut surprise de tres-violentes convulsions aprés un jour de traval fort laborieux, la teste de ce gros enfant mort estant restée au passage. Cette mauvaise disposition de la mere & de l'enfant ayant fait perdre toute esperance de pouvoir sauver la vie à la mere, qu'en luy tirant promptement son enfant du ventre (ce qui ne se pouvoit faire que par le moyen des instrumens) la Sagefemme qui l'avoit assistée durant tout son travail, me manda pour luy donner ce secours, que je ne voulus pas luy denier aussi-tost que je fus arrivé, pour satisfaire à l'instante priere de tous les assistans, quoyque je n'eusse guere d'esperance, veû le tres-mauvais état où elle estoit, qu'il pût luy estre salutaire. D'abord que je luy eûs tiré du ventre ce gros enfant mort avec l'aide d'un crochet, il sortit de la matrice une tres-grande abondance d'humeurs tres-fetides, qui ayant fait une mauvaise impression à cette partie par leur corruption, furent cause que les convulsions ne laissant pas de continuer à cette femme, elle mourut quelques heures ensuite, comme je l'avois bien predit; estant à observer que ces sortes de convulsions qui procedent d'un enfant mort & corrompu, ainsi qu'estoit celuy-là, causent bien plûtost la mort aux femmes qui en sont attaquées dans le temps de l'accouchement, que celles dont les enfans sont encore vivans, ou à tout le moins morts depuis peu d'heures; desquelles plusieurs échappent, si elles sont bien & duëment secouruës assez à temps; ce qui n'arrive pas aux autres, qui meurent presque toutes, soit qu'on les accouche par art, ou qu'elles accouchent d'elles-mesmes.

Observation XCI.

De l'accouchement laborieux d'une femme dont l'enfant venoit la face en dessus, ses eaux estant écoulées depuis huit jours.

Le 12 Juin 1673 j'ay accouché une femme grosse de six mois de son premier enfant, dont le travail fut assez laborieux, pour deux principales raisons : la premiere, parce qu'elle avoit vuidé continuellement les eaux de son enfant depuis huit jours; ce qui faisoit qu'il ne pouvoit pas estre poussé dehors si facilement pat cette femme qui n'avoit pas eu d'autres enfans; & la seconde parceque son enfant, quoy qu'il presentast la teste la premiere, avoit la face en dessus; ce qui estoit cause que les douleurs de la mere estant toutes entrecoupées, ne pouvoient pas bien servir à son expulsion : Car le ventre de la femme se comprimant dans le temps de ces douleurs, sur les inégalitez que faisoient les bras & les jambes de l'enfant, qui dans cette mauvaise situation estoient placez en devant, cela interceptoit aussitost le mouvement impulsif de ces douleurs, qui ne pouvoient pas si facilement produire leur effet qu'ils auroient fait, si l'enfant eust eû le dos tourné vers le ventre de la mere, comme il auroit du avoir naturellement. Cette femme quoique fatiguée par la longueur de son laborieux travail, ne laissa pas de se porter fort bien aprés estre accouchée; mais son enfant ne vescut qu'un jour, à cause de sa foiblesse naturelle, qui contribua d'autant plus à le faire mourir.

Observation XCII.

D'une femme qui avoit une grande perte de sang, causée par le détachement prématuré de l'arrierefaix.

Le 14 Juin 1673 je vis une femme grosse à terme, qui avoit une grande perte de sang depuis quatre heures : pour raison de quoy la Sagefemme qui l'assistoit, l'avoit fait saigner du bras, & luy avoit fait boire de l'oxicrat, & du jus de pourpié, & fait autres remedes accoutumez; nonobstant lesquels cette perte de ſang avoit toûjours continué, juſques à l'heure que je fus mandé pour ſecourir cette femme, que je trouvay neanmoins diſpoſée à accoucher d'elle-meſme naturellement, lors que j'arrivay chez elle ; ayant encore le poux aſſez bon, & des forces ſuffiſantes, & des douleurs qui donnoient lieu de le pouvoir eſperer ; pour leſquelles bonnes diſpoſitions ne voyant pas de neceſſité abſoluë de preſſer l'accouchement de cette femme, je jugeay qu'il eſtoit plus convenable d'en commettre l'operation à la nature, qui en vint bien about une demi-heure aprés, comme je l'avois fait eſperer, aſſez heureuſement pour la mere qui ſe porta bien enſuite ; mais l'enfant mourut auſſi-toſt, pour avoir eſté trop debilité par cette grande perte de ſang, qui venoit du détachement prématuré de l'arriérefaix d'avec la matrice, comme il paroiſſoit par des caillots de ſang de la groſſeur des deux poings, que la Sagefemme tira de la matrice de cette femme en la délivrant de ſon arriérefaix ; ce qui fait bien connoiſtre, que quoique le ſang ſemble quelquefois s'arreſter en ces grandes pertes, il ne laiſſe pas de couler au dedans, où ſe caillant il demeure ; aprés quoy il n'en éxſude ſeulement que la ſeroſité qui s'en ſepare. On doit obſerver que dans ces ſortes de grandes pertes de ſang l'on peut bien commettre l'accouchement à la nature, comme en cette occaſion, ſi la femme à des forces & des douleurs ſuffiſantes ; Mais ſi elle tombe ſouvent en foibleſſe, n'ayant plus de veritables douleurs ; pour lors elle tarde peu à mourir avec ſon enfant dans le ventre, ſi l'on ne l'en délivre au plûtoſt en l'accouchant.

OBSERVATION XCIII.

De l'accouchement d'une femme groſſe de deux enfans, dont l'un preſentoit le coude avec la teſte, & l'autre venoit par les pieds.

LE 14 Aouſt 1673 j'ay accouché une femme de deux enfans maſles, dont le premier qui preſentoit le coude & la teſte, eſtoit mort au paſſage, pour y avoir demeuré trop long-temps ſans eſtre aidé par la Sagefemme, qui auroit du repouſſer comme je fis le coude de cet enfant juſques au derriere de ſa teſte, pour donner lieu à la nature de le pouſſer dehors, comme elle fit, aprés que je l'eûs ainſi aidée ; & le ſecond eſtoit vivant & ſe preſentoit par les pieds ; ce qui m'obligea de percer la membrane de ses eaux, & de le tirer en cette posture, aussi-tost que j'eûs fait venir le premier, durant que la matrice estoit suffisamment dilatée, pour donner facilement passage à ce second que je sauvay par ce prompt secours. Ces deux enfans n'avoient qu'un seul arrierefaix qui leur estoit commun, comme il arrive le plus souvent aux enfans jumeaux.

OBSERVATION XCIV.

D'une femme qui ayant esté en travail durant quatre jours, mourut avec son enfant dans le ventre, faute d'avoir esté secouruë.

LE 19 Aoust 1673 on me vint querir pour accoucher une femme, qui estoit en travail depuis quatre jours de son premier enfant, qui avoit la teste arrestée au passage; mais comme en arrivant chez elle, je la trouvay agonisante, & que je reconnus bien que son enfant estoit tres-certainement mort en son ventre il y avoit déja prés de deux jours, je ne la voulus point accoucher comme j'en estois requis; car ç'eust esté prophaner le remede, n'y ayant plus aucune esperance de sauver la mere, qui seroit indubitablement morte dans le temps de l'operation, tant elle estoit prés de l'extremité de la vie, qu'elle perdit deux heures aprés que je l'eûs laissée en ce deplorable état : ce qui ne luy seroit pas arrivé, si deux autres Chirurgiens qui l'avoient vuë deux jours avant moy, au lieu de l'entretenir vainement comme ils avoient fait, dans l'esperance qu'elle accoucheroit d'elle-mesme, luy avoient tiré du ventre son enfant mort, comme il estoit necessaire de faire avant qu'elle eust esté reduite à l'extremité où je la vis.

OBSERVATION XCV.

D'une femme grosse de quatre mois qui avoit une descente de matrice.

LE 28 Aoust 1673 je vis une femme grosse de quatre mois, à qui la matrice, dont elle souffroit une descente depuis dix ans, ne laissoit pas de tomber en partie nonobstant sa grossesse. L'on voyoit manifestement pour lors l'orifice interne de la matrice fort gros, mais mollet, comme il est toûjours dans la grosſeſſe, ſe preſenter tout-à-fait au dehors avec une portion de la veſſie, qui y eſtoit pouſſée conjointement, dont cette femme ſouffroit une grande incommodité, qui auroit pû dans la ſuite la faire accoucher prématurément, ſi aprés avoir repouſſé doucement ſa matrice au dedans, & la partie de la veſſie qui ſe preſentoit, je ne luy euſſe mis, comme je fis, un peſſaire dans le *vagina*, pour tenir ces parties par ſon moyen dans leur ſituation naturelle; luy recommandant de ne retirer ce peſſaire que lors qu'elle ſeroit groſſe de ſept ou huit mois: car le globe de la matrice eſt aſſez étendu en ce temps, pour ſe ſoûtenir de ſoy-meſme eſtant appuyé ſur la face interne des os des *iſles* ſans l'aide d'aucun peſſaire. Cette femme ayant ſuivi mon conſeil porta ſon enfant juſques à terme, & en accoucha heureuſement; aprés quoy ſe ſervant du meſme peſſaire, comme je luy avois conſeillé, elle ſe garentit de la grande incommodité que cette deſcente de matrice luy avoit cauſée durant un ſi long-temps.

OBSERVATION XCVI.

De deux filles à qui la matrice eſtoit entierement tombée d'une prodigieuſe groſſeur.

LE 14 Septembre 1673 une pauvre fille, âgée de vingt-trois ans, vint chez moy me demander le ſecours neceſſaire à ſon infirmité, qui eſtoit une chute entiere de la matrice, qui luy eſtoit arrivée dés l'âge de ſeize ans, par un violent effort qu'elle avoit fait en frotant un plancher; & comme elle n'avoit jamais oſé par honte déclarer ſa maladie à perſonne, elle laiſſa ainſi ſa matrice tombée, ſans la pouvoir en aucune façon remettre durant ſept ans entiers; aprés tout lequel temps ſe laſſant enfin de mener une vie miſerable, à cauſe de la grande incommodité qu'elle en recevoit, elle vint chez moy me prier d'y remedier, comme je fis charitablement. Sa matrice qui eſtoit pour lors preſque auſſi groſſe que la teſte d'un enfant, luy ſortoit entierement hors de la partie honteuſe, luy pendant par delà le milieu des cuiſſes; & au bas de cette monſtrueuſe tumeur, qui paroiſſoit comme une groſſe veſſie charnüe, laquelle n'eſtoit autre choſe que la ſubſtance du col de la matrice extrémement dilatée & bourſouflée, on ſentoit le propre corps de la matrice; à l'extrémité duquel on voyoit ſon orifice interne tres-petit, par lequel les menſtrües ſortoient reglément dans le temps ordinaire. Je taschay de réduire doucement la matrice de cette fille, lors qu'elle me vint voir; mais y ayant trouvé de la difficulté à cause de l'extréme grosseur de la tumeur, & ne voulant user d'aucune violence pour faire cette réduction, je jugeay à propos de differer deux jours, afin d'en venir à bout plus facilement, durant lesquels je luy conseillay de se tenir de repos au lit, luy recommandant de ne vivre que de seuls boüillons, comme aussi de prendre quelques clysteres, pour vuider le ventre de ses excrémens; ce qu'ayant esté fait, je luy réduisis la matrice en sa situation naturelle; & pour la retenir & l'empescher de retomber, je luy mis aussitost un pessaire dans le *vagina*, par le moyen dequoy elle fut entierement délivrée de cette grande & fâcheuse infirmité, dont elle avoit esté affligée depuis un si long-temps. Le 30 May 1675 j'ay encore réduit la matrice d'une autre fille de vingt-quatre ans à qui elle estoit aussi tombée entierement depuis sept années, & sans avoir pû estre réduite depuis prés de deux ans, qu'elle luy pendoit pareillement entre les cuisses de plus de la grosseur de la teste d'un enfant: mais comme le corps de la matrice estoit fort tumefié, & extrémement endurci, & que cette fille estoit sur le point d'avoir ses menstruës lors que je la vis la premiere fois, je ne jugeay pas à propos de luy faire en ce temps-là la réduction de sa matrice; mais aprés l'avoir fait tenir au lit durant dix jours, ensuite de l'évacuation de ses menstruës, & l'avoir fait saigner outre cela deux fois du bras, & purger une fois, je luy réduisis sa matrice; aprés quoy je luy mis un pessaire qu'elle porta depuis ce temps-là sans aucune incommodité. Ces deux exemples qui ont beaucoup de conformité, font bien connoistre que les filles ne laissent pas quelquefois de souffrir des descentes & des chutes entieres de la matrice, aussi-bien que les femmes qui ont eû des enfans, quoyque beaucoup plus rarement; & que ces chutes sont encore plus difficilement réduites à celles qui n'ont pas eû d'enfans, à cause qu'elles ont l'entrée exterieure de la partie honteuse beaucoup plus étroite, qu'elle n'est aux femmes qui en ont eû.

OBSERVA-

OBSERVATION XCVII.

D'une femme grosse de quatre mois, qui estant tombée sur le costé, devint toute bouffie par le corps.

LE 4 Octobre 1673 j'ay vû une jeune femme âgée de vingt ans, grosse de quatre mois de son premier enfant, laquelle estant tombée sur le costé, devint peu de temps ensuite toute bouffie par le corps, jusqu'aux deux lévres extérieures de la vulve, qui en paroissoient toutes enflées; mais aprés quelques jours il luy arriva un flux d'urine, qui la soulagea entiérement, & fit dissiper toute l'enflure de ces parties; ensuite de quoy elle se porta bien, & accoucha heureusement à terme. Cette enflure procedoit apparemment de ce que le rein qui avoit esté blessé par cette chute, n'avoit pas pû bien faire sa fonction, jusques à ce que l'intemperie qui luy estoit survenuë, à raison de la douleur que cette mesme chûte luy avoit causée, eust esté dissipée avec le temps.

OBSERVATION XCVIII.

D'une femme qui mourut d'un ulcére carcinomateux de la matrice.

LE 6 Novembre 1673 j'ay vû une femme âgée de quarante-quatre ans, qui avoit une ulcére carcinomateux avec chair superflue à l'orifice interne de la matrice, qui s'y estoit formé aprés un flux continuel de fleurs blanches durant plus d'une année, & des pertes de sang surabondantes qui luy arrivoient de temps en temps; laquelle maladie je crus estre absolument incurable, & devoir certainement faire mourir cette femme dans la suite, comme il luy arriva, aprés avoir traisné une vie languissante & pleine de douleurs durant dix-huit mois. Il faut remarquer que les femmes de cét âge sont bien plus sujettes à cette pernicieuse maladie que les autres, parce que l'évacuation des menstruës commence en ce temps à n'estre plus si bien reglée, qu'elle estoit auparavant, ou mesme à estre supprimée; ce qui cause une grande imtemperie à la matrice, à laquelle succede d'autant plûtost une ulcére funeste de cette nature, que les femmes avoient auparavant l'évacuation de leurs mois surabondante. On doit encore observer que tous les ulcéres de cette nature, qui arrivent en cette partie, quelques petits qu'ils soient sont entiérement incurables; & qu'il n'y a que les ignorans & les charlatans qui se vantent de les pouvoir guérir. Je pourrois pour confirmer cette vérité, rapporter plus de deux cens exemples de femmes que j'ay vûës affligées de cette funeste maladie, dont elles sont toutes mortes dans la suite, comme je l'avois prédit, aprés avoir usé inutilement de toutes sortes de remedes.

OBSERVATION XCIX.

D'une femme grosse de deux mois qui fut fort incommodée de vomissemens, de suffocations de matrice, & de fiévres, jusques au quatriéme mois de sa grossesse.

LE 11 Novembre 1673 j'ay vû une femme d'un tempérament sanguin, laquelle estant grosse de deux mois, avoit des vomissemens continuels depuis quinze jours, ensuite de quoy elle fut fort incommodée de suffocations de matrice, qu'on appelle ordinairement vapeurs; & eût fort souvent des accés de fiévre jusques au quatriéme mois de sa grossesse; mais aprés avoir esté ainsi languissante durant ces deux mois, elle ne laissa pas de se bien porter & d'accoucher heureusement à terme. Je conseillay à cette femme de se faire saigner du bras dés ce deuxiéme mois de sa grossesse, luy faisant entendre que toutes ces incommoditez qu'elle ressentoit, ne procedoient que de ce que l'enfant qui est fort petit pour lors, ne pouvoit pas consumer pour sa nourriture toute le superflu du sang de la mere, qui ne pouvant pas estre repurgé dans le temps de la grossesse, comme il avoit coûtume auparavant par l'évacuation des menstruës, causoit differens accidens selon les différentes parties où cette superfluité du sang & des autres humeurs estoit portée, & retenuë. Mais elle aima mieux endurer avec opiniastreté toutes ses incommoditez, qui estoient assez grandes pour la mettre en danger d'accoucher prématurément, & différer, comme ont coutûme de faire la plusspart des femmes, cette saignée que je luy avois conseillée avec raison, jusques à ce qu'elle fust grosse de quatre mois & demy, auquel temps elles ont ordinairement moins besoin de ce remede, que dans les premiers mois de la grossesse; car l'enfant estant devenu plus grand, consume pour lors plus de sang pour sa nourriture, que dans les premiers mois; ce qui fait que n'en restant plus tant de superflu, les femmes commencent à se mieux porter, comme fit celle-cy. Je pourrois bien rapporter plus de mille exemples semblables, qui ne serviroient qu'à prouver la mesme chose que je me suis proposée par celuy-cy, qui est que la saignée que la pluspart des femmes ont coûtume de se faire faire seulement lors qu'elles sont grosses de quatre mois & demy, leur seroit bien plus utile, & souvent plus necessaire dés le deuxiéme mois (auquel temps elles sont ordinairement plus incommodées pour la raison que j'ay alleguée) qu'elle n'est quand leur grossesse est plus avancée.

OBSERVATION C.

D'une femme qui fut traitée avec bon succés de la maladie Venerienne dans le temps de sa grossesse.

LE 12 Novembre 1673 j'ay vû une femme âgée de trente ans, grosse de cinq mois de son quatriéme enfant, laquelle avoit esté traitée de la maladie Venerienne au deuxiéme mois de cette derniere grossesse, par un Chirurgien qui luy avoit procuré un flux de bouche durant un mois, comme je luy avois conseillé, nonobstant quoy elle ne laissa pas de se bien porter ensuite, ainsi qu'il me parut lors que je la vis au cinquiéme mois de sa grossesse. Il faut remarquer que lors qu'une femme grosse est malheureusement infectée de cette maladie contagieuse, il y a plus de seûreté de l'en traiter dans les premiers mois de la grossesse; car l'enfant qui est tres-petit en ce temps, n'ayant besoin que de tres-peu de sang pour sa nourriture, n'est pas tant debilité de la grande évacuation qui se fait par le flux de bouche, que lors qu'estant devenu plus grand, il luy faut aussi une nourriture plus abondante, dont il seroit frustré par ce copieux flux de bouche, que l'on est obligé d'exciter à la mere pour la guérison de cette maladie; laquelle outre cela par sa pernicieuse malignité, qui augmente de jour en jour, ne manqueroit pas de faire périr dans la suite l'enfant au ventre de sa mere, ou tres-peu de temps aprés estre né, si on differoit trop long-temps à l'en traiter, comme plusieurs exemples de cette nature nous l'ont confirmé.

OBSERVATION CI.

De l'accouchement d'une femme dont l'enfant, qu'elle avoit conceû estant debout, presentoit un genouïl & un pied.

LE 19 Decembre 1673 j'ay accouché une femme grosse de huit mois & demy d'une fille vivante, qui presentoit un genouïl & un pied devant, ne s'estant pas tournée dans le ventre de sa mere la teste en bas, comme les enfans ont coûtume de faire vers les derniers mois de la grossesse, & estant venuë dans la premiere situation qu'ils ont ordinairement, qui est d'avoir la teste en haut, la face en devant, & les pieds en bas. Cet accouchement ne fut guere plus difficile que si l'enfant eust presenté les deux pieds en mesme temps; car ayant glissé mon doigt dans le pli du genouïl, j'en degageay aussi-tost la jambe, & le second pied, qui estant joint au premier, me donna lieu de tirer facilement l'enfant dehors. Mais j'adjouteray à cette observation une chose bien plus particuliere, que cette femme m'avoit dite confidemment, en me consultant dans le commencement de sa grossesse, doutant pour lors d'estre enceinte; qui est qu'elle avoit tres-assurément fait cét enfant, estant toute debout, à travers les barreaux de la grille d'un logis où elle estoit enfermée; ce qui prouve bien que la matrice succe, & attire mesme la semence de l'homme, dont elle est desireuse, & la retient nonobstant une situation contraire.

OBSERVATION CII.

De l'accouchement d'une femme grosse de deux filles, dont la premiere presentoit la teste, & la seconde le pied.

LE 23 Decembre 1673 j'ay accouché une femme grosse de huit mois & demy de deux filles vivantes, qui avoient chacune leur arrierefaix separé, dont les membranes se tenoient neanmoins par un petit intervalle vers le bas. La premiere de ces filles se presentoit naturellement par la teste; & la seconde par les pieds: Mais comme la membrane des eaux de cette seconde fille se presentoit au passage d'une grosseur tres-considerable, la teste du premier enfant dont les eaux n'estoient aucunement preparées, estoit empeschée de descendre au passage; ce qui avoit esté cause que cette femme n'avoit pas pû accoucher depuis deux jours entiers qu'elle estoit en travail, lors que je fus mandé pour la secourir, comme je fis en perçant aussi-tost la membrane des eaux de ce second enfant, pour débarasser entierement par l'écoulement de ses eaux, le passage qui en estoit tout occupé; aprés quoy sentant la simple extremité de quelques doigts du pied de ce second enfant, je reconnus qu'il se presentoit en mauvaise posture: Mais comme ce mesme enfant estoit encore situé bien haut, & que la teste du premier estoit un peu descenduë je la logeay au passage, aprés avoir percé la membrane de ses eaux qui la tenoit trop suspenduë; ensuite de quoy cette femme accoucha presque aussitost de ce premier enfant, qui estant sorti me donna lieu de tirer incontinent aprés le second qui presentoit les pieds.

Observation CIII.

De l'accouchement d'une femme dont l'enfant presentoit les pieds avec sortie du cordon de lombilic.

Le 28 Janvier 1674 j'ay accouché une femme d'un enfant vivant, qui se presentoit les pieds devant, avec sortie du cordon de l'ombilic, qui mettoit cet enfant en grand danger de la vie, si je ne l'eusse promptement secouru, en le tirant par les pieds qu'il presentoit, aprés avoir repoussé au dedans le cordon de l'ombilic qui estoit sorti; tant pour éviter que ce cordon restant au dehors, ne se refroidist durant le temps que je faisois extraction de l'enfant; que pour empescher aussi qu'il ne fust cependant comprimé au passage par le corps & par la teste de l'enfant; parce que l'une & l'autre cause auroient esté préjudiciables à sa vie, par l'interception du mouvement du sang, qui doit estre libre dans ce cordon, durant tout le temps que l'enfant est au ventre de la mere.

Observation CIV.

D'une femme qui estant avortée d'un enfant de trois mois, eût durant trois semaines de fascheux accidens, causez par la retention de l'arrierefaix.

LE 8 Fevrier 1674 je fus mandé avec deux de mes confreres, pour voir une femme qui estoit avortée depuis quatre heures d'un enfant de trois mois, dont l'arrierefaix qui luy estoit resté dans la matrice, luy causoit une grande perte de sang. Pour y remedier je fus du sentiment de l'en delivrer sur l'heure, y trouvant de la possibilité par l'ouverture de la matrice, qui bien que mediocre estoit suffisante; joint que la perte de sang humectant le passage rendoit l'extraction de cet arrierefaix encore plus facile. Mais ces deux confreres, qui pour estre mes anciens n'en estoient pas plus capables, éluderent mon sentiment, en disant qu'il y avoit danger que par cette operation on ne fit une violence à la matrice, qui augmenteroit cette perte de sang, ne considerant pas qu'elle n'estoit causée que par la retention de cet arrierefaix. Ce terme de *violence* dont ils uséerent pour contrarier mon avis, fit que la malade aima mieux pour lors commettre à la nature l'expulsion de ce corps étrange, comme ils luy conseillerent, que de souffrir que je l'en delivrasse en ce temps, comme j'aurois facilement fait, si elle eust voulu me le permettre, sans differer au lendemain qu'elle me manda pour ce sujet; mais l'occasion en estoit passée; car la matrice s'estant refermée il n'y avoit plus de possibilité d'en tirer cet arrierefaix, qui restant ainsi retenu au dedans, la mit en danger de la vie durant trois semaines; à cause des accidens qui luy arriverent, ainsi que je luy avois predit, par la suppuration de ce corps étrange, dont l'infection luy causa, comme il arrive ordinairement en pareilles occasions, de tres-grandes douleurs vers la region de la matrice & des reins, une fiévre continuë avec des redoublemens, des suffocations de matrice, des excrétions sanieuses tres-fetides de cette partie, & de frequentes foiblesses durant tout ce temps.

OBSERVATION CV.

De l'accouchement d'une tres-petite femme dont l'enfant venoit les pieds devant, laquelle rendoit assez souvent des vents par la matrice, lors qu'elle n'estoit pas grosse.

LE 12 Février 1674 j'ay accouché une tres-petite femme, âgée de vingt-cinq ans, d'un gros enfant vivant, qui venoit les pieds devant. Elle avoit déja eû trois autres enfans avant ce dernier, qui s'estant aussi presentez en mauvaise posture, n'avoient pû estre tirez vivans par d'autres Chirurgiens qui avoient accouché cette femme avant moy; mais c'estoit apparemment faute d'une suffisante capacité en leur art; puisque j'ay encore accouché dans la suite cette mesme femme de cinq ou six autres enfans, qu'elle a eûs depuis ce temps-là, que je luy ay tous tirez vivans & se portans bien, quoy qu'ils se soient tous presentez en differentes mauvaises postures; à quoy avoit beaucoup contribué la petitesse de la mere, dont le ventre avoit trop peu d'étenduë pour laisser la liberté à ses enfans, qui estoient assez gros, de se retourner dans la matrice, & d'y prendre la posture naturelle, qui est de presenter la teste la premiere. Cette petite femme avoit encore en elle une chose bien particuliere, qui estoit que n'estant pas grosse, elle rendoit assez souvent des vents par la matrice, avec aussi grand bruit que si c'eust esté de l'*anus*; ce qui procedoit vraisemblablement de quelque humeur gluante & visqueuse, qui estant renfermée dans la matrice, & venant à s'y rarefier par la chaleur de cette partie, s'y convertissoit en ces ventositez, qui venant à sortir subitement & avec impetuosité de son orifice interne, faisoient un bruit tout semblable à celuy des vents qui sortent ordinairement de l'*anus*. J'ay encore vû plusieurs autres femmes, & mesme quelques femmes grosses sujettes au mesme accident, dont elles ne souffroient aucune autre incommodité que l'indecence de ce bruit, qu'elles rendoient toûjours involontairement en quelque compagnie qu'elles fussent.

Observation CVI.

De l'accouchement d'une femme qui avoit une grande perte de sang, causée par l'arriérefaix qui se presentoit le premier.

LE 13 Février 1674 j'ay accouché une femme d'un enfant de sept mois, dont l'arriérefaix se presentoit le premier; ce qui avoit causé une grande perte de sang à la mere, & la mort à cet enfant que je tiray aussi-tost que je fus arrivé pour la secourir, tout enveloppé de ses membranes, avec l'aide d'une forte douleur qui survint à la mere, qui le poussa dehors presque d'elle-mesme, & l'arriérefaix en mesme temps, à cause de la mediocre grosseur de cet enfant, qui n'estant pas à terme, estoit beaucoup plus petit que les autres, dont cette femme estoit accouchée auparavant au terme de neuf mois complets. Il faut remarquer que l'enfant ne pouvant estre vivifié que par le sang de la mere, durant qu'il est dans la matrice, ne manque pas de perir comme fit celuy-cy, aussi-tost qu'il est frustré de la communication de ce sang par l'entier détachement de l'arriérefaix, à moins qu'il ne soit secouru dans ce mesme moment, en le tirant dehors pour luy donner la liberté de respirer, dont il a indispensablement besoin au deffaut d'estre vivifié par cette communication du sang de la mere.

Observation CVII.

De l'extraction d'un enfant mort au ventre de sa mere.

LE 4 Mars 1674 j'ay accouché une femme âgée de trente ans de son premier enfant, dont la teste estoit au passage depuis deux ou trois jours aprés l'écoulement de ses eaux; lequel estant déja mort, ainsi qu'il me parut lors que je fus mandé pour secourir cette femme, auroit aussi tres-certainement fait mourir la mere dans peu, si on ne l'eust délivrée promptement, comme je fis, en luy tirant du ventre sans aucune violence cét enfant mort, par le moyen d'un instrument de mon invention tres-convenable à cette operation laborieuse, auquel j'ay donné le nom de *Tireteste*, à cause de son usage qui est incomparablement meilleur en cette occasion, que celuy des crochets ordinaires, comme je le puis bien témoigner par beaucoup de pareilles experiences.

periences. Par ce moyen je sauvay la vie à cette femme, qui sans ce salutaire secours seroit indubitablement morte avec son enfant dans le ventre. L'on peut voir la figure de cét instrument que j'ay fait representer dans mon livre des accouchemens, où j'ay enseigné fort exactement la maniere de s'en bien servir.

OBSERVATION CVIII.

D'une femme qui croyant estre grosse de deux mois & demy, vuida un petit fetus, *qui n'estoit pas plus gros qu'une simple mouche à miel.*

LE mesme jour 4 Mars 1674 je vis une femme, qui croyant estre grosse de deux mois & demy, aprés avoir senti quelques douleurs de reins, vuida en ma presence, avec une grande perte de sang, une poche membraneuse & charnuë, de la grosseur d'un œuf de poule, pleine d'eau, dans le milieu de laquelle je trouvay aprés l'avoir ouverte un petit *fetus*, qui n'estoit pas plus gros qu'une simple mouche à miel, dont la teste n'estoit que de la grosseur d'un petit pois, & le reste du corps à proportion, les autres parties ne pouvant pas estre bien facilement distinguées, à cause de leur petitesse & de leur mollesse, sinon qu'on voyoit manifestement en cette teste les deux yeux, qui paroissoient comme deux petits points noirs, & l'on voyoit aussi tres-bien le cordon de l'ombilic, qui s'alloit attacher à une espece de petit *placenta*. Mais il faut remarquer que bien que cette femme crust estre grosse de deux mois & demy, lors que cet avortement luy arriva, il ne faut pas inferer qu'un *fetus* de ce terme ne soit que de la grosseur de cet avorton; car pour l'ordinaire les enfans de deux mois & demy sont de la longueur du plus grand doigt de la main. Mais la cause pour laquelle ces sortes d'avortons paroissent souvent beaucoup plus petits qu'ils ne devroient estre au temps que la nature les expulse, est que leur principe de vie ayant esté détruit long-temps auparavant, ils restent seulement de la grosseur qu'ils estoient en ce temps, se flétrissans pour lors, au lieu d'augmenter, comme font les fruits des arbres, quand ils viennent à estre privez de la séve qui entretenoit leur principe de vie.

OBSERVATION CIX.

D'une femme qui mourut par l'ignorance d'un Chirurgien qui luy avoit violemment tiré la matrice, croyant que ce fust un corps étrange.

LE 10 May 1674 j'ay veu une femme à laquelle un Chirurgien voulant, à ce qu'il disoit, extirper un corps étrange qui luy sortoit de la matrice, avoit tellement tiré par ignorance le corps de la matrice, dont elle souffroit une descente depuis quelques années, qu'elle en mourut peu de jours ensuite; à cause de l'extréme douleur qu'il luy fit en tiraillant ainsi violemment cette partie, à laquelle il survint aussi-tost une grande inflammation accompagnée de douleurs de ventre insupportables, avec une grosse fiévre, & autres funestes accidens, qui la firent perir quelques jours aprés que je l'eûs vûë en ce mauvais état.

OBSERVATION CX.

*De l'accouchement d'une femme qui au quatriéme mois de sa grossesse, avoit rendu par plusieurs fois des vents par la matrice, avec aussi grand bruit que si c'eust esté de l'*anus.

LE 18 May 1674 j'ay accouché une femme âgée de vingtcinq ans, de temperament pituiteux, de son second enfant qui estoit une fille, qui vint au terme de huit mois & vingt jours, à ce que me dit la mere, qui sçavoit précisement le jour qu'elle estoit devenuë grosse. Cet enfant se portoit assez-bien, quoique la mere eust rendu par plusieurs fois des vents par la matrice, avec aussi grand bruit que si c'eust esté de l'*anus*, lors qu'elle estoit au quatriéme mois de cette grossesse, ce qui faisoit que son Medecin, ne croyant pas qu'elle fust grosse en ce temps, luy avoit conseillé de faire plusieurs remedes qui auroient pû estre préjudiciables à sa grossesse, si je ne l'en eusse detournée, en l'assurant qu'elle estoit effectivement grosse d'enfant, nonobstant l'accident des vents qu'elle rendoit pour lors par la matrice. Ces vents comme je l'ay déja expliqué cy-devant en l'observation c v. ne procedoient que de quelques humeurs gluantes & visqueuses, qui estant renfermées dans la matrice hors des membranes de l'enfant, & venant à s'y rarefier par la chaleur de cette partie, se convertissoient en ces sortes de ventositez, qui venant à sortir subitement & avec impetuosité de son orifice interne, qu'elles faisoient entrouvrir, causoient un bruit semblable à celuy des vents qui sortent de l'*anus*.

OBSERVATION CXI.

D'une femme qui mourut d'un ulcere carcinomateux de la matrice.

LE 24 May 1674 j'ay vû une femme âgée de trente ans, qui aprés avoir eu durant un an un continuël écoulement de fleurs blanches malignes, qui luy causerent un ulcere carcinomateux à la matrice, y avoit une excroissance de chair fongueuse, grosse comme une noix, qui sortoit de l'orifice interne avec de continuelles excretions tres-puantes; & quoique cette chair fongueuse me parust se pouvoir retrancher par la ligature, à cause qu'elle n'avoit point de sentiment, & qu'elle avoit la base étroite, neanmoins je crus que l'operation luy seroit inutile; à cause que cet ulcere estoit véritablement carcinomateux, & d'une nature incurable: Et comme cette femme avoit soupçon que son mari qui estoit fort débauché, luy eust communiqué quelque malignité Venerienne qui luy avoit causé cet ulcere, elle me demanda si elle ne pourroit point guerir par le flux de bouche, & par autres remedes dont l'on se sert ordinairement pour la guerison de la maladie Venerienne, ainsi qu'un Chirurgien qu'elle avoit consulté avant moy luy avoit promis. Je luy dis que l'on pouvoit bien guerir par ces remedes les ulceres malins qui n'estoient qu'aux levres exterieures de la matrice; mais que ceux qui estoient à son orifice interne estoient entiérement incurables: Flatée neanmoins de l'esperance de guerison que cet autre Chirurgien luy avoit donnée contre mon sentiment, elle s'en fit traiter de la maniere qu'il luy avoit proposée; mais ce fut en vain; car elle mourut peu de temps ensuite, comme je l'avois bien prédit.

OBSERVATION CXII.

D'une femme qui mourut d'un scyrrhe de matrice qu'elle eut durant six années.

LE 4 Juin 1674 j'ay vû une femme âgée de trente deux ans, qui avoit depuis un an un veritable scirrhe de toute la matrice, qui luy estoit arrivé aprés une perte de sang qui luy avoit duré un an entier, laquelle perte de sang luy avoit esté causée, à ce qu'elle me dit, par les violences que luy avoit faites un Chirurgien qui l'avoit accouchée de son dernier enfant. Lors que je vis cette femme cette premiere fois, sa matrice estoit de la grosseur des deux poings, extrémement dure & sans aucune douleur, mesme en la comprimant avec la main, nonobstant quoy elle ne laissoit pas d'estre bien reglée à son ordinaire ; mais elle sentoit des douleurs assez considerables dans le temps de ses menstruës ; aprés lequel temps elle avoit encore des fleurs blanches durant huit ou dix jours ; ensuite de quoy elle ne vuidoit plus rien, jusques au temps que ses menstruës revenoient, & ne sentoit aucune douleur dans cet intervale de temps, sinon une pesanteur au bas du ventre, causée par ce scyrrhe de la matrice, qui dans la suite s'augmenta de telle sorte, qu'il devint de la grosseur de la teste d'un enfant, & fit enfin mourir cette femme au bout de six années, comme je l'avois bien predit. Il faut remarquer que ce qui contribua beaucoup à faire vivre cette femme durant un si long-temps, nonobstant une si fascheuse maladie, est qu'elle ne laissoit pas d'avoir assez reglément l'évacuation de ses menstruës, qui se faisoit seulement par quelques uns des vaisseaux de la matrice, qui n'estoient pas si embarrassez que la plus grande partie des autres, où ce scirrhe faisoit une grande obstruction.

OBSERVATION CXIII.

D'une femme qui quoiqu'elle eust vuidé tres-souvent, depuis le second mois de sa grossesse jusques au cinquiéme mois, des eaux par la matrice, accoucha tres-heureusement.

LE 12 Juin 1674 j'ay vû une femme qui depuis le second mois, de sa grossesse, jusques au cinquiéme mois, avoit vuidé tres-souvent quantité d'eaux de la matrice, où il s'en rengendroit encore de nouvelles, aussitost qu'elle en avoit vuidé, comme elle fit par beaucoup de differentes fois; nonobstant quoy cette femme accoucha dans la suite heureusement à terme, d'un garçon qui se portoit fort bien, & que j'ay vû depuis à l'âge de douze ans. L'événement heureux de la grossesse de cette femme, fait bien connoistre que ces eaux qu'elle avoit si souvent vuidées, comme j'ay dit, ne venoient que d'une espéce d'hydropisie de matrice, contenuës hors des membranes de l'enfant; car si ces eaux eussent esté les veritables eaux de l'enfant, cette femme auroit indubitablement avorté aprés leur écoulement, qui n'auroit pas pû aussi se faire sans la rupture des membranes qui les contiennent, aprés laquelle rupture les nouvelles eaux qui se seroient engendrées, n'auroient pas pû estre retenuës dans la suite, par l'impossibilité de la réünion de cette rupture. Il faut remarquer que la raison pour laquelle cét écoulement d'eaux cessa aprés le cinquiéme mois de la grossesse de cette femme, est que l'enfant estant devenu plus grand, & consumant plus d'humeurs pour sa nourriture, il ne restoit plus tant de superfluitez inutiles, que dans les premiers mois.

Observation CXIV.

D'une femme qui mourut d'un ulcere carcinomateux de la matrice.

Le 4 Aoust 1674 j'ay vû une femme âgée de cinquante ans, qui venant à estre tout-à-fait déreglée dans l'évacuation de ses menstruës, qu'elle avoit euë de tout temps en grande abondance, & qui estoit presque toûjours suivie d'un écoulement de fleurs blanches, avoit depuis six mois des excrétions purulentes de la matrice tres fetides, & par intervale des pertes de sang tres abondantes, qui venoient d'un ulcére carcinomateux de la matrice, que je jugeay estre entiérement incurable, & devoir certainement la faire mourir, comme il arriva sept mois ensuite; pendant tout lequel temps cette femme traîna une vie languissante & accompagnée de continuelles douleurs, comme ont fait un tres-grand nombre d'autres femmes que j'ay vû mourir de cette pernicieuse maladie, ainsi que je leur avois prédit, dont il n'est pas necessaire que je fasse une plus ample relation, l'histoire de celle-cy, qui leur est à peu prés semblable, estant suffisante à l'intention que j'ay de faire remarquer que cette funeste maladie arrive bien plus ordinairement aux femmes de l'âge & du temperamment de celle dont je viens de parler, qu'aux autres; Car en ce temps l'évacuation des menstruës n'estant plus bien reglée, comme elle avoit coustume d'estre dans un âge mois avancé, il arrive souvent des imtemperies à la matrice par la suppression de cette évacution, qui causent dans la suite un ulcere incurable en cette partie, & par intervales des pertes de sang surabondantes & déréglées, avec une continuelle excrétion de serosité roussâtre semblable à lauvre de chair, ou purulente, qui est souvent d'une odeur extrêmement fetide & cadavereuse. Les femmes qui ont quelque disposition à cette fascheuse maladie, ne peuvent pas s'en préserver plus sûrement que par le fréquent usage de la saignée, pour suppléer au defaut de l'évacuation menstruelle qui commence à se supprimer avec l'âge, jusques à ce que la nature soit accoûtumée durant quelques années à estre tout-à-fait privée de cette évacuation. Mais la pluspart des femmes repugnent à user de ce remede salutaire, dans la croyance qu'elles ont que leurs menstruës ne viennent à se supprimer avec le temps, que parce qu'elles n'engendrent pas tant de sang qu'elles faisoient en un âge moins avancé: mais elles s'abusent; car les menstruës ne se suppriment en ce temps, que parce que les voyes qui servoient à leur évacuation viennent à se fermer: de sorte que tous les vaisseaux de la matrice venant à s'emplir extraordinairement, jusques à en regorger aprés une suppression de plusieurs mois, il se fait ensuite une impetueuse irruption de ce sang, & souvent une évacuation surabondante par la rupture de quelques-uns des vaisseaux de cette partie, où il se forme ensuite un ulcére incurable. Mais il faut observer que la saignée que je viens de conseiller pour prévenir cette maladie en cettte âge avancé, est celle du bras; afin de vuider par son moyen la plénitude des vaisseaux, & désaccoustumer peu à peu la nature à porter ce sang avec trop d'abondance vers la matrice, dont les voyes qui servoient à son évacuation reglée, ne sont plus libres. C'est pourquoy la saigné du bras est préférable en ce temps à la saignée du pied, qui ne feroit qu'attirer encore davantage les humeurs sur cette partie, qui n'a plus de disposition à en permettre une évacuation réglée, comme dans un âge moins avancé.

OBSERVATION CXV.

D'une femme qui avoit conçû quatre enfans, dans le temps mesme qu'elle portoit actuellement un pessaire pour une descente de matrice, dont elle estoit incommodée depuis quinze ans.

LE 11 Aoust 1674 j'ay vû une femme qui avoit une descente de matrice, qui l'avoit obligée de porter toûjours un pessaire depuis quinze ans; nonobstant quoy elle avoit fait quatre enfans, dont elle estoit accouchée heureusement à terme, n'ayant retiré ce pessaire qu'elle portoit ainsi continuellement, que lorsqu'elle estoit preste d'accoucher, & le remettant toûjours aprés ses couches. Ce pessaire qui estoit fait en figure d'un petit bourlet circulaire, percé d'un trou dans le milieu, donnoit lieu à la semence de l'homme d'estre reçûë à travers son ouverture dans la matrice, pour la conception, & aux menstruës de s'en écouler dans les temps necessaires. L'usage de ce pessaire luy estoit neanmoins superflu aprés le sixiéme mois de sa grossesse; car la matrice pour lors se soûtenoit bien d'elle-mesme, appuyée sur la face intérieure des os des *isles*, par le moyen de sa grande extension sans avoir aucun besoin de pessaire.

OBSERVATION CXVI.

D'une femme qui eût une grande perte de sang, causée par un faux germe.

LE 26 Aoust 1674 j'ay vû une femme, qui croyant estre grosse de trois mois, avoit vuidé il y avoit trois jours, des eaux de la matrice, qui en sortirent tout d'un coup avec bruit, comme si c'eust esté les eaux d'un enfant qui eussent percé; aprés quoy elle fut surprise d'une si grande perte de sang, qu'elle en estoit reduite presque à l'extrémité lorsque je fus mandé pour la secourir, comme je fis en la délivrant d'un faux germe de la grosseur d'un œuf de poule, qui luy avoit causé cette perte de sang, qui cessa aussitost que je luy eus tiré de la matrice ce corps étrange, qui paroissoit d'une consistence assez ferme; la matrice ayant beaucoup contribué par sa contraction, aprés l'écoulement des eaux qui estoient contenuës en ce faux germe, à luy donner la figure d'une matiére compacte & rassemblée, semblable au gesier d'une volaille. Cét exemple & un tres-grand nombre d'autres semblables que j'ay vûs, m'ont fait connoistre une chose tres-remarquable touchant la génération de ces espéces de faux germes; qui est, qu'ils sont toûjours de veritables germes dans le commencement de la conception, qui, semblables à beaucoup de fleurs des arbres, viennent à avorter peu de temps aprés estre épanoüies, aussitost que leur principe de vie est détruit; aprés quoy il n'en reste plus que la simple queuë qui se separe de l'arbre peu de temps ensuite; comme font ces sortes de faux germes, qui ne sont proprement que les membranes & le *placenta* de petits *fetus* avortons, dont le principe de vie a esté détruit dés les premiers jours de leur conception; & qui n'ayant pris aucun accroissement, ne sont pas ordinairement bien visibles, à cause de leur extrême petitesse, comme sont ces membranes & le *placenta*, qui s'estant augmentez par la nourriture qu'ils tirent durant quelque temps de la matrice, où ils sont attachez, paroissent manifestement à la vûë semblables à un œuf sans coquille, quand les eaux qui y sont contenuës n'en sont pas encore écoulées: mais aprés l'écoulement de ces eaux, la matrice venant à se contracter, rassembler en un petit espace toutes ces membranes, & les moulaut, s'il faut ainsi dire, en sa propre cavité, leur donne une figure compacte & ramassée, semblable, comme nous avons dit, à une espéce de gesier de volaille.

OBSERVATION CXVII.

De l'accouchement d'une femme dont l'enfant présentoit le costé de la face.

LE 25 Septembre 1674 j'ay accouché une femme dont l'enfant presentoit le costé de la face, qui estoit en dessus, dans une situation oblique, aussi-bien que son corps; ce qui m'obligea de le retourner entiérement pour le tirer par les pieds, comme je fis; à cause qu'il auroit esté impossible de reduire la teste de cét enfant, en une bonne situation, vû la mauvaise posture où estoit le corps, qui n'auroit pas pû suivre le mouvement qu'on auroit pû donner à la teste, sans danger de luy tordre le col. Par ce moyen je sauvay la vie à cét enfant, qu'il auroit sans doute perduë, si je ne l'eusse tiré promptement de la sorte, comme je fis en en présence d'un autre Chirurgien, qui depuis un jour entier qu'il estoit auprés de cette femme, n'avoit pas pû reconnoistre la necessité de luy donner ce secours, par l'impossibilité qu'il y avoit que la teste de cét enfant, qui estoit renversée sur l'épaule dans le temps des douleurs de la mere, pust en estre poussée dehors.

OBSERVATION CXVIII.

De l'accouchement d'une femme dont l'enfant présentoit le costé de la hanche.

LE 26 Septembre 1674 j'ay accouché une femme, d'un enfant qui présentoit le costé de la hanche, lequel je tiray vivant aprés l'avoir retourné par les pieds; & quoyque la mere ne fust grosse que de huit mois & une semaine, & qu'elle eust eû deux accés de fiévre assez forts deux jours avant que d'accoucher, elle ne laissa pas de se porter bien ensuite, & son enfant pareillement; sinon qu'il estoit un peu delicat, pour estre né trois semaines avant le temps ordinaire. La cause qui avoit pû contribuer à la mauvaise situation de cét enfant, estoit une chûte que la mere avoit faite sur les genoux, trois semaines avant que je l'accouchasse. Il faut remarquer que ces sortes de chutes où le ventre de la femme grosse ne porte point à terre en tombant, & n'est pas violemment heurté contre quelque corps solide, font bien des ébranlemens & des commotions qui peuvent faire mal tourner un enfant, comme il estoit arrivé à cette femme; mais quand le ventre de la femme qui fait une chute, porte à terre, ou reçoit un heurt considerable, ces sortes de chutes sont pour lors tres-dangereuses pour la mere & pour l'enfant; tant à cause de la contusion qu'en reçoit la matrice, qu'à cause des pertes de sang qui arrivent souvent par le détachement prématuré de l'arrierefaix.

OBSERVATION CXIX.

D'une femme grosse de cinq mois, qui aprés une perte de sang durant plus d'un mois, avorta d'un enfant mort, & vuida encore le jour ensuite un espéce de faux germe tout corrompu.

LE 27 Septembre 1674 j'ay vû une femme, qui ensuite d'une perte de sang durant plus d'un mois, avorta d'un enfant mort au cinquiéme mois de sa grossesse ; aprés quoy ayant esté bien délivrée par sa Sagefemme, à ce qu'elle me dit, elle vuida encore le jour suivant une espéce de faux germe tout corrompu, ou plûtost, à ce que je croy, quelque reste de délivre, ou quelque caillot de sang qu'elle prenoit abusivement pour un véritable faux germe ; comme je luy eusse bien fait connoistre, si on me l'eust montré, ainsi qu'elle l'avoit recommandé : mais la Sagefemme l'avoit fait jetter dans les lieux, devant que l'on m'eust mandé, pour éviter apparemment que je reconnusse que c'étoit une partie de l'arriérefaix, qu'elle luy avoit laissée dans la matrice en la délivrant, que la nature avoit expulsée d'elle-mesme dans la suite. Cette femme eût une grosse fiévre avec le ventre dur & fort tendu durant le premier jour ; mais aprés qu'elle eût vuidé ce corps étrange, & que son ventre se fut ouvert par un petit flux, tous ces accidens, qui succedans à un avortement de cette nature sembloient d'abord la devoir faire mourir, cesserent, & elle se porta bien ensuite.

OBSERVATION CXX.

De l'accouchement d'une femme, que l'on pouvoit croire avoir porté son enfant durant dix mois entiers.

LE 30 Novembre 1674 ja'y accouché une tres-grande femme de son trosiéme enfant, dont elle fut durant vingt-quatre heures en travail. Ses eaux s'écoulerent d'abord sans douleurs, & elle fut ensuite un jour entier avec de fausses douleurs ; aprés quoy luy en estant venu de bonnes, elle accoucha heureusement au bout d'une heure d'un enfant masle extraordinairement gros & puissant. Cette femme croyoit aussi-bien que son mary, qu'elle estoit grosse de prés de onze mois, en comptant du jour que l'évacuation de ses menstruës estoit finie la derniére fois, ou à tout le moins de dix mois, en comptant seulement du temps que cette évacuation auroit dû revenir, si elle n'avoit pas esté grosse. Un mois avant que je l'accouchasse elle avoit eu une fausse allarme, qui luy faisant croire qu'elle accoucheroit dés ce temps, l'avoit obligée de faire venir une Sagefemme, & de faire préparer toutes choses pour son accouchement, qui fut encore retardé prés d'un mois entier. Il faut remarquer que ces circonstances jointes à l'extraordinaire grosseur de cét enfant, prouvent manifestement qu'il y avoit lieu de croire que cette femme estoit effectivement grosse de dix mois entiers, ou environ : c'est pourquoy j'ay trouvé cét exemple d'autant plus remarquable, que la grossesse de cette femme avoit excédé le terme ordinaire de neuf mois; non seulement de quelque jours, comme il arrive assez communément à plusieurs femmes, dont les enfans sont toûjours fort gros pour ce sujet, mais d'un mois entier; ce qui est extrémement rare.

OBSERVATION CXXI.

De l'accouchement d'une femme, dont l'enfant présentoit la teste avec sortie du cordon de l'ombilic.

LE 17 Decembre 1674 j'ay accouché une femme dont l'enfant présentoit la teste la premiére, avec sortie du cordon de l'ombilic, que la Sagefemme qui assistoit cette femme avoit tasché inutilement de réduire au dedans par plusieurs fois; parce que la teste de cét enfant n'estant pas encore assez avancée au passage, ne pouvoit pas empescher que ce cordon ne fust continuellement poussé au-dehors dans le temps des douleurs de la mere; ce qui mettoit cét enfant en tres-grand danger de la vie, qu'il auroit certainement perduë, tant à cause du refroidissement de ce cordon, qu'à cause de la forte compression que la teste de l'enfant en auroit faite quand elle auroit esté plus avancée dans le passage, si je ne l'eusse promptement tiré dehors, comme je fis, aprés l'avoir retourné par les pieds, sans aucun préjudice de la santé de la mere qui se porta bien ensuite.

Observation CXXII.

De l'accouchement d'une femme qui croyoit avoir porté son enfant dix mois entiers, quoy-qu'estant grosse de six mois, elle eust eû la fiévre durant plus de trois semaines.

Le 21 Decembre 1674 j'ay accouché une femme d'une fille qui se portoit fort bien, nonobstant que la mere estant grosse de six ou sept mois, eust eû durant plus de trois semaines une fiévre intermittente, dont les accés qui estoient tres-violens, la prenoient tous les jours, & luy duroient quinze heures entieres; pour lequel sujet elle fut saignée cinq ou six fois du bras, & purgée trois ou quatre fois legerement; aprés quoy elle se porta bien durant trois mois, jusques au temps que je l'accouchay heureusement. Elle croyoit pour lors estre grosse de dix mois entiers; & sur ce que je luy témoignay que j'avois de la peine à croire qu'elle ne se fust pas trompée à la supputation du temps de sa grossesse, elle me dit qu'elle en avoit des preuves tres-certaines; & de plus que sa mere l'avoit toûjours asseûrée, qu'elle avoit esté pareillement grosse d'elle dix mois entiers. Ce qui est de plus remarquable en l'éxemple de cette femme, est qu'aprés la dangereuse maladie qu'elle avoit cuë au six ou septiéme mois de sa grossesse, qui sembloit plûtost la devoir faire accoucher prématurément dés ce temps-là, elle avoit encore porté son enfant bien par de-là le terme ordinaire, s'il estoit vray qu'elle ne se fust pas effectivement trompée à cette supputation qu'elle faisoit de sa grossesse, comme on en pouvoit douter.

Observation CXXIII.

D'une femme grosse de deux mois & demy, qui avoit une gonorrhée virulente, nonobstant quoy elle accoucha à terme d'un enfant tres-sain.

Le 28 Decembre 1674 j'ay vû une femme grosse de deux mois & demy, qui avoit une gonorrhée virulente, qui luy estoit survenuë un mois aprés l'ouverture d'un bubon Venerien que son mary luy avoit communiqué: de sorte qu'elle paroissoit avoir esté infectée de ce venin presque dans le mesme temps qu'elle estoit devenuë grosse; nonobstant quoy elle accoucha à terme d'un enfant tres-sain; ce qui estoit une marque évidente que la mere n'avoit pas receu d'infection, qu'aprés la conception de cét enfant, qu'elle me dit avoir senti mouvoir à six semaines, comme elle avoit coûtume de sentir ses autres enfans dans ses précedentes grossesses: Car si ce venin eust esté communiqué à la mere avant que de devenir grosse, il est certain que l'enfant n'auroit pas pû estre aussi sain qu'il estoit.

Observation CXXIV.

De l'accouchement d'une femme qui avoit eû de continuels vomissemens durant six ou sept jours, causez par la grosseur de son enfant.

LE 6 Janvier 1675 j'ay vû une femme grosse de huit mois & demy, qui avoit de continuels vomissemens depuis six ou sept jours, dont elle estoit si extraordinairement abbatuë qu'on eust crû qu'elle en mourroit: Mais elle ne laissa pas d'accoucher quelques jours ensuite, d'un tres-gros enfant vivant, qui avoit beaucoup contribué, à ce que je croy, par sa grosseur à luy causer ces frequens vomissemens, par la compression que le globe de la matrice, extrémement étendu dans ce dernier temps de la grossesse, faisoit de l'estomac de cette femme, laquelle mesme compression faisant aussi en mesme temps regorger la bile de la vessie du fiel dans l'estomac, augmentoit encore pour ce sujet, la violence de ces continuels vomissemens, qui cesserent aussi-tost que cette femme fut accouchée de ce gros enfant qui estoit son premier.

Observation CXXV.

D'une femme qui vuida un faux germe retenu en sa matrice depuis six mois entiers.

LE 10 Janvier 1675 j'ay vû une femme qui venoit de vuider d'elle-mesme un faux germe retenu en sa matrice depuis six mois entiers, lequel pour sa grosseur, qui excedoit celle du poing, pouvoit estre appellé *Mole.* Cette femme estoit en une continuelle perte de sang depuis quinze jours, & avoit déja eû en d'autres differentes fausses grossesses plus d'une douzaine d'autres faux germes, qu'elle avoit toûjours rendus avec grande perte de sang vers le deuxiéme ou troisiéme mois. Il faut remarquer qu'on appelle communément ***Faux-germes*** ces sortes de corps étranges, que les femmes vuident ordinairement avant la fin du troisiéme mois; Mais lors qu'elles les gardent plus long-temps (ce qui arrive rarement) & que ces mesmes corps étranges viennent à grossir, on les nomme *Moles*: desorte que les veritables moles ont toûjours esté des faux germes dans leur commencement.

Observation CXXVI.

De l'accouchement d'une femme dont l'enfant presentoit la main & le cul devant, avec sortie du cordon de l'ombilic.

LE 16 Janvier 1675 j'ay accouché une femme dont l'enfant presentoit la main & le cul devant, avec sortie du cordon de l'ombilic. L'ayant trouvée en cet état, lors que je fus mandé pour la secourir, je reconnus d'abord en touchant le cordon de l'ombilic, qui estoit sorti, que son enfant estoit déja mort; car je trouvay ce cordon tout froid & sans aucun battement; ce qui est un signe tout à fait demonstratif; de sorte qu'il n'y avoit plus pour lors que la mere qui eust besoin du secours que je luy donnay aussi-tost, en repoussant le cordon & la main de l'enfant au dedans; afin que le passage en estant débarassé, le cul pût estre poussé au dehors plus facilement, comme il fut incontinent aprés par le moyen d'une forte douleur qui survint à la mere, d'abord que j'eus retiré ma main, avec laquelle je venois de repousser celle de l'enfant. Si la Sagefemme qui avoit esté inutilement auprés de cette femme, eust ainsi repoussé au dedans la main & le cordon de l'ombilic de l'enfant, durant qu'il estoit encore vivant, comme il estoit necessaire, elle luy auroit indubitablement sauvé la vie qu'il perdit faute de ce secours.

Observation CXXVII.

De l'accouchement d'une femme dont l'enfant presentoit le bras qui estoit sorti jusques à l'épaule.

LE 26 Janvier 1675 j'ay accouché une femme d'un gros enfant, dont le bras estoit sorti jusques à l'épaule depuisdeux heures entieres, lors que je fus mandé pour la secourir. Je trouvay ce bras ainsi sorti beaucoup tumefié, & tout livide, à cause des efforts que la Sagefemme avoit faits en vain, pour tirer l'enfant par cette partie, qu'elle auroit du au contraire repousser au dedans, dés le commencement qu'elle la vit se presenter au passage, pour le retourner & le tirer ensuite par les pieds, ainsi que je fis. Mais comme cet accouchement est un des plus laborieux que l'on puisse voir, la pluspart des Sagefemmes ne sont pas capables de l'entreprendre & quelques-unes aprés l'avoir tenté inutilement sont souvent obligées d'y renoncer, pour la difficulté qu'on y rencontre ordinairement, qui demande toûjours la dexterité de la main des plus experts en l'art : Car dans cette situation de l'enfant, outre que l'on est obligé d'aller chercher ses pieds jusques au fond de la matrice, où ils sont ordinairement situez, c'est qu'il a pour lors la teste & le corps dans une situation oblique, qui augmente encore la difficulté de le retourner, nonobstant laquelle je tiray ce gros enfant vivant, & la mere se porta bien ensuite.

Observation CXXVIII.

D'une femme qui accoucha assez heureusement au terme de huit mois, de deux enfans vivans, laquelle estant grosse de trois mois, avoit eû durant six semaines entieres une fiévre continuë.

Le 30 Janvier 1675 j'ay accouché une petite femme assez délicate, de deux enfans vivans, au terme de huit mois, laquelle avoit eû au troisiéme mois de sa grossesse, durant six semaines entiéres, une fiévre continuë avec des redoublemens, pour laquelle maladie elle avoit esté saignée neuf ou dix fois, & avoit fait plusieurs autres remedes que son Medecin luy avoit ordonnez, dans tout le temps de cette indisposition, qui l'avoit presque reduite à l'extrémité; nonobstant quoy elle accoucha ainsi heureusement de ces deux enfans vivans; ayant aussi esté tres-incommodée auparavant durant quinze jours, d'une frequente toux avec vomissement, & d'une grande enflure de jambes avec bouffissure de la face, tous lesquels accidens estant disparus quelques jours aprés l'accouchement, cette femme que l'on avoit crû devoir mourir, se porta bien peu de temps ensuite. Il y a trois choses en cet exemple qui se remarquent en la plusspart des femmes qui sont grosses de deux enfans : La premiere, qu'elles sont toûjours plus valetudinaires dans tout le temps de leur grossesse, que les autres ; la seconde qu'elles ont ordinairement les jambes fort enflées vers les derniers mois de leur grossesse ; & la troisiéme qu'elles accouchent presque toûjours quelque temps devant le terme ordinaire : Mais le temps de celle-cy fut encore acceleré par la frequente toux, dont elle fut fort incommodée devant que d'accoucher.

Observation CXXIX.

D'une femme qui mourut au septiéme jour de sa couche, à cause de la retention d'un corps étrange resté en sa matrice.

Le 12 Février 1675 je vis une espece de faux germe, ou corps étrange, gros comme un œuf, & long comme la main, qu'une femme avoit rendu par la matrice quelques jours aprés estre accouchée, quoy qu'elle eust esté délivrée dans le temps de son accouchement d'un arriérefaix bien entier, à ce que m'assura sa Sagefemme qui l'avoit accouchée, qui estoit assez celébre. Cette femme mourut neanmoins au septiéme jour de sa couche ; & par l'ouverture de son corps l'on trouva encore une petite portion de ce mesme corps étrange adherente au fond de la matrice, qui avoit esté cause que l'inflammation y estant arrivée, cette femme estoit ainsi morte ensuite. Mais par la consideration de la substance de ce pretendu faux-germe, ou corps étrange, laquelle estoit toute semblable à celle de l'arriérefaix, je crus que c'estoit plûtost une partie de ces sortes d'arriérefaix, qui ont quelquefois une petite production de mesme substance alongée, ou separée du principal corps de l'arriérefaix, qui n'y adhere que par les seules membranes, comme j'en ay souvent vû, qu'un veritable faux-germe entiérement separé de l'arriérefaix, comme cette Sagefemme me vouloit persuader. Mais quoique ce fust, la retention de ce corps étrange en la matrice de cette femme, luy causa le mesme funeste accident, que l'on voit quelquefois arriver par la retention d'une partie de l'arriérefaix.

Obser-

OBSERVATION CXXX.

De l'accouchement d'une femme reduite à l'extrémité, par une grande perte de sang qu'elle avoit depuis huit jours.

LE 18 Février 1675 j'ay accouché une femme qui estoit reduite à l'extrémité, par une grande perte de sang qu'elle avoit depuis huit jours, causée par l'entier détachement de l'arriéfaix d'avec la matrice, à l'occasion de l'extréme accourcissement du cordon de l'ombilic, dont l'enfant avoit le col embarassé. Le secours que je donnay pour lors à cette femme en l'accouchant au déplorable état où elle estoit, fut inutile à l'enfant qui estoit mort en son ventre il y avoit plus de deux jours, & ne servit qu'à prolonger la vie de la mere de trois jours, ne luy estant pas resté assez de sang pour pouvoir réchapper, comme elle auroit pû faire, si plusieurs Chirurgiens qui l'avoient vuë deux ou trois jours avant moy, l'eussent accouchée dés ce temps, comme ils devoient faire; ne l'ayant voulu entreprendre, de crainte qu'elle ne mourust entre leurs mains dans le temps de l'operation.

OBSERVATION CXXXI.

D'une femme grosse de six mois, qui ayant une grande perte de sang mourut avec son enfant dans le ventre, n'ayant jamais voulu permettre qu'on l'accouchast.

LE 25 Février 1675 je vis une femme grosse de six mois, qui estoit presque à l'extrémité, à cause d'une grande perte de sang qu'elle avoit depuis un jour, laquelle avoit déja commencé à paroistre depuis huit jours, aprés un coup qu'un jeune garçon luy avoit donné sur le ventre. Et comme nonobstant le mauvais état où estoit cette femme, lors que je fus mandé pour la secourir, il y avoit encore quelque esperance de luy pouvoir sauver la vie en l'accouchant, je fis mon possible pour la resoudre à souffrir cette operation qui luy estoit absolument necessaire, luy representant l'impossibilité qu'il y avoit qu'elle pust jamais échapper que par ce secours. Mais quelque instance que je luy en fis, & quelque raison que je luy pusse alleguer, elle n'y voulut jamais consentir, n'en ayant point d'autre de son refus, sinon qu'elle croyoit que Dieu par sa misericorde luy pardonneroit, puisqu'il ne luy avoit pas donné assez de force d'esprit & de courage, pour se pouvoir resoudre à souffrir les cruelles douleurs qu'elle supposoit qu'on luy feroit pour l'accoucher ; protestant qu'elle aimoit mieux mourir que de les endurer. Mais voyant que toutes mes raisons jointes aux pressantes exhortations du Confesseur de cette femme, qui estoit présent, ne la pouvoient pas resoudre à souffrir que je l'accouchasse, comme il estoit necessaire de faire, je la laissay avec regret en ce déplorable état, aprés luy avoir fait mon pronostic tendant à une mort certaine, qui luy arriva six heures ensuite, estant expirée comme je luy avois prédit, avec son enfant dans le ventre ; que l'obstination de la mere fit ainsi malheureusement perir avec elle.

OBSERVATION CXXXII.

De l'accouchement d'une femme dont l'enfant présentoit la main avec sortie du cordon de l'ombilic.

LE 5 Mars 1675. j'ay accouché une femme dont l'enfant presentoit la main avec sortie du cordon de l'ombilic ; ce qui m'obligea de le retourner par les pieds, afin de luy sauver la vie, comme je fis, par le prompt secours que je luy donnay ; observant la methode dont j'ay coûtume de me servir aux accouchemens de cette nature ; qui est qu'ayant pris un seul pied de l'enfant, & le tirant ensuite, je fis sortir en mesme temps son autre cuisse pliée vers le ventre, sans qu'il fust besoin de faire davantage de violence à la femme pour aller chercher l'autre pied de son enfant, qui se dégagea presque de soy-mesme, en tirant ce seul pied, comme il a coûtume d'arriver lors que l'enfant n'est pas trop gros, & que la matrice est assez dilatée pour faciliter cette operation.

OBSERVATION CXXXIII.

De huit enfans qui en venant au monde avoient le cordon de l'ombilic noüé d'un veritable nœud.

LE 2 Avril 1675 j'ay accouché une femme d'une fille vivante qui vint naturellement, dont je trouvay le cordon de l'ombilic noüé d'un veritable nœud, qui s'estoit ainsi fait dans le ventre de la mere, par la grande longueur de ce cordon, dont il s'estoit fait un cercle, dans lequel il falloit que tout le corps de l'enfant eust passé, lors qu'il s'estoit tourné. Ce nœud estoit extrémement serré; Mais cela ne s'estoit fait seulement que dans la sortie de l'enfant; car s'il eust esté long-temps serré de la sorte dans le ventre de la mere, l'enfant auroit certainement peri; à cause que le mouvement du sang qui luy estoit necessaire, auroit esté entiérement intercepté dans ce cordon. J'ay encore accouché depuis ce temps-là sept autres femmes, dont les enfans qui estoient tous vivans, avoient pareillement le cordon noüé d'un semblable nœud, qui s'estoit fait de la mesme maniere, par l'extraordinaire longueur de leur cordon: de ces sept derniers enfans, cinq estoient des garçons, & les deux autres estoient des filles, comme cette premiere dont j'ay parlé.

Observation CXXXIV.

D'une femme qui estant grosse de six mois & demy, avoit une continuelle toux accompagnée de fiévre depuis dix jours, qui la mettoit en danger d'avorter.

Le 5 Avril 1675 je vis une femme grosse de six mois & demy, qui avoit depuis dix jours une toux continuelle, accompagnée de fiévre, qui la mettoit en grand danger d'avorter, & mesme en grand peril de la vie. Elle avoit déja esté saignée trois fois du bras pour cette maladie, & vouloit qu'on la saignast du pied, suivant le conseil qu'on luy en avoit donné, à dessein de la faire accoucher; croyant qu'elle se porteroit mieux quand elle seroit accouchée. Mais je la dissuaday de ce pernicieux conseil, en l'asseurant que l'accouchement survenant durant sa maladie, la mettroit encore en bien plus grand danger de mourir. Ayant suivi le conseil que je luy donnay, elle s'en trouva bien dans la suite, & porta son enfant jusques à terme, dont elle accoucha heureusement.

OBSERVATION CXXXV.

De l'accouchement d'une femme dont l'enfant estoit resté au passage, à cause de la diminution & cessation presque entiére des douleurs de son travail.

LE 9 Avril 1675 j'ay accouché une femme âgée de trente ans de son premier enfant, qui estoit resté au passage depuis quinze heures, lors que je fus mandé pour la secourir; ce qu'ayant reconnu, & que les douleurs de la mere, qui avoient esté tres-fortes dans le commencement de son travail estoient tout à fait diminuées, & presque cessées, & qu'elle ne pouvoit plus prendre de lavement pour luy en exciter de nouvelles, tant estoit grande la compression que la teste de son enfant, qui estoit fortement engagée dans le passage, faisoit au gros intestin, je luy fis prendre par la bouche l'infusion de deux drachmes de sené dans peu de liqueur, avec le jus d'une orange aigre. Ce remede faisant son effet luy excita des douleurs plus fortes qu'auparavant, qui la firent accoucher heureusement six heures ensuite, d'un gros enfant vivant, qui avoit le col embarassé de deux tours du cordon de son ombilic; ce qui accourcissant de beaucoup la longueur naturelle de ce cordon, avoit esté cause que l'enfant qui en estoit ainsi bridé, n'avoit pû que tres-difficilement estre poussé dehors par les douleurs de la mere, qui auroit pû succomber dans son laborieux travail, sans le secours de ce petit remede, que je luy fis prendre fort à propos.

OBSERVATION CXXXVI.

D'une femme grosse de sept mois, qui ayant eû une perte de sang presque continuelle durant quatre mois, avorta d'un petit enfant qui n'estoit pas plus grand qu'un enfant de trois mois.

LE 14 Avril 1675 j'ay délivré une femme d'un petit enfant, mort en son ventre depuis long-temps, selon l'apparence, lequel n'estoit pas plus grand qu'un enfant de trois mois, quoyque la mere fust grosse de prés de sept mois. Elle avoit presque continuellement vuidé quelque peu de sang par la matrice, depuis quatre mois entiers; ayant eu durant tout ce temps des douleurs de reins & des dispositions à cet avortement, qui luy arriva enfin par une grande perte de sang, dont elle fut tout d'un coup surprise, qui cessa aussi-tost qu'elle fut accouchée, aprés quoy cette femme se porta bien. La perte de sang qu'elle avoit euë presque continuelle durant quatre mois, avoit rendu ce petit enfant avorton semblable à ces fruits avortez, qui ne grossissant plus dés le moment qu'ils viennent à estre privez de la séve de l'arbre dont ils tiroient leur nourriture, deviennent tout fletris, & s'en separent long-temps devant leur parfaite maturité.

Observation CXXXVII.

De l'accouchement d'une femme qui estoit à l'extrémité à cause d'une grande perte de sang.

LE 20 Avril 1675 j'ay accouché une femme qui estoit à l'extremité, à cause d'une grande perte de sang qu'elle avoit depuis deux jours, avec de frequentes foiblesses; pour raison de quoy elle avoit déja receu tous ses Sacremens lors que je fus mandé pour la secourir, ne l'ayant pas pû estre de deux Chirurgiens des plus celébres, qui l'ayant vûë avant moy n'avoient pas voulu l'accoucher, comme il estoit absolument necessaire de faire, pour luy sauver la vie, dans la crainte qu'ils avoient qu'elle ne mourust entre leurs mains, & que leur reputation n'en fust diminuée. Mais voyant qu'il y avoit encore quelque petite esperance de pouvoir sauver la vie à cette femme, & ne considerant que ce que la conscience me suggeroit, je l'accouchay sur l'heure en la presence d'un de ces Chirurgiens, qui avoient refusé de l'entreprendre. Pourquoy faire je rompis les membranes des eaux de l'enfant, & le retournay ensuite pour le tirer aussi-tost par les pieds. L'operation fut inutile à l'enfant; car il estoit mort au ventre de sa mere il y avoit prés d'un jour, selon l'apparence; Mais par ce secours je sauvay la vie à la mere, qui toute moribondé qu'elle estoit pour lors, ne laissa pas de se bien porter ensuite.

Observation CXXXVIII.

D'une femme qui estant grosse de trois mois de son premier enfant, fut traitée de la maladie Venerienne, & accoucha ensuite heureusement à terme.

LE 26 May 1675 j'ay vû avec deux Chirurgiens de mes Confreres une jeune femme grosse de trois mois de son premier enfant, laquelle estoit infectée de la maladie Venerienne, que son mari luy avoit communiquée; de sorte qu'y ayant apparence que son enfant ne manqueroit pas de perir par la malignité de cette maladie, si on n'en traitoit pas la mere, nous fusmes d'avis qu'il estoit plus sur pour la mere & pour l'enfant, de l'en traiter pour lors, sans attendre plus long-temps; ce qui fut entrepris par l'un de ces Chirurgiens qui la traita de cette maladie dont elle guerit fort bien, & accoucha ensuite heureusement à terme d'une fille qui se portoit bien, & qui n'avoit aucune marque de la maladie, dont sa mere avoit esté infectée dés le commencement de sa grossesse: Mais cette femme fut traitée avec les mesmes précautions que j'ay marquées en l'éxemple d'une autre femme dont j'ay parlé en l'observation LXXI.

Observation CXXXIX.

De l'accouchement d'une femme qui avoit esté fort fatiguée durant trois jours par beaucoup de remedes que sa Sagefemme luy avoit fait prendre inutilement pour l'accelerer.

LE 17 Juin 1675 j'ay vû une femme qui sentoit depuis trois jours entiers de grandes douleurs par tout le ventre, qui ne repondoient aucunement en bas, comme font les veritables douleurs de l'accouchement. Sa Sagefemme qui estoit auprés d'elle depuis ces trois jours, voyant qu'elle avoit fait tout ce qu'elle avoit pû pour la faire accoucher, sans en pouvoir venir à bout: m'envoya querir pour avoir mon conseil, croyant que cette femme n'accoucheroit jamais, & mesme qu'elle mourroit en ce travail. Je trouvay la malade extrémement abbatuë, tant par les continuelles douleurs qu'elle avoit senties durant tout ce temps, que par quatre ou cinq lavemens acres, & plusieurs autres remedes qu'elle luy avoit fait donner, pour accelerer son accouchement, outre deux saignées qu'elle luy avoit fait faire pour la mesme intention. Mais ayant consideré qu'elle estoit sans fiévre, & que sa matrice n'estoit seulement dilatée que de la largeur de l'extremité du doigt, sans aucune préparation des eaux de son enfant qui estoit peu abaissée; cela me fit connoistre qu'on avoit fatigué fort en vain la malade pour accelerer son accouchement devant que son travail eust esté tout-à-fait declaré. Ce qu'on reconnoist par la preparation des eaux, & par les douleurs qui repondent en bas; c'est pourquoy je conseillay à cette Sagefemme, au lieu de continuër à fatiguer en vain la malade, en la faisant tenir debout, & la faisant promener dans sa chambre, comme elle avoit souvent fait depuis ces trois jours, de la laisser reposer dans son lit, pour la remettre de toutes ces fatigues inutiles, & d'attendre avec patience que le travail se declarast tout-à-fait de luy-mesme; ce qu'ayant fait, cette femme s'estant reposée deux jours entiers, & son travail s'estant ensuite veritablement declaré, elle accoucha heureusement, comme je luy avois predit. J'ay souvent vû en d'autres accouchemens des exemples semblables à celuy-cy, où la Sagefemme avoit pris une simple disposition à travail, pour une declaration du travail, lequel ne doit estre estimé veritable, que lors que l'on sent les eaux de l'enfant se preparer, & repondre manifestement au toucher du doigt, dans le temps des douleurs de la femme.

Observation CXL.

D'une femme qui mourut d'un ulcere carcinomateux de la matrice, dont elle fut traitée inutilement par un Chirurgien qui pretendoit la guerir.

Le 26 Juin 1675 j'ay vû une femme âgée de quarante six ans, qui avoit un ulcere carcinomateux en la matrice, qui avoit esté précedé d'une perte de sang qu'elle avoit depuis deux ans entiers, sans discontinuër, sinon quelque fois durant quelque peu de jours. Je trouvay l'orifice interne de sa matrice tout ulceré, sans aucune figure reguliere, avec de gros bords scyrrheux renversés; nonobstant quoy en luy touchant sur le ventre qu'elle avoit assez mollet, on ne sentoit pas que le corps de la matrice fust plus gros, ny plus dur qu'à l'ordinaire; & comme cette maladie estoit un veritable *Cancer*, je la jugeay entiérement incurable. Cependant un de mes Confreres entreprit contre mon sentiment de l'en traiter comme si c'eust esté une maladie Venérienne, en luy excitant un flux de bouche ; mais ce fut inutilement ; car elle mourut trois mois ensuite, comme je l'avois bien predit.

OBSERVATION CXLI.

D'une femme qui ayant soupçon de grossesse depuis quelques semaines, vuida de la matrice quelques membranes, & un petit corps blanc de la grosseur d'un grain de milet, qui paroissoit estre un commencement de génération.

LE 14 Juillet 1675 j'ay vû une femme qui venoit de vuider de la matrice quelques membranes charnuës avec perte de sang. Je trouvay dans ces membranes un peu d'eau glaireuse, au milieu de laquelle il y avoit un petit corps blanc, gros seulement comme un grain de milet, auquel on voyoit quelque petit point noir, qui me faisoit conjecturer que c'estoit un commencement de génération, qui avoit esté empeschée par une chute que cette femme avoit faite il y avoit quinze jours, ayant pour lors un soupçon de grossesse depuis quelques semaines. Cela fait voir de quelle petitesse est un *fetus* humain dans les premiers jours de la conception ; & l'on doit croire que celuy-cy n'avoit pas profité depuis le temps qu'il avoit esté privé de son principe de vie, par la chute que cette femme avoit faite.

OBSERVATION CXLII.

De l'accouchement d'une femme dont l'enfant présentoit le bras, lequel enfant elle avoit porté mort en son ventre durant cinq semaines.

LE 17 Juillet 1675 j'ay accouché une femme d'un enfant mort en son ventre depuis cinq semaines, laquelle s'estoit blessée en tombant sur les genoux, estant grosse de six mois ; aprés quoy elle porta encore son enfant ces cinq semaines entiéres, jusques au jour que je l'accouchay, sans le sentir mouvoir : mais elle sentoit seulement de temps en temps de faux mouvemens en maniére de soulévemens de son ventre. Cét enfant présentoit le bras devant ;

devant ; ce qui m'obligea de le retourner, pour le tirer par les pieds ; & la mere nonobstant ce fascheux accident se porta bien ensuite. L'on auroit de la peine à se persuader qu'un enfant pust rester si long-temps mort dans le ventre de la mere que celuy-cy y resta, si la chose ne nous estoit confirmée par beaucoup d'autres semblables exemples que nous avons vûs ; l'enfant se conservant sans corruption considérable dans ses eaux, quand elles ne sont pas écoulées, comme dans une espéce de saumure, de la maniére que nous voyons que certains fruits se conservent dans leur saumure, qui les préserve de la corruption, qui ne manque pas de leur arriver aussi-tost qu'on les en retire. Ainsi en arrive-t-il des enfans morts au ventre de la mere, qui n'y peuvent pas demeurer que fort peu de temps, aprés que les eaux sont écoulées, à cause que pour lors il s'en fait une corruption cadavereuse, qui excite la matrice à les expulser.

Observation CXLIII.

De l'accouchement d'une femme qui estant grosse de deux petits enfans, avoit une perte de sang depuis quinze jours.

Le 1 Aoust 1675 j'ay accouché une femme de deux petits enfans masles, de trois ou quatre mois : & quoy-que sa matrice fust tres-peu dilatée, je fus obligé d'en tirer ces deux enfans pour garantir la mere du danger où elle estoit de mourir ; tant à cause d'une perte de sang assez considérable qu'elle avoit depuis quinze jours, avec de grandes douleurs dans le ventre, ayant vuidé dés le jour précédent plusieurs gros caillots avec quelques membranes ; que pour éviter que ces enfans qui estoient morts ne se corrompissent en la matrice par le trop long séjour qu'ils y auroient pû faire ; ce qui auroit esté tres-périlleux pour la mere, qui avoit déja la fiévre depuis deux ou trois jours. Aussi-tost que je l'eûs délivrée de ces deux enfans & de leur arriérefaix, qui estoit unique & commun à tous deux, elle reposa tranquillement durant toute la nuit, & se porta bien ensuite.

Observation CXLIV.

De l'accouchement d'une femme dont l'enfant présentoit une main, & un peu du cordon de l'ombilic avec la teste.

LE 12 Octobre 1675 j'ay accouché une femme d'un enfant qui présentoit une main, & un peu du cordon de l'ombilic avec la teste. Je repoussay assez facilement cette main avec le cordon de l'ombilic au derriére de la teste de l'enfant, aussi-tost que ses eaux furent percées, & cette femme accoucha tres-peu de temps ensuite. Mais bien que j'eusse réduit sans aucune difficulté cét accouchement en une disposition naturelle, & que l'enfant vint de soy-mesme à la deuxiéme douleur de la mere, il se trouva si foible estant venu, qu'il ne vécut qu'une petite demie heure. J'en attribuay la cause à trois tours du cordon de l'ombilic dont il avoit le col embarassé en venant au monde, lesquels faisoient que ce cordon estoit aussi serré de la sorte, que s'il eust esté fortement engagé entre la teste de l'enfant & le passage; parce que estant devenu trop court par ces contours au col, il estoit fortement tiré du costé de l'arriérefaix, qui estoit attaché au fond de la matrice, & pareillement du costé de la teste de l'enfant qui estoit poussée au passage par les douleurs de la mere; ce qui faisoit que le mouvement du sang ne pouvoit pas estre libre dans ce cordon, comme il estoit necessaire qu'il fust pour vivifier l'enfant.

Observation CXLV.

De l'accouchement d'une femme dont l'enfant avoit les pieds & les mains fortement engagez au passage avec la teste.

LE 17 Octobre 1675 j'ay accouché une femme d'un tres-gros enfant vivant, qui avoit les pieds & les mains fortement engagez au passage avec la teste, lors que je fus mandé pour la secourir. Sa Sagefemme ayant tenté de tirer cet enfant par un pied, sans en pouvoir venir à bout, avoit au contraire encore plus fortement engagé la teste de l'enfant au passage, faute de l'avoir repoussée en dedans, aussi-bien que les mains qui se presentoient, avant de le tirer par les pieds, comme je fis en sa presence, luy faisant comprendre qu'en ces operations le bon jugement de celuy qui travaille est encore plus necessaire que la force du corps, qu'elle disoit n'avoir pas, pour pouvoir faire ces laborieux accouchemens.

Observation CXLVI.

D'une femme qui accoucha de trois enfans au terme de huit mois, dont le mari estoit paralitique de la moitié du corps depuis deux ans.

Le 6 Novembre 1675 j'ay accouché une femme au terme de huit mois de sa grossesse, de trois enfans vivans assez gros, qui vinrent tous trois dans la posture naturelle, qui est la teste la premiere, & avoient chacun leur arrierefaix separé l'un de l'autre. Le premier de ces enfans estoit une fille; & les deux autres des garçons. Aussi-tost que la nature eût poussé d'elle-mesme dehors cette premiere fille, je perçay les membranes des eaux du second, afin d'en accelerer la sortie, qui arriva aussi-tost ensuite; & je fis encore la mesme chose pour faciliter le passage du troisiéme, qui vint immediatement aprés la sortie du second. C'est ainsi qu'il faut toûjours faire quand il y plusieurs enfans. Par ce moyen on accelere de beaucoup la sortie des derniers, qui faute de cét aide, pourroient rester des jours entiers, & mesme quelque fois plusieurs jours sans pouvoir venir. Mais ce que je trouvay de plus extraordinaire, est que le mari de cette femme estoit paralitique de la moitié de son corps depuis deux ans entiers; nonobstant quoy il n'avoit pas laissé de faire tout d'un coup ces trois enfans à sa femme, qu'il croyoit exempte de tout soupçon d'avoir commis en leur conception aucune infidelité envers luy. Cet exemple confirme assez, ce me semble, le dire de nos bonnes gens, qui soutiennent qu'un homme est capable de generation, tant qu'il a la force de soulever un boisseau de son. Les deux premiers de ces trois enfans moururent en peu de jours, & le troisiéme vescut jusques à quinze jours; mais la mere se porta fort bien ensuite.

Observation CXLVII.

Du cruel accouchement d'une femme qui mourut par la faute d'un ignorant & temeraire Chirurgien.

LE 29 Novembre 1675 je parlay à une femme; qui me dit qu'il n'y avoit qu'une heure que sa pauvre sœur estoit morte, par les violences extraordinaires qu'un temeraire & maladroit Chirurgien luy avoit faites en sa presence durant deux heures entieres pour l'accoucher; lequel au lieu de luy tirer du ventre son enfant qui estoit vivant, l'avoit tué avec ses instrumens, & avoit en mesme temps crevé & déchiré de tous costez la matrice de la mere; ce qui avoit esté cause qu'elle mourut une heure ensuite, & qu'une grande partie des intestins & du mézentere de cette pauvre femme sortirent hors de son ventre par l'endroit de ces déchiremens, aussi-tost que son enfant luy eut este tiré hors de la matrice, en la presence de ce Chirurgien, par un autre que l'on avoit envoyé querir, aprés qu'on eût vû le cruël traitement, & les excessives violences inutilement faites à cette pauvre femme par ce mesme premier Chirurgien, qui rejetta aussi-tost effrontément sa faute sur cét autre, qui avoit mis le dernier la main à l'œuvre. La verité de ce triste recit me fut aussi-tost confirmée par un de mes confreres, qui me dit avoir esté mandé à l'heure mesme par ce second Chirurgien, pour faire la reduction des intestins de cette femme qui estoit agonisante, lesquels il trouva tout-à-fait hors de son ventre, tout meurtris, & le mézentere tout déchiré en lambeaux, m'assurant qu'il n'avoit jamais vû un spectacle plus horrible, & en mesme temps plus pitoyable; parce que cette pauvre femme avoit pour lors sept autres petits enfans vivans. Mais quoique j'attribuë la cruelle mort de cette pauvre femme à l'ignorance & à la temerité de ce premier Chirurgien, je ne trouve pas que le second soit tout-à-fait éxempt du soupçon que ce premier rejettoit sur luy par son accusation; & je le blasme de ce qu'aprés avoir tiré l'enfant du ventre de cette femme, au lieu d'avoir recours à ce troisiéme Chirurgien, comme il fit, pour luy reduire les intestins & le mézentere qui en estoient sortis, il n'en avoit pas fait luy-mesme la reduction, comme il devoit bien faire aussi-tost qu'il les vit sortir. Si j'ay fait le recit de cette lamentable histoire, ce n'est pas pour insulter à la memoire de ce premier

Chirurgien, qui tout ignorant qu'il estoit se vantoit effrontément d'estre plus capable que qui ce soit en l'art des accouchemens; mais c'est afin de faire connoistre au public combien il est dangereux de se fier aux vaines promesses de ceux qui n'en ont pas une veritable connoissance.

Observation CXLVIII.

De l'accouchement d'une femme qui six semaines auparavant avoit vuidé par la matrice une tres-grande abondance d'eau.

Le 3 Decembre 1675 j'ay accouché une femme d'un enfant qui se portoit bien, laquelle six semaines avant que d'accoucher, avoit vuidé par la matrice une si grande abondance d'eau durant le temps d'une matinée, qu'elle en moüilla plus de quinze serviettes l'une aprés l'autre, qui en estoient toutes trempées, ayant mesme quelques douleurs mediocres, qui luy firent croire qu'elle accoucheroit le mesme jour, & l'obligerent à m'envoyer querir. Mais n'ayant pour lors reconnu en elle aucune disposition à l'accouchement prochain, je me contentay de luy recommander le repos au lit, qu'elle garda durant deux ou trois jours seulement; & huit jours ensuite elle recommença encore à vuider quelques eaux de la matrice; aprés quoy elle se porta tres-bien jusques au terme parfait de son accouchement, qui fut fort heureux, & n'arrivá que six semaines entieres, aprés qu'elle eût vuidé ces premieres eaux, qui venoient selon l'apparence de quelque espece d'hydropisie de matrice; car dans le temps de son accouchement, son enfant qui se portoit tres-bien, avoit toutes ses eaux, & leurs membranes entieres & assez fortes, qui ne se percerent qu'un quart d'heure avant qu'elle accouchast.

Observation CXLIX.

D'une femme qui mourut avec son enfant dans le ventre, d'où il fut tiré par l'operation Césarienne aprés sa mort.

Le 15 Decembre 1675 je vis une femme qui estoit morte avec son enfant dans le ventre, aprés avoir esté deux jours entiers en travail sans pouvoir accoucher. Aussi-tost que je fus arrivé chez elle, l'ayant trouvée qui venoit d'expirer il n'y avoit qu'un moment, je luy fis l'opération Césarienne pour luy tirer du ventre son enfant que je trouvay tout corrompu & extrémement tumefié, se presentant au passage la face en dessus, & la teste de costé, qui estoit la cause pour laquelle cette femme n'en avoit pû accoucher : & comme la Sagefemme qui l'avoit assistée durant tout son travail, me dit que lors que ses eaux s'écoulerent, elles avoient une grande feteur, je jugeay que cét enfant estoit mort dés auparavant que sa mere eust esté en travail ; & que cette Sagefemme s'estoit asseûrément trompée dans la croyance qu'elle avoit que la mere l'avoit senti remuër manifestement depuis ce temps-là ; ce qui estoit impossible, veû la grande corruption qui estoit à l'enfant, & les autres circonstances qui le dénotoient. Si j'eusse esté mandé un jour auparavant, j'aurois peut-estre sauvé la vie à cette pauvre femme, en luy tirant du ventre en la maniére ordinaire cét enfant mort, qu'elle ne put jamais pousser dehors, à cause de sa mauvaise situation ; parce que sa teste venant de costé, estoit renversée sur les epaules ; joint à cela que c'estoit un premier enfant, & une petite femme extrémement grasse. Par l'ouverture que je fis de son corps, je trouvay l'enfant en la disposition & situation que j'ay marquée, & la substance de la matrice extrémement mince dans toute sa partie antérieure & inférieure, n'ayant pas plus d'épaisseur qu'en peut avoir la vessie étenduë, mais dans son fond vers sa partie postérieure, elle avoit l'épaisseur de deux lignes, non-seulement à l'endroit où l'arriérefaix estoit attaché, mais encore à la largeur de deux travers de doigt par delà, dans toute sa circonférence. Mais cette épaisseur de sa substance vers la circonférence de l'arriérefaix, procedoit de la contraction & du resserrement qui s'en estoit fait deux jours auparavant, par l'évacuation des eaux de l'enfant ; & cette contraction s'estoit seulement faite vers le fond où estoient situées les jambes de l'enfant, qui ne tenoient pas tant de place que le corps, qui estant situé vers le devant, avoit toûjours tenu la matrice dans son extension, & estoit cause qu'elle estoit si mince en ce lieu. C'est ce que je fis remarquer à plusieurs personnes qui estoient presentes, pour leur faire connoistre que la matrice est extrémement mince vers les derniers mois de la grossesse, & non pas épaisse d'un travers de doigt ou plus, comme beaucoup le croyent tres-abusivement.

OBSERVATION CL.

D'une femme qui mourut d'un ulcére carcinomateux de la matrice.

LE 24 Décembre 1675 j'ay vû une femme âgée de quarante ans, qui avoit un ulcére carcinomateux à la matrice, dont elle mourut deux mois ensuite, comme je l'avois certainement prédit, vû le mauvais état où je la trouvay. L'orifice interne estoit confus avec le corps de sa matrice, ses bords estant tout retirez, & renversez en dedans; & tout le costé qui touchoit le gros intestin estoit entiérement scyrrheux; ce qui causoit à cette femme une grande difficulté de rendre les gros excrémens, & une tres-grande peine à marcher depuis trois mois, sentant une tres-grande douleur, & une pesanteur extraordinaire vers le siége, qui la faisoit boiter tout bas; à cause que les gros nerfs qui sortent de l'os *Sacrum* pour aller se distribuer aux cuisses, estoient abreuvez des humeurs malignes, dont tout le corps de la matrice estoit embarassé, aussi-bien que toutes les parties voisines. Cette maladie estoit arrivée à cette femme aprés le dereglement de ses menstruës, & des pertes de sang qui avoient eû de fréquentes récidives durant nne année.

OBSERVATION CLI.

D'une femme qui mourut d'un ulcere carcinomateux en la matrice.

LE 1 Janvier 1676 je vis une autre femme âgée de soixante ans, qui avoit depuis un an une perte de sang qui recommençoit de temps en temps, avec une continuelle excrétion de fleurs blanches qui venoient d'un ulcére carcinomateux qu'elle avoit en la matrice, que je trouvay toute scyrrheuse. Cette femme avoit esté bien reglée en l'évacuation de ses menstruës, jusques à l'âge de cinquante ans, aprés lequel âge, cette évacuation ayant entiérement cessé en elle durant huit ou neuf années, il luy arriva des pertes de sang, qu'elle croyoit dans le commencement luy devoir estre salutaires, ne sachant pas que ces sortes de pertes de sang qui viennent ainsi dans un âge avancé, aprés la cessation entiére des menstruës durant plusieurs années, sont toûjours mortelles; parce qu'elles sont toûjours suivies d'un ulcere carcinomateux entiérement incurable, comme il estoit arrivé à cette femme qui mourut quatre mois ensuite que je l'eûs veüe en cét état, comme je l'avois prédit.

OBSERVATION CLII.

De l'accouchement d'une femme grosse de deux enfans, dont l'un presentoit un bras au-devant de sa teste, & l'autre venoit naturellement.

LE 24 Janvier 1676 j'ay accouché une femme de deux enfans vivans, dont le premier qui estoit un garçon, presentoit un bras au-devant de sa teste. Ayant trouvé cette femme en cét état, lors que je fus mandé pour la secourir, je repoussay aussi-tost le bras de l'enfant au derriére de sa teste, laquelle je mis ensuite en bonne situation au passage; aprés quoy je fis donner à la femme un clystére assez fort, qui ayant reveillé ses douleurs qui estoient tres-lentes, la fit accoucher un peu aprés heureusement de ce premier enfant, qui auroit couru risque de la vie, si je ne l'eusse secouru de la maniére; & comme le second enfant qui estoit une fille qui se presentoit naturellement, estoit encore envelopé de ses eaux & de ses membranes, je les rompis aussi-tost pour en accelerer promptement la sortie, durant que le passage estoit ouvert par la sortie du premier; ce qu'ayant fait, ce second enfant qui estoit plus petit que le premier fut promptement poussé dehors; aprés quoy je délivray la femme d'un fort gros arriérefaix, qui estant unique estoit commun à ces deux enfans; observant de tirer premiérement le cordon du premier enfant; afin que la partie de l'arrierefaix qui y répondoit, precedast, pour en rendre l'attraction & la sortie plus facile.

OBSERVATION CLIII.

De l'accouchement d'une femme, dont l'enfant presentoit le cordon de l'ombilic au-devant de sa teste, ayant outre cela le col embarassé de ce mesme cordon.

LE 29 Janvier 1676 j'ay accouché une femme d'un enfant vivant, qui presentoit le cordon de l'ombilic au-devant de sa sa teste ; ayant outre cela le col embarassé de deux tours de ce cordon ; ce qui empeschoit de le pouvoir réduire bien avant. Mais je remediay à cette difficulté, aprés avoir repoussé ce cordon en le tenant sujet avec l'extrémité de mes doigts dans le temps des douleurs de la mere, pour empescher qu'il ne fust derechef poussé dehors, & qu'il ne fust en mesme temps comprimé par la teste de l'enfant, laquelle compression de ce cordon aussi-bien que son refroidissement, auroit esté également préjudiciable à la vie de l'enfant, par l'entiére interception du mouvement du sang, si je n'y eusse ainsi remedié par ce secours, qui fit que la mere accoucha fort heureusement de cét enfant vivant.

Observation CLIV.

D'une femme qui avoit une grande perte de sang, causée par l'arriérefaix d'un petit fétus, *dont elle estoit avortée au deuxiéme mois de sa grossesse.*

Le 4 Février 1676 je délivray une femme qui estoit avortée il y avoit six heures, avec une grande perte de sang qui luy estoit arrivée au deuxiéme mois de sa premiére grossesse ; laquelle perte de sang estoit entretenuë par l'arriérefaix qui estoit resté en sa matrice, aprés qu'elle eût avorté d'un petit *fétus*, dont il n'avoit paru que la teste grosse comme une petite aveline, ayant deux petits points noirs qui en marquoient les yeux, la figure du reste de ce petit corps s'estant écrasée, & effacée à cause de sa mollesse, par l'agitation des efforts de l'avortement. Aussi-tost que j'eûs délivré cette femme de l'arriérefaix de ce petit avorton, cette grande perte de sang qui l'avoit fait tomber plusieurs fois en foiblesse cessa, & la malade se porta bien ensuite. L'on voit souvent dans les avortemens qui arrivent dans les deux ou trois premiers mois de la grossesse, que l'arriérefaix est ainsi retenu au dedans de la matrice, à cause qu'estant beaucoup plus gros que le corps de l'enfant, il ne peut que difficilement estre expulsé de la matrice, par le peu d'ouverture qu'a fait le petit corps molasse d'un enfant de ce terme, ce qui est cause que les efforts que la matrice fait pour expulser cét arriérefaix, qui pour lors tient lieu de corps étrange, excitent des pertes de sang, qui ne cessent pas ordinairement, qu'elle n'en ait esté entiérement délivrée.

Observation CLV.

D'une femme qui estant grosse de cinq mois, avorta de deux enfans morts.

Le 10 Février 1676 je vis une jeune femme, qui estant grosse de cinq mois de deux enfans pour la premiére fois, avoit la fiévre avec de grandes douleurs par tout le ventre; pour raison de quoy je luy conseillay de se faire tirer seulement deux palettes de sang du bras; mais au lieu de suivre précisément le bon conseil que je luy avois donné, on luy fit en un mesme jour deux saignées trés-copieuses de plus de trois palettes chacune; & quelques jours ensuite on luy donna par le conseil d'un Medecin, contre mon avis, une medecine tres-forte, qui la fit avorter dés le mesme jour d'un enfant mort, qu'elle vida, sans que sa Sage-femme qui estoit presente la pust délivrer d'un autre enfant qui estoit aussi mort, qu'elle luy laissa dans le ventre durant trois jours entiers, sans demander d'autre secours que celuy du mesme Médecin, au bout duquel temps la nature poussa dehors l'arriérefaix avec ce second enfant, qui luy estoit ainsi resté dans la matrice. Cette femme aprés un si dangereux avortement, eût un assez grosse fiévre durant plusieurs jours; nonobstant quoy elle fut assez heureuse pour en revenir, & se porter bien dans la suite.

Observation CLVI.

De l'accouchement d'une femme qui avoit esté surprise de violentes convulsions.

Le 19 Février 1676 j'ay accouché une femme âgée de trente-deux ans de son premier enfant, qui, un jour aprés l'écoulement de ses eaux, luy estoit resté au passage depuis douze heures entiéres, qu'elle avoit esté surprise de trois violentes convulsions, avec perte de toute connoissance durant tout ce temps; & comme cette femme ne laissoit pas d'avoir encore de temps en temps quelques douleurs dans l'intervalle des accés de ces convulsions, lors que je fus mandé pour la secourir, je la fis aussitost saigner pour prévenir d'autres convulsions; & fis mon possible de dilater le passage en l'humectant avec axonge afin de faire avancer la teste de l'enfant. Mais bien que je tournasse facilement ma main au tour d'elle, & que cette teste fust assez dégagée, les douleurs n'estant que foibles, & la femme n'ayant aucune connoissance pour les faire valoir, tout ce que je pus faire fut de la conduire jusques au couronement, où elle demeura sans pouvoir plus avancer; ce qui fit que voyant qu'il n'y avoit plus lieu d'espérer aucune chose de la part de la nature, & qu'il survint encore une forte convulsion à la femme, je fus obligé de luy tirer son enfant du ventre avec le crochet en la posture qu'il estoit, pour tâcher de sauver la vie à sa mere, qui n'auroit jamais pû en accoucher autrement, joint à ce que l'enfant dont la teste estoit déja fortement engagée dans le passage, n'auroit pas pû estre repoussé pour le retourner, & le tirer par les pieds avec la seule main, sans faire une extréme violence, qui auroit fait succomber la mere dans cette laborieuse opération, & que cét enfant me parut estre mort, par plusieurs signes évidens. Ce salutaire secours sauva la vie à cette femme, qui ne revint néanmoins à connoissance que le lendemain; aprés quoy elle se porta bien, & a fait plusieurs autres enfans depuis ce temps-là, dont je l'ay accouchée fort heureusement. J'ay souvent remarqué que ce fascheux accident de la convulsion n'arrive ordinairement que dans le premier accouchement des femmes, & principalement à celles qui sont un peu avancées en âge; & que les enfans de ces sortes de femmes sont presque toûjours des enfans masles, qui par la grosseur de leur corps augmentant la difficulté de l'accouchement, contribuent beaucoup plus à causer cét accident, que les filles, qui par rapport aux garçons n'ont pas la teste si grosse, ni les épaules si larges; de sorte que c'est une espece de bonheur à la femme qui accouche pour la premiére fois, de faire une fille plûtost qu'un garçon.

OBSERVATION CLVII.

De l'accouchement d'une femme dont l'enfant avoit le bras sorti jusques à l'épaule.

LE 21 Février 1676 j'ay accouché une femme d'un fort gros enfant, qui presentoit un bras que je trouvay sorti jusques à l'épaule, depuis quatre heures, lors que je fus mandé pour secourir cette femme, sa Sagefemme ayant fait beaucoup d'efforts inutiles de tirer cét enfant, en tirant si fortement le bras qui se presentoit, qu'on en voyoit paroistre l'épaule. Ce bras ainsi sorti, estoit si gros & si tumefié, que je ne pus pas le repousser au dedans, devant que d'avoir esté querir les deux pieds de l'enfant, qui me donnérent lieu en les tirant de le retourner, & de repousser en mesme temps au dedans ce gros bras de l'enfant, dont le passage estoit embarassé; ce qu'estant fait, j'achevay de tirer dehors cét enfant, en le tirant par les deux pieds: il estoit encore vivant, mais si foible, pour n'avoir pas esté secouru d'assez bonne heure de la maniére que je fis, qu'il ne vécut qu'une petite demy-heure. La mere se porta bien dans la suite, nonobstant ce laborieux travail, qui estoit de la nature de ceux qui ne demandent pas moins la force & la dexterité des mains, que la force du jugement de celuy qui opére; qui sont deux conditions fort necessaires en ces sortes d'occasions, qui manquoient toutes deux à la Sagefemme que cette femme avoit choisie pour l'accoucher: car elle avoit bien manqué de jugement, croyant tirer cét enfant dehors, en le tirant comme elle avoit fait, par le bras qu'il presentoit; aprés quoy faute de force ayant tenté inutilement de repousser ce mesme bras qu'elle avoit ainsi tiré fort mal à propos, elle n'en avoit pas pû venir à bout.

Observation CLVIII.

D'une femme accouchée depuis trois jours, qui sentoit de tres-grandes douleurs v rs la région de la matrice.

Le 27 Février 1676 je vis une femme accouchée depuis trois jours, qui ressentoit de tres-grandes douleurs dans le ventre, & particuliérement vers la région de la matrice, qui estoit fort tumefiée & tres-douloureuse; à cause de la violence que sa Sagefemme luy avoit faite pour la délivrer de son arriérefaix, dont le cordon s'estoit rompu; ce qui l'avoit obligée de porter sa main dans la matrice, & avoit beaucoup contribué à exciter dans la suite les grandes douleurs que cette femme y ressentoit, qui auroient sans doute causé inflammation de cette partie, si je n'eusse empesché de luy trop comprimer le ventre avec son bandage, & de luy presser & manier la matrice, comme elle vouloit faire devant moy, en y faisant des frictions avec la main, pour en faire sortir, à ce qu'elle pretendoit, les vidanges qui pouvoient y estre retenuës ; s'imaginant comme font beaucoup d'autres sans raison, que l'agitation de ces frictions appaiseroit les grandes douleurs que la femme y ressentoit ; ce qui au contraire auroit d'autant plus contribué à augmenter la douleur, & à causer ensuite inflammation à cette partie, de la mesme maniére que l'on voit souvent succeder l'inflammation à la simple demangeaison d'une partie que l'on gratte. C'est pourquoy je recommanday à la Sage-femme de s'abstenir entiérement de ces sortes de frictions, & de ne serrer ni comprimer aucunement le ventre de la malade, & d'y faire des fomentations ; mettant sur toute la région de la matrice des linges trempez en une décoction emolliente ; & de la faire promptement saigner du pied ; par le moyen desquels remedes elle fut bientost soulagée de grandes douleurs qu'elle sentoit, & se porta bien ensuite.

OBSERVATION CLIX.

D'une femme qui ayant eû les jambes & les cuisses fort enflées durant les derniéres mois de sa grossesse, accoucha toute seule de de deux gros enfans, dont l'arriérefaix estoit resté en la matrice.

LE 5 Mars 1676 je délivray une femme d'un fort gros arriérefaix qui estoit commun à deux gros enfans masles vivans, dont elle estoit accouchée toute seule depuis une demy-heure, sans autre secours que celuy de la nature, quoy-qu'elle eust esté tres-incommodée durant les deux derniers mois de sa grossesse d'une enflure des jambes & des cuisses qui estoient fort tumefiées ; ayant mesme les deux lévres de la vulve, depuis quinze jours extrémement grosses, & toutes remplies d'humiditez qui regorgeoient sur toute la partie inférieure de l'hypogastre, & dont ces parties estoient si tumefiées, qu'elle ne pouvoit marcher, ni mesme se tenir assise. Néanmoins elle ne laissa pas d'accoucher ainsi tres-heureusement de ces deux enfans vivans, & de se bien porter ensuite. Ces sortes d'enflures des jambes & des cuisses & de ces autres parties, sont fort ordinaires, vers les derniers mois de la grossesse, aux femmes qui ont plusieurs enfans ; à cause que la grande extension de la matrice, faisant pour lors une tres-grande compression des vaisseaux iliaques qui se distribuent aux cuisses & en toutes ces parties, retarde & intercepte le mouvement du sang & des autres humeurs ; ce qui fait que la partie la plus sereuse de ces humeurs venant à s'échapper des vaisseaux, & se glissant dans la propre substance des parties, les tuméfie extraordinairement, ainsi qu'il estoit arrivé à cette femme. Mais toutes ces enflures se dissipent peu de temps aprés l'accouchement, quand elles n'ont point d'autre cause que celle que je viens d'expliquer.

OBSERVATION CLX.

De l'accouchement d'une femme, dont l'enfant présentoit le cul devant, laquelle avoit eu les deux levres de la vulve fort tumefiées.

LE 11 Mars 1676 j'ay accouché une femme de son premier enfant, qui présentoit le cul devant; laquelle avoit eû durant le dernier mois de sa grossesse les jambes fort enflées, & les deux levres de la vulve si tumefiées d'humiditez, qu'on avoit esté obligé dix jours devant que je l'accouchasse, d'y faire plusieurs sacrifications, pour en faire évacuer les eaux, dont elles estoient pleines; ce qui avoit esté fait fort utilement ; car lors que j'accouchay cette femme, les levres de sa vulve n'estant plus aucunement enflées, comme elles avoient esté auparavant, me donnerent lieu de dégager plus facilement les pieds de son enfant, que je tiray vivant; aprés quoy la mere se porta fort bien.

OBSERVATION CLXI.

D'une fille qui ayant trompé des Medecins en feignant d'estre hydropique, accoucha de deux enfans.

LE 4 Avril 1676 j'ay accouché une vielle fille de trente cinq ans, qui estant grosse de deux enfans masles, avoit si bien celé sa grossesse, sous le pretexte d'une tres-grande devotion, dont elle avoit fait profession durant toute sa vie, que feignant toûjours d'estre hydropique jusques au jour de son accouchement, elle avoit trompé plusieurs Medecins qui luy avoient fait prendre quantité de violens remedes, pretendans la guerir de cette hydropisie simulée ; nonobstant lesquels elle ne laissa pas de porter ces deux enfans jusques à terme. Lors que je fus mandé pour guerir cette hydropisie charnuë, qui n'avoit pas esté connuë des

Medecins qui l'avoient traitée. Elle estoit accouchée il y avoit dix huit heures du premier de ces enfans qui estoit vivant; mais le second qui estoit mort depuis deux ou trois jours, comme il me parut par sa corruption, estoit resté en son ventre, faute d'avoir esté aidée à s'en délivrer par sa Sagefemme, qui avoit receu ce premier enfant, comme elle auroit du avoir fait, en rompant ainsi que je fis les membranes du second enfant, qui estoient si fortes, qu'elles n'avoient pas pû estre rompuës par les foibles douleurs que la mere avoit euës depuis la sortie du premier. Aussi-tost que j'eûs rompu les membranes de ce second enfant pour en faire écouler les eaux, les douleurs de la mere se fortifiérent, & peu aprés poussérent dehors ce dernier enfant, qui quoique mort vint dans la situation naturelle; aprés quoy je la délivray des arriérefaix de ces deux enfans, qui avoient chacun le leur separé l'un de l'autre; observant en les tirant de faire preceder celuy du premier enfant, comme on doit toûjours faire, afin que l'extraction en soit plus facile.

Observation CLXII.

D'une femme qui mourut le huitiéme jour de son accouchement, une partie de l'arriérefaix estant restée en la matrice.

Le 10 Avril 1676 j'ay vû une femme, qui le jour précedent estoit accouchée de son premier enfant; aprés quoy sa Sagefemme ne l'ayant pû délivrer avoit envoyé querir un Chirurgien, qui ne pût aussi luy tirer de la matrice qu'environ le tiers de l'arriérefaix par morceaux, y ayant laissé tout le reste, pour la grande difficulté qu'il trouva en cette operation. Lors que je fus appellé pour voir cette femme, elle avoit une grosse fiévre avec de tres-grandes douleurs dans le ventre; & principalement vers la region de la matrice, dont l'orifice interne, qui estoit presque tout fermé par l'inflammation qui estoit survenuë, ne me parut aucunement disposé à pouvoir estre dilaté, sans trop de violence, pour en pouvoir tirer ce qui estoit resté de l'arriérefaix. C'est pourquoy je jugeay plus à propos d'en commettre l'expulsion à la nature, qui deux jours ensuite jetta bien d'elle-mesme dehors le reste de cét arriérefaix à demy corrompu; mais l'inflammation de la matrice qui avoit esté trop violentée, ayant toûjours continué, & la fiévre avec de tres-grands frissons, & un transport au cerveau qui se fit le quatriéme jour durant quelques heures, cette femme mourut le huitiéme jour de ſon accouchement. Je ſuis perſuadé par pluſieurs autres éxemples ſemblables, que ſa mort ne fut pas tant cauſée par la retention de l'arriérefaix dans la matrice, puiſque la nature l'en expulſa d'elle-meſme dés le troiſiéme jour, que par l'inflammation qui ſe fit en cette partie, par la violence qu'elle avoit receuë dans cette extraction forcée. C'eſt pourquoy en pareilles rencontres il eſt bien moins dangereux de commettre entiérement à la ſeule nature l'expulſion de l'arriérefaix ainſi reſté en la matrice aprés l'accouchement, que de faire aucune violence conſiderable à cette partie pour l'en tirer.

Observation CLXIII.

De l'accouchement d'une petite femme dont l'enfant préſentoit tout le bras avec la teſte ayant la face en deſſus.

LE 20 Avril 1676 j'ay accouché une femme dont l'enfant préſentoit tout le bras avec la teſte, ayant la face en deſſus : & comme c'eſtoit une petite femme, dont l'enfant, par la diſpoſition du bras qui ſe préſentoit, me paroiſſoit eſtre aſſez gros, devant que d'en venir à l'extremité, qui eſtoit de retourner entiérement l'enfant pour le tirer par les pieds, je jugeay plus à propos d'eſſayer un remede plus doux pour la mere & pour l'enfant. C'eſt pourquoy je me contentay de repouſſer en dedans le bras de l'enfant qui s'eſtoit avancé ; & je plaçay ſa teſte droite au paſſage, ayant toutefois la face en deſſus, ne luy pouvant pas donner une meilleure ſituation; parceque le corps de l'enfant eſtant auſſi en meſme ſituation, je n'aurois pas pû luy mettre la face en deſſous, ſans retourner auſſi en meſme temps tout le corps ; ce qui ne ſe pouvoit pas faire ſans beaucoup violenter la mere & l'enfant, à cauſe de la petiteſſe & delicateſſe de la mere, & de la groſſeur de l'enfant ; me contentant pour lors de luy faire donner un clyſtere, auſſi-toſt que j'eus repouſſé le bras de ſon enfant, afin de luy exciter des douleurs qui puſſent faire avancer ſa teſte au paſſage ; ce qui ayant reüſſi comme je l'avois préjugé, cette femme accoucha heureuſement deux heures aprés, de cét enfant vivant, & elle ſe porta bien enſuite.

OBSERVATION CLXIV.

D'une femme qui estant grosse de quatre mois, avorta d'un enfant mort, dont l'arrièrefaix estoit resté en sa matrice.

LE 21 Avril 1676 j'ay vû une femme qui estoit avortée depuis trois heures d'un enfant mort de quatre mois, aprés avoir esté blessée à la presse en une Eglise il y avoit trois semaines; depuis lequel temps elle avoit toûjours senti de grandes douleurs dans le ventre, & avoit commencé à vuider un peu de sang vers le neuviéme jour de sa blessure, aprés quoy elle n'avoit plus senti remuër son enfant, & en estoit avortée sans avoir vuidé l'arrièrefaix, qui luy estoit resté dans la matrice; sa Sagefemme qui estoit présente ne l'ayant pas pû tirer, à cause que la matrice s'estoit refermée incontinent aprés qu'elle eût expulsé cét enfant mort. Ayant examiné moy-mesme si je trouverois de la disposition à pouvoir délivrer cette femme de l'arrièrefaix ainsi resté; & ayant reconnu que sa matrice n'estoit pas ouverte que pour y introduire un seul doigt, je jugeay qu'il estoit plus seur d'en commettre pour lors l'operation à la nature, & de la differer à une autre temps, que de luy faire aucune violence, pour luy tirer de la matrice aussi peu dilatée cét arrièrefaix, le remede me paroissant en cet état plus préjudiciable que la maladie. C'est ce qui me fit differer jusques au lendemain; auquel temps ayant trouvé la matrice de cette femme bien plus dilatée qu'elle n'estoit le jour précédent, je la délivray heureusement de cét arrièrefaix; & quoyque cette femme eust pour lors la fiévre, elle se porta bien néanmoins dans la suite.

OBSERVATION CLXV.

D'une femme qui estoit accouchée toute seule de deux enfans de sept mois, sans estre délivrée de leur arrièrefaix.

LE 29 Avril 1676 j'ay délivré une femme, qui estoit accouchée toute seule depuis une heure de deux enfans de sept mois, qui avoient chacun leur arrièrefaix separé l'un de l'autre. Le premier de ces enfans estoit vivant, & l'autre estoit mort incontinent aprés estre venu au monde. J'avois vû cette femme le jour précedent, & luy avois bien prédit qu'elle estoit grosse de deux enfans : car elle avoit pour lors le ventre grandement tendu en largeur, avec une dépression vers le milieu, & les jambes & les cuisses extrémement enflées, comme aussi toutes les deux levres de la vulve, qui estoient si tumefiées que son Chirurgien avoit esté obligé d'y faire plusieurs scarifications, pour en évacuer les sérositez. Ces dispositions estant presque toûjours ordinaires à toutes les femmes qui sont grosses de plusieurs enfans ; & comme cette femme avoit la fiévre depuis plusieurs jours, & qu'il estoit survenu un commencement de mortification aux scarifications que son Chirurgien luy avoit faites un peu trop profondes, à l'un des costez de ces levres de la vulve, où il y avoit inflammation assez considérable, je crus cette femme en grand danger de la vie ; cependant elle se porta bien aprés que je l'eûs délivrée. Mais ce qui contribua beaucoup à la facilité de son accouchement, nonobstant le mauvais état où elle estoit, fut qu'elle avoit eû auparavant plusieurs autres enfans dont elle estoit accouchée à terme, qui estoient beaucoup plus gros que ces derniers jumeaux qui estoient petits.

Observation CLXVI.

De l'accouchement d'une femme grosse de deux enfans, dont l'un vint naturellement & l'autre se présentoit en mauvaise posture, l'orifice interne de la matrice de cette femme ayant esté dilaté de la largeur du pouce vingt trois jours auparavant.

Le 6 May 1676 j'ay accouché une femme de deux enfans masles vivans, dont le premier vint naturellement ; & comme le second se présentoit en mauvaise posture, je rompis les membranes de ses eaux incontinent aprés la sortie du premier, pour le tirer par les pieds aprés l'avoir retourné. Ces deux enfans avoient chacun leur délivre separé l'un de l'autre, lesquels délivres n'estoient joints que par leurs membranes. J'avois prédit à cette femme plus de quatre mois devant qu'elle accouchast, qu'elle estoit grosse de deux enfans, par les signes que j'avois reconnus en elle. Mais ce que je trouvay encore de plus remarquable en cette femme, est que vingt trois jours devant que je l'accouchasse de ces deux enfans, elle avoit ressenti durant quelques jours de fausses douleurs dans le ventre, dés lequel temps je trouvay l'orifice interne de sa matrice dilaté de la largeur du pouce, sentant pour lors facilement avec mon doigt la teste de ce premier enfant, qui estoit tournée & posée contre cet orifice de la matrice; nonobstant quoy elle porta encore durant ces vingt trois jours entiers ces deux enfans vivans, dont je l'accouchay fort heureusement comme je viens de dire.

OBSERVATION CLXVII.

D'une femme qui mourut d'un ulcere carcinomateux de la matrice.

LE 9 May 1676 j'ay vû une femme âgée de trente cinq ans, qui avoit une perte de sang presque continuelle depuis cinq mois, causée par un ulcere carcinomateux qu'elle avoit à la matrice, dont l'orifice interne estoit tout scyrrheux, avec de gros bords applatis sans aucune figure reguliere. Cette femme avoit eû son huitiéme enfant il y avoit deux ans, lequel elle avoit assez bien nourri sans aucune manifeste incommodité durant quinze mois entiers; pendant tout lequel temps elle avoit eû, à ce qu'elle me dit, tous les mois reglément ses menstruës, comme si elle n'eust point esté nourrice, ce qui ne luy estoit jamais arrivé en nourrissant tous ses autres enfans: aprés ce temps cette perte de sang luy estant survenuë fort abondante, elle ne fut plus reglée en ses menstruës, au lieu de quoy la mesme perte de sang se renouvelloit de temps en temps, & dans les intervalles elle avoit encore une continuelle excrétion de fleurs blanches séreuses, qui n'avoient pas grande feteur, comme toutes les excrétions de ces sortes d'ulceres ont ordinairement, nonobstant quoy je jugeay que sa maladie estoit tres-certainement mortelle. Mais ce qui estoit de plus remarquable en cette femme, estoit de voir que cette maladie luy fust arrivée, bien qu'elle allaitast un enfant, de laquelle elle auroit du ce semble estre préservée, par la continuelle révulsion des humeurs qui se fait par l'alaitement de l'enfant. Mais ayant eû tous les mois ses menstruës, contre la regle des nourrices qui ne les ont pas ordinairement, cela l'avoit renduë plus disposée à la fascheuse maladie dont elle estoit affligée, qui luy causa la mort quelques mois ensuite, comme je l'avois bien prédit.

Observation CLXVIII.

De l'accouchement d'une femme, qui avoit eû durant les trois premiers mois de sa grossesse ses menstruës fort abondamment.

LE 15 May 1676 j'ay accouché une femme d'une fille à terme, qui se portoit bien, quoyque la mere eust eû durant les trois premiers mois de sa grossesse ses ménstruës fort abondamment; ou plûtost des pertes de sang, qui luy arrivoient deux ou trois fois par mois; ce qui faisoit qu'elle n'auroit jamais crû estre grosse dans ces commencemens, si je ne l'en eusse assurée, l'ayant bien reconnu par d'autre signes qui le denotoient nonobstant cette évacuation, qui n'estant pas reglée, comme sont ordinairement les menstruës, devoit plûtost estre appellée une perte de sang accidentelle, qu'une évacuation menstruelle. Et comme ce sang ne sortoit seulement que des vaisseaux qui aboutissent à l'exterieur de l'orifice interne, & nullement du dedans de la matrice, qui estoit exactement fermé, cette femme ne laissa pas de conserver sa grossesse, par le moyen de deux saignées du bras que je luy fis faire, à quinze jours l'une de l'autre, & d'un grand repos qu'elle garda, avec une entiére abstinence du coït que je luy avois recommandée sur toutes choses; ce principal repos de la partie estant le plus necessaire de tous les remedes en ces occasions.

Observation CLXIX.

D'une femme qui eût une grande perte de sang, causée par un faux-germe, dont ayant esté délivrée, elle eût quelque jours ensuite le petite verole.

LE 20 May 1676 j'ay vû une jeune femme de vingt ans, qui croyant estre grosse de deux mois, ou environ, estoit tombée il y avoit douze jours, assez rudement sur les genoüils dans sa chambre, sans en estre aucunement incommodée durant les les huit premiers jours. Mais aprés cela elle eût de grandes douleurs dans le ventre; & au troisiéme jour de sa chute, il luy survint un flux de ventre, qui luy dura seulement un jour; aprés quoy ayant vuidé quelques eaux de la matrice, elle eût une tres-grande perte de sang causée par un faux germe, que la nature ne pût pas expulser, à cause du peu de dilatation de sa matrice, qui n'estant ouverte que pour y introduire un seul doigt avec assez de difficulté, ne donnoit pas lieu de luy pouvoir tirer ce corps étrange qu'avec grande peine; & ce qui rendoit l'operation d'autant plus difficile, estoit que cette jeune femme n'avoit pas encore eû d'enfans. Je luy tiray néanmoins la plus grande partie de ce faux-germe, pour éviter le danger de cette grande perte de sang, qui luy avoit déja causé plusieurs foiblesses, me servant du mieux que je pus du seul doigt indice porté à l'entrée de la matrice, & du pouce introduit seulement dans le *vagina*. Mais comme la racine de ce faux germe estoit restée adherente au fonds de la matrice, auquel lieu je ne pouvois pas atteindre avec mon doigt, j'y laissay ce reste de ce corps étrange, pour éviter la violence qu'il auroit fallu faire pour l'en tirer, laquelle petite partie ainsi restée se fondit dans la suite en suppuration tres-fetide, qui causa durant trois ou quatre jours à la malade une fiévre avec plusieurs frissons, comme il arrive ordinairement, lors qu'il se fait quelque suppuration dans la matrice. Mais cette fiévre & tous les accidens qui l'accompagnoient cesserent aussi-tost qu'elle eût vuidé gros comme une une aveline du reste de ce corps étrange; luy ayant fait user pour ce sujet, d'injections émollientes dans la matrice; ensuite de quoy cette femme s'estant bien portée durant quelques jours, fut surprise de la petite verole, dont elle guerit néanmoins fort heureusement. L'on pourroit douter laquelle de ces deux causes ayant détruit le principe de vie en la conception de cette femme, luy avoit excité dans la suite la fausse couche qu'elle eût; sçavoir la chute qu'elle avoit faite au deuxiéme mois de sa grossesse, ou la disposition interieure qu'elle pouvoit avoir euë dés le commencement à la petite verole qu'elle eût seulement quelques jours ensuite de cette fausse couche. Pour moy je croy que ce fut plûtost la disposition interieure qu'elle avoit eu à cette maladie, jointe à quelque autre cause, qui ayant détruit le principe de vie en la conception dés le commencement, l'avoit convertie en faux-germe; car si c'eust esté seulement la chute que cette femme avoit faite vers le deuxiéme mois, on auroit vû paroistre pour lors un enfant tout formé, & non pas un simple faux germe.

Observation CLXX.

D'une femme grosse de sept mois, qui ayant une grande perte de sang, mourut avec son enfant dans le ventre, n'ayant pas voulu permettre qu'on l'accouchast.

Le 25 May 1676 je vis une femme grosse de sept mois, qui aprés une grande fascherie avoit vidé toutes les eaux de son enfant, & avoit depuis deux jours une tres-grande perte de sang causée par le détachement de l'arrierefaix, qui se presentoit le premier, ainsi que je le reconnus aprés l'avoir éxaminé; & comme il n'y avoit pas de plus salutaire remede que l'accouchement, pour sauver la vie à cette femme, qu'elle couroit grand risque de perdre dans peu, m'estant disposé à luy donner ce secours, elle ne voulut jamais le permettre; quelque raison que je luy pusse alléguer pour l'y faire resoudre, & pour luy faire comprendre la necessité qu'il y avoit d'entreprendre cette opération, que je préjugeois néanmoins devoir estre assez laborieuse; tant à cause que l'orifice interne de sa matrice, qui estoit assez dur & fort épais, n'estoit que peu dilaté, qu'à cause de la force & de la dureté des membranes, dont son enfant estoit encore entiérement enveloppé sans aucune interposition de ses eaux, qui estoient écoulées il y avoit plus de deux jours; lesquelles membranes il falloit rompre pour introduire la main au dedans, afin de retourner l'enfant pour le tirer; ce qu'il faut toûjours faire autant qu'il est possible, devant que d'introduire la main bien avant dans la matrice; afin qu'elle soit garantie de contusion par l'interposition de ces membranes : car qui voudroit introduire la main entre les membranes de l'enfant & la propre substance de la matrice, mettroit la femme en bien plus grand danger de la vie. Mais voyant la grande opiniastreté de cette femme à refuser le salutaire secours que je luy voulois donner, je la laissay avec regret dans le déplorable estat où elle estoit, luy prédisant une mort certaine. Aussi-tost que je l'eûs quittée, elle envoya querir un autre célébre Chirurgien, qui au lieu de luy faire entendre, comme il devoit, la necessité qu'il y avoit de l'accoucher, usant d'une politique blasmable, pour ne pas se charger du douteux évenement de cette opération, luy donna une vaine espérance qu'elle pourroit accoucher d'elle-mesme; mais elle mourut le jour ensuite avec son enfant dans le ventre, ainsi que je luy avois bien prédit, pour n'avoir pas voulu souffrir que je l'accouchasse, comme je voulois faire pour tascher de luy sauver la vie.

Observation CLXXI.

D'une femme à qui la matrice estoit entiérement tombée, de la grosseur de la teste d'un enfant, sans pouvoir estre réduite depuis prés de trois ans.

Le 27 May 1676 j'ay réduit la matrice d'une pauvre femme âgée de quarante-huit ans, qui en souffroit une fascheuse descente depuis vingt-cinq ans. Sa matrice qui estoit pour lors plus grosse que la teste d'un enfant, estoit entiérement tombée sans pouvoir estre réduite depuis prés de trois ans, qu'elle avoit receû un coup de pied de son mary en cette partie, qui resta toûjours ensuite ainsi tumefiée & pendante au dehors, avec une tres-grande incommodité de cette femme, à laquelle je donnay charitablement le secours, dont elle avoit grand besoin, en réduisant sa matrice, & luy mettant un pessaire propre pour la retenir en sa situation; l'ayant fait saigner auparavant deux fois du bras, & fait tenir de repos, & vivre de régime durant quatre jours, afin que la grosseur de sa matrice, qui estoit en continuelle fluxion, estant diminuée, la réduction que j'en fis ensuite, en fust plus facile. Cette maladie arrive rarement aux femmes riches qui ont moyen de garder le repos necessaire, & d'y remedier dés le commencement qu'elles s'en apperçoivent; mais elle est tres-commune aux pauvres femmes, qui estant obligées par indigence, de travailler continuellement pour gagner leur vie, negligent de garder le repos, & de faire les autres remedes qui leur seroient necessaires pour les en preserver. Comme je sortois du logis de cette pauvre femme, à qui je venois de réduire la matrice, je trouvay à sa porte un Chirurgien qui se croyant beaucoup plus habile homme qu'il n'estoit, me dit en m'arrestant, vous venez apparemment de voir cette femme qui a cette prodigieuse descente de matrice? Je luy répondis qu'ouy. Il me dit aussi-tost, qu'il l'avoit vû avant moy, & qu'il luy avoit proposé, vû l'impossibilité qu'il avoit trouvée à réduire sa descente, de souffrir qu'il luy fit la mesme opération qu'il disoit avoir faite à une autre femme, qui eſtoit affligée d'une pareille maladie. Je luy demanday qu'elle eſtoit cette opération. Il me répondit quoy ! Monſieur, vous n'avez pas oüi parler de la belle opération que je fis il y a quelques années, à une femme à qui j'extirpay entiérement la matrice, dont elle ſouffroit une deſcente, qui ne ſe pouvoit pas réduire, & qui en eſt réchappée, me citant pluſieurs Médecins & Chirurgiens devant qui il avoit fait, à ce qu'il me dit, cette opération, qu'il qualifioit fort mal à propos du titre de belle. Mais il fut fort ſurpris quand je luy dis, que les perſonnes qu'il me citoit, eſtoient autant de témoins de ſon imprudence & de ſon ignorance ; & que s'il m'euſt fait voir cette femme auparavant, je luy aurois aſſurément fait une bien plus belle opération, en luy conſervant & réduiſant ſa matrice, comme je venois de faire à la femme dont je viens de parler ; luy recommandant pour lors de la viſiter, afin d'en eſtre témoin, & que par cét exemple il puſt eſtre mieux inſtruit en ſon art, qu'il n'avoit eſté juſques alors.

OBSERVATION CLXXII.

D'une petite fille de quatre ans, qui n'avoit l'entrée extérieure de la vulve perforée que d'un petit trou, égale à la groſſeur du tuyau d'une plume de pigeon.

LE 9 Juin 1676 j'ay vû une petite fille âgée de quatre ans, qui avoit naturellement l'entrée extérieure de la vulve tout-à-fait clauſe, à l'exception d'un ſimple petit trou, qui eſtoit ſeulement égal à la groſſeur du tuyau d'une plume de pigeon, ſitué au-deſſous du conduit de l'urine ; laquelle diſpoſition pouvoit paſſer pour un véritable *hymen,* qui ne ſe rencontre jamais de la ſorte, ſi ce n'eſt tres-rarement, & contre l'ordre de la nature ; à quoy il falloit remedier par une petite inciſion. Mais comme l'âge peu avancé de cette fille, ne rendoit point encore neceſſaire l'opération qui convenoit à ce vice de conformation, je conſeillay à ſa mere de la differer juſques à ce que ſa fille euſt huit ou dix ans ; afin qu'eſtant dans un âge plus raiſonnable, & ayant le corps plus formé, on puſt pour lors plus facilement faire l'inciſion qui ſeroit convenable, & la proportionner plus juſtement aux parties de l'enfant, pour luy faciliter par ce moyen une libre évacuation de ſes menſtruës, & pour la rendre capable de mariage, lors qu'il en ſeroit temps.

OBSER-

Observation CLXXIII.

De l'accouchement d'une femme qui estoit presque à l'agonie, dont l'enfant qui estoit mort, estoit resté la teste au passage depuis trois jours.

LE 2 Juillet 1676 j'ay accouché une femme âgée de vingt-quatre ans, de son premier enfant, qui estoit resté la teste au passage depuis trois jours, aprés l'écoulement de ses eaux. Cette femme avoit pour lors un continuel vomissement depuis prés de deux jours, avec une grosse fiévre, ayant mesme vomi jusques aux matiéres noires, depuis un jour; pour lequel sujet je la jugeay estre en tres-grand péril de la vie. Mais quoy-qu'elle fust presque à l'agonie, & qu'elle eust esté abandonnée par deux autres Chirurgiens, qui l'avoient vûë avant moy, lesquels ne l'avoient pas voulu accoucher, comme ils devoient faire dés le jour precedent; je ne laissay pas de luy tirer son enfant du ventre, pour ne l'a pas laisser tout-à-fait sans aucune espérance, ainsi que ces Chirurgiens avoient fait; me servant pour ce sujet d'un instrument de mon invention, auquel j'ay donné le nom de *Tireteste*, dont je trouvay l'usage si commode, que je ne croy pas que l'on en puisse jamais inventer de plus utile en ces sortes d'occasions: & comme il me parut que cét enfant estoit mort, par plusieurs signes qui le dénotoient certainement, je ne fis aucune difficulté de le tirer avec cét instrument. Cette femme nonobstant le tres-mauvais état où elle estoit, devant que je luy tirasse du ventre cét enfant mort, ne laissa pas de vivre encore plus de six semaines; & seroit mesme échapée, si aprés que je l'eûs ainsi accouchée, elle n'avoit pas eû un grand flux de ventre avec fiévre, qui la fit enfin mourir; le secours que je luy avois donné ne luy ayant servi qu'à prolonger ses jours.

S

Observation CLXXIV.

D'une femme qui se fit faire l'opération du retranchement des deux nymphes ; laquelle mesme femme eût l'année suivante, un enfant qui presentoit le bras.

Le 25 Juillet 1676 je fis l'opération du retranchement des deux nymphes, à une femme qui me pria de luy faire cette opération; tant parce qu'estant obligée, à ce qu'elle me dit, d'aller souvent à cheval, l'allongement de ces nymphes qu'elle avoit tres-grandes, luy causoit par leur froissement, une douloureuse cuisson; que parce que cette indécence luy déplaisoit extrémement, aussi-bien qu'à son mary. Aussi-tost que je luy eûs fait cette opération avec le ciseau, elle ne perdit pas le quart d'une palette de sang, durant une heure entiére, que je demeuray auprés d'elle, pour remedier à l'hémoragie qui pouvoit y survenir; aprés quoy l'ayant laissée dans la confiance que j'avois qu'il ne luy arriveroit rien, je fus assez étonné qu'estant revenu chez elle le soir du mesme jour pour la penser, je trouvay qu'elle avoit eû une si prodigieuse perte de sang, que je ne l'eusse jamais crû, si je n'eusse veu quantité de linges qui en estoient tout pleins. L'évacuation en fut si grande, qu'elle en estoit tombée en foiblesse par plusieurs fois; ayant perdu plus de douze palettes de sang, en cinq ou six heures de temps, qu'il y avoit que je l'avois quittée; à quoy je remediay néanmoins aussi-tost, en sorte qu'elle n'en perdit plus depuis ce temps-là, & guérit tout-à-fait en dix jours de temps, & se porta bien ensuite; ayant grande satisfaction de l'opération que je luy avois faite. J'accouchay cette mesme femme le 19 Juin de l'année suivante, d'un tres-gros enfant vivant, qui venant le bras devant, l'auroit mise en grand péril de la vie, sans le secours que je luy donnay, en tirant cét enfant par les pieds, aprés l'avoir retourné. Cette derniére opération estoit absolument necessaire à la conservation de la vie de cette femme, & de celle de son enfant : mais elle se seroit bien passée de la premiére que je luy avois faite, par le retranchement de ses nymphes trop alongées, qui n'estoit utile que pour la décoration.

Observation CLXXV.

De l'accouchement d'une femme qui avoit une grande perte de sang, causée par l'entier détachement de l'arrièrefaix qui se presentoit le premier.

LE 31 Juillet 1676 j'ay accouché une femme grosse de huit mois, qui ensuite d'un faux pas pas qu'elle avoit fait, il y avoit trois jours, qui luy avoit causé une grande secousse de tout le corps, avoit esté surprise d'une grande perte de sang, causée par le détachement de son arrièrefaix, qui se presentoit le premier. Son enfant, qui estoit mort en son ventre depuis ces trois jours, comme il me parut par sa corruption, avoit le col embarassé de trois tours du cordon de l'ombilic; ce qui accourcissant extrémement la longueur de ce cordon, avoit esté cause que la grande secousse qu'elle s'estoit donnée par ce faux pas, avoit entiérement détaché l'arrièrefaix de la matrice, & consequemment excité la grande perte de sang que cette femme avoit, qui la mettoit en tres-grand péril de la vie, dont je la preservay en l'accouchant, comme je fis aussi-tost que j'eus esté mandé pour la secourir.

Observation CLXXVI.

D'une femme à qui une partie de l'arrierefaix estoit resté en la matrice, aprés estre avortée d'un enfant de quatre mois & demy.

LE 19 Aoust 1676 je vis une femme qui estoit avortée depuis deux heures d'un enfant mort, de quatre mois & demy, dont les deux tiers de l'arrièrefaix estoient restez en la matrice. Sa Sage-femme ne l'en ayant pas pû délivrer, m'envoya querir pour le faire, s'il y avoit moyen. Mais je trouvay la matrice de cette femme, qui n'avoit pas encore eû d'enfans que celuy-là, si fermée intérieurement, & embrassant si étroitement cét arrièrefaix, que je ne jugeay pas à propos de luy faire aucun effort pour tirer le reste de ce corps étrange; à cause que la violence qu'il eust esté besoin de luy faire pour ce sujet, luy auroit esté bien plus préjudiciable que sa maladie mesme; joint à cela que cette femme estoit dans de grandes foiblesses, & d'une impatience extraordinaire; pour raison dequoy n'ayant seulement tenté l'opération que médiocrement, & luy ayant tiré environ la moitié de ce corps étrange, je laissay le reste à l'œuvre de la nature, n'y ayant pas pour lors de disposition pour ces considérations à le tirer. Car la partie intérieure de l'orifice interne de la matrice faisant un fort étranglement, semblable à celuy du ventre d'une callebasse, retenoit tellement au-dedans de la matrice ce corps étrange, qu'il n'estoit pas possible pour lors de l'en faire sortir, sans mettre cette femme en plus grand danger de la vie: & pour aider la nature à mettre dehors d'autant plus facilement le reste de ce corps étrange, je fis donner à cette femme plusieurs clystéres, & luy fis faire trois ou quatre fois par jour des injections émollientes dans la matrice, qui aiderent beaucoup à l'expulsion qu'elle en fit au quatriéme jour, ensuite dequoy cet femme se porta bien.

Observation CLXXVII.

D'une femme qui mourut ayant un ulcére au rein, causé par plusieurs pierres, laquelle on avoit traitée durant un long-temps, comme si elle eust eû une relaxation de matrice.

LE 20 Aoust 1676 j'ay vû une femme âgée de quarante-huit ans, qui depuis quatre ans qu'elle n'avoit plus ses menstruës, estoit grandement incommodée de fréquentes & violentes douleurs vers les reins, la vessie, & la matrice; ce qui l'avoit obligée d'estre continuellement durant tout ce temps dans les remedes, dont elle avoit usé de toutes sortes, sans en avoir receu aucun soulagement; & bien loin de cela, son mal estoit tellement augmenté depuis six mois, qu'elle avoit esté contrainte d'estre presque toûjours au lit, pour les grandes douleurs qu'elle sentoit vers toutes ces parties, qui luy causoient de fréquentes foiblesses en maniére de vapeurs, avec une grande pesanteur vers la région de la matrice jusques au siége; ce qui faisoit croire aux Medecins qui la traitoient, que la cause de tous ses maux estoit en cette partie. Mais l'ayant examinée pour lors, je trouvay sa matrice en tres bonne disposition, & que son mal procédoit de la région de la vessie qu'elle avoit tres-douloureuse, aussi-bien que tout le col de cette partie, qui estoit beaucoup plus tumefié qu'à l'ordinaire; & comme je remarquay dans les urines de cette femme des glaires, & plusieurs petits corps furfureux & purulens, je jugeay qu'elle avoit asseûrément quelque ulcére en la vessie ou au rein; ce qui n'avoit pas encore esté connu jusques alors, par plusieurs célebres Médecins & Chirurgiens qu'elle avoit consultez, pour sçavoir la cause de sa maladie, que la pluspart attribuoient à une prétenduë relaxation de matrice; à cause de la grande pesanteur & de la douleur qu'elle sentoit vers cette partie, toutes les fois qu'elle rendoit son urine & les autres excrémens; ne prenant pas garde que cette douleur n'estoit qu'accidentelle à celle qu'elle sentoit extréme, vers le col de la vessie, qui luy excitant de grandes épreintes aprés avoir uriné, estoit cause de cette grande pesanteur, qu'elle sentoit en mesme temps vers la matrice, & en toutes les parties voisines, jusques au siége; ce qu'ils n'avoient point reconnu, faute de l'avoir aussi bien examiné que je fis en leur presence. Mais quoy-que j'eusse fait connoistre pour lors bien évidemment la maladie de cette femme, elle ne laissa pas de mourir dans la suite, aprés avoir encore langui durant huit mois, sentant de continuelles douleurs dans toutes les voyes de l'urine; & par l'ouverture de son corps aprés sa mort, on luy trouva plusieurs pierres, qui estoient hors du bassinet dans la substance charnuë du rein, sans aucun ulcére en la vessie, la douleur continuelle qu'elle y ressentoit durant sa vie, n'estant causée que par la compassion de celle du rein, communiquée par la continuité du conduit nerveux de l'uretere.

OBSERVATION CLXXVIII.

De l'accouchement d'une femme dont l'enfant avoit la face en dessus, laquelle femme avoit eû une gonorrhée durant tout le temps de sa grossesse, & l'orifice interne de la matrice dilaté de la largeur du doigt, trois semaines avant d'accoucher.

LE 24 Aoust 1676 j'ay accouché une femme d'un enfant qui presentoit la face en dessus, & qui avoit ses membranes tres-fortes, & tapissées immédiatement sur la teste; la mere ayant vidé toutes ses eaux un jour auparavant, sans douleur; lesquelles trois circonstances rendirent son travail un peu plus long, & plus laborieux qu'il n'auroit esté, si ces dispositions ne s'y fussent pas rencontrées: car l'écoulement prematuré des eaux avoit laissé l'enfant à sec dans la matrice ; & les membranes qui estoient tapissées sur sa teste sans aucune interposition d'eaux, faisoient que la teste en estant retenuë, comme par un espece de bandeau, les douleurs de la mere ne pouvoient pas la faire avancer dans le passage ; ce qui m'obligea de les rompre, pour faciliter l'accouchement ; & la situation du corps de l'enfant en dessus, faisoit que les douleurs de la mere ne pouvoient pas faire une impulsion si directe, que s'il avoit esté en dessous : car lors que l'enfant est dans la situation naturelle, qui est d'avoir la face en dessous, aussi-bien que le corps, la matrice & les muscles du bas ventre se contractans dans le temps de la douleur ; sur l'égalité du dos de l'enfant qui se roidit contre la douleur, sa teste en est bien plus facilement poussée au passage, que lors qu'il a le corps & la face en dessus : parce qu'en cette situation les bras & les jambes de l'enfant, qui sont tournez contre le ventre de la mere, interceptent par leur inégalité le mouvement impulsif de la douleur. Trois semaines devant que j'accouchasse cette femme, elle avoit senti durant un jour des douleurs dans le ventre, qui luy firent croire qu'elle estoit en travail, mais ce n'estoit que des fausses douleurs, qui avoient esté excitées par le changement de situation de son enfant, qui s'estoit tourné la teste en bas, comme il arrive ordinairement vers le dernier mois de la grossesse ; & bien qu'elle eust pour lors l'orifice interne de la matrice dilaté de la largeur d'un denier, elle ne laissa pas pour cela de porter encore son enfant durant ces trois semaines entieres ; lequel se portoit assez bien, quoique sa mere eust eû durant tout le temps de sa grossesse une gonorrhée, qui luy avoit causé une évacuation presque continuelle & tres-abondante de fleurs blanches fort fetides, & son arrierefaix estoit aussi nonobstant cela, assez beau & assez sain ; ce qui estoit un témoignage que la malignité de ces humeurs ne s'estoit point encore communiquée aux parties interieures de la matrice.

Observation CLXXIX.

D'une femme à qui l'arriérefaix estoit resté dans la matrice depuis cinq jours, aprés estre avortée d'un petit fetus *de la grosseur d'une médiocre féve.*

LE 28 Aoust 1676 je délivray une femme d'un arriéfaix de la grosseur de la moitié d'un œuf, en forme de champignon, qui commençoit à se corrompre; lequel estoit resté en sa matrice, depuis cinq jours qu'elle estoit avortée d'un petit *fetus* de la grosseur d'une mediocre féve, aprés avoir vuidé des eaux roussâtres & du sang quelques jours auparavant. Lors que je la délivray de cét arriérefaix, je le trouvay dans la capacité du col de la matrice, venant d'estre expulsé de son orifice interne, aprés que cette femme avoit eû durant trois heures une perte de sang, & de tres-fortes douleurs semblables à celles de l'accouchement, qui venoient de cesser quand j'arrivay pour la secourir; à cause que ce corps étrange ne faisoit plus aucune irritation à la matrice, n'estant plus pour lors contenu dans sa capacité interieure, dont il venoit apparemment d'estre expulsé, comme j'ay dit, dans la capacité de son col, d'où je le tiray tres-facilement.

Observation CLXXX.

D'une femme qui eût une grande perte de sang causée par un faux germe, dont elle fut délivrée.

LE 15 Septembre 1676 je délivré une femme d'un faux germe membraneux, de la grosseur d'un petit œuf de poule, plein d'eau glaireuse, qui luy avoit causé depuis deux jours une tres-grande perte de sang avec gros caillots, & des grandes foiblesses reïterées; lesquels accidens n'estant entretenus que par la presence de ce corps étrange, que la nature avoit tenté inutilement d'expulser, cesserent aussi-tost que je l'eûs tiré hors de la matrice. La Garde de cette femme me montra pour lors une autre espece de petit corps étrange, qu'elle me dit que la malade avoit déja vuidé, dés le jour précedent, pretendant que c'estoit un autre faux germe; m'assurant que le Medecin à qui elle l'avoit montré, avoit esté de ce mesme sentiment. Mais l'ayant un peu mieux examiné, je fis voir manifestement à cette garde que ce prétendu corps étrange, n'estoit qu'un boyau de poulet, dont elle s'estoit servie pour revestir le canon de la seringue, pour luy faire moins de douleur, en luy donnant un lavement, à cause des hémorrhoïdes dont elle estoit incommodée.

Observation CLXXXI.

De l'accouchement de deux femmes qui avoient porté leur enfant mort en leur ventre, l'une huit jours, & l'autre quinze jours entiers.

LE 26 Septembre 1676 j'ay accouché une femme âgée de vingt ans, de son premier enfant, que je jugeay bien estre mort en son ventre depuis sept ou huit jours; parce qu'aprés l'avoir senti tout d'un coup s'agiter fort extraordinairement, elle ne l'avoit plus aucunement senti mouvoir depuis ce temps-là, ni durant tout le temps de son travail; & comme la teste de cet enfant mort estoit extrémement molasse, & que tous ses os n'avoient aucun soutien, cela fut cause qu'il fut arresté par les épaules; cette teste pour sa mollesse, n'en ayant pas pû préparer auparavant le passage; ce qui m'obligea de la tirer fortement pour les faire passer, & d'introduire mesme mon doigt jusques sous l'aisselle, pour faire plus facilement extraction de cet enfant, qui estoit tout corrompu, pour estre mort, comme j'ay dit, depuis six ou sept jours au moins, dans le ventre de la mere, qui nonobstant cela se porta tres-bien ensuite, & ne fut point incommodée durant tout le temps de sa couche; non plus qu'une autre femme que j'accouchay six semaines aprés, d'un enfant qui estoit encore mort en son ventre depuis quinze jours; ne l'ayant aucunement senti remuër durant tout ce temps. Elle estoit venuë chez moy huit jours auparavant, pour me consulter; auquel temps je luy prédis que son enfant estoit mort, quoy qu'elle se portast bien pour lors, & qu'il luy arriveroit ce qui estoit arrivé à cette autre femme, dont je viens de parler: & en effet, son travail fut tout semblable; & je la délivray de son enfant mort de la mesme maniere. L'on voit assez souvent que la mort des enfans dans le ventre de la mere la met en danger de la vie, & que les infirmitez de la mere interessent aussi souvent la santé des en-

fans

fans dans le temps de la grossesse ; mais comme la mere & l'enfant ont chacun dans ce temps leur principe de vie separé l'un de l'autre, l'on voit quelque fois des femmes porter long-temps en leur ventre, sans incommodité considerable, des enfans morts & corrompus, & en accoucher assez heureusement, & se porter bien ensuite, comme avoient fait les deux femmes dont je viens de rapporter les éxemples ; & l'on voit aussi d'autres fois des enfans se porter assez-bien nonobstant les funestes maladies de leur mere.

OBSERVATION CLXXXII.

D'une femme à qui un Chirurgien peu connoissant avoit mis un gros morceau de liége solide dans le col de la matrice, pour luy servir de pessaire.

LE 20 Octobre 1676 je tiray de la matrice d'une femme âgée de soixante ans, un morceau de liége solide de la grosseur d'un œuf, qu'un Chirurgien peu connoissant en ce fait luy avoit mis il y avoit quatre ans, pour luy servir de pessaire, à cause d'une relaxation de matrice qu'elle avoit. Mais comme ce gros morceau de liége solide estoit inégal & raboteux, à cause qu'il n'estoit point recouvert de cire, il luy causoit une grande douleur en cette partie, & y entretenoit une intemperie continuelle, en empeschant la libre issuë des humides excrétions de la matrice ; pour lequel sujet je luy tiray ce corps étrange avec un petit crochet, sans l'aide duquel il auroit esté tres-difficile d'en faire l'extraction. Les pessaires dont on peut se servir pour les descentes de matrice, doivent avoir la figure d'un petit bourelet circulaire, & estre percez d'un assez grand trou dans leur milieu, pour donner un libre passage à toutes les excrétions de cette partie, sans les retenir, comme font ceux qui sont solides comme une boule, ainsi qu'estoit ce gros morceau de liége, & comme font encore les éponges, dont quelques femmes se servent mal à propos ; car l'éponge empesche aussi l'issuë des excrétions de la matrice ; & ces mesmes excrétions restant dans cette éponge qui s'en abbreuve, causent ensuite une tres-grande infection en cette partie.

Observation CLXXXIII.

De l'accouchement de deux femmes dont les enfans venoient le bras devant avec sortie du cordon de l'ombilic.

Le 28 Octobre 1676 j'ay accouché une femme d'un enfant qui venoit le bras devant, avec sortie du cordon de l'ombilic. Ayant reconnu par le battement que je sentis en ce cordon, que l'enfant estoit vivant, je le retournay aussi-tost pour le tirer par les pieds, sans lequel secours cét enfant que je tiray vivant, alloit indubitablement perir par le refroidissement de ce cordon qui avoit esté poussé au dehors dans le mesme temps que ses eaux s'estoient écoulées par la rupture de leurs membranes; la grande longueur qu'avoit ce cordon ayant beaucoup contribué à le faire sortir dans ce temps, joint à la mauvaise situation de l'enfant, qui faisoit que le passage n'estant pas si exactement bouché, que si la teste de l'enfant s'y fût présentée, ce mesme cordon avoit eû plus de lieu de se glisser, & d'estre ainsi poussé au dehors avec le bras. Deux mois & demy ensuite je donnay encore le mesme secours à une autre femme, avec une bonne issuë pareille pour la mere & pour l'enfant, qui s'estoit aussi présenté le bras devant avec sortie du cordon de l'ombilic.

Observation CLXXXIV.

De l'accouchement d'une femme qui avoit une grande perte de sang, laquelle mourut au bout de deux mois, à cause de plusieurs mauvaises dispositions de son corps.

Le 29 Octobre 1676 j'ay accouché une femme qui avoit une grande perte de sang, vuidant beaucoup de gros caillots, & ayant de frequentes foiblesses. Je tiray son enfant vivant, aprés avoir rompu les membranes de ses eaux, pour le retourner par les pieds. La mere & l'enfant se porterent assez bien ensuite, pour avoir esté secourus assez à temps, sans quoy l'un & l'autre auroient assurément peri dans peu d'heures. Mais la mere aprés s'estre assez bien portée durant les six premiers jours, eût durant quelque temps un flux de ventre, & une fiévre continuë avec redoublemens, qui luy dura deux mois entiers, dont elle mourut à la fin. Par l'ouverture de son corps on luy trouva la matrice tres-saine & fort petite, le foye & les reins grands, & vingt-quatre pierres grosses comme des pois dans la vessie du fiel, & les poulmons abscedez, avec une pinte de matiére purulente dans la poitrine. Elle avoit eû durant les derniers jours de sa vie les deux cuisses fort enflées. La simple relation de toutes les mauvaises dispositions que l'on trouva au corps de cette femme, fait bien voir manifestement que quelques personnes qui attribuoient sans aucune raison sa mort à son accouchement, ne se connoissoient guere bien en l'art, ignorant qu'une femme pour estre grosse, ou accouchée, n'est pas moins sujette à toutes les indispositions humaines, qui la pourroient également faire mourir en d'autres temps, aussi-bien que des hommes, qui seroient affligez de semblables maladies, & des mesmes accidens qui arriverent à cette femme ensuite de son accouchement, qui luy auroit indubitablement sauvé la vie, sans les mauvaises dispositions de son corps.

Observation CLXXXV.

De trois petites filles l'une de neuf ans, & les deux autres de six ou sept ans, qui avoient des gonorrhées virulentes.

Le 15 Novembre 1676 une femme amena chez moy sa fille, agée seulement de neuf ans, pour me la faire visiter; à laquelle je trouvay une gonorrhée virulente, dont elle se plaignoit depuis trois semaines, vuidant une abondance de vilaine matiere par la matrice, qui me fit juger qu'elle avoit esté assurément violée, quoyqu'il ne parust pas aucune fraction à l'entrée extérieurieure de sa vulve. Cette petite rusée voyant qu'elle ne pouvoit plus nier son delit; comme elle avoit toûjours fait jusques alors, fut contrainte d'avouër qu'un jeune garçon de douze ans, avoit éxercé le coït avec elle. Mais comme il n'estoit pas vraisemblable que ce jeune garçon luy eust communiqué cette gonorrhée virulente, si ce n'estoit qu'il eust eû aussi du mal Venerien; je dis à la mere qu'il estoit plus croyable que quelqu'autre garçon plus agé, & infecté de pareil mal, eust aussi abusé de cette fille; & que cette infection pouvoit bien luy avoir esté communiquée, sans avoir souffert l'intromission d'une verge plus grosse que celle de ce jeune garçon de douze ans. J'ay encore vû depuis ce temps-là deux autres petites filles, agées seulement de six ou sept ans, qui avoient toutes deux de semblables gonorrhées virulentes, que leurs meres qualifioient de fleurs blanches, me disant qu'elles estoient étonnées de ce que leurs filles avoient cette incommodité en un si jeune age. Mais ayant visité ces petites innocentes en leur présence, & ayant bien reconnu la nature de leur maladie, quoyqu'il ne parust en elles aucune fraction manifeste des parties extérieures de la matrice, qui pust faire croire qu'elles eussent effectivement souffert une entiére introduction du membre viril, je leur fis avouër avec un bien plus grand étonnement de leurs meres, que des coquins de domestiques, qui meritoient d'estre bruslez pour un crime si énorme, avoient eû brutalement avec elles des attouchemens impudiques & impurs, qui leur avoient causé ces gonorrhées virulentes. Ces éxemples que j'ay vûës de mes propres yeux, me pourroient faire croire que c'estoit peut-estre plûtost une semblable gonorrhée, que des fleurs blanches, que *Fernel* dit avoir vûës à une petite fille agée de huit ans.

Observation CLXXXVI.

D'une femme qui ayant eû une hydropisie de matrice estant grosse, mourut au sixiéme jour de sa couche.

LE 1r Decembre 1676 j'accouchay une femme de trente deux ans ou environ, qui au troisiéme mois de sa grossesse, avoit vuidé subitement par la matrice en divers flots, plus d'un demy-septier d'eau, & mesme quelque peu de sang durant quelques jours ensuite, & s'estoit assez bien portée jusques au huitiéme mois; auquel temps elle avoit encore vuidé quelques eaux par la matrice; nonobstant quoy elle avoit porté jusques à terme son enfant, qui estoit un garçon assez fort & vigoureux, dont elle accoucha tres-heureusement; lequel enfant avoit ses eaux & ses membranes entiéres dans le temps de l'accouchement; ce qui faisoit connoistre que les eaux que la mere avoit vuidées durant sa grossesse, procedoient d'une espece d'hydropisie de matrice. Cette femme se porta assez bien durant les trois premiers jours de sa couche, mais au quatriéme jour, il luy survint une fiévre double tierce, avec une si grande évacuation par la matrice de simples serositez claires sans aucune teinture de sang, que je n'en ay jamais vû de plus abondante; laquelle fiévre luy continua jusques au sixiéme jour, à la fin duquel elle mourut; ayant vuidé par la matrice tous les jours jusques à la mort, une prodigieuse quantité de ces serositez, qui estoient si âcres, qu'elles luy avoient causé une espece d'inflammation à toute cette partie, qui s'estoit communiquée jusques aux deux lévres exterieures de la vulve, qui en estoient fort tumefiées; ce qui estoit tout-à-fait extraordinaire: car dans les autres inflammations de la matrice, il y a presque toûjours suppression des vuidanges avec fiévre continuë, & tension du ventre; lequel elle eût toûjours assez mol & souple jusques à la mort. Dans l'intervale des accez de sa fiévre, elle avoit le poulx fort bon, & si bien reglé, qu'on n'auroit jamais jugé qu'elle dust mourir de cette maladie. Mais durant tout le temps des accez de la fiévre, elle avoit le poulx petit, frequent, & extrémement retiré, avec les extrémitez froides, & une grande chaleur au dedans, & de continuelles foiblesses en maniere de vapeurs hysteriques; qui estoient de tres mauvais signes. Par l'ouverture de son corps qui fut faite en présence de plusieurs Medecins & Chirurgiens, nous trouvasmes tout le corps de la matrice de la grosseur des deux poings, sa substance estant fort épaisse; mais sans dureté, ayant toute sa face interne parsemée d'une matiére en forme de crasse visqueuse, épaisse & separée par quantité de petits grumeaux; qui estoient collez contre tous les orifices des vaisseaux de la matrice, depuis son orifice interne jusques à son fond; laquelle crasse visqueuse & grossiére estant au droit de tous les orifices de ces vaisseaux, par petits pelotons separez en forme de cotyledons, faisoit qu'il n'y avoit que la simple serosité du sang qui s'écouloit, & estoit comme filtrée à travers ces grumeaux, qui empeschoient que la partie la plus grossiere du sang en pût estre évacuée à l'ordinaire; ce qui contribua beaucoup à causer cette espece d'inflammation à la matrice. Nous trouvasmes outre cela bien une pinte de serosité épanchée dans la capacité du bas ventre, dont les autres parties estoient assez saines, & bien conformées, à l'exception de la vessie du fiel qui estoit extrémement grosse, & pleine d'une bile de la couleur d'un vert noirastre. Mais toute la poitrine estoit pleine d'eau fort claire, y en ayant de chaque costé plus d'une pinte, quoyque les deux poulmons fussent assez sains; & dans le ventricule droit du cœur, & à l'embouchure de la veine cave, il y avoit trois ou quatre corps étranges separez l'un de l'autre, de la grosseur du doigt, de substance molle & blanche comme du lait caillé, qui n'estoient à ce que je croy, que du chile coagulé. Cette hydropisie de poitrine, qui estoit proprement la veritable cause de la mort de cette femme, estoit aussi celle des frequentes foiblesses en forme de vapeurs, dans lesquelles elle estoit presque continuellement, dans le temps des accés de sa fiévre, dont l'ardente chaleur rarefioit & faisoit bouillonner ces eaux qui estoient dans sa poitrine, & qui comprimoient par ce moyen le cœur, & luy empeschoient sa dilatation dans toute son étenduë; ce qui faisoit que son poulx estoit pour lors tres-petit & resserré, avec grande oppression & difficulté de respirer. Ces dispositions nous firent bien connoistre, que la plus-part des indispositions, qu'on croit ordinairement proceder des vapeurs hysteriques, viennent plûtost de la qualité du sang, & des dispositions du cœur & de ses parties, que de ces prétenduës vapeurs qui s'élevent de la matrice. Mais quoy-que l'accouchement de cette femme eust esté tres-heureux, comme j'ay dit, certains ignorans & medisans, jaloux de ma réputation, taschoient de m'imputer la cause de sa mort, qui ne pouvoit pas estre attribuée qu'à ces mauvaises indispositions, que l'on reconnut par l'ouverture de son corps: car en tout ce qui concerne l'art de la Medecine, aussi-bien qu'en ce qui regarde celuy de la guerre, l'on nous attribuë ordinairement tous les mauvais évenemens, qui ne dépendent que de la fortune.

Observation CLXXXVII.

D'une femme qui avoit un grand abscés à la lévre gauche de la vulve, causée par la violence que cette partie avoit soufferte dans le temps de l'accouchement.

Le 16 Décembre 1676 j'ay vû une autre femme accouchée depuis trois semaines de son premier enfant, que la Sage-femme avoit fait périr au passage, la teste de cét enfant y estant restée trop long-temps, en le tirant par les pieds; ce qu'elle fit avec si peu de méthode, & tant de violence, qu'il survint à cette femme un fort grand abscés à toute la lévre gauche de la vulve, dont je fis ouverture, pour en tirer plus d'une palette de matiére purulente qui y estoit contenuë; aprés quoy elle guérit en peu de jours, & se porta bien ensuite.

Observation CLXXXVIII.

De l'accouchement d'une femme qui avoit une grande perte de sang, causée par une violente chûte.

Le 20 Décembre 1676 j'ay accouché une femme grosse de huit mois, qui avoit une grande perte de sang, causée par une violente chute qu'elle avoit faite dans la montée de son logis, il y avoit quinze jours. Cette perte de sang n'avoit esté que médiocre, & par intervales, durant les premiers jours de sa chute: mais elle estoit devenuë si grande depuis quatre heures, avant que je l'accouchasse, qu'un de mes confréres qui estoit present, n'estoit pas d'avis que j'en entreprisse l'operation, pour le peu d'espérance qu'il y avoit de sauver cette femme, qui estoit preste d'expirer, tombant pour lors de moment en moment en de grandes foiblesses, avec tintement des oreilles, & la vûë trouble & toute égarée; nonobstant quoy je ne laissay pas de l'entreprendre, n'y ayant aucune espérance de la pouvoir sauver que par ce secours. Cette perte de sang avoit esté si grande qu'elle avoit déja fait périr l'enfant que je fus obligé de retourner pour le tirer par les pieds; mais la mere fut sauvée par l'opération, & se porta bien ensuite.

Observation CLXXXIX.

D'une femme qui mourut d'un ulcére carcinomateux de la matrice, causé par une extréme siccité de son ventre.

Le 29 Janvier 1677 je vis une femme âgée de cinquante-deux ans, d'une habitude assez replete, qui sentoit de continuelles douleurs vers le costé droit de la matrice, qui luy répondoient au rein, & à l'aisne du mesme costé, vidant outre cela tres-souvent de la matrice des serositez sanglantes, & estant ordinairement si reserrée du ventre, qu'elle estoit quelquefois quinze jours sans aller à la selle. Je luy trouvay l'orifice interne presque confus avec le corps de la matrice, ayant plusieurs inegalitez à ses bords, causées par un ulcére carcinomateux, que je jugeay estre entiérement incurable, & la devoir tres-certainement faire mourir, comme il arriva quinze mois ensuite, aprés avoir traisné durant tout ce temps une vie languissante, contre la promesse de plusieurs charlatans qui l'avoient toûjours entretenuë d'une vaine espérance de guérison. Cette fascheuse maladie estoit arrivée à cette femme pour deux causes principales. La premiére, à cause qu'ayant toûjours eû l'évacuation de ses menstruës fort abondante, elle avoit negligé de se faire saigner de temps en temps, comme elle auroit deû faire, lors que dans l'âge avancé où elle estoit, cette évacuation avoit commencé à cesser entiérement: la seconde de ces causes estoit l'extréme siccité de son ventre, dont les gros excrémens, estant retenus quelquefois des quinze jours entiers, échauffoient extraordinairement le sang qui croupissoit dans tous les vaisseaux de la matrice & des parties voisines, & le faisant souvent boüillonner & fermenter dans ces parties, y causoit de grandes douleurs, & y entretenoit une continuelle intemperie, qui causa dans la suite ce funeste ulcére.

OBSERVATION CXC.

De l'accouchement d'une femme, qui estoit si petite, que tous ses enfans n'ayant pas la liberté de se tourner en son ventre, venoient les pieds devant.

LE 7 Février 1677 j'ay accouché une femme d'un enfant qui venoit les pieds devant, laquelle estoit si petite & avoit les os du passage si serrez, & le croupion si recourbé en dedans, qu'il me fut impossible d'empescher que la teste de son enfant, qui estoit des plus grosses, ne fust arrestée trop long-temps au passage pour le pouvoir sauver tout-à-fait; à cause que le recourbement extraordinaire du croupion de la mere faisoit toûjours tourner la teste de l'enfant de costé, quoy-que je l'eusse mise dans une bonne situation. La mesme chose estoit déja arrivée à cette femme pour la mesme cause, en trois precedens accouchemens qu'elle avoit eûs, où un Chirurgien qui l'avoit toûjours assistée n'avoit jamais pû tirer aucun de ses enfans vivant, qui estoient tous péris dans la longueur de l'opération, s'estant aussi tous presentez les pieds devant; parce que cette femme estoit si petite, que ses enfans n'avoient pas assez de liberté en son ventre, pour se pouvoir tourner la teste en bas, comme les enfans des autres femmes ont coûtume de faire, vers le dernier mois de la grossesse,

grossesse; ce qui avoit esté cause qu'estant restez dans leur premiére situation; ils estoient tous venus les pieds devant, comme ce dernier que je tiray vivant; estant néanmoins si foible qu'il expira au bout d'une demy-heure; mais la mere se porta fort bien ensuite.

Observation CXCI.

D'une femme stérile durant quinze ans, qui devint féconde aprés la conception de deux faux germes.

Le 8 Février 1677 j'ay accouché une femme âgée de trente-deux ans de son premier enfant, qu'elle eût en la quinziéme année de son mariage; n'ayant point eû durant tout ce temps d'autres enfans que celuy-là, qui avoit esté seulement precedé de la conception de deux simples faux germes, qu'elle avoit eûs à quelques mois d'intervalle l'un de l'autre, avant cette bonne grossesse, qui luy survint environ un mois aprés avoir vidé le second de ces faux germes. Il y a deux choses à remarquer en cette Observation. La premiére est que le faux germe ne se pouvant engendrer sans le concours & l'union de la semence de l'homme avec celle de la femme, c'est un signe avant-coureur de la fécondité en la femme qui a esté auparavant sterile: & la seconde est, qu'il y a certaines femmes qui ne sont steriles que pour un temps seulement, lesquelles changeant de temperamment avec l'âge, deviennent enfin fecondes, comme a esté *Catherine de Medicis*, femme de nostre Roy *Henry Second*; laquelle aprés avoir esté durant les dix premiéres années de son mariage sans avoir d'enfans, devint enfin si feconde, qu'elle eût ensuite dix enfans; sçavoir cinq fils & cinq filles. Mais un exemple qui est encore bien plus remarquable, est celuy de nostre illustre Reine *Anne d'Autriche*, qui aprés une sterilité de vingt-deux ans, eût au grand contentement de toute la France nostre invincible Monarque *Loüis XIV.* qui par toutes ses actions plus qu'héroïques a bien mieux merité qu'aucun de ses predecesseurs, le surnom de *Grand*, qui renferme en soy tous les éloges qu'on a donnez aux meilleurs & aux plus puissans Monarques du monde: de sorte que de tous les Souverains qui régnent sur la terre, c'est de luy qu'on peut véritablement dire, *Major nemo surrexit*, qu'il n'y en a jamais eû de plus grand, & que comme il est l'amour de ses peuples,

& la te reur de ses ennemis, il doit servir d'exemple à tous les Rois à venir.

OBSERVATION CXCII.

De plusieurs enfans qui ont esté étouffez par leurs nourrices, qui s'estoient endormies dessus, en leur donnant à teter.

LE 15 Février 1677 j'ay accouché une femme d'un tres-bel enfant, qui fut malheureusement étouffé le jour ensuite par sa nourrice, qui s'estoit endormie sur ce pauvre enfant, en luy donnant à teter; ce qui causa une douleur d'autant plus sensible à la mere, que sa joye avoit esté grande d'estre accouchée tres-heureusement de cét enfant vivant, qui estoit un garçon, qui se portoit fort bien, aprés avoir déja eû deux autres enfans morts en son ventre, dans ses deux premieres grossesses precedentes; ce qui avoit obligé son mary de me prier d'accoucher sa femme cette troisiéme fois, dans la croyance qu'il avoit, à ce qu'il me dit, que je la secourerois bien mieux que n'avoit pas fait un autre Chirurgien, qui l'avoit accouchée ces deux premieres fois. J'ay encore vû depuis ce temps-là cinq ou six autres enfans nouveau-nez, aussi malheureusement étouffez par leur nourrices, qui s'estoient pareillement endormies dessus, en leur donnant à teter. Ces funestes exemples font assez connoistre la necessité qu'il y a de prendre garde à une chose de si grande importance. C'est pourquoy les nourrices doivent toûjours mettre coucher leur enfant séparement dans un berceau, & ne doivent pas jamais leur donner à teter durant la nuit, qu'elles ne soient bien éveillées; pourquoy faire, il faut qu'elles soient à leur séant dans tout le temps qu'elles leur donnent la mammelle, de crainte que s'endormant insensiblement durant que l'enfant tete, elles ne l'étouffent ainsi, faute de cette précaution si necessaire.

OBSERVATION CXCIII.

De l'heureux accouchement d'une femme qui eût un continuel flux de ventre durant tout le temps de sa grossesse.

LE 1^r^ Mars 1677 j'ay accouché une femme âgée de trente-cinq ans, d'une habitude assez replete, qui avoit eû un continuel flux de ventre durant tous les neuf mois de sa grossesse, qui l'avoit renduë presque émaciée, nonobstant quoy elle accoucha heureusement d'un enfant qui se portoit tres-bien, & le flux de ventre de la mere qui s'estoit converti en habitude journaliere dans tout le temps de la grossesse, cessa peu de jours aprés son accouchement; ensuite dequoy elle se porta bien, & revint en son embonpoint naturel; la nature ayant trouvé à se dégager par l'évacuation des vidanges de la couche, des humeurs qui avoient entretenu jusques alors ce flux de ventre d'une si longue durée; pour lequel la malade avoit fait inutilement durant le temps de sa grossesse, tous les remedes que la Medecine a inventez & jugez estre les plus convenables à cette maladie. Je n'ay pas vû jusques à present un évenement de cette nature plus r[illegible] car on n'auroit jamais crû que cette femme eût pû porter son [illegible]fant jusques à terme, & en accoucher aussi heureusement qu'elle fit aprés une si longue & si fascheuse maladie.

OBSERVATION CXCIV.

De l'accouchement d'une femme qui fut surprise de deux violentes convulsions.

LE 10 Mars 1677 j'ay accouché une femme âgée de trente-deux ans, de son premier enfant, laquelle deux heures devant que d'accoucher, fut surprise de deux violentes convulsions, à une heure l'une de l'autre, aprés quinze heures de travail, nonobstant quoy elle accoucha assez heureusement d'un enfant tout émacié, qui n'avoit aucun signe de vie, que par quelques petits mouvemens du cœur, que l'on sentoit tres-foibles. Cét enfant estoit si menu, que bien que sa mere fust grosse de huit mois & demy, à ce qu'elle croyoit, il n'estoit pas plus gros qu'un enfant de six mois & demy au plus. Aussitost que j'eus accouché la mere de cét enfant, il luy survint encore une convulsion aussi forte que les deux precedentes: mais ce qui estoit de bon, estoit que dans les intervales de ces convulsions elle revenoit à connoissance; ce qui me donna une bonne esperance pour la mere: & comme lors qu'elle fut surprise de la premiere de ces convulsions, son enfant qui estoit petit, estoit presque au passage, & qu'aprés l'accés de cette convulsion, elle avoit encore d'assez fortes douleurs, pour pouvoir esperer qu'elle accoucheroit d'elle-mesme, je jugeay qu'il y avoit moins de danger pour la mere, en commettant l'accouchement à la nature, que de tenter pour lors l'extraction de l'enfant devant que cette femme tombast ainsi en convulsion. Je remarquay qu'elle avoit le poulx fort élevé, plein, & dur, avec quelqu'égarement de la vuë; ce qui me donna lieu de craindre cét accident, qui ne laissa pas de luy arriver, quoy-que je l'eusse fait saigner auparavant du bras, pour le prevenir autant qu'il estoit possible. Mais le 18 Mars de l'année suivante, j'accouchay cette mesme femme fort heureusement de son second enfant, qui estoit un garçon qui se portoit tres-bien. Pour éviter qu'un pareil accident ne luy arrivast cette seconde fois comme la premiére, je la fis saigner du bras par trois fois dans le temps de sa grossesse, & encore une quatriéme fois dés le moment qu'elle commença d'estre en travail, sans laquelle précaution je croy qu'elle n'auroit pas manqué de tomber encore en convulsion; car durant tout son travail elle eût de frequents tressaillemens subits, qui paroissoient en estre les avant-coureurs, dont elle fut garantie par ces saignées, que je luy avois ainsi fait faire par précaution, qui contribuérent beaucoup à la faire accoucher heureusement.

Observation CXCV.

De l'accouchement d'une femme qui avoit l'orifice interne de la matrice ouvert de la largeur du pouce douze jours auparavant, dont la grossesse n'avoit pas esté connuë de plusieurs Médecins dans le commencement.

LE 26 Mars 1677 j'ay accouché une femme d'un gros enfant masle, qui se portoit tres-bien; laquelle ayant senti de fausses douleurs dans le ventre, douze jours devant que d'accoucher, m'avoit envoyé querir, croyant dés lors estre en travail: mais je reconnus qu'elle n'y estoit aucunement, bien que l'orifice interne de sa matrice fut dilaté dés ce temps-là, de la largeur du pouce, & que je sentis à travers cette dilatation, la teste de son enfant; car ces douleurs ne procedant que d'une simple colique, l'on ne les sentoit pas répondre sur le doigt, comme font les véritables douleurs de l'accouchement; & l'on ne sentoit point aussi aucune préparation des eaux de son enfant; ce qui me fit bien juger qu'elle n'accoucheroit pas encore si-tost. Cette femme dans les premiers mois de sa grossesse, avoit consulté plusieur Medecins pour une abondante évacuation de fleurs blanches qui luy déplaisoit, & pour quelques autres incommoditez qu'elle avoit, lesquels ne la croyant pas grosse la firent saigner plusieurs fois du bras, & mesme deux fois du pied, & luy ordonnerent beaucoup d'autres remedes, qui nonobstant sa complexion qui estoit assez forte, l'auroient indubitablement fait avorter, si je ne l'eusse empeschée d'en continuer l'usage, en l'assurant positivement qu'elle estoit grosse, comme elle le reconnut bien elle-mesme peu de temps ensuite, par le mouvement de son enfant, qu'elle sentit manifestement.

OBSERVATION CXCVI.

D'une femme qui aprés une petite perte de sang durant trois semaines, avorta d'un petit enfant mort, de trois mois & demy.

LE 29 Mars 1677 je vis une femme qui venoit d'avorter d'un petit enfant mort, de trois mois & demy, aprés avoir eû auparavant durant trois semaines entiéres une petite perte de sang, qui à la fin s'estoit augmentée considérablement durant deux heures, avec de grandes douleurs dans le ventre, qui luy firent vider ce petit *fétus*, avec son arriérefaix en mesme temps. On doit remarquer que dans ces sortes d'avortemens, l'arriérefaix est assez facilement tiré, ou expulsé avec l'enfant, lors que la femme a senti, long-temps avant son avortement, des douleurs considérables avec quelque perte de sang; car ces douleurs contribuent beaucoup à faire détacher l'arriérefaix de la matrice; ce qui n'arrive pas ordinairement de mesme, quand l'avortement se fait subitement, & presque sans douleur; car l'enfant qui est petit & molasse, est bien assez facilement expulsé de la matrice; mais la matrice n'estant pas assez ouverte, à proportion de la grosseur de l'arriérefaix, retient pour cette cause, cét arriérefaix au dedans, où il est encore adherent, & d'où il ne peut pour lors estre tiré, ou expulsé qu'avec peine.

Observation CXCVII.

De l'accouchement d'une femme qui avoit une grande perte de sang.

LE 14 Avril 1677 je vis une femme grosse à terme, qui avoit depuis quelques heures une perte de sang assez considérable. L'ayant touchée pour connoistre si elle avoit quelque disposition à l'accouchement, je trouvay sa matrice seulement ouverte pour y introduire le doigt indice; par laquelle ouverture sortoit un caillot de sang de la grosseur d'un œuf de pigeon, qui pendoit dans le col de la matrice. Je jugeay bien par là, que cette perte de sang venant du dedans de la matrice, ne cesseroit pas que cette femme ne fut accouchée. Mais parce que l'orifice interne, qui estoit si peu dilaté, estoit fort épais & dur, & que la femme avoit encore toutes ses forces, pour n'avoir pas perdu plus de trois ou quatre palettes de sang, je trouvay plus à propos de differer à l'accoucher, jusques à ce qu'il y eût plus de préparation aux parties, qu'il n'y avoit pas pour lors; me contentant de luy prescrire quelques remedes que je jugeay luy estre plus convenables, par le moyen desquels elle demeura encore huit jours dans le mesme état, sans vider que tres-peu de sang; aprés quoy ayant vidé les eaux de son enfant, le jour precedent, sans aucune douleur, sa perte de sang recommença à devenir si grande, qu'elle en tomba par plusieurs fois en foiblesse, & auroit indubitablement perdu la vie dans peu d'heures, si je ne l'eusse promptement accouchée, en retournant son enfant par les pieds, que je tiray estant encore vivant. L'on doit remarquer que le salutaire secours que je donnay à cette femme, en l'accouchant dans le temps qu'il estoit absolument necessaire, luy auroit pû estre mortel, si je luy avois donné prématurement huit jours auparavant, dans le temps que je l'avois vuë pour la premiere fois; pour la violence qu'il luy auroit fallu faire, pour dilater sa matrice en l'estat où je la trouvay. C'est pourquoy en ces sortes de pertes de sang, quand on trouve l'orifice de la matrice peu dilaté, fort épais & dur, comme il estoit à cette femme, lors que je la vis la premiére fois, il faut differer l'operation autant que le peut permettre la grandeur de l'accident, jusques à ce que l'on trouve plus de préparation, par l'amolissement & la diminution de l'épaisseur de l'orifice interne, à l'entreprendre plus seurement & plus facilement.

Observation CXCVIII.

De l'accouchement d'une femme dont l'enfant estoit vivant, lequel un Chirurgien avoit voulu tirer avec le crochet, le croyant mort plus de six heures auparavant.

LE 25 Avril 1677 j'ay vû une femme âgée de vingt-cinq ans, en travail de son premier enfant, qui estoit resté au passage aprés l'écoulement de ses eaux, depuis trente heures. Cette femme depuis prés de trois jours qu'elle estoit en travail, avoit esté assistée par un Chirurgien qui luy avoit fait prendre durant ce temps, jusques à huit lavemens, qui l'avoient tant fatiguée, qu'elle n'avoit presque plus de force; de sorte que ce Chirurgien voyant que tous ses soins avoient esté inutiles, proposa qu'il luy falloit necessairement tirer du ventre son enfant avec le crochet, le croyant mort, à ce qu'il disoit, depuis plus de six heures. Mais comme on ne voulut pas suivre son sentiment, il abandonna pour lors cette femme en cét état; aprés quoy on me manda pour la secourir. L'ayant touchée je trouvay que la teste de son enfant estoit encore dans une situation un peu haute; & je jugeay par la fermeté de la tumeur qui estoit à la teste, qu'il pouvoit estre encore vivant; & comme il y avoit aussi quelque espérance que cette femme pourroit accoucher d'elle-mesme, en luy provoquant ses douleurs qui avoient cessé, je luy fis prendre aussi-tost par la bouche une infusion de deux drachmes de sené, avec le jus d'une orange aigre; aprés quoy je la laissay reposer dans son lit durant deux heures, jusques à ce que ce remede commençant d'operer, je luy fis donner un lavement; & la fis ensuite tenir debout, afin de reveiller ses douleurs par l'action de ces deux remedes en mesme temps; ce qui ayant produit le bon effet que j'en avois esperé, fit accoucher heureusement cette femme trois heures aprés, d'un gros enfant qui estoit encore vivant. Cét exemple fait connoistre qu'il faut bien prendre garde devant que de tirer un enfant avec les instrumens, à ne pas traiter un enfant vivant, comme s'il estoit mort, ainsi que ce Chirurgien avoit voulu faire, il y avoit plus de six heures, avec autant de temerité que d'imprudence.

OBSERVATION CXCIX.

D'une femme qui aprés estre accouchée d'un enfant extrémement gros, qu'elle croyoit avoir porté neuf mois & demy, eût une si grande évacuation de vidanges, qu'elle en tomba plusieurs fois en foiblesse.

LE 22 May 1677 j'accouchay une femme d'un enfant masle extrémement gros; laquelle croyoit estre grosse de neuf mois & demy complets. Mais quoy-que son enfant vint dans la situation naturelle, & qu'il fust tres-fort, elle eût des douleurs tres-lentes dans le commencement de son travail, durant cinq ou six heures, & une si grande évacuation de vidanges aussi-tost qu'elle fut accouchée, qu'elle en tomba par plusieurs fois en foiblesse, durant plus d'une heure; aprés quoy elle se porta bien. Je remarquay en l'accouchement de cette femme trois choses assez considérables, que j'ay observées en beaucoup d'autres semblables accouchemens; dont la premiere est, que les enfans qui naissent aprés le terme de neuf mois entiérement accompli, sont toûjours plus gros qu'à l'ordinaire; leur grosseur estant proportionnée au sejour qu'ils ont fait dans le ventre de la mere: la seconde, que les femmes, dont les enfans sont extraordinairement gros, ont des douleurs plus lentes dans le commencement de leur travail; à cause que l'enfant pour son extréme grosseur, à de la peine à descendre & à estre poussé dans le passage: & la troisiéme, que les femmes qui font de fort gros enfans, sont sujettes à avoir une tres-grande évacuation de vidanges, aussi-tost qu'elles sont accouchées. Parce que les gros enfans ont ordinairement de gros arriérefaix, dont les vaisseaux sont aussi fort gros; & ceux de la matrice leur estant pour lors proportionnez, il en sort immédiatement aprés l'accouchement de si grands torrens de sang, que la femme en tombe quelquefois en grande foiblesse; à quoy contribuë la grande agitation du travail, qui est toûjours fort laborieux sur la fin, quand les enfans sont extraordinairement gros; ce qui fait que le sang qui en est extrémement échauffé, s'écoule plus promptement de ces gros vaisseaux. Pour éviter cét accident, ces femmes doivent se faire saigner au moins deux ou trois fois dans le temps de leur grossesse, & mesme dans le commencement de leur travail; afin que la plenitude des vaisseaux ayant esté

esté un peu diminuée, le sang ne se porte pas en si grande abondance vers la matrice, & elles doivent aussi éviter tout ce qui les peut trop échauffer quand elles sont en travail.

OBSERVATION CC.

D'une femme à qui l'arriérefaix estoit resté en la matrice, depuis quatre heures qu'elle estoit accouchée.

LE 3 Juin 1677 j'ay délivré une femme à laquelle l'arriérefaix estoit resté en la matrice depuis quatre heures qu'elle estoit accouchée; le cordon s'en estant rompu & détaché entiérement, lors que sa Sagefemme l'avoit voulu délivrer; dont elle imputoit seulement la cause à la trop grande adherence de l'arriérefaix. Mais il faut remarquer que le cordon de l'arriérefaix s'en détache ainsi ordinairement pour deux autres causes. La premiére, à cause de la foiblesse & delicatesse de ce cordon, qui fait que pour le peu qu'on le tire pour faire extraction de l'arriérefaix, il vient à se rompre & à s'en détacher entiérement; à quoy sont fort sujets ces sortes de cordons qui paroissent comme s'ils estoient froncez: Et la seconde, parce que la Sagefemme n'ayant pas bien pris l'occasion de tirer l'arriérefaix de la matrice immediatement aprés la sortie de l'enfant, durant qu'elle estoit suffisamment ouverte, elle vient à tirer trop fortement ce cordon, dans le temps que la matrice s'estant refermée aprés la sortie de l'enfant, son ouverture n'est plus suffisante pour en laisser sortir l'arriérefaix, qui estant retenu au dedans, plûtost pour cette raison, que pour son adherence, fait ainsi rompre ce cordon, quand on le tire trop fort.

OBSERVATION CCI.

D'une femme qui avait une mediocre perte de sang depuis trois ou quatre mois, causée par un faux germe qu'elle avoit porté durant six ou sept mois entiers.

LE 15 Juillet 1677 j'ay délivré une femme d'un faux germe, de la grosseur d'un gros œuf de poule, qui estoit tout corrompu; laquelle avoit toûjours eu depuis six ou sept mois un soupçon de grossesse, sentant des douleurs & une grande pesanteur dans le ventre & ayant une médiocre perte de sang presque continuelle depuis trois ou quatre mois ; ensuite de quoy elle eût de tres-fortes douleurs semblables à celles de l'accouchement, qui firent un peu ouvrir la matrice, & me donnerent lieu de luy tirer ce corps étrange, que la nature avoit tasché inutilement d'expulser durant les trois ou quatre mois de cette perte de sang, sans en pouvoir venir à bout, comme elle à coûtume de faire ordinairement dés le deuxiéme ou le troisiéme mois de la conception des faux germes. Ce qui est de plus remarquable en cet exemple, est le long sejour que ce corps étrange avoit fait en la matrice, à cause de la forte adherence qu'il avoit à cette partie.

OBSERVATION CCII.

D'une fille qui avoit une grande perte de sang, causée par un avortement qu'elle s'estoit volontairement procuré, au sixiéme mois de sa grossesse.

LE 19 Juillet 1677 j'ay accouché une fille de vingt-cinq ans, d'un enfant mort de six mois, qui présentoit le bras devant ; laquelle s'estoit procuré volontairement cet avortement, par de mauvais remedes qu'elle avoit pris quelques jours auparavant, pour cacher par cette voye denaturée sa grossesse. Elle avoit pour lors une si grande perte de sang, que je croy qu'elle seroit indubitablement morte, sans le secours que je luy donnay, bien qu'elle ne le meritast pas, pour l'énormité de son crime ; & quoyque ces sortes d'avortemens volontaires soient pour l'ordinaire beaucoup plus dangereux, que ceux qui viennent d'eux-mesmes sans les exciter, elle ne laissa pas de se bien porter dans la suite, Dieu n'ayant pas voulu la punir pour lors du crime qu'elle avoit commis, en se procurant cet avortement.

OBSERVATION CCIII.

De l'accouchement d'une femme, dont l'enfant qui estoit mort, avoit le bras hors de la matrice jusques à l'épaule.

LE 22 Juillet 1677 j'ay accouché une femme d'un enfant mort en son ventre depuis quelques heures, lequel présentoit le bras gauche hors de la matrice jusques à l'épaule, lors que je fus appellé pour la secourir. Cet enfant me parut pourtant avoir esté vivant dans commencement du travail de la mere ; car tout le bras & l'épaule qui estoient au passage, estoient livides des meurtrissures que la Sagefemme y avoit faites ; soit en tirant ce bras avec violence, comme elle avoit fait mal-apropos ; soit en essayant de le repousser, dont elle n'avoit pas pû venir à bout, pour le tirer ensuite par les pieds ; ainsi que je fis, aprés avoir entiérement repoussé au dedans tout ce bras qui estoit sorti ; afin d'avoir ensuite plus de facilité à luy aller chercher les pieds, pour le retourner, comme on doit toûjours faire en pareilles rencontres. Cette femme nonobstant la fatigue d'un si mauvais travail ne laissa pas de se bien porter ensuite.

OBSERVATION CCIV.

D'une femme qui avoit une tres-grande perte de sang, causée par un faux germe dont elle fut délivrée.

LE 23 Aoust 1677 je délivray une femme d'un faux germe, de la grosseur d'un petit œuf, laquelle avoit une tres-grande perte de sang, qui cessa aussi-tost que je luy eûs tiré ce faux germe de la matrice ; & comme cette femme s'estoit blessée trois jours auparavant, en tombant sur les reins, croyant pour lors estre grosse de prés de trois mois, elle estoit extrémement affligée, dans la pensée qu'elle avoit, que sans cette chute, elle auroit pû esperer d'accoucher heureusement à terme de l'enfant dont elle croyoit estre grosse, comme elle auroit souhaité passionnément ; parce qu'elle n'avoit point d'enfans : Mais je la consolay en luy faisant entendre, que n'estant seulement grosse que d'un simple faux germe, & non pas d'un enfant, comme elle avoit crû, sa chute n'avoit fait qu'accelerer la sortie de ce faux-germe, que la matrice n'auroit pas pû retenir gueres plus long-temps, quand elle n'auroit pas fait cette chute ; & que la preuve évidente de ce que je luy disois, estoit que si c'eust esté d'un enfant qu'elle eût esté veritablement grosse, cét enfant au terme de prés de trois mois de sa grossesse, auroit dû estre manifestement visible, & de la longueur du plus grand doigt de la main ; dequoy l'ayant persuadée, elle eût de la joye d'estre ainsi heureusement délivrée de ce corps étrange.

OBSERVATION CCV.

De l'extraction d'un enfant mort dont la teste estoit extrémement grosse, lequel présentoit le bras.

LE 24 Septembre 1677 j'accouché une femme d'un enfant mort, qui présentoit le bras devant: Mais comme cét enfant estoit fort gros, & la femme tres-petite, aprés que je l'eus entiérement retourné pour le tirer par les pieds, il me fut impossible de faire passer la teste de l'enfant, quoique je l'eusse mise dans une bonne situation; tant à cause de l'extréme grosseur de cette teste, que pour l'étroitesse du passage de la mere; sans me servir d'un crochet pour en faciliter l'extraction, y ayant esté obligé; parceque les vertebres du col s'en estant separées, & la machoire inferieure ayant aussi quitté en la tirant avec la main, il y avoit grand danger que la teste de cét enfant qui ne tenoit plus qu'aux seules chairs & au cuir ne fust entiérement separée de son corps, & ne restast ensuite dans la matrice, dont elle n'auroit esté tirée pour lors que bien plus difficilement, & avec beaucoup plus de peril pour la mere, qui nonobstant un si laborieux accouchement se porta bien aprés quelques jours. Si certains Chirurgiens que je connois avoient usé de la methode dont je me servis pour faire extraction de la teste de cét enfant, aprés la separation des vertebres du col, lors qu'ils se sont trouvez en pareilles occasions, ils n'auroient pas laissé dans la matrice des testes d'enfants entiérement separées du corps, qui y estant restées, où en ayant esté tirées ensuite avec une trop grande difficulté & une violence extréme, ont esté cause de la mort des pauvres femmes qui avoient eû en vain recours à eux.

OBSERVATION CCVI.

De l'accouchement de deux femmes dont les enfans présentoient un pied & une main avec la teste, à l'un desquels le cordon de l'ombilic sortoit encore.

LE 4 Octobre 1677 j'ay accouché une femme d'un enfant vivant, qui présentoit un pied & une main, avec la teste qui estoit prés du passage. Je le tiray par les pieds aprés avoir repoussé la main & la teste au dedans ; ayant jugé plus à propos & plus facile de le tirer ainsi, que de repousser le pied & la main, pour le faire venir la teste la premiére: car le pied qui se présentoit avec la teste, n'auroit pas pû estre repoussé au fond de la matrice, sans faire une violence beaucoup plus préjudiciable à la mere & à l'enfant. Trois semaines ensuite j'accouchay encore une autre femme de la mesme maniére d'un enfant pareillement vivant, qui se présentoit en la mesme posture, & de plus, avec sortie du cordon de l'ombilic qui s'estoit ainsi glissé au dehors, dans le temps de l'écoulement des eaux, par le vuide qui restoit au passage, entre les inégalitez des parties de l'enfant qui s'y présentoient. Ces deux femmes se portérent bien ensuite, & leurs enfans pareillement, quoy qu'ils se fussent presentez dans une si mauvaise posture, où leur corps estoit tout en double.

Observation CCVII.

D'une femme qui aprés avoir eû une perte de sang continuelle durant quatre mois, avorta d'un enfant de cinq mois qui estoit encore vivant.

LE 10 Octobre 1677 j'ay vû une femme qui ne croyant pas estre grosse, comme elle l'estoit de trois mois & demy, avoit une perte de sang continuelle depuis prés de deux mois & demy, n'ayant pas esté durant tout ce temps deux jours entiers sans vuider par la matrice du sang, quelque fois pur, & parfois tres-fetide & corrompu, ou des serositez sanglantes en si grande abondance, qu'il y avoit toute apparence de croire qu'il luy arriveroit indubitablement dans peu une fausse couche; estant impossible, veu la grandeur de cét accident, qu'elle pust rester grosse. Mais l'ayant touchée par plusieurs fois en differens jours, je trouvay toûjours sa matrice éxactement fermée, & assez bien située ; ce qui me donnoit sujet de croire qu'elle estoit effectivement grosse. Parce que si sa maladie n'eust esté qu'une simple perte de sang, l'orifice interne de sa matrice n'auroit pas esté dans une si bonne situation, ni si mollet, & sans douleur, comme il estoit : mais il auroit esté indubitablement plus dur & scyrrheux ; & elle auroit senti de tres-grandes douleurs vers les reins, avec une pésanteur au bas ventre, comme il a coutume d'arriver aux femmes indisposées de ces pertes de sang inveterées. Enfin aprés que cette femme eût encore continué de perdre du sang & des serositez de temps en temps en abondance, durant six semaines, vidant mesme sur la fin, des caillots de sang de la grosseur d'une noix, elle avorta d'un enfant de cinq mois, qui vint les pieds devant, lequel estoit encore vivant, dont je fus obligé de la délivrer, pour la preserver du grand danger de la vie où cette perte de sang, qui estoit devenuë excessive, l'avoit mise. Elle avoit déja senti remüer manifestement cét enfant en son ventre, deux mois avant qu'elle en avorta ainsi, à la fin du cinquiéme mois de sa grossesse, aprés avoir eû cette perte de sang durant tous les quatre derniers mois.

Observation CCVIII.

D'une femme à qui l'arriérefaix estoit resté dans la matrice, aprés estre avortée d'un enfant de cinq ou six mois.

LE 9 Novembre 1677 j'ay délivré une femme qui estoit avortée depuis deux heures, d'un enfant de cinq ou six mois, mort en son ventre depuis plusieurs jours, à laquelle sa Sagefemme, qui estoit présente à son avortement, n'avoit pas pû, faute d'industrie, tirer l'arriérefaix, qu'elle luy avoit laissé tout en morceaux dans la matrice, croyant que la nature en feroit bien l'expulsion. Mais le degré de la corruption de l'enfant, qui pouvoit avoir déja fait une mauvaise impression à la matrice, m'ayant fait connoistre qu'il auroit esté dangereux d'y laisser sejourner davantage ce corps étrange; je l'en délivray sur l'heure, sans aucune violence, préferant l'operation de la main aux drogues que la Sagefemme vouloit luy faire prendre par la bouche, pour le luy faire vuider d'elle-mesme, à ce qu'elle prétendoit, dont l'évenement n'auroit peut-estre pas correspondu à l'esperance qu'elle en avoit.

Observation CCIX.

De l'accouchement d'une femme dont l'enfant présentoit le bras avec sortie du cordon de l'ombilic.

LE 12 Janvier 1678 j'ay accouché une femme d'un enfant qui présentoit le bras devant avec sortie du cordon de l'ombilic; auquel cordon ayant senti un battement manifeste; lors que je fus mandé pour secourir cette femme, je reconnus que son enfant estoit vivant : c'est pourquoy ayant aussi-tost repoussé ce cordon & le bras au dedans, je retournay l'enfant, & le tiray dans le mesme temps par les pieds. Cette operation fut salutaire à la mere, qui se porta bien ensuite, & à l'enfant pareillement, qui fut preservé, par ce moyen, du double danger où il estoit de perir dans peu, tant à cause de sa mauvaise situation, qu'à cause de la sortie du cordon de son ombilic, qui par son refroidissement luy auroit esté indubitablement funeste sans le prompt secours que je luy donnay dans cette extréme necessité.

OBSERVATION CCX.

De l'accouchement de deux femmes qui avoient une grande perte de sang, causée par l'entier détachement de l'arriérefaix qui se présentoit le premier.

LE 13 Janvier 1678 j'ay accouché une femme grosse de sept mois, ou environ, qui avoit une tres-grande perte de sang, causée par le détachement entier de son arriérefaix, qui se présentoit le premier avec sortie du cordon de l'ombilic; auquel ne sentant aucun battement, je connus que l'enfant estoit mort, lors que je fus mandé pour secourir cette femme, qui alloit perdre la vie par la grandeur de sa perte, si je ne l'eusse promptement délivrée de cét enfant qui estoit déja mort; y procedant de la maniére que je vais dire; qui fut, que bien que l'arriérefaix se presentast le premier au passage, je ne jugeay pas à propos de le tirer le premier, parce que je ne l'aurois pas pû faire, sans dilacerer toutes les membranes qui envelopoient encore l'enfant qui présentoit l'épaule; Et comme pour tirer cét enfant il falloit le retourner par les pieds, je me contentay de ranger un peu à costé cét arriérefaix, afin d'introduire plus facilement ma main dans l'ouverture des membranes de l'enfant, par où le cordon de l'ombilic estoit tombé au dehors, & pour éviter par l'interposition interieure de ces membranes, que la matrice qu'elles tapissoient, ne receust quelque lésion, en retournant ainsi l'enfant, pour le tirer par les pieds comme je fis; préservant par ce moyen salutaire la mere du grand danger de la vie, où cette excessive perte de sang l'avoit mise. Quatre jours ensuite j'accouchay encore une autre femme grosse, au mesme terme de sept mois, laquelle avoit une semblable perte de sang, causée aussi par le détachement de son arriérefaix qui se présentoit le premier, ce qui m'obligea pareillement de retourner entiérement son enfant, pour le tirer par les pieds, comme je fis, pour tascher de sauver la vie à cette femme, autant qu'il estoit possible en l'état déplorable où elle estoit, lors que je luy donnay ce secours, qui luy fut aussi salutaire, qu'à cette autre premiére femme, l'une & l'autre s'estant bien portée dans la suite.

Observation CCXI.

D'une fille de dix-sept ans qui avoit une grande perte de sang depuis quinze jours.

Le 14 Janvier 1678 je vis une fille âgée de dix-sept ans, qui avoit une grande perte de sang depuis quinze jours, ayant mesme vuidé par plusieurs fois, depuis ce temps, des caillots gros comme des noix; ce qui me fit douter de la pudicité de cette fille. L'ayant examinée suivant la requisition que m'en fit une de ses parentes, je luy trouvay l'orifice externe de la matrice assez étroit, & nullement défiguré; où j'introduisis mesme assez justement mon doigt jusques à l'orifice interne, où elle sentoit de la douleur; mais cette fille avoit les nimphes de la vulve un peu trop allongées & trop livides, pour croire qu'elle n'eust pas souffert quelque attouchement en cette partie; joint à cela, qu'on voit tres-rarement des filles vierges avoir des pertes de sang surabondantes de cette nature, avec excrétion de caillots, comme elle avoit. Luy en ayant declaré ma pensée, elle fut obligée de m'avoüer, que dés l'âge de treize ans elle avoit usé du coït par deux fois avec un homme, sans qu'elle eust eû pour lors aucun épanchement de sang; parce qu'en ce temps elle n'avoit pas souffert une veritable intromission; & elle me dit qu'elle n'avoit mesme commencé d'avoir ses menstruës qu'à l'âge de seize ans. Mais quoyque cette fille niast absolument d'avoir usé du coït depuis l'âge de treize ans, & que par l'étroitesse de l'entrée exterieure de la matrice, il parust vray-semblable qu'elle n'avoit pas pû souffrir la parfaite intromission d'un membre viril de mediocre grosseur; je crus pourtant que cette perte de sang ne venoit

noit que de quelque disposition de grossesse recente, qui avoit esté violentée; & qu'elle avoit bien pû concevoir, comme d'autres filles que j'ay vûës, en recevant interieurement la semence de l'homme, éjaculée seulement à l'entrée extérieure de la matrice, sans aucune introduction du membre viril, dont elle me parût demeurer d'acord par son silence.

Observation CCXII.

De l'accouchement d'une femme de quarante quatre ans, qui eût deux enfans, en la grossesse de laquelle on remarquoit tous les signes qui le pouvoient denoter.

Le 22 Janvier 1678 j'ay accouché une femme de deux filles vivantes, qui se presentoient toutes deux naturellement, & qui n'avoient qu'un seul arriérefaix commun. Cette femme aprés avoir eû un grand nombre d'enfans, se lassant d'estre trop souvent grosse, s'estoit avisée de faire lit à part avec son mary, durant plusieurs années: mais estant à l'âge de quarante quatre ans, ou environ, & croyant n'estre plus en état de redevenir grosse, elle retourna dans cette confiance coucher avec son mari, qui luy fit, dés la premiére fois qu'il la vit, ces deux enfans; la longue abstinence du coït ayant encore augmenté la fécondité de cette femme, qui se trouva bien punie de sa sterilité volontaire, par la grossesse de ces deux enfans, dont elle fût beaucoup plus incommodée que dans toutes ses autres précedentes grossesses, qui n'avoient esté que d'un seul enfant. Aussi-tost que le premier de ces deux enfans fut venu, je rompis les membranes des eaux du second, afin d'en accelerer la sortie, qui arriva un petit demy quart d'heure ensuite. Si je n'eusse ainsi rompu les membranes des eaux de ce second enfant, l'accouchement en auroit esté beaucoup retardé, à cause de l'épaisseur & de la dureté de ces membranes. J'avois bien prédit à cette femme plus de deux mois avant son accouchement, qu'elle auroit certainement deux enfans; ayant remarqué en elle tous les signes qui le peuvent faire connoistre; & principalement ceux qui suivent, qui sont, qu'elle estoit beaucoup plus grosse, & avoit esté bien plus incommodée durant tout le temps de cette derniere grossesse, que de toutes les autres précedentes qu'elle avoit euës; elle sentoit differens mouvemens en mesme temps, en differens endroits de son ventre, dont les deux costez estoient également pleins, avec une dépression vers le milieu; & avoit eû les pieds & les jambes fort enflez dans les derniers mois de cette grossesse, comme ont ordinairement toutes les femmes qui sont grosses de plusieurs enfans, lesquelles accouchent presque toûjours quinze jours devant la fin du neuviéme mois de leur grossesse; ainsi qu'il arriva à cette femme.

Observation CCXIII.

De l'accouchement d'une femme qui fit un gros enfant masle, quoyqu'elle eust eû durant seize heures de petites douleurs tres-lentes, qui donnoient lieu de croire suivant l'opinion commune, qu'elle feroit une fille.

LE 23 Janvier 1678 j'ay accouché une femme d'un gros enfant masle, laquelle eût durant seize heures, de petites douleurs tres-lentes, devant que d'accoucher, ainsi qu'il luy estoit arrivé en ses trois précedens accouchemens, ausquels elle avoit eû aussi des garçons, comme en ce dernier : cela me fit bien connoistre la fausseté de la commune opinion que l'on a, que les femmes qui sont grosses de filles, ont ordinairement des douleurs fort lentes dans leur accouchement; le contraire estant bien justifié en cette femme, qui avoit eû quatre filles avant ces quatre garçons; de toutes lesquelles filles elle estoit accouchée tres-promptement, & avec beaucoup moins de peine, qu'elle n'avoit pas fait de tous ses garçons. La raison naturelle de cet évenement est, que les garçons, par rapport aux filles, ayant la teste plus grosse, & les épaules plus larges, ont plus de peine, pour ce sujet, à descendre, & à estre poussez dans le passage par les douleurs de la mere, que les filles, qui ayant la teste plus étroite & plus petite, & les épaules moins larges, en sont plus facilement & plus promptement expulsées; de mesme que nous voyons qu'un petit bateau passe bien plus facilement & plus promptement dans le courant de l'eau, par dessous l'arche d'un pont, qu'un gros bateau, qui vient à occuper toute la largeur & l'étenduë de la mesme arche de ce pont. C'est pour cette raison que les femmes qui accouchent de garçons, ont ordinairement des douleurs bien plus lentes, dans tout le commencement de leur travail, que celles qui accouchent de filles : ce qui est néanmoins contraire à l'opinion commune, fondée seulement sur quelques évenemens particuliers, sans aucune réfléxion sur ce qui arrive le plus souvent. Car comme la plûpart des peres & des meres desirent ordinairement d'avoir plûtost des garçons, que des filles; les femmes prévenuës de ce souhait, & de cette opinion commune, qui accouchent d'une fille, aprés avoir eu des douleurs lentes, pour quelque autre cause, qui a pû y contribuër, ne manquent pas de dire qu'elles l'avoient bien connu auparavant, par la lenteur de leurs douleurs; le chagrin qu'elles ont de n'avoir pas fait un garçon, comme elles avoient desiré, les fortifiant encore davantage dans l'erreur de cette opinion commune. Mais celles qui viennent à faire un garçon, comme elles avoient souhaité, se voyant délivrées de la crainte qu'elles avoient euë d'avoir une fille, se contentent de dire seulement en passant, aussi-bien que toutes les autres femmes qui sont présentes à leur travail, qu'elles ont esté trompées, & qu'elles croyoient, & auroient gagé que ce devoit estre une fille, par la considération de la nature de leurs douleurs, sans se mettre en peine de faire une plus grande réfléxion sur la veritable cause de la lenteur des douleurs de leur travail.

OBSERVATION CCXIV.

D'une femme qui avorta d'un petit enfant de trois mois, qui présentoit un bras avec sortie du cordon de l'ombilic.

LE 4 Février 1678 j'ay délivré une femme d'un petit enfant mort, de trois mois & demy, qui présentoit un bras avec sortie du cordon de l'ombilic, lors que je fus mandé pour la secourir. Cette femme avoit en ce temps cinq enfans vivans, dont elle estoit accouchée fort heureusement; Mais elle me dit, que depuis quatre années qu'elle avoit esté accouchée avec beaucoup de violence, par un Chirurgien qu'elle me nomma, elle n'avoit pas pû porter jusques à terme aucun de tous les autres enfans qu'elle avoit eûs depuis ce temps-là, & qu'elle en avoit avorté comme de ce dernier; & mesme qu'elle avoit failli de mourir en l'un de ces avortemens, où ce mesme Chirurgien luy avoit laissé l'arriérefaix dans la matrice, qu'elle n'avoit pas vuidé que quatre jours ensuite avec de tres-grands accidens: Et comme la cause de ces frequens avortemens me parût proceder, de ce que cette femme venoit à concevoir, avant que sa matrice, qui avoit esté debilitée par violence de cét accouchement, eust esté parfaitement rétablie, & bien fortifiée, je luy conseillay de s'abstenir de coucher avec son mary, au moins durant cinq ou six mois; afin que par ce long repos necessaire à cette partie grandement affoiblie par la frequence de ces avortemens, elle pust plus facilement dans la suite, estant fortifiée, porter jusques à terme les enfans qu'elle pourroit concevoir, comme elle fit aprés avoir suivi le conseil que je luy donnay, qui contribua beaucoup à conserver quelques autres enfans qu'elle a eûs depuis ce temps-là, dont elle est accouchée à terme, aussi heureusement que des premiers qu'elle avoit eûs avant ces derniers avortemens.

OBSERVATION CCXV.

Du laborieux accouchement d'une petite femme, qui n'estoit devenuë grosse qu'aprés dix années de son mariage.

LE 10 Février 1678 j'ay accouché une femme âgée de trente un an, de son premier enfant, dont elle n'estoit devenuë grosse, qu'aprés dix années de son mariage. Comme c'estoit une femme de petite taille, qui avoit le passage étroit, & que la teste de son enfant estoit assez grosse, elle eût un travail fort laborieux durant prés de deux jours; tant à cause de son âge un peu avancé; que par la disposition de la taille de son corps, & par les mauvaises douleurs lentes qu'elle eût durant un jour & demy, devant que j'eusse esté mandé pour la secourir; son enfant estant pour lors resté au passage depuis douze heures aprés l'écoulement de ses eaux, & estant en grand danger d'y perir; parce que les douleurs de la mere, qui avoient esté assez fortes durant trois ou quatre heures, s'estoient tout-à-fait ralenties : ce qu'ayant reconnu, je luy fis prendre par la bouche l'infusion de deux drachmes de sené avec le jus d'une orange, & un clystere deux heures ensuite, pour luy reveiller un peu ses douleurs par l'operation de ces deux remedes; ce qui produisant le bon effet que j'en avois esperé, la fit accoucher heureusement cinq heures ensuite d'un enfant vivant, qui sans cela auroit indubitablement peri, en restant au passage, & auroit mis sa mere en danger de la vie. L'on doit remarquer par cét exemple, qu'il y a certaines femmes qui ne sont steriles que pour un temps; aprés lequel ayant chagé de temperament, elles deviennent fecondes, comme il estoit arrivé à celle dont je viens de parler; laquelle outre ce premier enfant dont je l'accouchay aprés ces dix années de sterilité, en a fait encore plusieurs autres, dont je l'ay aussi accouchée depuis ce temps-là. Lorsque je l'accouchay de ce premier enfant, elle me dit qu'elle croyoit que les eaux du vilage de *Passy*, dont elle avoit usé durant neuf mois entiers, avoient beaucoup contribué à la faire devenir grosse; & qu'elle en avoit bû durant tout ce temps deux bouteilles par jour. Cela me parut assez vraisemblable; n'y ayant pas de meilleur remede pour toutes les sterilitez guerissables, que l'usage des eaux minerales, comme sont celles de Forges & autres, qui sont tres-convenables aux obstructions qui causent la plûpart de ces sterilitez.

Observation CCXVI.

De l'accouchement d'une femme grosse de six mois qui avoit une tres-grande perte de sang.

Le 26 Fevrier 1678 j'ay accouché une femme d'un enfant de six mois; laquelle avoit une perte de sang depuis quinze jours; qui n'ayant esté que mediocre dans le commencement, estoit devenuë à la fin si excessive, que si je ne luy eusse tiré du ventre son enfant, qui estoit encore vivant, il alloit indubitablement perir avec sa mere, qui estoit déja tombée par plusieurs fois en de grandes foiblesses; à cause de l'excez de cette perte de sang, qui venoit du détachement d'une partie de l'arrierefaix, comme il me parut aprés avoir délivré cette femme, par plusieurs caillots de sang noirastre, qui estoient fortement collez contre la partie de cét arrierefaix, qui s'estoit ainsi détachée de la matrice; l'autre partie qui y estoit demeurée adherente ayant servi à la nourriture de l'enfant: cela fit, que quoy-que tres-foible, il estoit encore vivant, lors que je le tiray du ventre de sa mere, qui par ce salutaire secours fut preservée du grand danger où elle estoit de mourir dans peu d'heures; & cét enfant receut le baptesme, dont il auroit esté privé, si je n'eusse au plûtost rompu les membranes de ses eaux, pour le tirer dans le mesme temps par les pieds, comme je fis aprés l'avoir retourné. Le mary de cette femme me dit que cette perte de sang luy estoit arrivée, par la grande affliction qu'elle avoit euë de la mort d'une Dame de ses amies ; à quoy il y avoit bien de l'apparence ; car il est tres-certain que les grands chagrins, aussi-bien que la peur sont capables de causer cét accident, en concentrant subitement le sang en trop grande abondance vers les parties interieures, dont les vaisseaux se rompent à cause de leur excessive plenitude.

Observation CCXVII.

D'une femme qui estoit devenuë grosse, quoy-qu'elle portast actuellement une pessaire, pour une descente de matrice dont elle estoit incommodée.

Le 28 Février 1678 je mis un pessaire en la matrice d'une femme, pour remedier à une descente de matrice qu'elle avoit. Cette femme estoit accouchée depuis trois mois, d'un enfant à terme, dont elle estoit devenuë grosse, nonobstant qu'elle portast toûjours un autre pessaire, que je luy avois donné deux ans auparavant, lequel elle n'avoit seulement retiré de sa matrice, que quinze jours devant que d'accoucher, l'ayant porté durant tout le temps de sa grossesse, sans aucune incommodité. Mais comme la Sagefemme qui l'avoit accouchée, luy avoit mis un autre pessaire recouvert de cire jaune neuve, qui estant plus chaude, que la cire blanche, entretenoit une espece d'intemperie en cette partie, qui luy causoit une abondante excrétion de fleurs blanches, dont il se faisoit une vilaine crasse au tour de ce pessaire, qui dans la suite acqueroit une grande puanteur ; je luy en donnay un autre semblable au premier dont elle s'estoit servie, qui estoit recouvert de cire blanche ; laquelle estant bien moins chaude que la neuve, est plus propre à cét usage ; luy recommandant de le retirer de temps en temps pour le nettoyer, comme l'on est obligé de faire, si l'on n'en veut pas changer, en en mettant un nouveau, ainsi qu'il seroit bien plus convenable. Mais ce qui est de plus remarquable en cét exemple, est que cette femme estoit devenuë grosse, comme j'ay dit, quoy-qu'elle portast actuellement le pessaire, que je luy avois mis en sa matrice, qui n'avoit pas laissé de bien recevoir la semence de l'homme pour la conception, à travers l'ouverture de ce pessaire, ainsi que je l'ay vû encore arriver à plusieurs autres femmes, à qui j'avois pareillement donné des pesfaires, pour remedier à des descentes de matrice dont elles estoient incommodées.

OBSERVATION CCXVIII.

De l'accouchement d'une femme grosse de deux enfans, dont l'un presentoit le cul devant, & l'autre les pieds.

LE 2 Mars 1678 j'ay accouché une femme de deux gros enfans masles vivans, qui avoient chacun leur delivre separé l'un de l'autre; & qui estoient fort sains, quoy-que la mere eust eû durant toute sa grossesse une tres-grande abondance de fleurs blanches; à quoy elle estoit tres-sujette depuis trois ans, que son mary luy avoit communiqué une gonorrhée virulente; de sorte que cette femme dans le commencement de sa grossesse, estant extraordinairement incommodée d'une grande pesanteur de matrice, avec grande douleur de reins, en attribuoit la seule cause à cette abondante excrétion de fleurs blanches, qu'elle croyoit proceder de quelque disposition ulcereuse de sa matrice. Mais m'ayant consulté sur son incommodité dés le premier mois de sa grossesse, qu'elle ignoroit pour lors; je l'assuray dés ce temps-là que cette abondante excrétion de fleurs blanches dont elle se trouvoit beaucoup plus incommodée qu'à l'ordinaire, depuis trois semaines que ses menstruës estoient supprimées, à ce qu'elle me dit, ne venoit que de ce qu'elle estoit véritablement grosse; ce que je reconnus par la bonne disposition de l'orifice interne de sa matrice, qui estoit éxactement fermé, & par quelques autres signes qui me le confirmoient; ce qui faisoit que l'évacuation de ses menstruës qui estoit supprimée, avoit augmenté celle de ses fleurs blanches. Lors que j'accouchay cette femme elle estoit extraordinairement grosse, & avoit esté beaucoup plus incommodée dans toute cette grossesse, que dans les autres precedentes; & avoit eû les jambes fort enflées dans les derniers mois, & plusieurs autres signes qui m'avoient donné occasion de luy predire, plus de trois mois devant que d'accoucher, qu'elle estoit certainement grosse de plusieurs enfans. Le premier de ces enfans qui estoit un peu moins gros que le second, se presenta le cul devant, & le second qui estoit un peu plus fort que le premier vint les pieds devant. Je rompis les membranes des eaux de ce second pour le tirer, aussi-tost que j'eûs accouché la mere du premier, laquelle avec l'aide que je luy donnay, ne fut pas plus de deux petites heures en tout son travail de ces deux gros enfans, & se porta tres-bien ensuite, comme aussi ces deux enfans que j'ay vûs depuis à l'âge de trois ans en parfaite santé.

Observation CCXIX.

De l'accouchement d'une femme dont l'enfant avoit le col embarassé de deux tours du cordon de son nombril, laquelle femme dans sa precedente grossesse avoit vidé au deuxiéme mois plus de deux pintes d'eau de la matrice.

Le 15 Mars 1678 j'ay accouché une femme qui eût durant vingt-quatre heures des douleurs tres-lentes, quoy-que son enfant, qui estoit un garçon, vint dans une situation naturelle, & qu'il fust d'une médiocre grosseur; à quoy contribua beaucoup une cause qui est tres-commune dans ces sortes d'accouchemens; qui estoit, que l'enfant avoit le col embarassé de deux tours du cordon de son nombril; ce qui empeschoit que les douleurs de la mere ne pussent si facilement le faire avancer au passage: de sorte qu'estant, s'il faut ainsi dire, comme bridé de ce cordon, dont la longueur naturelle estoit extrémement accourcie par ces contours, cela faisoit que le mouvement impulsif de la douleur en estoit intercepté, comme on le voit arriver tres-souvent en beaucoup de femmes, qui ont un travail fort long pour cette seule cause, qui n'apporte pourtant aucun autre danger à la mere ni à l'enfant, si ce n'est que quelquefois ce cordon par trop accourcy par ces contours, venant à tirailler l'arriérefaix, auquel il tient, dans le temps que l'enfant se remuë, ou lors qu'il est poussé par les douleurs de la mere, le fait détacher prématurément de la matrice, & cause par fois, pour ce sujet, de grandes pertes de sang. Cette femme accoucha au terme de huit mois & demy de sa grossesse; & nonobstant qu'elle eust anticipé de quinze jours le terme parfait qui est celuy de neuf mois entiers, son enfant se portoit assez bien. Elle me dit qu'elle avoit toûjours coûtume d'accoucher ainsi à huit mois & demy, & que de sa precedente grossesse elle estoit accouchée à ce mesme terme d'une fille vivante, bien qu'au deuxiéme mois de cette grossesse, elle eust vidé en un ou deux jours, plus de deux pintes d'eau de la matrice; ce qui ne pouvoit venir que d'une espece d'hydropisie de cette

cette partie : car si c'eust esté les véritables eaux de son enfant qu'elle eust vidées pour lors, elle en auroit indubitablement avorté peu de temps ensuite.

OBSERVATION CCXX.

D'une Dame qui mourut avec son enfant dans le ventre, par une grande perte de sang.

LE 16 Mars 1678 une Dame de plus considerables mourut en six ou sept heures de temps, avec son enfant dans le ventre, au huitiéme mois de sa grossesse, par une grande perte de sang, qui luy arriva deux jours aprés avoir pris une medecine purgative, que ses Medecins luy avoient ordonnée, à cause de quelques vers qu'elle avoit videz par les selles ; ce qui fit que quelques-uns en blasmerent les Medecins, pretendant que cette medecine avoit excité cette perte de sang, qui luy avoit causé une mort si subite : mais je croy que le Chirurgien qui avoit esté appellé pour secourir cette Dame, dés le commencement qu'elle fut surprise de cette perte de sang, estoit bien plus blasmable de ne l'avoir pas accouchée : car il n'y avoit que ce seul moyen pour luy sauver la vie & à son enfant. L'on avoit néanmoins aussi quelque sujet de blasmer les Medecins, qui faute d'une parfaite connoissance de l'état où estoit sa malade, s'estoient entiérement rapportez avec trop de confiance à la seule pretenduë bonne foy de ce Chirurgien, qui n'en avoit ordinairement guéres en ces sortes d'occasions dangereuses, où il aimoit mieux laisser ainsi mourir les femmes sans les toucher, que de risquer sa réputation, en entreprenant une opération dont l'issuë estoit incertaine. C'est ce qui fit, qu'il dit aux Medecins, qu'il n'y avoit pas lieu d'accoucher cette pauvre Dame, qui l'en conjuroit elle-mesme fortement, & qu'elle mourut en sa presence avec son enfant dans le ventre, sans qu'il luy donna aucun secours. Mais ceux qui se connoissent en l'art, sçavent bien qu'en ces sortes de pertes de sang, il y a toûjours assez de possibilité d'accoucher les femmes ; & qu'il n'y a pour lors que ce seul moyen de leur sauver la vie, & à leur enfant, qui faute de ce secours, ne manque pas de périr en mesme temps avec la mere. C'est ainsi que la damnable poltique de ce mesme Chirurgien fut encore cause de la mort de ma propre sœur, dont j'ay rapporté l'exemple au 21 chapitre du premier livre de mon traité des maladies des femmes grosses & accouchées.

OBSERVATION CCXXI.

D'une femme qui mourut d'une fluxion de poitrine, le quatriéme jour aprés estre avortée d'un petit enfant de six mois.

LE mesme jour 16 Mars 1678 j'ay accouché une femme de vingt-deux ans, d'un petit enfant de six mois, qui ne vécut que trois heures aprés estre né. La mere avoit pour lors depuis neuf jours une grande fluxion de poitrine, & une fiévre continuë avec redoublemens, pour raison de quoy elle avoit esté saignée cinq ou six fois par le conseil des Medecins qui la voyoient journellement. Mais quoy-qu'elle fust accouchée fort facilement de cét enfant, dont elle ne fut pas plus de deux petites heures en travail, je jugeay bien néanmoins que sa maladie, qui de soy estoit mortelle, ne manqueroit pas d'augmenter aprés son accouchement: car pour avoir lieu de croire que la mere en dust recevoir du soulagement, ainsi que ses Medecins faisoient vainement esperer, il eust esté necessaire que la nature eust esté bien reglée dans l'évacuation des vidanges de la couche, qu'elle ne peut pas bien regir, estant accablée par une semblable maladie; outre que vers le deuxiéme ou le troisiéme jour de l'accouchement, il se fait ordinairement un reflux des humeurs vers la poitrine, pour la génération du lait; ce qui me fit bien préjuger que cette femme ne manqueroit pas de mourir, comme il luy arriva le quatriéme jour aprés estre accouchée; parce que le principal siege de sa maladie estoit à la poitrine, qu'elle avoit déja engagée jusques à commencer à rasler, dés le temps que je l'accouchay.

OBSERVATION CCXXII.

De l'accouchement d'une femme qui fut surprise d'une fiévre ardente avec resverie, deux jours aprés estre accouchée.

LE 23 Mars 1678 j'ay accouché une jeune femme âgée de vingt ans, de son premier enfant, qui estoit un garçon; mais quoy-qu'il vint dans la posture naturelle, la mere ne laissa pas d'estre prés de deux jours en travail. Elle eût durant un jour & demy des douleurs assez lentes, devant que les bonnes luy vinssent; ce qui m'obligea de la faire saigner du bras; de sorte que par le moyen de cette saignée, sa poitrine ayant esté un peu degagée, & sa respiration en estant devenuë plus libre, elle commença à mieux faire valoir ses douleurs, qui par ce moyen, estant devenuës bonnes & tres-fortes, la firent accoucher trois heures ensuite assez heureusement. Mais comme cette jeune femme estoit d'une humeur fort prompte, & d'un temperament bilieux, elle fut surprise d'une ardente fiévre avec resverie, deux jours aprés son accouchement, duquel accident tous ses parens furent fort alarmez, croyant qu'elle allast mourir. Mais je jugeay bien que cét accident n'auroit aucune mauvaise suite pour la malade; parce qu'elle avoit eû dans le commencement une assez abondante évacuation de ses vidanges, & qu'elle avoit le ventre bien mollet, & sans douleur, & la respiration assez libre; cette fiévre & cette resverie ne procedant que de la grande douleur de ses mammelles, & n'estant veritablement qu'une fiévre de lait, un peu plus ardente qu'à l'ordinaire; à quoy son temperament naturel contribuoit beaucoup; ces sortes de fiévres estant semblables à ces feux de paille, qui s'éteignent presque aussi-tost qu'ils sont allumez, quand ils n'ont point d'autre matiere qui les puisse entretenir. C'est ce qui arriva à cette femme, qui se porta tres-bien dans la suite, n'ayant plus aucune fiévre ni resverie au quatriéme jour de son accouchement.

Observation CCXXIII.

D'une femme qui eût une tres-grande perte de sang causée par une subite frayeur, & par un faux germe retenu en sa matrice.

Le 19 Avril 1678 j'ay vû une femme qui avoit depuis deux heures une tres-grande perte de sang, qui luy estoit arrivée tout subitement, par une frayeur qu'elle eût de voir son mary qui arrivoit de l'armée, ayant pour lors la teste bandée, à cause d'une contusion qu'il s'estoit faite en tombant de cheval, dans la croyance qu'elle avoit qu'il estoit mortellement blessé. Je la trouvay en arrivant chez elle, dans une tres-grande foiblesse avec perte de connoissance, tintement d'oreilles, & froideur des extremitez; & comme on me dit qu'elle avoit déja eû plusieurs autres grandes foiblesses semblables à celle en laquelle elle estoit pour lors, & qu'elle croyoit estre grosse de trois mois, ou environ, l'ayant touchée, je trouvay l'orifice de sa matrice seulement dilaté à y introduire avec peine l'extremité du doigt, avec quoy je sentis un corps étrange qui estoit contenu en la matrice; duquel je tiray seulement une petite partie grosse comme une aveline, qui se presentoit; laquelle me parut estre de substance semblable à celle d'un faux germe. Mais comme la matrice n'estoit pas assez dilatée, pour pouvoir tirer sans violence ce qui estoit contenu en elle, & que le grand torrent de cette perte de sang commençoit un peu à s'appaiser; je jugeay qu'il estoit plus à propos de commettre à la nature l'expulsion de ce corps étrange, qui n'estoit qu'un simple faux germe de la grosseur d'un petit œuf, que cette femme vida d'elle-mesme deux jours ensuite, en rendant un lavement que je luy avois fait prendre pour en faciliter l'expulsion, apres quoy elle se porta bien; cette frayeur subite qu'elle avoit eüe de voir son mary en l'estat qu'elle l'avoit vû arriver, ayant servi par accident à accelerer la sortie de ce faux germe, dont la nature n'auroit pas laissé de se délivrer dans peu, sans cét accident; car c'est environ le troisiéme mois qu'elle a coûtume de tenter l'expulsion de ces sortes de corps étranges.

Observation CCXXIV.

De l'accouchement d'une femme dont l'enfant presentoit le costé de la hanche, laquelle femme avoit eû une fiévre lente, & la jaunisse durant tout le cours de sa grossesse.

Le 20 Avril 1678 j'ay accouché une femme d'un enfant qui presentoit le costé de la hanche. Je le tiray vivant, & se portant assez bien, aprés l'avoir retourné par les pieds; ce que je fis aussi-tost que j'eûs rompu les membranes de ses eaux, qui ne s'étant pas écoulées prematurément, me donnerent lieu de le retourner, & de le tirer avec plus de facilité; ayant néanmoins attendu devant que de rompre ainsi les membranes des eaux, que la matrice eust esté assez dilatée pour y introduire ma main sans violence. Cette femme avoit eû une fiévre lente & la jaunisse, durant tout le temps de sa grossesse, qui n'avoit pas mesme esté connuë par un Chirurgien qui avoit assez de réputation pour les accouchemens, qu'elle avoit consulté estant grosse de prés de quatre mois; lequel luy avoit dit qu'elle pouvoit en toute seureté se faire traiter de sa maladie; l'assurant pour lors qu'elle n'estoit pas grosse. Mais peu de jours ensuite, ayant elle-mesme senti remuër son enfant, elle connut bien que ce Chirurgien s'estoit lourdement trompé, & qu'il avoit risqué par son mauvais conseil à la faire avorter, par les violens remedes qu'elle prit pour sa fiévre, & pour sa jaunisse, dans la croyance qu'elle avoit de n'estre pas grosse comme il l'en avoit assurée. C'est ce qui fit que voyant que ce Chirurgien s'estoit trompé de la sorte, & n'ayant plus pour ce sujet de confiance en luy, elle m'envoya querir pour l'accoucher, pour éviter un accident semblable à celuy qui luy estoit arrivé en son precedent accouchement, où son enfant qui apparemment venoit en mauvaise posture, comme ce dernier, avoit peri sans baptesme, n'ayant esté secouruë pour lors que par une Sagefemme peu entenduë en son art, qui fut, à ce qu'elle me dit, plus de deux heures entieres à luy tirer l'enfant du ventre avec une tres-grande peine, & un grand danger pour la mere, qui en pensa mourir dans la suite. Mais elle se porta tres-bien aprés que je l'eûs accouchée de ce dernier enfant, ainsi que j'ay dit.

Observation CCXXV.

D'un enfant veritablement né à huit mois, qui se portoit assez bien pour pouvoir vivre.

LE 20 May 1678 j'ay accouché une femme d'un enfant masle, de huit mois au plus, qui se portoit assez bien pour pouvoir vivre, ainsi que quantité d'autres dont j'ay accouché les meres à ce mesme terme; quoy-que la plûpart du monde croye, que les enfans qui naissent à huit mois, ne peuvent pas vivre, comme font bien, à ce qu'on s'imagine, ceux qui naissent à sept mois. Mais c'est un pur abus, qui est aussi grand qu'il est commun. On peut neanmoins se désabuser facilement de cette vieille erreur, que l'on a, s'il faut ainsi dire, succée avec le lait, par une raison fort naturelle, qui nous est tous les jours confirmée par des experiences tres-certaines. Cette raison est qu'estant tres-constant qu'un enfant est d'autant plus gros, & plus fort, qu'il approche plus du terme de son entiére maturité, qui est la fin du neuviéme mois, l'enfant de huit mois estant de la moitié plus gros & plus fort, que celuy de sept mois, il doit bien plus facilement vivre; & cela est si vray, que si l'on compare, comme j'ay souvent fait, des enfans de ces deux differens termes l'un contre l'autre, l'on verra qu'un enfant de sept mois pese la moitié moins, & est une fois plus petit & plus foible qu'un enfant de huit mois; & que pour ce sujet, les enfans de huit mois peuvent bien mieux vivre, que ceux qui naissent au septiéme mois; lesquels j'ay toûjours trouvez estre si petits & si debiles, que de tous les enfans que j'ay receus, depuis plus de trente cinq ans que je fais une profession particuliere des accouchemens, je n'en ay jamais vû un seul, de ceux que j'ay crû estre veritablement nez à sept mois, qui ait vescu seulement sept jours. Mais je pourrois rapporter plus de deux cents exemples d'enfans de huit mois, que j'ay moy-mesme receus, dont plus de la moitié ont vescu, & vivent encore. On voit à la verité mourir beaucoup de ces enfans de huit mois, peu de temps aprés estre nez, si l'on n'en a un tres-grand soin, en leur donnant une bonne nourrice, dont les mammelles soient de facile trait; parce qu'estant venus prématurément un mois avant leur parfaite maturité, ils sont si petits & si foibles, qu'ils ne peuvent tetter qu'à grande peine dans le commencement. Mais si aprés ces experiences on doutoit de cette verité que je viens d'alleguer, ceux qui auroient de la peine à s'en persuader, auroient besoin pour se desabuser de cette vieille erreur, de la reconnoistre par leur propre experience, en voyant leur femme accoucher d'enfans semblables à certains gros enfans forts & vigoureux, qui ayant neuf mois de façon, viennent à la verité à sept mois de mariage. Ce qui aide à entretenir l'erreur, est que l'on voit assez souvent des femmes qui se trompent elles-mesmes à la supputation du temps de leur grossesse, & qui croyant estre accouchées à sept, ou à huit mois, sont accouchées à neuf mois; la suppression, ou l'évacuation de leurs menstruës leur faisant quelque fois ignorer leur grossesse, durant un ou deux mois dans le commencement: & l'on en voit d'autres aussi qui trompent les credules, en celant leur grossesse durant les premiers mois. Mais pour bien juger si les femmes qui accouchent se sont trompées à la supputation du terme de leur grossesse, ou si n'en ignorant pas le veritable temps, elles veulent tromper les autres, il n'y a qu'à considerer la proportion naturelle du corps de l'enfant, qui est le témoin le plus fidelle qu'il y ait en ce doute. Je sçay bien qu'on me peut alleguer que l'on voit quelquefois des enfans de neuf mois, qui ne sont pas gueres plus gros que certains enfans de sept ou huit mois. Mais pour faire une comparaison juste & raisonnable, il ne faut pas comparer un des plus gros enfans de sept mois, avec un des plus petits de neuf mois; ce sont les plus gros de ces deux differens termes qu'il faut comparer l'un à l'autre, afin de bien connoistre par la difference proportion naturelle de leur corps, le veritable terme auquel ils naissent. Ce fut par cette consideration que je jugeay bien que l'enfant de cette femme dont j'ay rapporté l'exemple; estoit né veritablement à huit mois, comme la mere qui en estoit tres-certaine me le confirma, parce qu'il n'y avoit que neuf mois & demy qu'elle estoit accouchée de son premier enfant, & que son mary qui avoit esté absent n'estoit revenu la voir que six semaines aprés son accouchement.

Observation CCXXVI.

De l'accouchement d'une femme qui estoit moribonde, ayant une tres-grande perte de sang causée par une grande peur.

Le 2 Aoust 1678 j'ay accouché une femme grosse de huit mois, qui avoit une tres-grande perte de sang, causée par une grande peur qu'elle avoit euë, il y avoit quinze jours; à quoy avoit encore contribué une grande fascherie qu'elle avoit aussi euë depuis ce temps-là. Cette perte de sang qui n'avoit esté dans le commencement que mediocre, & par intervalles, estoit devenuë si excessive depuis trois ou quatre heures, que je fus obligé d'accoucher cette femme, pour éviter que son enfant perissant avec elle en mesme-temps, ne fust privé de la grace du baptesme, qu'il receut aprés que je l'eus tiré vivant du ventre de sa mere; qui parce qu'elle estoit déja moribonde, lors que je fus appellé pour la secourir, expira quatre heures ensuite que je l'eus ainsi accouchée, l'operation quoy qu'innutile à la mere ayant servi pour procurer le baptesme à son enfant.

OBSERVATION CCXXVII.

Du laborieux accouchement d'une femme grosse de deux enfans, dont le premier présentoit le costé de la teste ; laquelle femme ayant toûjours eû ensuite un grand flux de ventre, mourut le quatorziéme jour.

LE 4 Aoust 1678 j'ay accouché une femme âgée de trente cinq ans, au terme de huit mois de sa premiére grossesse, de deux filles qui n'avoient qu'un seul arriérefaix qui leur estoit commun. Lors que je fus mandé pour secourir cette femme il y avoit prés de quatre jours que les eaux du premier de ces enfans estoient écoulées, & plus de deux jours que cét enfant avoit la teste au passage, où il estoit mort par le trop long sejour qu'il y avoit fait ; à cause qu'il présentoit la teste de costé ; ce qu'ayant bien reconnu, je tiray aussi-tost cét enfant mort, par le moyen d'un crochet, aprés en avoir un peu redressé la teste, pour la tirer dehors plus facilement ; & ensuite ayant reconnu que le second de ces enfans estoit encore vivant, & enveloppé de ses eaux, j'en rompis aussi-tost les membranes pour le tirer avec ma seule main, aprés l'avoir retourné par les pieds ; ce qu'il estoit necessaire de faire en cette occasion, pour le tirer vivant, comme je fis ; car sans cela ce second enfant auroit peri comme le premier, devant que la nature qui estoit pour lors presque accablée par la longueur de ce laborieux travail, eust pû le pousser dehors. Mais quoyque j'eusse fait de ma part tout ce qui estoit necessaire pour sauver la vie à cette femme, en l'accouchant ainsi de ces deux enfans sans luy faire aucune violence, elle ne laissa pas de mourir le quatorziéme jour ensuite ; ayant toûjours eû depuis son accouchement un grand flux de ventre ; auquel avoient beaucoup contribué, à ce que je croy, la trop grande & frequente boisson de vin pur, & d'autres liqueurs échauffantes, & la trop grande quantité de lavemens acres que sa Sagefemme luy avoit fait prendre, durant tout le temps de son travail.

OBSER-

OBSERVATION CCXXVIII.

De l'accouchement d'une femme grosse de cinq mois, dont l'enfant présentoit les pieds, laquelle s'estoit blessée en tombant, & avoit déja eû auparavant quatre autres avortemens pour une pareille cause.

LE 12 Aoust 1678 j'ay accouché une femme d'un petit enfant de cinq mois, qui présentoit les pieds devant. Cette femme estoit si sujette à se blesser en tombant, que c'estoit là le cinquiéme enfant dont elle estoit avortée consecutivement, pour une pareille cause. Lors que je fus mandé pour la secourir, je trouvay les eaux de son enfant formées, qui se présentoient de la grosseur d'un œuf de poule, & l'orifice interne de la matrice ouvert en sa partie exterieure à proportion de la grosseur de ces eaux. Mais comme cét orifice n'estoit dilaté en sa partie interieure que pour y introduire un seul doigt, faisant en cét endroit un fort étranglement, je jugeay qu'il estoit plus seur de differer quelque peu de temps à accoucher cette femme, comme je fis durant quatre heures, pour éviter la violence qu'il eust fallu luy faire pour dilater sa matrice, dans la disposition où son orifice interne estoit pour lors; lequel durant ce delay s'estant suffisamment dilaté, par le moyen des mediocres douleurs que la femme eût aprés un lavement que je luy fis prendre pour y aider, me donna lieu de l'accoucher aprés facilement de cét enfant, que je n'aurois pas pû tirer auparavant qu'avec une tres-grande difficulté, qui auroit pû estre préjudiciable à la mere qui se porta bien ensuite. Il faut remarquer que les femmes grosses estant beaucoup plus sujettes à tomber que les autres, tant à cause de la pesanteur du fardeau de leur grossesse, & de la debilité de leurs jambes, que parce que l'éminence de leur ventre les empesche de voir où elles posent leurs pieds en marchant, celles qui sont sujettes à se blesser par ces sortes de chutes, doivent demeurer au lit, ou au moins dans leur chambre, comme je conseillay à cette femme de faire, pour se preserver par ce moyen, autant qu'elle pourroit, de ce fascheux accident, qui luy estoit déja arrivé par cinq fois consecutives, faute de cette précaution.

Observation CCXXIX.

De l'accouchement d'une femme, dont l'enfant préſentoit le bras devant, avec le cordon de l'ombilic.

LE 19 Aouſt 1678 j'ay accouché une femme d'un gros enfant maſle, que je tiray vivant & ſe portant bien, qui préſentoit le bras devant, avec le cordon de l'ombilic qui avoit eſté auſſi pouſſé dehors, dans le temps que ſes eaux avoient percé. Je repouſſay auſſi-toſt ce bras & le cordon, & retournay promptement l'enfant pour le tirer par les pieds, comme je fis : Mais devant que d'accoucher ainſi cette femme, elle me dit que puiſque ſon enfant ſe préſentoit en mauvaiſe poſture, comme je luy avois declaré, elle eſtoit bien aſſurée que c'eſtoit un garçon, le connoiſſant bien par l'experience qu'elle avoit de tous les autres enfans qu'elle avoit eûs au-paravant, au nombre de ſix ou ſept ; dont trois autres garçons eſtoient pareillement venus en mauvaiſe poſture, comme ce dernier ; & tous les autres, qui eſtoient des filles, eſtoient venus dans la poſture naturelle ; ce qui en effet eſtoit veritable, & m'eſtoit bien connu pour l'avoir accouchée de la plûpart de ces enfans ; & comme elle me demanda la cauſe de ce different évenement, je luy dis que je croyois que la groſſeur du corps de ſes enfans maſles, qui excedoit quaſi d'un tiers celuy de ſes filles, avoit pû beaucoup contribuer à les faire venir ainſi en mauvaiſe poſture ; à cauſe qu'ils n'avoient pas pû ſe tourner auſſi facilement en ſon ventre pour prendre la poſture naturelle, comme avoient fait ſes filles, qui eſtoient bien plus petites.

Observation CCXXX.

De la mort ſubite d'une femme qui expira une demy heure aprés eſtre heureuſement accouchée, ayant eſté ſurpriſe d'une convulſion cauſée par une grande perte de ſang.

LE 5 Septembre 1678 j'ay accouché une femme d'une habitude fort replete, âgée de trente-cinq ans, de ſon premier enfant, qui eſtoit une groſſe fille vivante, qui vint naturellement. Cette femme fut prés de deux jours en travail avec de petites douleurs lentes; aprés quoy ses eaux ayant percé par une forte douleur, elle en eût de bonnes, & de tres-fortes durant trois heures entieres, qui la firent accoucher aussi heureusement qu'on le pouvoit desirer; & je la délivray aussi-tost ensuite avec une si grande facilité, que se voyant ainsi heureusement accouchée, elle dit à son mary qui estoit présent, qu'elle rendoit graces à Dieu de ce qu'il luy avoit inspiré de me choisir pour l'accoucher plûtost que tout autre. Mais chose étonnante! à peine y avoit il un petit quart d'heure qu'elle estoit accouchée, qu'elle tomba tout d'un coup en de grandes foiblesses avec oppression de poitrine, & une grande agitation de tout le corps, qui fut aussi-tost suivie d'une convulsion, causée par une grande perte de sang qui la fit mourir un quart d'heure ensuite. Ce fut un de ces sortes de malheurs de la destinée, que toute la prudence humaine ne peut pas éviter: Car comme cette femme estoit ainsi que j'ay dit d'une habitude fort replete, & d'un temperament sanguin, & qu'elle avoit déja eu peu de temps avant sa grossesse une tres-grande perte de sang causée par un simple faux germe; pour la préserver autant qu'il estoit possible d'un pareil accident, je l'avois fait saigner par trois fois en differens temps de sa grossesse, & encore une autrefois dés le commencement de son travail; & pendant les deux jours qu'il dura j'avois empesché qu'on luy donnast à boire ny vin, ny aucune autre liqueur qui la pust échauffer. Mais comme en Medecine aussi-bien qu'en guerre l'on nous rend souvent garent des évenemens de la mauvaise fortune, quelques envieux de ma reputation firent leur possible de m'imputer malicieusement la cause de la mort de cette femme, qui ne devoit estre attribuée qu'à sa malheureuse destinée, & à la disposition particuliere de son propre temperament, comme le témoigna fort bien une Dame d'esprit & de grand jugement, qui avoit esté présente durant tout le travail de cette femme qu'elle venoit de voir mourir; me disant avec l'approbation de plusieurs autres personnes, qui avoient aussi vû que j'avois fait tout ce qui se pouvoit humainement, pour éviter ce funeste accident, que j'estois semblable à ces bons Pilotes, qui meritent plus de loüange, quoyque leur vaisseau perisse malheureusement en arrivant au port, par la violence d'un impetueux & inopiné coup de vent, aprés avoir évité par leur industrie tous les efforts d'une furieuse tempeste, que ces mauvais Pilotes, qui n'ayant aucune capacité en leur art, ne laissent pas de conduire heureusement leur vaisseau dans le temps de la bonace. Mais quoyque cette perte de sang & la convulsion dont elle fut aussi-tost suivie, fussent une cause assez manifeste de la mort subite de cette femme, je conseillay ses parens de faire faire ouverture de son corps, pour examiner si quelque autre cause originaire ny avoit pas beaucoup contribué. Par cette ouverture qui fut faite en la presence de plusieurs Medecins, nous trouvâmes le fond de la matrice un peu deprimé, en dedans, comme est le cul d'une fiole de verre, au lieu d'avoir une figure ronde, comme on le voit ordinairement; ce qui vray-semblablement n'estoit arrivé, que parce que la matrice qui est extrement étenduë dans la grossesse n'avoit pas eû le temps, ny la force de contracter bien reguliérement toutes ses fibres, pour reprendre sa figure & sa rondeur naturelle : ce qui avoit esté cause que son fond s'estoit ainsi deprimé vers sa partie interieure, par l'affaissement de ses membranes. Nous trouvasmes aussi dans la vessie du fiel quatorze pierres, de figure cube en quelque façon, & de grosseur environ comme des dez à jouër. Je jugeay par cette derniere disposition qu'y ayant eû une obstruction aux canaux qui devoient donner un libre passage à la bile, pour estre dégorgée dans l'intestin *duodenum*; c'estoit ce qui avoit causé la génération de toutes ces pierres qui estoient dans la vessie du fiel, & que la plus grande partie de la bile, qui n'estoit pas bien repurgée à cause de cette obstruction, restant dans la masse du sang de cette femme, & le rendant plus subtil & plus échauffé, joint à l'agitation extraordinaire du long & laborieux travail qu'elle avoit eû, qui donnant un plus prompt & impetueux mouvement à ce mesme sang, & augmentant encore sa chaleur naturelle, l'avoit renduë plus disposée à cette excessive perte de sang, & à la convulsion dont elle fut suivie, qui la fit mourir en si peu de temps, immédiatement aprés une extréme mais courte joye, qu'elle avoit euë de se voir accouchée bien plus heureusement qu'elle n'avoit esperé; à cause de l'excés de son embonpoint, & de l'âge avancé où elle estoit, & que c'estoit sa premiére grossesse.

OBSERVATION CCXXXI.

De l'operation de la perforation de la vulve, faite à une fille de dix-sept ans, pour donner une libre issuë à ses menstruës.

LE 14 Septembre 1678 je fis l'opération de la perforation de la vulve à une fille de dix-sept ans, qui m'avoit esté adressée par des personnes qui croyoient qu'elle eust une descente de matrice; à cause d'une tumeur plus grosse que le poing, qui luy sortoit de l'endroit où devoit estre l'entrée extérieure de la vulve; laquelle tumeur grossissoit de temps en temps, lors que la nature faisoit ses efforts pour se décharger du sang menstruel, qui remplissant en grande abondance tout le col de la matrice, & n'en pouvant avoir aucune issuë, poussoit ainsi au dehors, depuis deux ans entiers, une membrane charnuë assez épaisse, dont la vulve de cette fille estoit entiérement recouverte, & nullement perforée que du seul conduit de l'urine, qui estoit dans la situation ordinaire. Ayant fait une ouverture longitudinale au milieu de cette tumeur, à l'endroit où la nature avoit manqué d'ouvrir la partie extérieure du col la matrice, il en sortit aussi-tost prés de trois livres de sang grossier, noirastre & verdatre; aprés quoy je mis dans cette ouverture une tente de plomb cannulée, de la grosseur du doigt, laquelle j'y laissay durant huit ou dix jours; au bout duquel temps cette fille fût entiérement guerie, & délivrée de beaucoup d'accidens fascheux que ce sang retenu depuis un si long-temps luy causoit; & par cette operation qui la rétablit en parfaite santé, luy faisant un passage capable de donner une libre issuë à ses menstruës, je la rendis en mesme temps propre au mariage, & à la génération. Je fis encore une semblable operation le 21 Juillet 1687 à une femme dont j'ay rapporté l'histoire en l'observation CCCCXCV.

OBSERVATION CCXXXII.

D'une femme qui ayant esté durant toute sa vie sterile, par la privation de l'évacuation menstruelle mourut hydropique.

LE mesme jour 14 Septembre 1678 j'ay vû une femme âgée de trente quatre ans, qui n'avoit jamais eû aucune évacuation menstruelle, & qui pour ce sujet, estoit sterile depuis douze ans qu'elle estoit mariée quoyque pour lors elle se portast assez bien d'ailleurs, sinon qu'elle estoit seulement sujette de temps en temps à un mal de gorge, & à des douleurs de mammelles. L'ayant examinée je luy trouvay l'orifice interne de la matrice assez ouvert, pour la juger capable de conception, si elle n'avoit eû d'autre empeschement. Mais cét orifice regardoit un peu trop en dessus, & estoit si court & retiré vers sa partie superieure, qu'il estoit presque confus avec le propre corps de la matrice. Cette femme mourut quatre années ensuite, aprés avoir esté hydropique durant une année & demie. On doit remarquer en cét exemple la principale cause de la sterilité des femmes; qui est la privation de l'évacuation menstruelle; par le deffaut de laquelle évacuation la superfluité du sang refluoit de temps en temps en d'autres parties, qui estoit cause que cette femme, qui estoit entiérement sterile, estoit sujette à des maux de gorge, & à des douleurs de mammelles; ces parties estant ordinairement plus disposées en elle à recevoir cette superfluité: Et l'on peut croire que cette mesme privation d'évacuation menstruelle estoit cause de la brieveté, & de la mauvaise disposition de l'orifice interne de la matrice, qui en estoit tout retiré & contracté en soy-mesme, vers sa partie superieure, au deffaut d'estre humecté, comme il est ordinairement aux autres femmes, par la fluxion de leurs menstruës. Il faut encor remarquer en ce mesme exemple, que ce fut l'entiére privation de cette évacuation menstruelle, qui fut cause de l'hydropisie dont cette femme mourut dans la suite, & que cette maladie succede bien plus ordinairement à la privation & à la suppression des menstruës, qu'elle ne fait aux pertes de sang, quelque abondantes qu'elles puissent estre; c'est ce qui prouve manifestement qu'il n'y a pas de plus salutaire remede pour prévenir une si dangereuse maladie, en cette sorte de disposition, que la saignée reïterée de temps en temps, pour suppleer au deffaut de l'évacuation menstruelle; & que les femmes qui negligent en cét état ce remede, craignant de devenir hydropiques, s'abusent grandement.

OBSERVATION CCXXXIII.

De deux femmes dont chacune avoit vidé un faux germe rempli d'eau glaireuse, au milieu de laquelle il paroissoit un petit corps blanc de la grosseur d'un grain de milet, que l'on pouvoit conjecturer estre un petit fétus *avorté.*

LE 15 Septembre 1678 j'ay vû une femme qui ayant depuis deux jours une médiocre perte de sang, aprés un soupçon de grossesse de six semaines, venoit de vider de la matrice une espece de faux germe membraneux, & médiocrement charnu vers sa base, de la grosseur d'un œuf de pigeon, rempli au dedans d'une eau glaireuse, dans laquelle il paroissoit un petit corps blanc, de figure de croix un peu ramassée. L'on n'y pouvoit rien remarquer distinctement, à cause de sa petitesse, sinon que le travers de cette petite croix pouvoit estre les deux bras du *fétus*, & que le haut & le bas pouvoient estre la teste & le reste du corps. Mais tout ce petit corps blanc estant amassé en un globe, n'estoit que de la grosseur d'un grain de milet; & sa matiére estoit si molasse, que le jugement qu'on pouvoit faire que ce fut un petit *fétus* avorté, n'estoit que par conjecture: & comme il estoit si petit au terme de six semaines, qu'il y avoit que cette femme croyoit estre grosse, l'on pouvoit juger qu'il n'avoit pas pris d'augmentation depuis les cinq ou six premiers jours de la conception, par quelque empeschement survenu, qui dés lors en avoit détruit le principe de vie: car un *fétus* de six jours est vray-semblablement encore plus gros & plus formé, que ce petit corps ne l'estoit, lors que cette femme le vida. Trois semaines ensuite je vis encore une autre femme qui vida un semblable faux germe, aprés un retardement de ses menstruës de dix-huit ou vingt jours, dans lequel je trouvay aussi quelque peu d'eau glaireuse avec un petit point de matiere un peu blanche, qui flotoit dans cette eau glaireuse, qui representoit à peu prés un commencement de génération, semblable à l'autre exemple que j'ay rapporté.

OBSERVATION CCXXXIV.

D'une femme grosse pour la premiere fois de deux enfans, qui avoit les jambes fort enflées, & un œdéme flegmonneux à toutes les deux lévres de la vulve.

LE 20 Septembre 1678 j'ay vû une femme grosse à terme, ou environ, pour la premiere fois, qui avoit les jambes fort enflées, comme les femmes qui sont grosses de plusieurs enfans ont ordinairement vers les derniers mois de leur grossesse; & avoit outre cela un œdéme phlegmonneux à toutes les deux lévres de la vulve, qui estoient extrémement tumefiées, & si douloureuses & enflammées, que je n'y voulus pas faire pour lors aucune scarification, de peur qu'il n'y survint pourriture; me contentant d'ordonner à la malade une saignée du bras, & des remedes anodins & rafraichissans appliquez sur la partie, par le moyen desquels la plus grande ardeur & la douleur furent un peu calmées. Mais cette enflure excessive des lévres de la vulve perseverant toûjours, je fus obligé trois jours ensuite d'y faire plusieurs legeres scarifications avec la lancette, qui en vingt-quatre heures de temps firent entiérement desenfler la tumeur de ces deux lévres, par l'écoulement d'une grande abondance de serosité, aprés quoy cette femme se porta bien mieux, & accoucha sept jours ensuite fort heureusement de deux enfans masles, qui se portoient aussi assez bien.

OBSERVATION CCXXXV.

D'une femme qui avorta au troisiéme mois de sa grossesse d'un petit fétus *mort, dont l'arriérefaix resta jusques au second jour dans la matrice; laquelle femme fut surprise de la petite verole dés le lendemain, dont elle mourut le neuviéme jour.*

LE 23 Septembre 1678 je vis une femme, qui aprés avoir senti durant deux jours de grandes douleurs de reins, avec fiévre & grande douleur de teste, avorta d'un petit *fétus* de trois mois ou environ, de la longueur de quatre travers de pouce, qui estoit fort flétri, & tout émacié; l'arriérefaix estant pour lors retenu au dedans de la matrice, qui n'avoit pas pû l'expulser; à cause

cause que le peu de dilatation que le corps de ce petit *fétus* émacié y avoit faite, ne pouvoit pas donner passage à cét arriérefaix, qui estoit beaucoup plus gros : & comme je ne trouvay pas la matrice ouverte que pour y introduire un seul doigt, je jugeay qu'il estoit plus convenable d'en commettre l'expulsion à la nature, que de tenter de le tirer dans cette disposition; à cause que la violence qu'il eust fallu faire, pour dilater suffisamment la matrice, auroit pû estre préjudiciable à la malade, dont le corps commença dés le lendemain de cét avortement, à paroistre tout couvert de petite verole; & au second jour luy estant survenuë une médiocre perte de sang avec quelques douleurs qui firent un peu dilater sa matrice, je me servis fort à propos de cette occasion, pour la délivrer de l'arriérefaix qui y estoit resté. Mais cette petite verole qui estoit tres-maligne, & accompagnée de fiévre continuë avec une tres-grande douleur de teste, & de gorge, fit mourir la malade le neuviéme jour aprés son avortement; à quoy contribuérent peut-estre beaucoup les trop frequentes saignées du bras jusques au nombre de dix, qu'un Medecin son beau-frere luy fit faire contre mon sentiment; qui estoit de la saigner seulement une fois du pied, & une autre fois du bras, & de commettre ensuite le reste à la nature, qui agissant seule, dompte assez souvent mieux d'elle-mesme la malignité de cette pernicieuse maladie, quand elle n'est pas detournée de son operation, que ne font la pluspart des remedes, dont on use croyant l'aider, qui souvent ne luy servent que d'empeschement.

Observation CCXXXVI.

D'une femme qui eût une perte de sang, qui ayant esté tres-abondante dans le commencement, luy dura encore cinq semaines entieres, aprés quoy elle cessa par la vertu d'une ceinture de Centinode *portée sur la région des reins.*

Le 13 Octobre 1678 j'ay vû une femme qui venoit d'estre surprise d'une perte de sang si abondante, qu'elle en avoit vidé plus de sept ou huit palettes depuis une demy-heure. L'ayant touchée je ne trouvay point de corps étrange retenu en sa matrice; qui eust pû causer cette perte de sang, qui venoit d'un degorgement subit de ses menstruës, qu'elle avoit coûtume d'avoir en tres-grande abondance durant sept ou huit jours; & comme il y avoit bien deux mois & demy qu'elle ne les avoit pas eûës, depuis une fausse couche qui luy estoit arrivée au deuxiéme mois de sa grossesse, & qu'elle avoit eû presque toûjours depuis ce temps-là une fievre double tierce avec de grandes douleurs de reins, la nature avoit fait enfin un subit effort pour se décharger par les menstruës, qui avoient seulement commencé à paroistre quelque peu, quatre ou cinq jours auparavant; aprés quoy cette perte de sang devint tout d'un coup ainsi excessive; laquelle je jugeay néanmoins estre pour lors sans danger: cependant elle ne laissa pas de luy durer encore cinq semaines entieres avec assez d'abondance; ce qui donnoit lieu de craindre qu'il ne survint quelque ulcére à la matrice de cette femme. Mais au bout de ce temps, cette perte de sang luy cessa entiérement, aprés qu'elle eût porté sur la region des reins, comme je luy avois conseillé, une ceinture de *Centinode*, appellée vulgairement *Renoüée*; laquelle ayant la vertu de temperer & de calmer le boüillonnement du sang qui se fait dans les gros vaisseaux intérieures de cette région, a aussi celle d'arrester les pertes de sang qui en sont quelquefois causées; ensuite dequoy elle commença à se mieux porter, à l'exception d'une douleur fixe qu'elle sentoit avec quelque dureté vers la region du *Pancreas*, qui luy causoit de temps en temps quelques accés de fiévre, & des vomissemens & autres accidens, dont je crus qu'elle seroit long-temps incommodée, comme elle fut durant prés de neuf mois; aprés quoy ayant esté par mon conseil à *Forges* prendre les eaux minerales, elle guérit parfaitement, & devint grosse ensuite d'une fille, dont je l'accouchay heureusement à terme le 20 Juin 1680.

Observation CCXXXVII.

De l'accouchement d'une femme au terme de six mois, d'un enfant qui venoit les pieds devant, laquelle avoit une perte de sang qui luy estoit arrivée aprés une grande fascherie.

Le 12 Novembre 1678 j'ay accouché une femme d'un enfant de six mois, qui venoit les pieds devant; laquelle avoit depuis trois jours une médiocre perte de sang, qui luy estoit arrivée aprés une grande fascherie. J'avois déja accouché cette mesme femme le 13 du mois de Janvier precedent, pour une autre tres-grande perte de sang, qui luy estoit encore arrivée par une semblable cause, au septiéme mois de sa precedente grossesse, estant pour lors presque à l'extremité. Ces sortes de passions de l'esprit, quand elles sont violentes, comme elles sont ordinairement aux femmes, & principalement la colere, leur causent assez souvent, aussi bien que les trop grandes agitations du corps, des pertes de sang, & des avortemens de cette nature : parce que donnant au sang un subit & impétueux mouvement, qui fait qu'il se porte en trop grande abondance vers la matrice, l'enfant en est suffoqué ; ou bien il se fait une rupture des vaisseaux de la matrice, qui estant trop pleins, viennent à se crever, en faisant en mesme temps détacher prematurement l'arrierefaix d'avec elle.

OBSERVATION CCXXXVIII.

D'une femme qui mourut d'une grande perte de sang avec son enfant dans le ventre.

LE 19 Décembre 1678 on vint me querir pour aller accoucher une femme grosse de huit mois & demy, qui avoit une tres-grande perte de sang : mais comme par malheur pour cette pauvre femme, je ne pus pas aller chez elle pour la secourir, parce que j'estois en ce mesme temps occupé à l'accouchement d'une autre femme, elle mourut quatre heures ensuite avec son enfant dans le ventre, par la faute d'un autre Chirurgien qu'on avoit aussi-tost envoyé querir à mon deffaut, lequel ne voulut jamais l'accoucher comme il estoit absolument necessaire de faire, pour tascher, autant qu'il estoit possible, de luy sauver la vie ; soit qu'il refusast d'en entreprendre l'opération par ignorance ; ou que ce fust par une blasmable politique, pour éviter de se charger d'un si douteux évenement, que pouvoit estre un accouchement de cette nature ; preferant sa réputation au devoir de sa conscience, qui luy pouvoit bien faire connoistre qu'il valoit mieux en cette occasion éprouver un remede douteux, que de laisser ainsi certainement mourir cette pauvre femme, qui seroit peut-estre échappée s'il l'eust accouchée, comme il devoit faire.

Observation CCXXXIX.

D'une femme qui avorta de deux enfans morts au quatriéme mois de sa grossesse, sa Sagefemme ayant imprudemment tiré l'arriérefaix de la matrice, devant que de la delivrer du second enfant qui y estoit resté.

Le 7 Janvier 1679 je délivray une femme d'un petit enfant de quatre mois & demy; laquelle avant que je fusse arrivé chez elle pour la secourir, avoit déja vidé, il y avoit deux heures, un autre petit enfant mort, dont sa Sagefemme venoit de tirer l'arriérefaix; par la grosseur duquel je jugeay que cét arriérefaix estoit unique pour ces deux enfans; quoy-qu'il n'y parust qu'un seul endroit d'où l'un des cordons de ces deux enfans avoit esté detachée, l'autre lieu où devoit estre le cordon du second enfant ne paroissant pas, à cause qu'il avoit esté un peu dechiré par la Sagefemme, qui avoit imprudemment tiré cét arriérefaix devant que delivrer cette femme de son second enfant, comme on doit toûjours faire en pareille occasion, soit qu'il n'y ait qu'un arriérefaix commun à tous les deux enfans; soient qu'ils ayent chacun le leur separement; tant parce que n'y ayant qu'un arriérefaix, on ne peut pas le tirer, que l'on ne dechire toutes les membranes dont le second enfant est enveloppé, qui sont attachées à cét arriérefaix; que parce que l'on peut causer une perte de sang considerable, en faisant ainsi détacher prematurement l'arriérefaix de l'enfant qui est sorti le premier; à cause que la matrice estant toûjours dans une grande distension, jusques à ce que le second enfant en ait esté mis dehors, ses vaisseaux contre lesquels cét arriérefaix estoit attaché, demeurent aussi toûjours ouverts, & ne se referment, qu'aprés que ce second enfant en ayant esté tiré, ces mesmes vaisseaux viennent à estre bouchez en partie par la contraction de la substance membraneuse de la matrice; outre que n'y ayant qu'un arriérefaix commun à tous les deux enfans, comme il arrive assez souvent, si on vient à le tirer immediatement aprés la sortie du premier enfant, le second ne manque pas de périr, aussi-tost que par le détachement prematuré de l'arriérefaix, il est privé du sang vital qu'il en recevoit, dont il a indispensablement besoin; au deffaut duquel ne pouvant respirer, lors qu'il est dans la matrice, il est en mesme temps suffoqué. Cette femme avoit esté toûjours fort incommodée depuis le commencement de cette grossesse, qui estoit sa seconde, comme sont ordinairement la plûpart des femmes qui ont deux enfans; elle se porta neanmoins bien aprés estre ainsi avortée de ces deux enfans morts.

Observation CCXL.

D'un enfant né à huit mois, qui se portoit assez bien, quoyque la mere eust vuidé de la matrice tout d'un coup six jours auparavant, prés d'une pinte d'eau, & qu'il eût esté engendré d'un pere vieux & gouteux.

LE 14 Janvier 1679 j'ay accouché une femme d'un enfant masle, qui se portoit assez bien, quoyque sa mere crust n'estre grosse que de huit mois, comme il paroissoit assez manifestement par la mediocre proportion du corps de l'enfant, & qu'elle eust vuidé de la matrice, tout d'un coup six jours auparavant, prés d'une pinte d'eau claire, & que le pere de cét enfant fut âgé de plus de soixante ans, & tres-sujet à la goutte; ce qui à esté vray-semblablement cause, que les jointures des bras & des jambes de cét enfant ont esté noüées jusques à l'âge de quatre ou cinq ans; aprés lequel temps tous ses membres s'estant d'eux-mesmes insensiblement dénoüez, il est devenu aussi libre & degagé, & aussi fort, que si sa mere l'eust porté en son ventre durant neuf mois entiers, & qu'il eust esté engendré d'un pere plus jeûne & plus sain. Cét exemple me confirme bien que les enfans qui naissent au huitiéme mois, vivent bien plus facilement que ceux qui viennent à sept mois; ce qui est neanmoins fort contraire à l'opinion commune, fondée sur une grande erreur que j'ay suffisamment refutée en l'observation CCXXV.

OBSERVATION CCXLI.

De l'accouchement d'une femme dont l'arrièrefaix scyrrheux estoit cause de la mort de tous ses enfans en son ventre, au terme de six mois & demy.

LE 1[r] Février 1679 j'ay accouché une femme d'un enfant de six mois & demy, qui présentoit le cul devant; lequel estoit mort en son ventre depuis dix ou douze jours qu'elle ne l'avoit point senti remuër, c'estoit le cinquiéme enfant mort que cette femme avoit eû consecutivement de la sorte, sans s'estre aucunement blessée, ny s'estre apperceuë d'aucune cause manifeste, qui pouvoit avoir fait ainsi mourir, à ce mesme terme de six mois & demy, tous ses enfans en son ventre, douze ou quinze jours devant que d'en accoucher: Et nonobstant qu'elle eust usé dans cette derniere grossesse de toutes les précautions que je luy avois conseillées, dont les deux principales estoient de garder le repos au lit, ou à tout le moins en la chambre, & de s'abstenir entiérement du coït, ce mesme accident ne laissa pas de luy arriver. Mais comme l'arrièrefaix des enfans de cette femme estoit ordinairement tout scyrrheux, je crûs que cette mauvaise disposition, qui empeschoit que l'enfant ne pût tirer de cette partie une suffisante nourriture, lors que commençant à devenir grand, il en avoit plus besoin, estoit la veritable cause de sa mort, & de l'avortement qui arrivoit ensuite.

OBSERVATION CCXLII.

D'une femme qui accoucha prématurement au terme de six mois, pour s'estre blessée en levant trop les bras, & d'une autre femme qui estant grosse de sept mois, estoit tombée du haut d'un troisiéme étage, nonobstant quoy elle accoucha heureusement au terme de neuf mois.

LE 14 Février 1679 j'ay délivré une femme qui venoit d'avorter d'un enfant de six mois, aprés s'estre blessée il y avoit quinze jours, en levant trop les bras pour attacher un clou à une tapisserie. Aussitost qu'elle eût fait ce leger effort, elle fut surprise d'une petite perte de sang, qui continua durant les deux premiers jours; aprés quoy elle vida seulement durant le reste de ce temps, une simple serosité sanglante semblable à lavure de chair, dont elle salissoit deux servietes par chacun jour; & nonobstant cét accident, elle ne laissa pas d'accoucher assez heureusement de cét enfant qui estoit encore vivant. La cause de ces sortes de blessures qui arrivent aux femmes grosses qui font effort en levant les bras, vient de ce que les grands muscles qui les font abaisser, estant extrémement tendus dans cette action des bras, ils font pour lors une violente compression des costez du ventre & de la matrice, qui faisant détacher en partie l'arriérefaix, cause ensuite une perte de sang qui excite l'avortement. L'on voit des femmes si délicates qu'elles ne peuvent pas faire le moindre effort estant grosses sans se blesser, & sans avorter ensuite, comme avoit fait cette femme dont je viens de rapporter l'exemple; & d'autres au contraire sont d'une complexion si robuste, que j'en ay accouché une, qui estant grosse de sept mois, estoit tombée du haut d'un troisiéme étage, voulant pour se garentir d'estre brûlée toute vive, descendre par la fenestre du logis où elle estoit, se tenant à des draps, pour éviter le feu qui estoit en ce lieu; la grande peur qu'elle en avoit, luy ayant fait quitter la prise de ses mains, aussi-tost qu'elle se vit suspenduë en l'air hors de la fenestre: Et quoyque cette femme fust une des plus grosses que l'on puisse voir, & qu'en se précipitant ainsi, elle fust tombée sur de grosses pierres, & que dans cette furieuse chûte elle se fust rompu un des os de l'avant bras, & démis le poignet, & meurtri tout le corps, elle ne laissa pas de guerir, & d'accoucher ensuite heureusement à terme, d'un enfant qui se portoit bien. Cet exemple pour sa rareté pourroit passer pour fabuleux, s'il n'estoit bien connu d'un tres-grand nombre de personnes, qui furent témoins de cét étrange accident.

Observation CCXLIII.

De deux femmes qui moururent d'un ulcere carcinomateux de la matrice.

LE 19 Mars 1679 je vis deux femmes âgées de quarante deux ans, ou environ, qui avoient des pertes de sang presque continuelles; l'une depuis trois ans, & l'autre depuis un an, aprés estre accouchée toute seule sans le secours de personne ; & comme les pertes de sang de ces deux femmes leur avoient causé un ulcere carcinomateux à la matrice, je ne crûs pas pour lors qu'elles pussent passer un an sans mourir tres-certainement, comme il arriva dans la suite ; l'une estant morte au bout de sept mois, & l'autre au bout de neuf mois, aprés avoir traîné durant tout ce temps une vie si languissante, & si pleine de douleurs, comme ont coûtume de faire toutes les femmes qui sont affligées de cette maladie incurable, que la mort qui les en délivra, leur servit, s'il faut ainsi dire, de remede & de consolation.

OBSERVATION CCXLIV.

D'une femme à qui l'arriérefaix estant demeuré en la matrice, aprés estre avortée d'un enfant de trois mois, n'en sortit qu'en suppuration, qui dura prés de trois semaines.

LE 2 Avril 1679 j'ay vû une femme âgée de trente cinq ans, de temperament fort atrabiliaire, qui venoit d'avorter d'un petit enfant de trois mois tout émacié ; & comme la matrice ne s'estoit ouverte qu'à proportion de la petitesse de cét avorton, l'arriérefaix fut retenu au dedans, sans en pouvoir estre expulsé, ny tiré ; à cause que la matrice s'estant presque entiérement refermée immediatement aprés l'expulsion de ce petit *fetus*, il eust fallu faire trop de violence pour la dilater suffisamment. Cette disposition nous obligea d'en commettre l'operation à la nature, dans l'esperance qu'elle en viendroit bien à bout d'elle-mesme, comme on le voit assez souvent arriver en pareilles occasions, où l'arriérefaix de semblables petits *fetus* est expulsé de la matrice sans grand accident, deux ou trois jours aprés l'avortement, & quelquefois mesme au bout de huit ou neuf jours. Mais celuy-cy ne vint que tout en suppuration, qui dura prés de trois semaines, pendant lequel temps cette femme fût obligée de se servir d'injections émollientes dans la matrice, pour aider à laver & nettoyer journellement les excrétions purulentes & fetides de cette partie, qui venoient de la suppuration de cét arriérefaix retenu ; Et jusques à ce que la matrice eust esté entiérement délivrée de ce corps étrange, qui se fondit ainsi en suppuration ; cette femme fut incommodée de fiévre par intervalles, avec grande douleur de teste, & des suffocations

tions de matrice, qui sont les accidens ordinaires en ces sortes d'occasions, aprés quoy elle se porta bien.

OBSERVATION CCXLV.

De l'accouchement d'une femme qui avoit porté son enfant mort en son ventre depuis plus d'un mois.

LE 12 Avril 1679 j'ay accouché une femme au terme de six mois de sa premiére grossesse, d'un enfant mort en son ventre depuis plus d'un mois, qu'elle ne l'avoit point senti remuër, aprés avoir eû une tres-grande frayeur en versant dans un carrosse : Et comme cét enfant n'avoit point profité depuis qu'il estoit mort, il n'avoit que la proportion d'un enfant de cinq mois, comme il estoit lors que cét accident arriva à sa mere; & bien qu'il fust mort depuis un si long-temps, lors qu'elle en accoucha, il n'avoit pas grande corruption; à cause que ses eaux qui ne s'estoient pas écoulées, l'avoient preservé de la pourriture cadavereuse, qui ne manque pas d'arriver à l'enfant dans le ventre de la mere, aussi-tost que l'air vient à pénétrer au dedans de la matrice, aprés la rupture des membranes, & l'écoulement des eaux qu'elles contenoient. Cette femme ne laissa pas nonobstant cét accident, d'accoucher assez heureusement de cét enfant mort, & de se bien porter ensuite.

OBSERVATION CCXLVI.

D'une femme qui avorta au terme de cinq semaines d'un petit fetus, *dont toutes le parties du corps estoient aussi parfaitement formées, que celle d'un enfant de neuf mois.*

LE 27 Avril 1679 j'ay vû une femme qui venoit d'avorter d'un petit *fetus* de sexe feminin, qu'elle avoit vidé au terme de cinq semaines de sa grossesse, tout envelopé de ses membranes, lequel je conserve par rareté en mon cabinet dans une petite fiole pleine d'esprit de vin, à cause de la petitesse de ce *fetus*, qui quoyqu'il ne soit pas plus haut que l'ongle du doigt, à toutes les parties du corps aussi parfaitement formées qu'un enfant de neuf mois. C'est ce qui me confirme dans l'opinion que j'ay, que la formation du *fetus* est entiérement achevée, &

qu'il a vie dés les premiers jours de la conception, quoyque pour lors toutes ses parties soient peu apparentes, à cause de leur extréme petitesse, & de leur grande mollesse, qui fait mesme que leur figure s'efface entiérement, par la moindre cause violente qui vient à exciter une fausse couche à la femme, dans les sept ou huit premiers jours aprés la conception.

Observation CCXLVII.

De l'accouchement d'une femme qui quoy-qu'elle eust eû une perte de sang assez considerable au quatriéme mois de sa grossesse, ne laissa pas de porter son enfant jusques à la fin de son terme, & mesme neuf ou dix jours par delà neuf mois.

Le 31 Juillet 1679 j'ay accouché une femme âgée de trente-cinq ans, d'une habitude extrémement replete, qui au quatriéme mois de sa grossesse, avoit eû une perte de sang assez considérable, toutefois sans caillots; ce qui faisoit qu'elle ne croyoit pas estre grosse pour lors, quoyque je l'en asseurasse. Mais s'étant fait saigner du bras comme je luy avois conseillé, & ayant gardé le repos au lit durant quelque temps, elle ne laissa pas de porter son enfant jusques à la fin de son terme, & mesme neuf ou dix jours par dela neuf mois, comme elle le croyoit; ce qui paroissoit bien vray-semblable, en considerant l'extréme grosseur de son enfant, dont elle accoucha fort heureusement. Car l'on doit remarquer que tous les enfans qui passent le terme ordinaire, sont toûjours d'autant plus gros, qu'ils l'excedent de plus long-temps; & comme la perte de sang que cette femme eût au quatriéme mois de sa grossesse estoit, comme j'ay dit, sans caillots, quoy qu'elle fust assez considerable, c'estoit un signe qu'elle ne venoit que de quelque vaisseau, qui par plenitude s'estoit ouvert à l'exterieur de l'orifice interne, & non pas des vaisseaux du dedans de la matrice, d'où viennent ordinairement ces excessives pertes de sang qui excitent toûjours dans la suite l'avortement.

OBSERVATION CCXLVIII.

Du laborieux accouchement d'une femme dont l'enfant estoit mort en son ventre, par une grande frayeur qu'elle avoit euë.

LE 7 Aoust 1679 j'ay accouché une femme âgée de 32 ans, de son premier enfant, mort à terme dans son ventre depuis cinq jours, ensuite d'une grande frayeur qu'elle avoit euë, il y avoit quinze jours, en voyant sa sœur qui s'estoit rompuë la jambe, en faisant seulement un faux pas dans sa chambre; depuis lequel subit effroy elle n'avoit pas senti remuër son enfant que tres-foiblement, & point du tout depuis les cinq derniers jours qu'il estoit mort, selon qu'il me parut à sa corruption. Le travail de cette femme fut assez laborieux pour plusieurs causes, qui se rencontrant toutes ensemble en mesme temps, en augmentoient la difficulté: sçavoir l'âge de la femme, qui estoit un peu avancé pour un premier enfant; la petitesse de sa taille, qui estoit audessous de la mediocre; l'extréme chagrin qu'elle avoit de n'avoir point du tout senti remuër son enfant, depuis les cinq jours qu'il estoit mort en son ventre, comme elle le préjugeoit bien; la grosseur de son enfant, qui surpassoit de beaucoup les bornes de la mediocrité; & sa mort, qui avoit fait que sa teste estant devenuë toute mollasse, & s'estant allongée pour ce sujet, n'avoit pas fait un passage suffisant pour la sortie des épaules, comme elle auroit pu faire par sa solidité, & par sa grosseur naturelle, si l'enfant avoit esté vivant; ce qui fit que cet enfant estant demeuré fortengagé dans le passage au droit des épaules, il me fallut le tirer bien fortement par la teste, & glisser mesme le doigt indice en maniere de crochet, jusques sous les aisselles de l'enfant, pour en dégager plus aisément les épaules: Mais nonobstant ce penible & laborieux travail, la mere ne laissa pas de se bien porter ensuite, & de faire plusieurs autres gros enfans vivans, dont je l'ay accouchée à terme fort heureusement. La raison pour laquelle cette grande frayeur fit ainsi mourir ce gros enfant dans le ventre de sa mere, est que dans l'agitation de cette violente passion de l'ame, tout le sang de son corps se concentrant trop subitement vers les parties interieures, l'enfant fut suffoqué par la trop grande abondance de celuy qui fut porté en mesme temps avec trop d'impetuosité vers la matrice.

Observation CCXLIX.

D'une femme qui avoit une hydropisie d'une si prodigieuse grosseur, que son ventre avoit deux aunes de circuit, nonobstant laquelle hydropisie elle avoit fait trois enfans & en estoit accouchée heureusement à terme.

Le 8 Aoust 1679 j'ay veu une femme âgée de 28 ans, qui estoit venuë exprés de la ville de *Lens* à *Paris*, pour consulter sur une hydropisie qu'elle avoit d'une si prodigieuse grosseur, que son ventre avoit de circuit deux aunes de nostre mesure de *Paris*. Cette femme me dit que cette hydropisie luy estoit arrivée il y avoit neuf ans, lors qu'elle estoit encore fille, & qu'estant deslors presque aussi grosse qu'elle estoit pour le present, la grande tumeur de son ventre s'estoit dissipée deux ans aprés son commencement, par une chûte qu'elle avoit faite sur le ventre, qui l'avoit fait vomir des eaux par plusieurs fois, & luy en avoit fait rendre aussi par les urines, & par le ventre avec plusieurs vents; mais que tout ce qu'elle avoit manifestement vuidé, n'excedoit pas de deux pintes ce qu'elle avoit pris; ce qui pouvoit faire conjecturer que cette prodigieuse enfleure du ventre procedoit en partie de vents; de sorte qu'en quinze jours son ventre desenfla tout-à-fait; aprés quoy estant venuë en parfaite santé, elle se maria pour lors; mais peu de temps aprés son mariage elle redevint hydropique, & grosse en mesme temps, d'un enfant dont elle accoucha à terme, son hydropisie estant restée, & s'augmentant toûjours; & quelque temps ensuite elle tomba encore une autre fois sur le ventre, & eût tous les mesmes accidens, & la mesme guerison que la premiere fois. Mais peu de temps aprés elle redevint hydropique comme auparavant, & ne laissa pas durant cette hydropisie, de faire encore deux enfans, & d'en accoucher heureusement, dont le dernier qui estoit un garçon, estoit vivant & avoit un an. Et comme il y avoit grande contestation pour sçavoir si son ventre estoit rempli de vents, ou d'eau; car plusieurs croyoient que ce n'estoit que des vents, à cause du peu d'eau qu'elle avoit vuidé dans ces deux precedentes guerisons, je luy conseillay de se faire peser contre une autre personne de sa taille. Elle me dit qu'elle l'avoit fait, & qu'estant en parfaite santé, elle pesoit environ cent dix livres, & que pour le present, elle en pesoit deux cens vingt; ce qui estoit une preuve tres-manifeste que c'estoit de l'eau qui estoit contenuë en son ventre, en quantité de plus de soixante pintes, selon qu'on pouvoit bien juger par la proportion du reste de l'habitude de son corps, avec celuy d'une autre personne de sa taille. Cette femme au reste se portoit tres-bien en toutes les fonctions de son corps, & avoit toûjours esté de mesme, à ce qu'elle me dit, & bien reglée en l'évacuation de ses menstruës. Mais comme depuis deux ou trois mois, elle avoit les jambes, & mesme les cuisses fort enflées, je crus que cette maladie la feroit mourir au plus tard dans l'année, si elle ne recevoit sa guerison de l'operation de la ponction du ventre que quelques Medecins luy proposoient, ou des bains, & de la boisson des eaux de *Bourbon*, ou de *Vichy*, que je luy conseillay plûtost que cette operation. J'ay sceu depuis qu'estant retournée peu de temps aprés en son païs, on luy avoit appliqué des cauteres aux jambes, par l'escarre desquels toute l'eau de son ventre s'estoit entierement écoulée; mais qu'elle estoit morte peu de jours ensuite de l'évacuation de ces eaux. J'ay rapporté en l'Observation LXX. l'exemple d'une autre femme presque semblable à celle-cy, laquelle ne laissa pas d'accoucher heureusement de quatre enfans vivans, durant neuf années qu'elle fut hydropique; mais le ventre de celle-cy estoit encore beaucoup plus gros que celuy de l'autre.

OBSERVATION CCL.

De l'accouchement d'une femme dont l'enfant estoit encore vivant, quoyque le cordon de son omblic fust sorti depuis deux ou trois heures.

LE 22 Aoust 1679. j'ay accouché une femme d'un enfant vivant, dont le cordon de l'ombilic estoit sorti il y avoit deux ou trois heures, dans le temps que ses eaux avoient percé; ce qui s'estoit fait devant que je fusse arrivé pour la secourir, comme je fis, en repoussant ce cordon au derriere de la teste de l'enfant, sans quoy il seroit indubitablement mort; car il estoit si foible lors que j'arrivay, qu'il s'estoit déja vuidé dans le ventre de sa mere, qui accoucha heureusement de cét enfant vivant nonobstant cét accident; la grande chaleur de la saison ayant beaucoup contribué à empescher l'entier refroidissement de ce cordon, lors qu'il estoit sorti; lequel refroidissement auroit pu estre funeste à l'enfant en une saison plus froide, en interceptant dans ce cordon le mouvement du sang, qui sert à le vivifier dans tout le temps qu'il est au ventre de sa mere.

Observation CCLI.

D'une femme qui mourut en travail avec son enfant dans le ventre, par l'ouverture du corps de laquelle, aprés sa mort, on trouva cét enfant au milieu des boyaux, estant sorti de la matrice par une rupture qui s'y estoit faite.

LE 12 Octobre 1679 je vis avec un de mes confreres une jeune femme que nous trouvasmes agonisante, aprés avoir esté depuis deux jours entiers en travail, sans pouvoir accoucher, comme on l'avoit vainement esperé. Mais comme son enfant, qui estoit fort gros, presentoit la face & le ventre en dessus, & la teste de costé, il n'y avoit pas eu lieu de pouvoir avoir l'esperance qu'en avoit donnée un Chirurgien, qui avoit esté appellé dés le jour precedent par sa Sage-femme, lequel s'estoit grandement trompé, croyant à cause que l'enfant presentoit la teste, que l'accouchement se feroit naturellement; & comme cette pauvre femme estoit agonisante, lors que je fus mandé seulement pour la voir, n'estant plus en état de pouvoir estre secouruë, elle expira en ma presence au bout d'un quart d'heure; incontinent aprés quoy mon confrere qui m'avoit mandé, luy fit l'operation Césarienne, pour luy tirer du ventre son enfant, que nous trouvasmes mort, & sorti de la matrice par une rupture qui s'y estoit faite, ayant tout le corps dans la capacité du ventre de la mere entre ses boyaux; la seule teste de cét enfant estant restée engagée dans le passage, en la mauvaise situation que j'ay cy-devant declarée, & comme la matrice estoit entiérement vide, & que l'arriérefaix mesme en estoit aussi sorti, & tombé dans la mesme capacité du ventre, elle estoit épaisse de trois ou quatre travers de doigt; à cause qu'elle s'estoit toute contractée, aussitost que cét enfant, qui estoit tres-gros, en estoit ainsi sorti, & tombé dans le ventre, par la rupture qui s'y estoit faite vers la partie laterale dextre; laquelle rupture estoit arrivée par les grands efforts inutiles que cette femme avoit faits, qui ne pouvant pas pousser l'enfant dehors, à cause de sa mauvaise situation, avoient esté cause de ce funeste accident. Nous trouvasmes aussi dans le ventre de cette femme un grand épanchement de sang, qui venoit de cette mesme rupture de la matrice, laquelle on croyoit avoir esté causée, par une chûte que cette femme avoit faite sur les genoüils, un jour devant qu'elle commençast d'estre en travail. Mais comme durant ce mesme jour elle n'avoit senti aucune incommodité, il est bien plus vray-semblable qu'elle s'estoit seulement faite par les violens efforts inutiles du travail, à cause de la mauvaise situation & de la grosseur de l'enfant, à quoy il avoit esté impossible de remedier.

Observation CCLII.

De l'accouchement d'une femme qui perdit le jugement durant trois quarts d'heure, son sang estant trop échauffé par les violentes douleurs de son travail; l'enfant de laquelle présentoit le coude avec la teste.

LE 13 Octobre 1679 j'ay accouché une jeune femme de son premier enfant qui estoit un garçon qui présentoit le coude avec la teste, & vint au terme de sept mois & huit jours de sa grossesse; durant tout le temps de laquelle elle avoit eû des vomissemens extrémement violens, & mesme quelque disposition à avoir une fausse couche, vers la fin du deuxiéme mois; auquel temps elle avoit eû une grande colique, avec quelque excrétions sanglantes de la matrice. Deux jours devant que d'accoucher les eaux de son enfant percerent insensiblement, & continuérent de couler peu à peu, avec quelques petites & legeres douleurs durant trente heures entiéres; aprés quoy elle eût durant quatre ou cinq heures, de si fortes & violentes douleurs, dont son sang fut si échauffé, que s'en estant fait un trop grand transport au cerveau, elle en perdit le jugement durant trois quarts d'heure; ce qui me donnant lieu de craindre qu'il ne luy arrivast aussi quelque convulsion, m'obligea de la faire saigner aussi-tost du bras, pour prévenir ce fascheux accident avec plus de sureté. Mais comme le défaut de jugement qu'elle avoit pour lors, estoit sans aucun autre accident, & qu'il ne venoit que du sang ainsi échauffé par la violente agitation du travail de cette femme, elle ne laissa pas, par le moyen du bon secours que je luy donnay, en repoussant doucement le coude de son enfant, jusques au derriere de la teste qu'il présentoit en mesme-temps, d'accoucher assez heureusement de cét enfant vivant, qui quoyque menu & décharné, estoit neanmoins assez fort & grandelet, pour le terme de sept mois & huit jours auquel il estoit venu. L'arriérefaix de cét enfant estoit fort gros, veû ce terme; & son cordon avoit en toute sa longueur trente de ces prétendus nœuds, ou pour mieux dire des éminences également distantes l'une de l'autre, qui luy donnoient la figure d'une colonne torse; suivant le nombre desquels nœuds, si le dire vulgaire eust esté veritable, cette femme auroit du avoir dans la suite un aussi grand nombre d'enfans : Mais helas! il s'est trouvé bien faux à son égard; car elle n'en a jamais eû d'autres que celuy-là, qui fut en mesme-temps son premier & son dernier; lequel ayant vescu seulement trois mois mourut de convulsion; à quoy contribua beaucoup la grosseur de sa teste, qui excedoit un peu trop la proportion de son corps, qui estoit, comme j'ay dit, menu & décharné, quand il vint au monde. Et quoyque l'on me pust alleguer cét exemple, pour me prouver qu'un enfant né à sept mois peut bien vivre, puisque celuy-cy avoit vescu jusques à trois mois, & n'estoit mort que par l'accident de la convulsion qui luy arriva en ce temps, auquel il paroissoit assez fort, ne se sentant plus de la delicatesse & de la foiblesse qui est naturelle aux enfans du terme prématuré où il estoit né : je croy néanmoins que s'il fust venu justement à sept mois, il n'auroit pas vescu seulement sept jours, comme je l'ay toûjours vû arriver aux enfans que j'ay crû estre veritablement de ce terme; & qu'ayant encore huit jours de plus que les sept mois accomplis, ces huit jours de plus, avoient beaucoup contribué, aussi-bien que le soin qu'on eût de luy donner une tres-bonne nourrice, à le faire échapper du danger de mourir, où il avoit esté à cause de sa naissance prématurée. Pour ce qui est de la mere aussi-tost que je l'eus accouchée de cét enfant, la connoissance qu'elle avoit perduë depuis prés d'une heure luy revint; & elle se porta si-bien ensuite, qu'elle se leva dés le sixiéme jour, & marcha dans sa chambre, pour marque de sa bonne santé. Mais l'évacuation des vidanges de sa couche ayant continué bien plus l'ong-temps qu'elle n'auroit desiré, & cette évacuation luy deplaisant encore plus qu'elle ne l'incommodoit, elle usa de toutes sortes de remedes que differentes personnes luy conseillerent mal-à-propos pour l'arrester, qualifiant cette évacuation naturelle de pretenduë perte de sang, ne ne considerant pas que son propre temperament, qui estoit fort sanguin & bilieux, contribuoit beaucoup à rendre en elle ces excrétions plus abondantes qu'en d'autres, & à prolonger le temps de leur évacuation: & comme cette femme dans son état naturel avant sa grossesse, avoit toûjours coûtume d'avoir, au moins durant douze jours entiers, ses menstruës en tres-grande abondance, elle les eût encore plus copieusement aprés estre accouchée, comme il arrive ordinairement à toutes les femmes la premiére fois aprés leur accouchement; & n'y ayant eû que peu d'intervale entre l'évacuation des vidanges de sa couche, & celle de ses menstruëes, qui fut encore plus abondante qu'à l'ordinaire, elle s'imagina comme on luy faisoit accroire sans raison, que c'estoit une veritable perte de sang, ne considerant pas que ce n'estoit seulement que l'évacuation de ses menstruës qui avoit recommencé, comme je l'en assurois; de sorte qu'ayant fait contre mon sentiment certains remedes, qu'on luy conseilla tres-mal à propos, pour diminuër cette abondante évacuation qui luy estoit naturelle, on la luy supprima entiérement; aprés quoy il luy survint une fluxion sur la poitrine, qui l'ayant fait languir durant cinq ou six mois, la fit enfin mourir, comme je l'avois bien predit. On luy trouva par l'ouverture de son corps aprés sa mort, les poulmons tout corrompus, & la poitrine pleine de matiére purulente; mais sa matrice estoit tres-saine en toutes ses parties, & aussi petite que si c'eust esté la matrice d'une fille qui n'auroit pas eû d'enfans; le défaut d'évacuation menstruelle durant les cinq ou six mois qui précederent sa mort, ayant contribué à la faire diminuër de telle sorte, qu'elle en paroissoit bien plus petite, qu'elle n'auroit dû estre en une femme qui avoit eû un enfant; laquelle disposition convainquoit bien de médisance certains envieux de ma reputation, qui avoient voulu persuader cette femme, que sa pretenduë perte de sang pouvoit venir d'avoir esté mal accouchée, quoy-qu'elle les assurast bien du contraire, qui luy estoit assez connu.

OBSERVATION CCLIII.

De l'accouchement d'une femme, dont l'enfant qui estoit monstrueux en grosseur & en figure, présentoit les pieds.

LE 31 Octobre 1679 j'ay accouché une femme d'un enfant monstrueux en grosseur & en figure, qui présentoit les pieds devant. Il avoit les jambes & les bras fort gros & tout racourcis, & ramassez ensorte que la longueur des cuisses & des jambes, aussi-bien que celle des bras, n'avoit pas plus de quatre travers de doigt; n'y paroissant aucun os, mais seulement deux boules de chair jointes l'une à l'autre, à l'extremité desquelles estoient les pieds & les mains. Sa teste estoit extraordinairement grosse, mais un peu applatie pardevant & par derriére, & le col fort court; ensorte que tout le gros corps de cét enfant ressembloit en quelque façon à celuy d'une grosse tortuë, à cause de l'extréme brieveté de ses bras & de ses jambes. La mere croyoit pour lors estre grosse de neuf mois & demy, & me dit qu'elle n'avoit jamais senti remuër cét enfant que tres-foiblement, & que lors qu'elle le sentoit se mouvoir, ces mouvemens luy paroissoient estre bien plus interieurs, que ceux des autres enfans qu'elle avoit eûs; ce qui procedoit du vice de conformation des bras & des jambes de cét enfant, qui n'ayant pas l'étenduë & la longueur ordinaire, ne pouvoient pas se mouvoir si facilement, ny se faire sentir à la mere, comme si ces parties eussent eû une disposition naturelle: & c'est aussi, à ce que je croy, ce qui fit que la mere porta cét enfant en son ventre quinze jours plus que le terme ordinaire: à cause que tout son corps estoit presque comme une grosse masse de chair, sans aucun considerable mouvement des bras & des jambes; qui est ce qui contribuë beaucoup à accelerer les douleurs de l'enfantement. Cét enfant semblable à ces poissons qui meurent aussi-tost qu'ils sont hors de l'eau, expira un quart d'heure aprés qu'il fut né, ayant seulement fait quelques grands baillemens sans jetter aucun cry. Mais nonobstant sa figure monstrueuse je ne laissay pas de l'ondoyer, parce qu'il avoit plus de rapport à la figure humaine, qu'à celle de tout autre animal. La mere me dit qu'elle s'estoit toûjours bien doutée que son enfant pourroit estre d'une figure monstrueuse; parce qu'elle avoit regardé durant le temps de sa grosfesse, avec trop grande attention, la figure d'un renard qui estoit peint en un tableau qu'elle avoit dans sa chambre. Mais comme la figure monstrueuse de son enfant n'avoit aucun rapport à celle de cét animal, je crûs que sa veritable cause venoit plûtost d'une violente chûte, qu'elle avoit faite, en marchant sur la glace dans le commencement de sa grossesse; par laquelle chûte le corps de cét enfant, dont la matiére estoit fort molle en ce temps, avoit receu un tel ébranlement, que la figure naturelle de ses parties en estoit devenuë toute monstrueuse.

OBSERVATION CCLIV.

De l'accouchement d'une femme qui eût un tres-laborieux travail durant quatre ou cinq jours, aprés quoy il luy survint un tres-grand absceZ qui occupoit toutes les deux fesses.

LE 20 Janvier 1680 je vis une jeune femme âgée de vingt ans, qui estoit en travail de son premier enfant, depuis quatre ou cinq jours, les eaux de son enfant s'estant écoulées depuis deux jours entiers, sans qu'il fust tout-à-fait descendu au passage, la matrice ne s'estant pas assez dilatée pour le permettre; ce qui estoit cause que cette femme estoit extrémement fatiguée. Son ventre estoit fort dur, & principalement vers la region de la matrice, à l'endroit où l'arriérefaix luy est attaché, lequel endroit estoit fort tumefié; la malade ayant outre cela une grosse fiévre, qui donnoit lieu de craindre qu'il ne luy arrivast une inflammation de matrice; mais afin de l'en guarantir, je la fis saigner du bras, aussi-tost que je l'eûs vûë en cét etat; & comme elle n'avoit plus pour lors de veritables douleurs, je luy fis donner deux heures aprés cette saignée un lavement, qui luy ayant renouvellé ses douleurs la fit accoucher une heure ensuite. La Sagefemme qui l'accoucha me dit en la retournant voir, qu'elle avoit eû bien de la peine à la délivrer de son arriérefaix, qui estoit tres-gros, & commençoit à se corrompre; & qu'il estoit sorti de sa matrice en mesme temps quantité de vidanges fort puantes, nonostant quoy son enfant estoit encore vivant, quand il vint au monde; mais il mourut quatre heures ensuite; & comme ces humeurs qui commençoient à se corrompre, avoient fait une mauvaise impression à la matrice, la malade continua d'avoir durant les six premiers jours aprés son accouchement, la fiévre avec des redoublemens, & une grande dureté de la matrice qui eſtoit tres-douloureuſe; ce qui m'obligea de la faire ſaigner trois fois du bras; aprés lequel temps il luy ſurvint un tres-grand abſcés qui occupoit toutes les deux feſſes, vers leſquelles parties il s'eſtoit fait un grand dépoſt d'humeurs: mais enfin aprés deux mois entiers de cette maladie elle ſe porta bien. L'on doit remarquer deux choſes conſiderables en cet exemple; la premiere, que les excretions puantes de la matrice ne ſont pas toûjours un ſigne certain de la mort de l'enfant qui eſt dans la matrice, puiſque celuy-cy eſtoit encore vivant, quoyque les vuidanges de la meré fuſſent tres-puantes, & qu'il y euſt quatre ou cinq jours qu'elle fuſt en travail; & la ſeconde, que l'on doit toûjours preferer comme je fis, la ſaignée du bras à celle du pied, quand il y a quelque diſpoſition inflammatoire à la matrice, comme cette femme avoit, pour ne pas attirer une plus grande fluxion ſur cette partie, comme on auroit pu faire par la ſaignée du pied.

Observation CCLV.

D'une femme qui avoit une perte de ſang preſque continuelle depuis cinq mois, cauſée par un ulcére carcinomateux de la matrice, dont elle mourut.

Le 27 Février 1680 j'ay vû une femme âgée de trente-huit ans, qui aprés avoir eû quelque petit retardement de ſes menſtruës, avoit quelque ſoupçon de groſſeſſe, à cauſe de la groſſeur de ſon ventre, quoy-qu'elle euſt pour lors une perte de ſang preſque continuelle depuis cinq mois. L'ayant touchée je trouvay que le ſoupçon de ſa pretenduë groſſeſſe eſtoit tres-mal fondé, l'éminence de ſon ventre n'eſtant cauſée que par ſa ratte, qui eſtoit extrémement groſſe & dure, & que ſa perte de ſang venoit d'un ulcére carcinomateux de la matrice qui me fit croire que cette femme ne paſſeroit pas cinq ou ſix mois ſans mourir, ce qui arriva, comme je l'avois predit à ſon mary.

Observation CCLVI.

D'un enfant nouveau-né qui fut trouvé en le démaillotant avoir perdu beaucoup de sang par le nombril.

Le 28 Mars 1680 j'ay vû un enfant neuveau-né, qui la premiere fois qu'on le démaillota, fut trouvé avoir perdu beaucoup de sang par le nombril, quoy-que son cordon eût esté fort bien noüé. Mais comme c'estoit un fort gros cordon, la ligature s'en estoit un peu laschée, à proportion que la flétrissure de ce cordon en avoit diminué la grosseur; ce qui estoit cause que cette ligature ne se trouvant plus si éxactement serrée, qu'elle avoit esté auparavant, le sang estoit exprimé des vaisseaux de ce cordon; à quoy contribuoient aussi les grands cris de l'enfant, qui estoit beaucoup travaillé de douloureuses trenchées. C'est pourquoy lors que l'on voit ces sortes de gros cordons, il faut y faire, pour une plus grande seûreté, deux ligatures, ajoûtant à la premiére, qui doit estre faite au lieu ordinaire, une seconde à l'extremité de ce cordon, qui doit estre extrémement serrée, & bien affermie par plusieurs tours & nœuds redoublez.

Observation CCLVII.

D'un enfant-né depuis quinze jours, qui avoit à la teste une grosse tumeur pleine de matiere purulente.

Le 31 Mars 1680 je vis un enfant né depuis quinze jours, qui avoit une tumeur à la teste, sur la partie superieure de l'un des pariétaux, de la grosseur de la moitié du poing, pleine de matiere purulente, sans changement de couleur de la peau, qui venoit vray-semblablement de la mesme cause, que ces tumeurs que l'on voit assez souvent à la teste des premiers enfans, qui restent par trop long-temps au passage. Je fis faire l'ouverture de cette tumeur par un Chirurgien qui n'avoit pas osé l'entreprendre, sans avoir mon avis, ayant peur que l'enfant n'en mourust; & craignant mesme que ce ne fut une partie de la substance du cerveau qui fut contenuë dans cette tumeur; mais ce n'estoit qu'une simple matiere purulente, qui estoit seulement contenuë entte le cuir chevelu & le pericrane; laquelle matiere ayant eû issuë par l'ouverture de cette tumeur, l'enfant fut parfaitement gueri en peu de temps, comme je l'avois bien prejugé. Il n'y a pas de meilleur remede pour empescher que ces sortes de tumeurs, que l'on voit paroistre audessus de la teste des enfans nouveau-nez, qui ont demeuré trop long-temps au passage, ne viennent à absceder ainsi, que d'y mettre dés le premier jour une compresse de linge trempée en eau de vie, que je prefere en cette occasion au vin; afin de donner une plus libre transpiration aux humeurs extravasées, qui sont pour lors fortement engagées dans toute la substance du cuir chevelu, & de pannicule charnu, qui en sont extraordinairement tumefiez.

OBSERVATION CCLVIII.

D'une femme grosse de deux mois & demy, qui estant tombée en apoplexie, fut saignée plusieurs fois du pied, & prit trois ou quatre fois de l'émetique, & beaucoup d'autres remedes, nonobstant quoy elle porta son enfant jusques à terme, & en accoucha heureusement.

LE 10 Avril 1680 je vis une femme âgée de trente ans, d'une habitude assez replete, qui estoit tombée en une foible apoplexie, qui degenera aussi-tost en une paralysie de tout le costé gauche du corps; & comme on me dit qu'elle n'avoit pas eû ses menstruës depuis deux mois & demy, je crus qu'il y avoit lieu de croire qu'elle pourroit estre grosse, ainsi que je la reconnus estre veritablement aprés l'avoir examinée. Mais comme son mary qui ne s'y connoissoit pas si bien que moy, disoit qu'il estoit bien assuré qu'elle ne l'estoit point, deux Medecins qui furent mandez pour voir la malade, se confians plûtost au dire de son mary qu'au mien, la traiterent de son apoplexie & de sa paralysie, comme si elle n'eust pas esté grosse, quoy-que je les assurasse qu'elle l'estoit: ils la firent saigner quantité de fois du bras & du pied, & luy donnerent par plusieurs fois de l'émetique, & beaucoup d'autres remedes; nonobstant quoy elle ne laissa pas de porter son enfant jusques à terme, & d'en accoucher heureusement; & mesme la paralysie qui estoit toûjours restée à son bras, commença à se dégager presque entierement, aussi-tost qu'elle fut accouchée; ne luy restant plus qu'un engourdissement vers le gros de l'épaule. Cét exemple fait bien voir, que c'est un grand abus que d'attendre qu'une femme soit grosse de quatre mois & demy, pour la faire saigner; car il est certain que cette femme qui estoit, comme j'ay dit, d'une habitude assez replete, n'estoit tombée en cette apoplexie, que par une trop grande abondance de sang dont la nature estoit surchargée; laquelle abondance ayant esté évacuée plûtost par quelque saignée, cette femme auroit esté vray-semblablement garentie de ce fascheux accident, par ce remede salutaire.

Observation CCLIX.

D'une femme qui croyant estre grosse de prés de quatre mois, & ayant une grande perte de sang, avorta d'un petit fétus *qui n'estoit pas plus gros qu'une féve d'haricot.*

LE 15 Avril 1680 j'ay délivré une femme qui estoit en tres-grande perte de sang depuis douze heures, laquelle avoit déja commencé à couler médiocrement, il y avoit quinze jours; & quoy-que cette femme crust pour lors estre grosse de prés de quatre mois, le *fétus* avorton dont je la delivray, qui estoit encore tout envelopé de ses membranes & de ses eaux, n'estoit pas plus gros qu'une féve d'haricot; & son arriérefaix, qui paroissoit plûtost une espece de faux germe, estoit gros comme un œuf de poule, sans aucune figure reguliere, à cause du sang caillé dont il estoit tout farci. La petitesse de ce *fétus* auroit pû faire croire que cette femme s'estoit beaucoup trompée à la supputation du temps de sa grossesse; car il ne paroissoit pas estre de plus d'un mois; mais la véritable cause de sa petitesse venoit de ce que son principe de vie ayant esté détruit il y avoit déja long-temps, par cette perte de sang, & par quelque autre cause qui l'avoit precedée, bien loin de prendre aucun accroissement, il s'estoit ensuite flétri, comme font les fruits avortez, dés le moment qu'ils sont privez de la nourriture qu'ils reçoivent de l'arbre.

Observation CCLX.

De l'accouchement d'une femme à qui le cordon de l'ombilic de l'enfant se presentoit avec la teste.

LE 19 Avril 1680 j'ay accouché une femme d'un enfant vivant, dont le cordon de l'ombilic se presentoit avec la teste: mais comme les douleurs de la mere estoient tres-bonnes & frequentes, & que le cordon ne descendoit seulement que dans le col de la matrice, sans sortir au dehors; je ne me mis pas en peine de repousser ce cordon jusques au derriére de la teste de l'enfant, voyant que la mere alloit accoucher promptement, comme elle fit heureusement à la troisiéme douleur, aprés que le cordon de son enfant se fut ainsi presenté. Mais pour le peu que j'eusse crû que l'accouchement n'eust pas dû estre aussi prompt qu'il le fut, il eust esté necessaire de repousser ce cordon jusques au derriére de la teste de l'enfant, pour empescher qu'il n'en eust esté comprimé trop long-temps; car la forte & longue compression de ce cordon, aussi-bien que son refroidissement, est souvent funeste à l'enfant, en interceptant le mouvement du sang, qui le doit vivifier durant tout le temps qu'il est au ventre de sa mere.

Observation CCLXI.

De l'accouchement d'une femme qui avoit une grande perte de sang.

LE 22 Avril 1680 j'ay accouché une femme qui avoit eu depuis trois semaines un commencement de perte de sang, qui avoit paru deux ou trois fois seulement, vidant à chaque fois environ une palette de sang, sans continuation. Mais cette perte devint à la fin si grande, que si je n'eusse promptement accouché cette femme, comme je fis, en rompant les membranes des eaux de son enfant, pour le tirer incontinent aprés par les pieds, elle seroit indubitablement morte dans peu d'heures avec son enfant dans le ventre. Ce prompt secours fut salutaire à la mere & à l'enfant, qui se portérent bien tous deux ensuite: car comme ces sortes de pertes de sang surabondantes, qui causent des foiblesses reiterées ainsi qu'il estoit arrivé à cette femme, viennent par le déta-

détachement de l'arrierefaix d'avec la matrice, elles mettent toûjours la mere & l'enfant en tres-grand peril, dont ils ne peuvent estre garentis, que par l'accouchement, qui en est l'unique remede; lequel quoyque douteux en cette occasion, est neanmoins preferable à un desespoir certain.

OBSERVATION CCLXII.

D'une femme qui aprés estre accouchée eût de tres-douloureuses tranchées, causées par une partie des membranes de l'arrierefaix restées en sa matrice.

LE 23 May 1680 j'ay vû une femme recemment accouchée, qui n'avoit pas pu estre bien delivrée par sa Sagefemme, qui ayant rompu le cordon de l'arrierefaix, avoit esté obligée de porter la main à l'entrée de la matrice, pour en tirer l'arrierefaix qui y estoit resté; ce qu'elle fit assez bien à la verité, l'ayant tiré tout entier, à l'exception d'une partie de ses membranes, qui pour leur foiblesse s'estant rompuës & détachées du corps de l'arrierefaix, estoient restées attachées au dedans de la matrice, qui s'estoit refermée immediatement aprés la sortie de l'arrierefaix; lesquelles membranes ainsi retenuës, causerent à cette femme une bien plus abondante évacuation de vuidanges que dans ses autres couches, & de tres-douloureuses tranchées durant quatre jours, au bout duquel temps elle vuida ce reste de membranes farcies de sang caillé, de la grosseur d'un petit œuf de poule, que la Sagefemme prétendoit qualifier de faux-germe, pour ne pas avoüer que c'estoit une partie des membranes de l'arrierefaix, qui s'en estant détachées, estoient restées, ainsi que j'ay dit, dans la matrice; ce qui arrive assez ordinairement en ces sortes d'accouchemens, si l'on n'y prend bien garde; à cause que le cordon de l'arrierefaix estant rompu, l'on est obligé, à son defaut, de tirer avec la main la masse de l'arrierefaix, quoy faisant ses membranes s'en déchirent, & s'en separent bien plus facilement, que quand on tire seulement le cordon qui n'en est point detaché. C'est pourquoy l'on doit toûjours bien prendre garde aussi-tost que l'on a delivré la femme de son arrierefaix, si toutes les membranes en sont entieres, & si l'on voit qu'il en soit resté quelque partie au dedans de la matrice, il faut faire en sorte de la tirer, durant que la matrice est encore assez ouverte, pour le pouvoir faire sans aucune violence.

OBSERVATION CCLXIII.

D'un enfant né depuis trois jours qui mourut de convulsion causée par de tres-douloureuses tranchées.

LE 29 Juin 1680 je vis un gros enfant, qui quoy qu'il se portast tres-bien, lors que j'en avois acouché la mere, il n'y avoit que trois jours, venoit de mourir de convulsion, causée par de tres-douloureuses tranchées, qui luy estoient arrivées, comme je l'avois bien predit, pour luy avoir donné de la boulie dés les premiers jours, en attendant que la nourrice qui luy avoit esté destinée, que la mere vouloit faire venir de la campagne, fust arrivée pour luy donner à teter; s'imaginant, ainsi qu'ont coustume la pluspart des femmes, que la boulie est bonne pour appaiser les tranchées des enfans nouveau-nez. Mais au contraire cet aliment grossier & visqueux ne pouvant pas estre bien digeré par le foible estomac de l'enfant nouveau-né, est capable de le faire mourir, comme il estoit arrivé à celuy-cy, & à beaucoup d'autres que j'ay vu perir ainsi, pour cette seule mesme cause; de sorte que pour éviter un pareil accident, l'on ne doit point du tout donner de boulie aux enfans nouveau-nez durant tout le premier mois; le seul lait de la nourrice estant plus que suffisant pour les nourrir pendant ce temps.

OBSERVATION CCLXIV.

De l'accouchement d'une femme grosse de deux enfans, dont le premier vint naturellement, & le second presentoit les deux mains.

LE 7 Aoust 1680 j'ay accouché une femme de deux enfans masles vivans, qui n'avoient qu'un arrierefaix qui leur estoit commun. Le premier de ces enfans vint naturellement la teste la premiere; mais le second presentoit les deux mains. Aussi-tost que j'eus receû le premier, je rompis les membranes des eaux du second, pour le tirer par les pieds, comme je fis assez facilement, aprés l'avoir retourné. C'est ainsi que l'on doit faire lors qu'il y a plusieurs enfans; car le premier sorti ayant fait un suffisant passage au second, on doit toûjours rompre aussi-tost la membrane des eaux du second, pour en accelerer par ce moyen la sortie, que l'on doit neanmoins commettre ensuite à la nature, si l'enfant se presente en bonne situation, & que la mere ait des forces & des douleurs suffisantes pour le pousser dehors. Mais si aprés avoir ainsi rompu la membrane des eaux du dernier enfant, on reconnoist qu'il ne se presente pas dans la posture naturelle, on doit tout aussi-tost le retourner & le tirer par les pieds.

Observation CCLXV.

De l'accouchement d'une femme qui avoit un ulcere carcinomateux à la matrice, dont elle mourut trois mois ensuite.

Le 20 Aoust 1680 j'ay accouché une femme grosse de huit mois, d'un enfant mort en son ventre, depuis cinq jours que ses eaux s'estoient écoulées, sans aucune dilatation de la matrice, à l'orifice interne de laquelle elle avoit un ulcere endurci, qui me parut estre déslors carcinomateux, & que je crus la devoir infailliblement faire mourir dans peu, comme il arriva trois mois aprés son accouchement. Cette femme avoit esté malade au lit depuis quatre mois entiers, durant lesquels elle avoit senti de continuelles douleurs en urinant, avec la fiévre de temps en temps, ayant aussi par intervalles quelque petite perte de sang par la matrice, qui venoit de cet ulcere. Elle me dit en l'accouchant, qu'elle avoit esté fort incommodée de fleurs blanches depuis quatre ans, & que neanmoins il n'y avoit qu'un an qu'elle estoit accouchée heureusement d'un autre enfant vivant, ce qui estoit une preuve manifeste que l'ulcere qu'elle avoit à l'orifice interne de sa matrice, ne s'y estoit formé que depuis le temps de cette derniere grossesse; car si cet ulcere y eust esté auparavant, il est certain que la conception n'auroit pas pu s'y faire. La corruption de ce dernier enfant mort dont je l'accouchay, avoit rendu les vidanges de sa couche si malignes, & si putrides, qu'elles firent escarre à toute la circonference interieure du col de la matrice, & au col mesme de la vessie, d'où plusieurs lambeaux de substance membraneuse se détacherent pendant douze ou quinze jours; la malade ayant eû durant ce temps une fiévre assez violente, avec des redoublemens toutes les nuits, & un flux de ventre avec issuë involontaire de l'urine; tous lesquels accidens ayant encore augmenté la malignité de l'ulcere carcinomateux qui estoit à l'orifice interne de sa matrice, accelererent sa mort, qui arriva, comme j'ay dit, trois mois aprés son accouchement. Mais quoyque ce fust une femme tres-pieuse, je crûs neanmoins qu'il y avoit lieu de soupçonner, que ce malin ulcere venoit de quelque infection Venérienne, que son mary luy avoit pû communiquer.

Observation CCLXVI.

De l'accouchement d'une femme grosse de sept mois & demy, dont l'enfant estoit mort en son ventre, & l'arriérefaix tout scyrrheux & corrompu.

Le 9 Septembre 1680 je vis une femme qui venoit d'accoucher d'un enfant de sept mois & demy, qui me parut avoir esté mort en son ventre depuis trois jours: car il estoit déja si corrompu, que l'épiderme de son corps commençoit à se separer. Cette femme eût au troisiéme mois de sa grossesse une fiévre continuë avec redoublemens durant treize jours, dont elle pensa mourir; estant neanmoins guerie de cette dangereuse maladie, elle eût encore un mortel chagrin au sixiéme mois de sa grossesse; la petite verole ayant fait mourir en ce temps-là un enfant unique qu'elle avoit, & qu'elle aimoit passionément. Cela fut cause qu'elle passa tout le reste du temps de sa grossesse; jusques à l'heure de son accouchement, en continuelle affliction; ce qui me fit juger aupatavant, qu'il seroit fort difficile qu'elle portast son enfant jusques à terme. L'arriérefaix de cét enfant estoit tout scyrrheux & fort corrompu; cette disposition scyrrheuse estant vraysemblablement un effet de la maladie que cette femme eût au troisiéme mois de sa grossesse, & la corruption une suite ordinaire de la mort de l'enfant, qu'on pouvoit bien attribuër à ce funeste chagrin de la mere, & à l'air contagieux qu'elle avoit continuellement respiré, en veillant nuit & jour auprés de son autre enfant qui estoit mort de la petite verolle. Cependant nonobstant tout cela cette femme se porta bien aprés estre accouchée.

OBSERVATION CCLXVII.

De l'accouchement d'une femme dont l'enfant présentoit le bras, laquelle huit jours devant que d'accoucher, avoit la matrice dilatée de la largeur de deux doigts.

LE 18 Septembre 1680 j'ay accouché une femme d'un gros enfant vivant, qui présentoit le bras. Elle eût des douleurs de reins huit jours devant que d'accoucher, qui avoient dés ce temps-là fait dilater sa matrice de la largeur de deux doigts, avec quelque commencement de préparation d'eaux, que l'on y sentoit. Mais ces fausses douleurs s'estant tout-à-fait appaisées, par l'effet d'un simple lavement que je luy fis donner, & d'une saignée que je luy fis faire, elle passa ces huit jours assez tranquilement; aprés quoy son travail s'estant veritablement declaré par de bonnes douleurs, & ses eaux estant tout-à-fait bien préparées, j'en rompis les membranes, & ayant aussi-tost repoussé le bras que l'enfant présentoit, je le retournay, & le tiray par les pieds. L'on peut connoistre par cét exemple, & par beaucoup d'autres semblables que j'ay vûs, que la simple dilatation de la matrice n'est pas toûjours un veritable indice du travail declaré, si elle n'est accompagnée de la préparation des eaux, que l'on sent répondre sur le doigt, par la tension de leurs membranes dans le temps de l'impulsion des douleurs.

OBSERVATION CCLXVIII.

De l'accouchement d'une femme dont l'enfant estoit mort en son ventre depuis un mois entier.

LE 26 Septembre 1680 j'ay accouché une femme d'un enfant de sept mois, qu'elle avoit porté mort en son ventre depuis un mois entier, qu'elle ne l'avoit point senti remuër. Cét enfant n'estoit que mediocrement corrompu, & n'avoit aucune feteur, s'estant conservé dans ses propres eaux, qui ne s'écoulerent que dans le temps de l'accouchement de cette femme, qui se porta aussi-bien ensuite, que si elle eust accouché à terme d'un enfant vivant: Et comme je luy avois prédit trois semaines auparavant que son enfant estoit mort en son ventre, & qu'elle le connoissoit bien elle-mesme, par la privation entiére du mouvement de cét enfant, elle me sollicitoit instament de la faire accoucher dés ce temps-là, suivant le conseil d'un Medecin qui la voyoit, qui craignoit fort que cét enfant mort, venant à se corrompre dans le ventre de sa mere, ne la mit en grand danger de la vie: mais elle suivit celuy que je luy donnay comme le meilleur, qui estoit d'attendre, ainsi qu'on doit toûjours faire en pareille occasion, que la nature eust commencé elle-mesme de tenter l'expulsion de l'enfant mort, par une declaration effective du travail, qui ne doit pas estre acceleré devant ce temps; car si l'on fait autrement, au lieu d'aider la nature, qui feroit bien son operation avec le temps, on l'en detourne en l'irritant, pour la contraindre de l'entreprendre devant qu'elle y soit preparée. C'est pourquoy il est beaucoup plus seur de laisser meurir, s'il faut ainsi dire, ces sortes de mauvais fruits, qui avec le temps tombent d'eux-mesmes de l'arbre, aussi-bien que les bons.

OBSERVATION CCLXIX.

D'une femme qui estant avortée d'un enfant de cinq mois, mourut dés le lendemain.

LE 27 Septembre 1680 je vis une femme, qui ayant depuis trois semaines une fiévre continuë avec redoublemens, venoit d'avorter d'un enfant de cinq mois, qui estoit encore vivant; cét avortement ne luy estant pas seulement arrivé par la grandeur de sa maladie, mais bien plûtost par le mauvais effet d'une potion émetique que son Medecin luy apporta, & luy donna luy-mesme, contre mon sentiment, dans la vaine esperance qu'il avoit, que l'accouchement pourroit donner quelque soulagement à la malade; qui au contraire estant avortée ensuite des violens efforts du vomissement que ce pernicieux remede luy causa, mourut dés le lendemain, ainsi que j'avois prédit qu'il arriveroit certainement. Ce Medecin ne m'allegua pas d'autre raison pour justifier son procedé, sinon qu'il valloit mieux essayer un remede douteux que de laisser la malade dans un desespoir certain. Je demeuray bien d'accord de cette proposition générale, quoyque je fusse d'un sentiment fort contraire à celuy du Medecin, qui en avoit fait une mauvaise application; car bien loin de croire que son mauvais remede, & l'avortement que je prévoyois qu'il exciteroit, fust un remede douteux en cette occasion, je croyois au contraire, que c'estoit un desespoir certain; & que c'eust esté un tres-bon remede, que de n'en point faire à cette femme en l'état où elle estoit, & de commettre pour lors sa guerison douteuse, à la nature, en l'aidant seulement par un simple regime de vivre convenable à sa maladie.

OBSERVATION CCLXX.

De l'accouchement d'une femme, dont l'enfant estoit mort en son ventre depuis huit jours, sans aucune cause manifeste, que celle d'une grande fascherie.

LE 11 Octobre 1680 j'ay accouché une femme d'un gros enfant mort en son ventre depuis huit jours entiers, qu'elle ne l'avoit point senti remuër; cét accident luy estant arrivé sans aucune autre cause manifeste, que celle d'une grande fascherie. Elle ne laissa pas neanmoins d'accoucher aussi heureusement de ce gros enfant mort, que si c'eust esté d'un enfant vivant; & de se bien porter ensuite. Comme cette femme estoit tres-sanguine & fort replete, la trop grande abondance de son sang contribua beaucoup à faire suffoquer son enfant en son ventre, par cette grande fascherie, qui éteignit aussi-tost la chaleur naturelle de celuy, qui se porta aussi en trop grande quantité, & avec trop de précipitation dans le corps de l'enfant, durant le temps de cette violente passion, de mesme que l'on voit la flâme d'un feu s'éteindre subitement, par une trop grande abondance de la mesme matiére qui luy sert d'aliment, quand elle est en une quantité moderée.

OBSERVATION CCLXXI.

D'une femme qui avoit un scyrrhe dans le bas ventre depuis sept ans, qui estant devenu de la grosseur de la teste d'un homme, la fit enfin mourir.

LE 12 Octobre 1680 j'ay vû une femme âgée de cinquante-deux ans, qui avoit un scyrrhe dans le bas ventre, qui s'y estoit formé depuis sept ans, lors qu'à l'âge de quarante cinq ans, elle avoit perdu ses menstruës, aprés avoir eû durant quelque temps des pertes de sang. Ce scyrrhe, à ce que me dit cette femme, avoit esté durant six ans de médiocre grosseur. Mais depuis un an il estoit devenu de la grosseur de la teste d'un homme, & quoy qu'il eust son principal siége vers la region de la matrice, je ne crûs pas pourtant que ce fust le corps mesme de la matrice qui fut ainsi tumefié. Parce qu'en touchant cette femme je trouvay l'orifice interne de la matrice dans une disposition naturelle; ce qui n'auroit pas esté assurément de la sorte, si c'eust esté le propre corps de la matrice qui eust esté ainsi scyrrheux. Cette maladie qui estoit confirmée depuis un si long-temps, me parut pour lors entiérement incurable & devoir faire mourir certainement cette femme dans peu, comme il arriva quatre mois aprés que je l'eus vûë en cét état. Le Chirurgien qui fit ouverture de son corps aprés sa mort, me dit trois jours ensuite, qu'il avoit trouvé en sa matrice, à ce qu'il prétendoit, une mole charnuë, pesant huit livres & demie, qui luy faisoit cette tumeur au bas ventre, de la grosseur de la teste d'un homme; & que à costé de cette grosse tumeur, il avoit aussi trouvé comme une seconde matrice, d'une grosseur ordinaire. Mais je croy que ce Chirurgien qui estoit fort ignorant en l'anatomie, s'estoit grandement trompé; & que ce qu'il avoit pris par inadvertance pour une seconde matrice, n'estoit veritablement que la matrice mesme, aux environs de laquelle, soit à l'un des testicules, comme je l'ay vû arriver en d'autres femmes, ou à quelque autre partie voisine, cette grosse tumeur scyrrheuse s'estoit formée. J'en ay rapporté un exemple tres-considerable en l'observation CCCLXXXIII. & ce qui me le faisoit conjecturer ainsi, estoit que six semaines avant que cette femme mourust, j'avois encore trouvé l'orifice interne de sa matrice dans une disposition aussi naturelle que celle où je l'avois trouvé la premiere fois que je la vis. Ce mesme Chirurgien me dit encore qu'il avoit trouvé outre cela dans le ventre de cette femme une autre tumeur scyrrheuse, de la grosseur du poing, vers le *Pancreas*, & une autre semblable au costé gauche du diaphragme dans la poitrine.

OBSERVA-

OBSERVATION CCLXXII.

De l'accouchement heureux d'une femme, qui ayant eu trois ou quatre violens accez de fiévre tierce, en avoit esté guerie par l'usage du quinquina, *douze jours avant que d'accoucher.*

LE 28 Octobre 1680 j'ay accouché une femme qui avoit eû il y avoit quinze jours trois ou quatre violens accez de fiévre tierce, qui m'obligerent aprés une saignée du bras de luy faire prendre le *quinquina;* par le moyen duquel remede sa fiévre cessa entiérement; aprés quoy ayant esté en bonne santé durant dix ou douze jours, elle accoucha fort heureusement d'un gros garçon, qui se portoit fort bien. Cette experience me fit manifestement connoistre, ce qui m'a esté confirmé par beaucoup d'autres semblables, que les femmes grosses peuvent aussi seurement user de ce remede pour ces sortes de fiévres, que les autres personnes, sans qu'il cause aucun préjudice ni à la mere ni à l'enfant.

OBSERVATION CCLXXIII.

D'une femme qui mourut de la petite verole, n'ayant pas voulu estre saignée, quoy qu'elle en eust grand besoin, lors qu'elle fût surprise de cette maladie.

LE 16 Novembre 1680 je receus l'enfant d'une femme, dont l'accouchement fut tres-heureux pour la mere, & pour l'enfant. Elle vida beaucoup plus dans les premiers jours de cette derniere couche qu'elle n'avoit fait en ses précedentes; & s'estant fort bien portée ensuite, elle fut surprise au bout de sept semaines de la petite verole, & mourut au huitiéme jour de cette pernicieuse maladie; qui estoit environ le temps auquel ses menstruës avoient toûjours coûtume de luy revenir, aprés ses autres accouchemens. C'est pourquoy comme elles n'avoient pas encore paru depuis cette derniere couche, je luy avois conseillé de se faire saigner dans le commencement de cette maladie, pour diminuër un peu la plenitude, qui estoit plus grande en elle dans ce temps, que dans un autre. Mais n'ayant pas voulu suivre mon conseil, à cause de la repugnance qu'elle avoit pour ce remede, qui à ce qu'elle s'imaginoit sans raison, auroit pû faire rentrer sa petite verole, cela contribua vraysemblablement à la faire mourir d'autant plûtost; joint qu'elle avoit esté, comme j'ay dit, surprise de cette maladie dans un temps où toute l'habitude du corps n'ayant pas esté repurgée par l'évacuation des menstruës, son sang avoit pour lors beaucoup plus de disposition à estre entierement corrompu, qu'il n'auroit eû en d'autre temps.

Observation CCLXXIV.

D'une femme qui ayant la fiévre depuis un mois accoucha d'un enfant de sept mois, qui ne vescut que cinq jours.

Le 30 Novembre 1680 j'ay accouché une femme d'un petit enfant de sept mois & cinq ou six jours, qui estoit proportionné en force & en grandeur de corps au terme où il vint, & à l'état où estoit la mere, qui avoit depuis un mois entier la fiévre, qui avoit esté d'abord continuë durant deux ou trois jours, & estoit ensuite devenuë tierce & double tierce; pour raison dequoy son Medecin l'avoit fait saigner sept fois du bras; lesquelles saignées trop souvent reïterées en cette femme, qui estoit d'une médiocre complexion, contribuérent bien plûtost à la faire accoucher prématurément de cét enfant, qui pour sa petitesse & foiblesse ne vescut que cinq jours, qu'à la guerir de sa fiévre, qui s'augmenta encore, & luy dura prés d'un mois aprés son accouchement. Et sur ce que j'avois conseillé à ce Medecin, de se contenter de faire saigner cette femme une ou deux fois seulement, & de luy faire prendre ensuite du *quinquina* pour la guerison de sa fiévre; il me dit que mon mestier estoit de l'accoucher quand il en seroit temps, & que le sien estoit de la guerir de la fiévre par les remedes qu'il jugeoit estre les plus convenables. Mais il n'en pût pas venir à bout, & ne voulut pas changer de sentiment, pour ne pas paroistre acquiescer au mien, que je connoissois estre assurément meilleur que le sien; car il est constant que la saignée ne guerit point ces sortes de fiévres, & qu'elle n'est seulement utile que pour oster la plenitude, qui auroit esté suffisamment diminuée en cette femme, qui estoit, comme j'ay dit, de médiocre complexion, par une ou deux saignées seulement; aprés lesquelles si elle eust pris du *quinquina*, ainsi que l'avois conseillé, elle auroit esté indubitablement guerie de sa fiévre, & auroit ensuite pû porter son enfant jusques à terme; & en accoucher aussi heureusement qu'ont fait quantité d'autres femmes, qui ayant de pareilles fiévres ont usé de ce remede par mon conseil, aprés une seule saignée.

OBSERVATION CCLXXV.

D'une femme, qui croyoit estre veritablement en travail d'enfant, laquelle n'estoit pas seulement grosse.

LE 9 Decembre 1680 je fus à saint Germain en Laye, pour une Dame qui m'y avoit mandé pour l'accoucher, croyant estre grosse de neuf mois entiers, & mesme estre veritablement en travail d'enfant, ainsi que l'en avoit toûjours persuadée, & persuadoit encore sa Sagefemme que je trouvay auprés d'elle, quand j'arrivay. Mais ayant aussi-tost examiné moy-mesme l'état où elle pouvoit estre, je reconnus d'abord, & luy dis, que non seulement elle n'estoit point en travail, comme cette Sagefemme luy faisoit accroire; mais mesme qu'elle n'estoit point du tout grosse d'enfant, comme elle se l'estoit imaginée; de laquelle declaration bien contraire à son attente, elle ne fut pas moins surprise que son mary, qui en fut si étonné qu'il faillit d'en tomber à la renverse. Cette Dame qui estoit âgée de trente huit ans, & mariée seulement depuis un an, avoit à la verité le ventre presque aussi gros que si elle eust esté effectivement grosse d'enfant, & preste d'accoucher; & avoit senti depuis cinq mois entiers, à ce qu'elle me dit, des mouvemens en son ventre; qu'elle croyoit semblables à ceux d'un enfant: Mais elle s'estoit bien trompée; car ce n'estoit selon l'apparence que certains tressaillemens, que sentent ordinairement les femmes qui ont de ces sortes de fausses grossesses; son ventre s'estant ainsi tumefié, parce que depuis tout le temps que cette fausse grossesse avoit commencé, elle n'avoit pas eû ses menstruës que la moitié moins qu'elle avoit coûtume de les avoir auparavant; lesquelles n'avoient pas mesme esté si colorées qu'à l'ordinaire, ce qui avoit esté cause que toutes les parties de son bas ventre en estoient devenuës ainsi gonflées. Cette Dame estant fille avoit esté assez maigre & délicate; Mais depuis qu'elle fut mariée, elle devint d'un embonpoint extraordinaire; ayant tous les tegumens du ventre fort gras; ce qui joint à son nombril que je trouvay extrémement deprimé en dedans, & à l'orifice interne de sa matrice qui estoit tres-menu, me fit juger certainement, qu'elle n'estoit point du tout grosse d'enfant, ainsi qu'elle avoit toûjours crû jusques à ce moment; & comme elle avoit l'honneur d'estre Femme de Chambre de la Reine, dont elle estoit aimée, Sa Majesté ayant la bonté de prendre soin de sa santé, me fit l'honneur de m'envoyer querir aussitost que je fus arrivé à Saint Germain, pour s'informer de moy de l'état où j'avois trouvé cette Dame, qui luy avoit paru estre grosse, aussi-bien qu'aux yeux de toutes les personnes de la Cour, durant un tres-long-temps, & qui en effet ne l'estoit aucunement, ainsi que je le declaray à Sa Majesté, qui n'en fut pas moins étonnée, que le furent plusieurs Dames de la premiere qualité qui estoient avec elle, lors que j'eus l'honneur de luy parler. Le grand chagrin que cette Dame eût de n'estre pas grosse, comme elle avoit crû, diminua peu à peu dans la suite la grosseur de son ventre, en diminuant son embonpoint, en sorte qu'elle redevint de sa taille ordinaire, aprés quelque temps sans aucun autre accident.

Observation CCLXXVI.

D'une femme qui mourut d'un ulcere carcinomateux de la matrice.

Le 18 Janvier 1681 je vis une femme âgée de trente-cinq ans, qui avoit un ulcere carcinomateux à l'orifice interne de la matrice, qui luy estoit arrivé aprés une évacuation continuelle de fleurs blanches depuis plusieurs années, & une perte de sang depuis deux mois. Mais comme cette femme avoit la reputation d'avoir esté d'une vie peu reglée, je crus que cette pretenduë évacuation de fleurs blanches ne venoit que de quelque gonorrhée virulente, qui avoit beaucoup contribué à luy causer ce malin ulcere, qui la fit mourir cinq mois ensuite, comme je l'avois bien predit; car souvent les femmes déguisent le vilain nom de ces sortes de gonorrhées, qu'elles qualifient du terme honneste de fleurs blanches.

OBSERVATION CCLXXVII.

De l'accouchement d'une femme dont l'enfant estoit mort par la faute de la Sagefemme, qui l'ayant voulu tirer par les pieds, n'en avoit pas pu venir à bout.

LE 24 Janvier 1681 j'ay accouché une femme d'un enfant que sa Sagefemme avoit voulu tirer par les pieds; mais n'en ayant pas pu venir about, elle avoit laissé perir cet enfant au passage sans mesme l'ondoyer, n'estant pas moins imprudente qu'elle estoit ignorante. Lors que j'arrivay pour secourir cette femme, il estoit trop tard pour sauver son enfant; car il estoit déja mort, il y avoit prés d'une heure. Je le trouvay sorti seulement jusques à la poitrine, cette ignorante Sagefemme attendant vainement qu'il prist des douleurs à la malade, pour achever de la delivrer de cet enfant, auquel elle auroit pu facilement sauver la vie dans le commencement, si elle avoit esté bien entenduë en son art. Mais ce qui contribua beaucoup à accelerer d'autant plutost la mort de cet enfant, est que dans l'état où je le trouvay, ayant le corps fortement engagé au passage, le cordon de son ombilic en estoit entierement comprimé; de sorte que par cette forte compression le mouvement du sang estant tout-à-fait intercepté dans ce cordon, cela fut cause de la mort soudaine de l'enfant; à quoy le refroidissement de ce cordon qui estoit au dehors, avoit encore aidé, en causant aussi le mesme mauvais effet.

OBSERVATION CCLXXVIII.

De l'accouchement d'une femme grosse de deux enfans, dont le premier venoit le cul devant, & le second se presentoit en la posture naturelle.

LE 2 Fevrier 1681 j'ay accouché une femme âgée de trente-quatre ans, de deux enfans masles vivans, laquelle n'ayant point eu d'enfans depuis huit ans, avoit esté beaucoup plus incommodée dans cette derniere grossesse, que dans les précedentes, & accoucha dix ou douze jours devant le terme de neuf mois complets, ayant eû les jambes fort enflées durant le dernier mois de sa grossesse, comme ont coûtume d'avoir toutes les femmes qui sont grosses de deux enfans. Aussi-tost que je l'eûs accouchée du premier de ces enfans qui venoit le cul devant, je rompis la membrane des eaux du second, comme on doit toûjours faire, soit qu'il vienne en la posture naturelle, comme venoit celuy-cy, soit qu'il se presente en toute autre posture, afin d'en accelerer plus promptement la sortie, pendant que le passage est tout preparé. Faute d'user de cette methode qui est la meilleure, quand une femme a deux enfans, l'on voit souvent des Sagefemmes laisser mal à propos languir une femme durant une journée entiere, & quelquefois davantage, aprés qu'elle est accouchée d'un enfant; la nature qui a esté debilitée par l'accouchement du premier enfant, n'ayant plus assez souvent la force de pousser d'elle-mesme dehors le second, qui reste ainsi en danger de la vie, s'il n'est promptement secouru en rompant, comme j'ay dit, les membranes dont il est enveloppé, qui pourroient retarder sa sortie. Ces deux enfans n'avoient qu'un seul delivre qui leur estoit commun.

OBSERVATION CCLXXIX.

De l'accouchement d'une femme grosse de deux enfans, qui avoit une grande perte de sang.

LE 3 Fevrier 1681 j'ay accouché une femme au terme de sept mois & demy de sa grossesse, de deux enfans masles vivans, laquelle avoit une grande perte de sang qui la mettoit en tres-grand danger de la vie, qu'elle auroit certainement perduë le mesme jour, si je ne l'eusse accouchée de ces deux enfans, que je fus obligé de retourner pour les tirer par les pieds, immediatement aprés avoir rompu les membranes de leurs eaux. Ces deux enfans n'avoient qu'un seul & mesme arrierefaix qui leur estoit commun. Par ce prompt secours je sauvay la vie à cette femme, & procuray en mesme temps le Baptesme à ces deux enfans, qui en auroient esté privez, en perissant en son ventre par la grandeur de cette perte de sang, qui avoit déja causé à la mere plusieurs foiblesses reïterées.

OBSERVATION CCLXXX.

D'une femme qui accoucha toute seule, quoyque son enfant vint les pieds devant.

LE 25 Mars 1681 je vis une femme qui venoit d'accoucher toute seule, quoyque son enfant vint par les pieds, la nature l'ayant poussé d'elle-mesme dehors aussi-bien que l'arriérefaix. Mais c'estoit un enfant de huit mois, dont la mediocre grosseur avoit beaucoup contribué à aider la nature à l'expulser de la sorte, sans quoy il auroit esté impossible à cette femme de se delivrer ainsi d'elle-mesme de cét enfant, s'il avoit esté entierement à terme, & aussi gros que tous les autres enfans qu'elle avoit eûs auparavant; lesquels venans tous en mauvaise posture, auroient certainement fait mourir la mere, si je ne l'eusse secouruë, comme j'avois fait en cinq ou six de ses precedens accouchemens. Cette experience nous peut confirmer que dans tous les accouchemens prematurez au dessous de cinq mois, il ne faut pas beaucoup se mettre en peine de la mauvaise situation de l'enfant, aux femmes qui ont déja eu d'autres enfans à terme; parce que le volume de tout le petit corps de ces derniers avortons, n'égalant pas la grosseur de la teste d'un enfant à terme, n'empesche pas qu'ils ne puissent bien estre expulsez en quelque mauvaise posture qu'ils se presentent.

OBSERVATION CCLXXXI.

Du laborieux accouchement d'une femme, dont l'enfant présentoit la face.

LE 16 Avril 1681 j'ay accouché une petite femme âgee de trente-trois ans, de son premier enfant, qui estoit fort gros, & presentoit la face devant. Lors que je fus mandé pour secourir cette femme, il y avoit trois jours entiers qu'elle estoit en travail, & deux jours que les eaux de son enfant estoient écoulées; & comme il n'estoit pas possible en ce temps-là de le mettre en une bonne situation, pour esperer que la nature le pust pousser d'elle-mesme dehors, & qu'il n'y avoit pas lieu de le retourner, pour le tirer ensuite par les pieds; à cause que toute la matrice estant à sec, & disposée à l'inflammation, on eust fait à la mere une violence mortelle, qui n'auroit pas manqué de faire aussi perir l'enfant dans l'operation, quand il auroit esté encore vivant; je fus obligé pour ce sujet, & à l'instante priere de tous les parens de cette femme, pour luy sauver la vie, de luy tirer du ventre son enfant en la situation qu'il estoit avec le crochet, ayant une certitude morale qu'il estoit mort; à cause des humiditez cadavereuses qui sortoient de la matrice de cette femme, & que suivant son rapport, elle ne l'avoit point senti remuër depuis un jour & demy. Néanmoins aprés avoir ainsi tiré cét enfant, il ne me parut aucune corruption en tout son corps; ce qui pouvoit faire croire qu'il n'y avoit vray-semblablement que peu d'heures qu'il estoit mort; la puanteur des humiditez qui sortoient de la matrice, ne venant que des humeurs extrémement échauffées qui avoient croupi au dedans, durant tout le temps de ce long & laborieux travail; nonobstant lequel cette femme, par le moyen du secours que je luy donnay dans cette urgente necessité, se porta bien dans la suite.

Observation CCLXXXII.

De l'accouchement d'une femme au terme de huit mois, dont l'enfant présentoit un bras.

Le 19. Avril 1681. j'ay accouché une femme d'un enfant de huit mois vivant, qui présentoit un bras, que je repoussay au dedans de la matrice; aprés quoy ayant retourné cét enfant, je le tiray par les pieds. Sa naissance fut accelérée d'un mois entier, par un voyage que la mere avoit fait depuis quelques jours, dans une voiture trop rude, qui avoit aussi contribué à la mauvaise situation de l'enfant, qui au lieu de se tourner directement pour venir la teste la premiére, qui est la situation naturelle, s'étoit tourné de travers; un de ses bras s'estant ainsi engagé dans le passage. Cela fait manifestement connoistre, qu'il n'y a point de temps dans tout le cours de la grossesse, où les femmes doivent plus se tenir de repos que dans le neuviéme mois; parce que c'est environ ce temps-là, que l'enfant a coûtume de se tourner, pour prendre la situation naturelle, qui est d'avoir pour lors la teste en bas, pour la présenter la premiére en naissant; de sorte que si la femme vient à faire quelque exercice, qui luy donne quel-

que

que extraordinaire agitation, l'enfant au lieu de se tourner en droite ligne, se tourne de travers. Cependant par un abus qui est aussi grand qu'il est commun, on recommande à toutes les femmes grosses de faire bien de l'éxercice dans les derniers mois de leur grossesse, afin qu'elles en accouchent plus heureusement, à ce que l'on prétend. Mais l'experience nous fait tous les jours connoistre, que c'est un pernicieux conseil, qui cause souvent de tres-fascheux accouchemens, soit en excitant des pertes de sang funestes, soit en faisant prendre une mauvaise situation à l'enfant pour la raison que je viens d'expliquer.

Observation CCLXXXIII.

D'une femme dont tous les enfans mouroient en son ventre, au terme de six mois & demy.

Le 31 May 1681 j'ay vû une femme âgée de trente cinq ans, de tempérament fort attrabiliaire, qui venoit d'avorter au terme de six mois & demy de sa grossesse, d'un enfant mort en son ventre depuis dix ou douze jours, sans s'estre aucunement blessée. Elle avoit déja eû trois ou quatre mauvaises couches précedentes au mesme terme ou environ, avec pareils accidens, qui estoient qu'en ce temps elle ne sentoit plus mouvoir son enfant, mais elle sentoit seulement certains soulevemens de la matrice, & vidoit quelque peu de sang durant douze ou quinze jours avant son avortement. Les arriérefaix de cette femme estoient tout scyrrheux; à quoy contribuoit beaucoup son temperament attrabiliaire; ce qui faisoit que ses enfans estant devenus grands, & ayant pour lors besoin d'une nourriture plus abondante, & n'en pouvant pas recevoir une suffisante, à cause de cette disposition scyrrheuse de l'arriérefaix, mouroient ainsi en son ventre sans aucune autre cause manifeste.

Observation CCLXXXIV.

De l'accouchement d'une femme qui avoit une grande perte de sang.

Le 20 Juin 1681 j'ay accouché une femme qui couroit grand risque de perdre la vie, à cause d'une grande perte de sang, dont elle fut tout d'un coup surprise, aprés l'avoir euë médiocre, & seulement de temps en temps durant quinze jours. Cette femme estoit grosse pour lors de huit mois, & cette perte de sang luy estoit d'autant plus dangereuse, qu'elle luy estoit venuë de s'estre blessée en tombant par deux differentes fois. Je luy tiray son enfant vivant aprés avoir rompu les membranes de ses eaux & l'avoir retourné par les pieds ; & nonobstant l'extréme danger de la vie où la mere & l'enfant estoient pour lors, il se porterent tous deux tres-bien ensuite.

OBSERVATION CCLXXXV.

D'une femme qui avorta d'un petit enfant mort, au terme de quatre mois & demy de sa premiere grossesse.

LE 12 Juillet 1681 j'ay délivré une jeûne femme âgée de vingt ans, d'un petit enfant mort, dont elle avorta au terme de quatre mois & demy de sa premiére grossesse, aprés s'estre blessée le jour précedent en tombant sur les genoüils. Mais comme cét enfant me parut fort corrompu, aussi-bien que l'arriérefaix, & que cette femme me dit, que depuis quelque temps elle, n'avoit pas senti remuër son enfant, & que ses urines avoient esté extraordinairement épaisses ; je crûs que la cause externe de sa chute, avoit seulement accéleré ce que la cause interne auroit certainement excité dans peu. Cette femme qui estoit d'un temperament sanguin, estant devenuë grosse une seconde fois, apprehendoit fort de tomber dans le mesme accident qui luy estoit arrivé en sa premiére grossesse ; mais ayant suivi le conseil que je luy avois donné, de se faire saigner dés le second mois de sa grossesse, elle en fut preservée, comme elle a pareillement esté dans toutes ses autres grossesses suivantes ; ayant eû depuis ce temps-là six enfans vivans, dont je l'ay accouchée fort heureusement à terme.

OBSERVATION CCLXXXVI.

D'une femme qui avoit esté traitée, jusques au terme de huit mois qu'elle accoucha d'un enfant, comme si elle eust seulement eû un scyrrhe de matrice.

LE 31 Aoust 1681 j'ay vû une Demoiselle grosse de huit mois, qui avoit esté traitée depuis six mois entiers par un ancien

Medecin, comme si elle eust eû un scyrrhe de matrice ; pour raison dequoy ce Medecin, qui ne connoissoit pas sa grossesse, l'avoit fait saigner quantité de fois des bras & des pieds, & baigner trente cinq fois, & purger bien autant, s'estant lourdement laissé tromper par cette Demoiselle, qui estant mariée secrétement avec un officier domestique du mesme logis où elle demeuroit, luy avoit celé le soupçon de grossesse qu'elle avoit lieu d'avoir, ne croyant pas toutefois elle-mesme pouvoir estre effectivement grosse ; à cause qu'elle n'avoit jamais souffert à ce qu'elle me dit, l'introduction de la partie de son mary, qui me confirma la mesme chose. Mais aprés avoir examiné cette Demoiselle en présence de son mary, je les asseuray toux deux, que la tumeur de son ventre estoit causée par une vraye grossesse d'enfant, & non point par un prétendu scyrrhe de mattice, comme le Medecin l'avoit crû jusques à lors. Je leur dis mesme, qu'elle accoucheroit dans peu de jours, ainsi que je le reconnus par les dispositions qui estoient en elle, luy recommendant au reste de ne pas prendre un dernier remede que ce Medecin luy avoit apporté luy-mesme, l'asseurant qu'il y avoit beaucoup plus de confiance qu'en tous les précedens qu'il luy avoit ordonnez, & que c'estoit un nouveau secret qu'il avoit appris depuis peu, dont ceux qui le luy avoient enseigné, avoient vû des cures admirables en de semblables maladies que la sienne. Mais elle me dit, que c'estoit la grande apprehension qu'elle avoit que ce dernier remede ne la fatiguast encore plus que tous les autres, qui l'avoit obligée de me consulter, avant que de le prendre ; & que puisque je l'asseurois qu'elle estoit effectivement grosse d'enfant, ce qu'elle me protesta avoir toûjours ignoré jusques alors, elle commettroit entiérement sa guerison à la seule nature, comme je luy conseillois ; ce qu'ayant fait, elle accoucha deux jours ensuite d'un enfant vivant, mais tres-foible & tout émacié, qui fut receu par une Sagefemme à qui cette Demoiselle avoit declaré en secret sa grossesse, aprés m'avoir consulté. Son mary estant venu quelque jours ensuite chez moy, pour me remercier du salutaire conseil que j'avois donné à sa femme, me dit qu'elle s'estoit heureusemenr tirée d'affaires, sans aucune participation de son Medecin, qui attribuant sa guerison au dernier remede qu'il luy avoit apporté, qu'elle n'avoit pas pris, vantoit hautement l'admirable effet qu'il avoit produit, à ce qu'il croyoit. Sur cela je dis au mary qu'il estoit obligé de tirer le Medecin de l'erreur où il estoit, en luy declarant la chose comme elle s'estoit passée; afin qu'en autre pareille occasion, il pust prendre garde à n'estre pas deçû comme il avoit esté en celle de sa femme. Mais il me dît que la necessité de ses affaires ne luy permettant pas que ce Medecin eust connoissance de leur mariage, il aimoit mieux le laisser dans son erreur se vanter partout, comme il faisoit, de la guerison de sa femme, par l'effet de son pretendu remede, que de luy communiquer leur secret. Mais l'ignorance de ce Medecin ne me parut pas moins grande, que l'erreur où il avoit esté; en ce qu'attribuant la guerison du pretendu scyrrhe de la matrice de cette femme au seul effet de son remede, il ne reconnut pas qu'il s'estoit effectivement trompé, ne prenant pas garde qu'un scyrrhe de matrice confirmé depuis un si long-temps, n'auroit pas pû, sans une espece de miracle, recevoir une si prompte guerison; & cette Demoiselle s'étoit aussi-bien trompée elle-mesme, ne croyant pas avoir pû devenir grosse, à cause qu'elle n'avoit pas souffert aucune introduction de la partie de son mary, ne sçachant pas que la conception ne laisse pas quelquefois de se faire, comme il luy estoit arrivé, par la seule éjaculation de la semence de l'homme, qui est receuë, & succée s'il faut ainsi dire, par la matrice qui en est desireuse, quand elle est directement déchargée à sa seule entrée.

Observation CCLXXXVII.

D'une femme accouchée depuis dix jours, qui avoit une inflammation de matrice, qui luy avoit causé des mouvemens convulsifs.

LE 18 Septembre 1681 je vis une femme accouchée de son premier enfant depuis dix jours, laquelle avoit une grosse fiévre avec grande tension du ventre, où elle sentoit une extréme douleur venant d'une inflammation de la matrice, qui la nuit précedente, luy avoit causé des mouvemens convulsifs. Les vidanges de cette femme n'avoient esté depuis le second jour de sa couche, que de simples serositez sans aucune teinture de sang, ce qui avoit esté cause que la partie la plus grossiere de l'humeur, qui auroit du s'écouler, estant demeurée embarrassée dans la substance de la matrice, avoit fait cette inflammation; & comme les parties enflammées retiennent ordinairement les humeurs qui s'en devroient écouler, cela estoit cause que cette femme ne vidoit presque rien qu'une simple serosité, comme je viens de dire ; ce que voyant le Chirurgien qui l'avoit accouchée, il luy avoit fait donner depuis trois jours des lavemens extrémement âcres, croyant luy procurer par leur moyen une plus convenable évacuation des vidanges : mais au contraire l'acrimonie de ces remedes trop irritans n'avoit servi qu'à augmenter davantage l'inflammation de la matrice, qu'il auroit pû prévenir bien plus facilement par quelque saignées. Cette femme estoit en si mauvais état, quand je fus appellé pour luy donner mon conseil, que je la crûs pour lors en tres-grand danger de la vie ; & quoyque je connusse que la saignée estoit le meilleur remede que l'on pust faire à la malade, je crûs neanmoins qu'ayant attendu trop tard à luy donner ce secours, il pourroit luy estre inutile, sçachant bien que cette dangereuse maladie est beaucoup plus facile à prévenir, qu'à guerir quand elle est arrivée : cependant comme il y avoit encore quelque peu d'esperance que ce remede qui avoit esté negligé luy pourroit estre salutaire, je la fis saigner par deux fois du bras dés ce mesme jour, & du pied deux jours ensuite, & au lieu de ces lavemens âcres que ce Chirurgien qui l'avoit accouchée, luy avoit fait prendre fort mal-à-propos dans l'état où elle estoit, je ne luy fis donner que de simples decoctions anodines & émollientes, & luy fis faire des fomentations sur le ventre, mettant sur toute la region de la matrice des linges trempez dans ces mesmes décoctions tiédes, & les renouvellant de temps en temps, à proportion qu'ils se déseichoient ; lesquelles remedes ayant produit le bon effet que j'en avois esperé, firent en peu de jours cesser entiérement l'inflammation de la matrice, & tous les accidens qui l'accompagnoient ; aprés quoy la malade se porta bien. L'on doit remarquer qu'en ces sortes d'occasions où la matrice souffre inflammation, l'on doit préferer d'abord la saignée du bras comme je fis en celle-cy, à la saignée du pied, qui ne doit pour lors estre pratiquée qu'aprés que la plénitude a esté suffisament diminuée, par quelques saignées du bras ; car si on faisoit d'abord la saignée du pied, on augmenteroit encore la fluxion sur la partie qui est affligée d'inflammation.

OBSERVATION CCLXXXVIII.

De l'accouchement d'une femme, qui aprés neuf ans de ſterilité, ayant eu un ſeul enfant, redevint ſterile par l'augmentation de ſon embonpoint.

LE 26 Septembre 1681 j'ay accouché une femme âgée de trente-trois ans de ſon premier enfant, qui eſtoit une fille, dont elle n'eſtoit devenuë groſſe qu'aprés neuf années de ſterilité depuis ſon mariage, laquelle n'a point eû d'autre enfant, eſtant redevenuë ſterile depuis tout ce temps-là, quoy-qu'elle ait toûjours paru eſtre d'un fort bon temperament. Cette femme eſtoit à la verité du nombre de celles qui ne ſont ſteriles que pour un certain temps, & qui changeant avec l'âge leur premier temperament, deviennent fecondes. Mais ſa fecondité eſtoit ſi petite, qu'elle degenera auſſi-toſt en ſa precedente ſterilité, par le grand embonpoint qui luy ſurvint dés qu'elle fut accouchée de ce ſeul & unique enfant; les humeurs qui auroient dû contribuer à la génération d'autres enfans, eſtant conſumées par l'augmentation de cét embonpoint, comme on le voit arriver à beaucoup de femmes, qui de fecondes qu'elles eſtoient auparavant, deviennent ſteriles, quand elles deviennent extraordinairement graſſes.

OBSERVATION CCLXXXIX.

D'une femme qui mourut ſix jours aprés eſtre accouchée aſſez heureuſement d'un tres-gros enfant, par les faſcheux accidens qui luy ſurvinrent au troiſiéme jour.

LE 30 Septembre 1681 j'ay accouché une femme d'un tres-gros enfant vivant, qui vint naturellement ſans aucune autre difficulté, ſinon que la mere vida tout d'un coup les eaux de ſon enfant vingt heures devant que d'accoucher; durant tout lequel temps elle n'eût que de tres-petites douleurs, qui ne produiſoient aucun effet; aprés quoy luy en eſtant ſurvenu de bonnes, elle accoucha aſſez heureuſement en une demy-heure. Cette femme eſtoit ſujette à avoir des grandes pertes de ſang immédiatement aprés eſtre accouchée, qui luy cauſoient des foibleſſes durant deux ou trois heures, comme il luy arriva dans cette derniere, où elle vida des caillots de ſang excedant la groſſeur des deux poings ; l'extréme groſſeur de ſes enfans & de l'arriéreſaix qui leur eſtoit proportionné, contribuant beaucoup à luy cauſer cét accident. Mais aprés qu'elle fut revenuë de ces premieres foibleſſes, elle ſe porta aſſez bien juſques au troiſiéme jour, auquel temps il luy ſurvint une grande fluxion éreſipelateuſe qui occupoit toute la joüe, l'oreille & la gorge du coſté gauche, avec une tres-grande douleur de teſte accompagnée de fiévre, & de quelques mouvemens convulſifs, qui la firent mourir à la fin du ſixiéme jour de ſon accouchement. Je crus pour lors qu'on ne pouvoit pas attribuer la cauſe de la mort de cette femme, à d'autre cauſe qu'au tranſport qui s'eſtoit fait vers la teſte, d'un ſang trop échaufé, qui ayant déja fait quelque impreſſion aux membranes du cerveau dés le temps de ſon travail, y avoit cauſé une inflammation dans la ſuite, vers le troiſiéme jour aprés l'accouchement, dans le temps de la plus grande ardeur de la fiévre de lait, laquelle inflammation avoit produit cette fluxion éreſipelateuſe qui avoit paru au dehors, & les autres faſcheux accidens qui firent mourir cette femme.

OBSERVATION CCXC.

De l'accouchement d'une femme qui avoit porté ſon enfant mort en ſon ventre depuis prés d'un mois.

LE 3 Octobre 1681 j'ay accouché une femme d'un enfant de ſix mois, qu'elle avoit porté mort en ſon ventre, depuis prés d'un mois qu'elle eſtoit tombée rudement ſur les genoüils, ne l'ayant point ſenti remuer depuis tout ce temps-là ; nonobſtant quoy elle s'eſtoit aſſez bien portée, ſentant ſeulement de temps en temps certains ſoulevemens de ſon ventre, comme il arrive aſſez ſouvent aux femmes qui portent des enfans morts de cette nature ; leſquels ſoulevemens de ventre viennent de quelque boüillonnement & fermentation qui ſe fait des eaux de l'enfant, & des autres humeurs qui ſont contenuës en la matrice échauffée & travaillée par la reſidence de l'enfant mort. Cette femme nonobſtant cét accident ne laiſſa pas d'accoucher aſſez heureuſement de cét enfant mort, & de ſe bien porter enſuite.

Observation CCXCI.

D'une femme qui accoucha au terme de huit mois d'un enfant qui se portoit assez bien, quoy-qu'elle eust une grosse fiévre continuë depuis huit jours, causée par une éresipele qui luy occupoit toute la teste.

Le 30 Octobre 1681 j'ay accouché une femme âgée de trente-cinq ans, d'une habitude assez replete, au terme de huit mois, d'un enfant qui se portoit assez bien, veû le dangereux estat où estoit sa mere, qui avoit depuis huit jours une grosse fiévre continuë avec redoublemens, & un éresipele par toute la teste, qui en estoit devenuë extrémement enflée & douloureuse aussi-bien que toute la face; ce qui m'obligea de la faire saigner par trois fois du bras en differens jours; aprés quoy ayant eû une notable diminution de sa fiévre, & d'un violent vomissement qu'elle avoit eû auparavant presque continuel, elle accoucha dans le fort de cette fiévre maligne; & quoy-que son enfant fust venu de la sorte au terme de huit mois, elle ne laissa pas de se bien porter dans la suite; & comme la nature avoit eû la force de pousser au dehors par cette fluxion éresipelateuse, l'humeur qui par sa malignité n'auroit pas manqué de faire mourir cette femme, si les parties intérieures de la teste n'en avoient esté entiérement delivrées, cela fut cause qu'elle échappa heureusement; ce qui n'arriva pas à celle dont j'ay rapporté l'histoire en l'Observation CCLXXXIX. laquelle mourut au sixiéme jour aprés son accouchement. Parce que la tumeur éresipelateuse qui luy parut seulement au troisiéme jour de sa couche vers la jouë, l'oreille, & la gorge du costé gauche, venoit de l'inflammation qui estoit déja aux membranes & aux autres parties interieures du cerveau, ainsi qu'il parut par les accidens qui precederent sa mort.

Obser-

OBSERVATION CCXCII.

D'une femme qui avorta au sixiéme mois de sa grossesse d'un enfant mort qui presentoit le bras.

LE 7 Novembre 1681 je vis une femme qui avorta d'un enfant mort au sixiéme mois de sa grossesse. Il y avoit douze ou quinze jours qu'elle s'estoit blessée en allant dans une voiture trop secoüante; ce qui luy causa des douleurs de ventre durant tout ce temps; à la fin duquel elle vida ses eaux en grande abondance, sans aucune véritable douleur; & comme son enfant presentoit le bras, la Sagefemme croyant d'abord que c'estoit le pied, n'y prenant pas garde, le tira dehors jusques à l'épaule; ce qui avoit engagé l'enfant dans une plus mauvaise posture qu'il n'estoit au commencement. Les choses estant en cét estat, lors que je fus mandé pour secourir cette femme, je repoussay au dedans ce bras ainsi sorti; mais comme toutes ses eaux estoient entiérement écoulées depuis un jour entier, & que l'orifice de la matrice estoit trop peu ouvert, & trop dur, pour y pouvoir introduire ma main sans violence, afin de retourner l'enfant, je jugeay plus à propos de commettre à la nature l'expulsion de cét enfant, que d'en tenter pour lors l'extraction trop forcée, prévoyant bien que comme il estoit fort petit, il pouvoit facilement estre expulsé en la mauvaise posture qu'il estoit, quand la matrice auroit esté suffisamment dilatée; parce que cette femme avoit déja eû un autre enfant d'une juste grosseur, dont elle estoit accouchée à terme; ce qui arriva en effet douze heures ensuite, comme je l'avois predit; la nature ayant d'elle-mesme poussé cét enfant dehors; par le moyen des douleurs qui survinrent aprés un lavement que je luy fis donner, qui dilaterent suffisamment la matrice. Mais la Sagefemme qui estoit restée auprés de cette femme, ne s'estant pas servi de cette occasion, laissa refermer la matrice, & ne la put pas delivrer de l'arriérefaix, qui resta encore au ventre de la mere durant six heures; aprés quoy la nature l'expulsa d'elle-mesme, comme elle avoit fait l'enfant, & cette femme ayant esté ainsi heureusement delivrée, se porta bien ensuite. Mais je suis certain que si j'avois voulu tenter l'extraction forcée de cét enfant, comme on m'en requeroit, lors que je vis cette femme, la violence qu'il eust fallu faire en ce temps, pour dilater suffisamment sa matrice, à y pouvoir introduire la main, auroit pû estre tres-prejudiciable à la vie de la mere, que je preservay de ce danger, en commettant prudemment l'expulsion de cét enfant à la nature, pour les raisons que j'ay declarées.

OBSERVATION CCXCIII.

D'une femme qui eût une grande perte de sang, causée par une subite frayeur, & par la retention d'un simple faux germe.

LE 13 Novembre 1681 j'ay vû une femme qui croyant estre grosse de deux mois, eût une subite frayeur, qui luy causa aussi-tost des douleurs dans le ventre, & une perte de sang qui luy arriva dés la nuit du mesme jour; laquelle fut si grande qu'elle la fit tomber cinq ou six fois en de grandes foiblesses, dont elle auroit crû devoir mourir, si je ne l'eusse assurée que les pertes de sang n'estoient point ordinairement dangereuses, quelques grandes qu'elles soient, sinon celles qui arrivoient dans les grossesses avancées, & qu'elle ne couroit aucun risque de la vie; parce que le soupçon de grossesse qu'elle avoit, n'estoit pour lors que de deux mois; & qu'outre cela sa perte de sang, quoyque tres-abondante, ne venoit que d'un simple faux germe, qu'elle vida quelques jours ensuite en plusieurs parcelles membraneuses, par la seule opération de la nature, sa matrice ne s'estant pas ouverte suffisamment pour l'en pouvoir tirer avec la main; de sorte qu'il me parut que la frayeur subite qu'eût cette femme, n'avoit seulement fait qu'accelerer l'expulsion de ce faux germe, que la nature auroit indubitablement tentée dans peu, comme il arrive qu'elle fait ordinairement, se delivrant presque toûjours de ces sortes de corps étranges devant la fin du troisiéme mois.

OBSERVATION CCXCIV.

D'une femme qui mourut six jours aprés avoir esté accouchée par un Chirurgien, qui luy avoit laissé une partie de l'arriérefaix en la matrice.

LE 24 Novembre 1681 je vis une femme qui avoit esté accouchée depuis six jours par un Chirurgien, qui luy ayant laissé une partie de l'arriérefaix dans la matrice, avoit encore tenté une seconde fois quelques heures ensuite de tirer ce qui en estoit resté, sans en avoir pû venir à bout, quoy-qu'il s'estimast estre des plus capables en l'art des accouchemens. Mais comme il avoit fait une extréme violence à la malade, pour tascher de la delivrer, il luy survint aussi-tost une grosse fiévre avec grands redoublemens, tension de tout le ventre, & grande dureté tres-douloureuse de la matrice, causée par l'inflammation qui s'y estoit faite, & autres pernicieux accidens qui firent mourir cette femme dés ce mesme jour que je la vis, ainsi que je l'avois predit: & comme elle estoit déja à l'agonie lors que je fus mandé pour la secourir, en essayant, ainsi que ses parens m'en prioient instamment, de luy tirer de la matrice cette partie de l'arriérefaix qui y estoit restée, je ne voulus pas seulement la toucher; parce qu'il n'y avoit plus pour lors aucune esperance de pouvoir sauver la vie par cette opération à cette femme, qui estoit comme je viens de dire effectivement agonisante. On me dit néanmoins que ce Chirurgien avoit toûjours donné jusques alors esperance, que la nature rejetteroit bien elle-mesme de la matrice cette partie de l'arriérefaix qu'il n'en avoit pû tirer; & que dans cette vaine espérance il avoit fait saigner la malade par deux fois du pied, & luy avoit fait prendre plusieurs potions, & plusieurs lavemens acres, qui au lieu de produire le bon effet qu'il en attendoit, avoient encore aidé à augmenter l'inflammation de la matrice, en augmentant la fluxion d'humeurs sur cette partie irritée par la violence de l'opération. Si j'eusse esté appellé dés le commencement pour voir cette femme, j'aurois premiérement conseillé à ce Chirurgien de commettre plûtost entiérement à la nature l'expulsion de l'arriérefaix, que de faire aucune violence à la matrice pour l'en tirer, & l'aurois encore empesché d'en tenter cette seconde fois l'extraction: car pour lors la matrice qui avoit déja esté bien irritée par la premiere opération, devoit encore avoir moins de disposition à la souffrir; & au lieu de faire saigner du pied la malade, comme il avoit fait dans la suite, je luy aurois plûtost conseillé de la faire saigner du bras, pour détourner la trop grande fluxion sur la matrice; & ne luy aurois fait donner aucun lavement âcre, comme il fit aussi mal à propos; mais seulement de simples décoctions, pour temperer l'inflammation qui survint à la matrice qui avoit esté par trop irritée : car on doit observer que l'orifice de la matrice estant toûjours fort dur & reserré durant tout le temps que cette partie souffre inflammation, ne peut pas pour lors permettre l'expulsion, ni l'extraction des corps étranges qui sont contenus en elle; lesquels y sont retenus jusques à ce que cét orifice se soit relasché suffisamment par la cessation, ou par une grande diminution de l'inflammation.

Observation CCXCV.

D'une femme qui ayant la fiévre quarte depuis six semaines, avorta d'un petit fétus *de la grosseur d'une petite mouche à miel.*

Le 8 Décembre 1681 j'ay veû une femme, qui aprés avoir esté surprise d'une perte de sang considerable, croyant pour lors estre grosse de deux mois & demy, venoit de vider parmi des caillots de sang, une poche membraneuse de la grosseur d'un œuf de poule, pleine d'eau, au milieu de laquelle je trouvay un petit *fétus* de la grosseur d'une tres-petite mouche à miel; lequel apparemment avoit cessé de grandir, & de vivre depuis six semaines, que cette femme avoit eû la fiévre quarte; le corps de ce petit avorton estant resté de la mesme proportion qu'il pouvoit avoir, lors que les violens accés de la fiévre de la mere avoient détruit en luy le principe de vie.

OBSERVATION CCXCVI.

De l'accouchement d'une femme, dont l'enfant qui estoit extrémement gros & mort, présentoit le bras avec sortie du cordon de l'ombilic.

LE 29 Janvier 1682 j'ay accouché une femme d'un gros enfant mort, qui présentoit le bras avec sortie du cordon de l'ombilic. Mais comme lors que je fus appellé pour secourir cette femme, son enfant estoit tout à séc, par l'entier écoulement de ses eaux, depuis un jour & demy, & qu'il eust fallu faire une trop grande violence à la mere pour repousser tout-à-fait ce bras, qui restoit toûjours au passage, sans en pouvoir estre deplacé, en tirant un des pieds de l'enfant, que j'y avois amené pour le retourner, je jugeay qu'il estoit moins dangereux pour la mere, de tronquer le bras de cét enfant mort, pour le tirer ensuite plus facilement, que de faire un trop violent effort à la mere, pour repousser ce bras, qui empeschoit par son fort engagement au passage, que le corps de l'enfant, pust en se retournant suivre l'attraction de ses pieds. Ayant donc pour cette raison tronqué ce bras, dans la certitude que j'avois de la mort de l'enfant, par la grande flétrissure du cordon de l'ombilic qui estoit tout froid, & sans aucun battement, depuis plus de six heures qu'il estoit sorti, j'achevay ensuite de tirer l'enfant par les pieds. Il est certain que si je n'eusse agi de la sorte en cette occasion, la mere n'auroit pas manqué de mourir; à cause de l'extréme violence qu'il eust fallu luy faire, pour luy tirer ce gros enfant mort, sans en tronquer le bras, comme je fis au grand soulagement de cette femme, qui nonobstant un si laborieux accouchement, se porta bien dans la suite.

OBSERVATION CCXCVII.

D'une femme qui estant avortée d'un petit enfant de deux mois & demy vivant, ne pût estre délivrée de l'arrièrefaix qui resta dans la matrice durant un mois.

LE 7 Mars 1682 je vis une femme qui n'estant grosse que de deux mois & demy, avorta en ma présence d'un petit enfant vivant, qui remüa manifestement les bras & les jambes, ouvrant mesme la bouche durant une demy heure. Je l'ondoyay aussi-tost que la mere l'eût poussé d'elle-mesme dehors ; ce qu'elle fit avec une grande perte sang. Mais comme cét enfant estoit tres-petit, & que la matrice ne s'estoit dilatée qu'à proportion de la petitesse du corps mollasse de cét avorton, l'arriérefaix resta au dedans de la matrice ; n'y ayant pas lieu de le tirer, à cause que l'épaisseur & la dureté de l'orifice interne, qui estoit fort reserré, ne permettoient pas qu'on le pust dilater sans une trop grande violence, qui auroit pû causer dans la suite une tres-dangereuse inflammation de cette partie. Mais la rétention de cét arriérefaix augmenta tellement la perte de sang, que la mere en tomba par plusieurs fois en de grande foiblesses durant le premier jour ; aprés quoy cette mesme perte de sang s'estant un peu calmée durant un jour ou deux seulement, eût encore par intervalles pendant trois semaines entiéres plusieurs fascheuses recidives, sans que la matrice pust jamais estre suffisament dilatée pour pouvoir d'elle-mesme expulser cét arriérefaix qui y estoit demeuré, ni qu'il en pust estre tiré sans violence : Et comme il resta durant tout ce temps adherent au fond de la matrice, cét adherence fut cause qu'il ne se convertit point d'abord en suppuration, comme il arrive ordinairement, lors qu'estant tout-à-fait detaché de la matrice il n'a plus aucune communication de vie avec elle : de sorte que la veritable suppuration de cét arriérefaix n'ayant commencé qu'au bout de ces trois semaines de temps, la malade vida ensuite ce corps étrange en plusieurs parcelles separées durant plus de huit jours, & resta ainsi un mois entier à se délivrer de l'arriérefaix de ce petit avorton ; ce que la pluspart des femmes font en trois ou quatre jours, & ordinairement avant le neuviéme jour. Mais ce qui contribua beaucoup à cette grande longueur de temps, fut que les vives racines de cét arriérefaix empeschèrent qu'il ne se détachast de la matrice, où il estoit adherent, & qu'il n'en fust expulsé qu'avec peine ; à quoy contribua aussi beaucoup le peu de dilatation de son orifice interne. Pendant les huit derniers jours que dura la suppuration de cét arriérefaix, cette femme eût, comme il arrive ordinairement en ces sortes de dispositions, la fiévre avec plusieurs redoublemens accompagnez de grande douleur de teste, & de suffocations de matrice, aprés quoy cette partie ayant esté purifiée de l'infection de cette suppuration, cette femme se porta bien dans la suite ;

ayant couru beaucoup moins de risque, en commettant entiérement à la nature l'expulsion de cét arriérefaix ainsi resté dans la matrice, que si je l'en eusse délivrée par l'operation de la main, qui ne se pouvoit pas faire sans une violence, qui auroit certainement rendu le remede plus préjudiciable que la maladie. Il faut remarquer que ce petit avorton, que je vis vivant durant une demy heure, eût bien la force de remuër les bras & les jambes; mais qu'il n'en eût pas assez pour pouvoir pousser aucun cry, ny former aucune voix, quoyque je luy visse ouvrir manifestement la bouche par plusieurs fois; car tous les avortons n'ont pas ordinairement de voix devant la fin du troisiéme mois, leur poulmon n'ayant pas encore pour lors la force de pousser l'air avec assez d'impetuosité pour former aucun cry.

Observation CCXCVIII.

De l'accouchement d'une femme qui avoit porté, à ce quelle croyoit, prés de dix mois son enfant en son ventre.

LE 21 Mars 1682 j'ay accouché une femme d'une tres-grosse fille, qu'elle avoit portée, à ce qu'elle croyoit, prés de dix mois entiers en son ventre; ce qui me parut bien vray-semblable par la supputation du temps que je l'avois jugée grosse dans le commencement, & par la force & la proportion de son enfant, qui estoit une fois plus gros que tous les autres enfans, dont je l'avois accouchée auparavant au terme de neuf mois. Cela me confirma que tous les enfans qui passent le terme ordinaire, sont toûjours beaucoup plus gros que les autres.

Observation CCXCIX.

De deux femmes accouchées depuis deux mois, qui avoient une fascheuse tumeur au costé du bas ventre.

LE 28 Mars 1682 je vis une femme accouchée depuis deux mois, à laquelle il estoit survenu quelques jours auparavant, une tumeur au costé du bas ventre, tirant vers l'aîne droite, laquelle procedoit de la partie la plus grossiere de ses vidanges, qui n'ayant pas eû une suffisante évacuation, estoit restée embarassée dans toutes les parties laterales de la matrice, & de ses ligamens de ce mesme costé, qui se tumefia beaucoup, causant d'extrémes douleurs à la malade, accompagnées de fiévre & de frequentes foiblesses ; & estant venu enfin à absceder, obligea d'y faire ouverture, pour donner une libre issuë à trois palettes de matiére qui y estoit contenuë, semblable à une espece de lie de vin rouge & de vin blanc, qui auroit esté meslée ; aprés quoy toute cette grosse tumeur ayant suppuré durant cinq semaines, cette femme se porta mieux de jour en jour, & guerit heureusement de cette fascheuse maladie, qui l'avoit mise en extréme danger de la vie. Plusieurs Medecins qui avoient vû cette femme avant que cette tumeur vint à absceder, avoient essayé de la guerir par de frequens purgatifs, qui au lieu de produire l'effet qu'ils en esperoient vainement, n'avoient servi qu'à irriter d'autant plus le mal, en augmentant la fluxion sur cette partie, aussi-bien que la douleur ; car l'humeur qui cause ces sortes de tumeurs, estant toûjours hors des voyes de la purgation, & ne pouvant pas, pour ce sujet, estre évacuée par les medicamens purgatifs, il ne falloit pas s'étonner, si la malade au lieu de recevoir du soulagement de son mal, en avoit encore esté plus incommodée toutes les fois qu'on l'avoit voulu purger. Les remedes qui sont les plus convenables à ces sortes de tumeurs, sont principalement la saignée du bras, qui pour lors est préferable à la saignée du pied, pour détourner, en évacuant la plenitude, le trop grand depost d'humeurs qui se fait sur ces sortes de tumeurs, qui sont toûjours tres-douloureuses ; & les simples émolliens & resolutifs appliquez sur la partie ; ou bien les suppuratifs, si l'on y sent une manifeste collection de matiere ; afin d'en accélerer la maturité. Six semaines ensuite je vis encore une autre femme, qui avoit une pareille tumeur au costé du bas ventre, depuis sept semaines qu'elle estoit accouchée, & qui procedant de mesme cause que celle de cette autre dont j'ay parlé, me parut aussi estre grandement disposée à absceder : mais je doutay que l'issuë de sa maladie fut aussi bonne que celle de cette premiére ; parce que cette derniere estoit d'une complexion tres-delicate. Je luy donnay le mesme conseil que j'avois donné à l'autre, & luy recommanday bien sur tout d'éviter toutes sortes de médicamens dieuretiques & purgatifs, que j'ay toûjours reconnus estre tres-préjudiciables à ces sortes d'indispositions.

OBSER-

OBSERVATION CCC.

D'un enfant nouveau-né qui vomit durant les deux ou trois premiers jours une matiére toute noiraſtre, & ne laiſſa pas de ſe bien porter dans la ſuite.

LE 10 Avril 1682 j'ay accouché une femme, d'une fille forte & robuſte, qui quoy-qu'elle fuſt venuë naturellement, & qu'elle n'euſt ſouffert aucune violence dans l'accouchement de ſa mere, eût durant le premier jour un vomiſſement de flegmes meſlées de quelque peu de ſang; aprés quoy elle vomit en ma preſence, durant prés de deux jours, une matiére toute noiraſtre, que je crûs ne pouvoir venir que d'une bile de cette couleur, ou du pur *meconium* des inteſtins, ou bien du ſang meſme qui s'eſtant épanché par l'effort de ces vomiſſemens dans le fond de l'eſtomac, & y ayant ſejourné durant quelque temps, avoit acquis cette couleur noiraſtre, qui paroiſſoit dans les excrétions de ce vomiſſement. Mais quoyque ce fuſt, cét enfant ne laiſſa pas de ſe bien porter dans la ſuite, & la mere auſſi.

OBSERVATION CCCI.

D'un enfant nouveau-né qui mourut le meſme jour qu'on luy eût mal coupé le filet de la langue.

LE 12 Avril 1682 il arriva un accident bien extraordinaire à une femme qui eſtoit accouchée aſſez heureuſement d'un bel enfant maſle, qui ſe portoit tres-bien, aprés eſtre demeurée au lit durant la plus grande partie du temps de ſa groſſeſſe, afin de pouvoir porter, comme elle avoit fait, juſques à terme cét enfant qui luy eſtoit unique, ayant uſé de cette précaution, à cauſe qu'elle eſtoit accouchée auparavant pluſieurs fois d'enfans morts avant terme: Mais helas! la grande joye qu'elle eût d'eſtre ainſi heureuſement accouchée de ce dernier enfant, fut bien-toſt changée en l'extréme triſteſſe qu'elle eût, de ce que ſon Chirurgien ayant voulu couper le filet, qu'il prétendoit que cét enfant avoit, luy ouvrit par inadvertance un vaiſſeau du deſſous de la langue, dont il ſortit une ſi grande abondance de ſang, qu'il mourut le meſme jour; cét enfant ayant vray-ſemblablement avalé beaucoup de sang, qui s'estant caillé en son estomac, l'avoit enfin suffoqué; joint à celuy qui estoit aussi distillé en mesme temps dans sa poitrine. Mais il me paroist que la seconde faute que fit ce Chirurgien, de n'avoir pas eû l'industrie d'arrester cette hemorragie, fut encore plus grande que la premiére, qu'il pouvoit facilement reparer en faisant seulement chauffer le bout d'une simple sonde, pour en cauteriser le vaisseau ouvert; moyennant quoy il auroit indubitablement arresté avec seureté dans le mesme moment ce flux de sang, qui fit ainsi miserablement perir ce pauvre enfant, sans mesme que ce Chirurgien le crût seulement en danger; à cause qu'il ne voyoit pas que l'enfant rejettast par la bouche une quantité de sang bien considerable; mais il ne prenoit pas garde, qu'à mesure que le sang sortoit du vaisseau ouvert, l'enfant en avaloit une partie, qui se caillant, comme j'ay dit, en son estomac, & une autre partie distillant dans sa poitrine, fut cause qu'il en fut suffoqué le mesme jour.

OBSERVATION CCCII.

D'une femme grosse de sept mois qui ayant une fiévre continuë avec une fluxion de poitrine, mourut dés le lendemain qu'elle fut accouchée.

LE 13 Avril 1682 je vis une femme grosse de sept mois, malade depuis douze jours de fiévre continuë avec fluxion de poitrine, pour raison dequoy son Medecin l'avoit fait saigner neuf fois du bras, desirant avec impatience qu'elle fust accouchée, dans l'esperance qu'il avoit que la nature se dégageant par les vidanges de l'accouchement, cette femme pourroit plus facilement guerir de sa maladie. Mais lors que je la vis, je fus d'une opinion bien contraire; car je jugeay que l'extréme danger où elle estoit, augmenteroit encore davantage par son accouchement, s'il arrivoit durant cette fascheuse maladie, qui ne permettroit pas à la nature, qui en estoit presque accablée, de bien regler dans la suite l'évacuation des vidanges, comme il arriva en effet; car cette femme estant accouchée ainsi que son Medecin avoit desiré, trois jours aprés que je l'eus veuë, mourut dés le lendemain, comme je l'avois bien predit. Si j'eusse esté appelé plûtost pour voir cette femme, j'aurois bien approuvé qu'elle eust esté saignée du bras deux ou trois fois seulement, ou quatre fois tout au plus ; mais je n'eusse jamais consenti qu'on l'eust saignée jusques à neuf fois, comme on avoit fait, de crainte que ces trop frequentes saignées ne contribuassent, ainsi qu'elles avoient fait, autant que sa maladie, à la faire accoucher prématurement : car dans l'état d'une pareille maladie, au lieu d'estimer l'accouchement comme un remede salutaire, on le doit regarder comme un tres-pernicieux remede, qui est ordinairement funeste en ces sortes d'occasions ; estant semblable à ces mauvais ports remplis de dangereux écueils, qui font faire naufrage aux Pilotes qui y refugient inconsiderément leur vaisseau, pour éviter une tempeste, qui leur auroit esté moins funeste, que le malheureux azile qu'ils ont recherché, dans l'esperance d'y trouver leur salut.

OBSERVATION CCCIII.

D'une femme qui avoit une descente de matrice causée par les efforts d'une violente toux, & par ceux qu'elle avoit faits pour aller à la selle, aprés avoir eû le ventre reserré durant vingt jours.

LE 21 May 1682 je vis une femme qui avoit une descente de matrice, qui luy estoit arrivée par une grande toux, & par les violens efforts qu'elle avoit faits pour aller à la selle, aprés avoir eû le ventre reserré durant vingt jours entiers ; lesquelles deux causes jointes l'une à l'autre avoient d'autant plus facilement contribué à luy faire venir cette maladie, qui l'obligea de porter durant quelque temps un pessaire, que je luy mis dans le col de de sa matrice, afin de l'empescher de retomber ; luy recommandant de s'assujetir à prendre tous les deux jours de petits lavemens de simple eau de riviere, pour s'entretenir la liberté du ventre, afin d'éviter les violens efforts qu'elle estoit obligée de faire, pour aller à la selle, quand elle l'avoit trop reserrée ; & de se faire saigner par deux fois du bras, & d'user journellement du syrop de capillaires & du lait d'anesse, pour calmer la toux dont elle estoit fort incommodée ; comme aussi d'éviter toutes sortes de médicamens purgatifs.

Observation CCCIV.

D'une femme qui ayant une grande perte de sang avorta environ le troisiéme mois de sa grossesse, d'un fetus *qui n'estoit pas plus gros qu'une grande mouche à miel.*

LE mesme jour 22 May 1682 j'ay délivré une femme d'une fausse couche qu'elle eût environ le troisiéme mois de sa grossesse : c'estoit une femme fort sanguine, à qui j'avois conseillé de se faire saigner dés le premier mois, pour tascher à la garantir de cét accident : Mais elle n'avoit pas voulu croire le bon conseil que je luy avois donné ; & avoit mieux aymé suivre la mauvaise coûtume que beaucoup d'autres ont, d'attendre qu'elles soient grosses de quatre mois & demy, pour se préserver de cét accident, qui leur arrive le plus souvent avant la fin du troisiéme mois : & comme cette femme avoit pour lors une grande perte de sang, je tiray de sa matrice un arriérefaix de l'épaisseur d'un bon doigt, & large comme les deux tiers de la paume de la main, quoyque le *fétus*, qui estoit encore enfermé dans ses membranes, dont les eaux s'estoient écoulées il y avoit une heure, ne fut pas plus gros qu'une grande mouche à miel. Il ne faut pas néanmoint inferer delà, que l'enfant ne soit pas plus grand au terme que cette fausse couche estoit arrivée ; car ce petit avorton ne paroissoit pas estre de plus de vingt cinq jours. Mais il y avoit apparence qu'il s'estoit flétri environ ce temps-là, son principe de vie ayant esté détruit ; & que n'ayant pas profité durant un long espace de temps, il estoit demeuré dans la matrice, & s'estoit conservé dans ses eaux, jusques au temps que cette fausse couche arriva à cette femme, qui se porta fort bien aprés que je l'eûs ainsi délivrée.

Observation CCCV.

De l'accouchement d'une femme dont la grossesse avoit esté ignorée par son Medecin dans le commencement ; laquelle femme fut difficile à délivrer de son arriérefaix dont le cordon se rompit.

LE 5 Juin 1682 j'ay accouché une femme au terme de neuf mois, d'un garçon qui se portoit tres-bien ; laquelle s'estant trouvée mal au commencement de sa grossesse, qu'elle ignoroit pour lors, avoit esté saignée par le conseil de son Medecin plusieurs fois du bras & du pied, & purgée un mois durant, & mesme baignée; nonobstant quoy elle avoit conservé sa grossesse, dont je luy donnay des assurances certaines, lors que lassée de tous les remedes qu'elle avoit pris inutilement, elle m'avoit consulté estant grosse de prés de quatre mois. Mais ayant ainsi heureusement accouché cette femme, la voulant délivrer de son arriérefaix, le cordon qui estoit extrémement petit & foible, s'en détacha entiérement vers sa racine, quoyque je n'eusse pas fait la moindre violence pour le tirer; incontinent aprés quoy sa matrice se referma si éxactement, que je n'y pus introduire qu'avec peine deux ou trois doigts de ma main; sentant un grand étranglement vers son orifice interne qui s'estoit aussi-tost fortement contracté. Mais ayant dilaté peu à peu sans violence cét orifice, & ayant pris avec deux ou trois doigts la partie la plus avancée de cét arriérefaix, qui estoit ainsi resté au dedans de la matrice, je fis suivre peu à peu le reste de son corps que je tiray tout entier. Au huitiéme jour de la couche de cette femme elle vuida tout d'un coup de la matrice, par un fort grand flot, prés de trois palettes de vidanges corrompuës, qui estoient d'une extréme puanteur; ce qui avoit esté cause que depuis deux jours que ses vidanges avoient esté entiérement supprimées, elle avoit esté fort incommodée de vapeurs, & d'une grande douleur de teste; lesquels accidens estant beaucoup diminuez aprés cette subite excrétion de vidanges corrompuës, elle se porta tres bien dans la suite. Il faut remarquer qu'outre la petitesse & la foiblesse du cordon, ce n'est pas tant la forte adherence de l'arriérefaix à la matrice, que la subite contraction de son orifice interne, qui ne permettant pas que le corps de l'arriérefaix, quoyqu'entiérement détaché, en puisse facilement estre tiré, est cause que ce cordon, quand il est trop foible, se rompt & s'en détache ainsi quelquefois entiérement,

Observation CCCVI.

D'une femme qui ayant tous les accidens d'une pleurésie lors qu'elle accoucha, ne laissa pas de se bien porter dans la suite.

LE 8 Juin 1682 j'ay accouché une femme qui avoit depuis vingt-quatre heures un fort accés de fiévre avec tous les accidens d'un pleurésie; pour raison de quoy je la crus d'abord en tres-grand danger de mourir, quoy-qu'elle fut accouchée tres-heureusement. Néanmoins elle se porta bien dans la suite, ayant seulement eu trois ou quatre accés de fiévre *quinte*, & comme elle eût durant les six premiers jours de sa couche un petit flux de ventre, qui fut cause qu'elle eût tres-peu de vidanges, je la fis saigner du pied dans l'apprehension que sa fiévre ne s'augmentast; aprés quoy ayant eû un manifeste soulagement elle se porta bien.

Observation CCCVII.

De l'accouchement d'une femme qui avoit une perte de sang, causée par une violente chute qu'elle avoit faite sur les genouïls.

LE 9 Juin 1682 j'ay accouché une jeune femme de vingt-ans, au huitiéme mois de sa grossesse, qui avoit une perte de sang, causée par une violente chute qu'elle avoit faite sur les genouïls, quatre jours auparavant. Elle n'eût durant tout son travail que de méchantes douleurs dans le ventre, qui n'avoient aucune impulsion en bas. Cette perte de sang venoit de ce que son arriérefaix s'estoit interieurement détaché en partie, par la violente secousse de cette chute. Mais comme elle ne perdoit du sang que médiocrement, & que sa matrice se dilatoit peu à peu, je commis son accouchement à la nature; me contentant seulement de rompre les membranes des eaux de l'enfant; afin que dans l'impulsion des douleurs, ces membranes qui sont attachées dans toute la circonference de l'arriérefaix, ne le fissent pas détacher davantage de la matrice, & n'augmentassent pas pour ce sujet, la perte de sang avant la sortie de l'enfant, qui fut heureusement poussé dehors, une petite demy-heure aprés que j'eus ainsi rompu les membranes des eaux; mais cét enfant estoit mort dans le ventre de sa mere, qui ne l'avoit pas senti remuer depuis plus de douze heures; quoy-que sa perte de sang n'eût commencé à paroistre à l'extérieur, que depuis cinq ou six heures. Cette perte de sang avoit donné une appréhension d'autant plus grande à cette jeune femme, qu'elle sçavoit que sa propre mere estoit morte d'un pareil accident, qui luy éstoit arrivé aprés une pareille chute, au mesme terme de sa grossesse. La fille fut néanmoins plus heureuse que sa mere; car elle se porta bien aprés que je l'eus ainsi secouruë dans son accouchement.

OBSERVATION CCCVIII.

De l'accouchement d'une femme, dont l'enfant qui n'estoit que de sept mois presentoit un genoüil & une main, sa naissance ayant esté accelerée par la rude agitation d'un carosse.

LE 26 Juin 1682 j'ay accouché une femme d'un enfant vivant de sept mois, qui presentoit un genoüil & une main; pourquoy faire je glissay les doigts de ma main dans le pli du genoüil, les conduisant le long de la jambe jusques au pied, que j'amenay hors du passage; aprés quoy tirant l'enfant par ce seul pied, je degageay facilement le second pied, qui suivit de soy-mesme la cuisse qui y répondoit; laquelle estant pliée vers le ventre de l'enfant sortit sans difficulté hors du passage, comme il arrive ordinairement, quand les enfans sont d'une mediocre grosseur, & que la femme a déja eu d'autres enfans; auquel cas il n'est pas besoin de se mettre en peine d'aller chercher le second pied de l'enfant, qui se dégage ainsi de soy-mesme assez souvent, en tirant seulement le premier pied: ayant donc facilement degagé, & fait sortir de la maniere que je viens de dire, le second pied de l'enfant, & l'ayant joint au premier, les empoignant tous deux également, j'achevay aussi-tost de le tirer. J'avois vû dés le jour precedent la mere, qui avoit déja quelques dispositions au travail; n'ayant toutefois que de fausses douleurs, à cause de la mauvaise situation de son enfant, dont le genoüil qui se presentoit, n'estant pas encore pour lors assez abaissé, pour pouvoir estre bien distinctement reconnu, faisoit une rondeur comme si c'eust esté la teste d'un petit enfant. La naissance de cét enfant avoit esté accelerée de deux mois entiers par la mere, qui avoit esté le jour precedent dans un carosse assez rude de *Paris* à *Ver-*

sailles, & en estoit revenuë le mesme jour, croyant qu'il n'y avoit aucun danger, ni pour la mere, ni pour l'enfant, d'accoucher à sept mois, comme beaucoup le croyent fort abusivement. Mais il est tres-certain que ce terme, selon ce que j'en ay toûjours reconnu, participe beaucoup plus de l'avortement, qu'il ne fait de l'accouchement naturel, qui n'arrive pas ordinairement que vers la fin du neuviéme mois; la nature n'ayant pas coûtume d'anticiper ce terme, sans y estre excitée par quelque accident. C'est ce qui fit que l'enfant dont j'accouchay cette femme, estant tres-petit & tres-foible, comme sont tous les enfans de ce terme prematuré, mourut dés le lendemain, dont la mere fut elle-mesme la cause, pour avoir negligé de suivre le conseil que je luy avois donné, de ne pas faire ce voyage, qui auroit mesme pû luy estre aussi funeste qu'à son enfant, si elle n'eust pas esté aussi-bien secouruë qu'elle le fut en son accouchement.

OBSERVATION CCCIX.

De l'accouchement d'une femme âgée de quarante-deux ans, qui eût un laborieux travail de son premier enfant durant quatte jours, l'arrierefaix de laquelle avoit un petit corps de mesme substance separé de sa circonscription naturelle.

LE 13 Juillet 1682 j'ay accouché une femme âgée de quarante-deux ans, de son premier enfant, qui se portoit bien, quoyque la mere, qui estoit d'une habitude fort replete, eût esté en travail durant quatre jours entiers; pendant quoy je la fis saigner par deux fois du bras, pour éviter que son sang estant trop échauffé par la grande agitation de son long & laborieux travail, il ne s'en fist un transport au cerveau, qui luy auroit pu causer des convulsions, comme il arrive quelquefois en des accouchemens de cette nature. Cette femme à cause de la fatigue de son penible travail estant fort échauffée, vuida beaucoup de sang immediatement aprés estre accouchée, quoyque je l'eusse fait saigner deux fois durant son travail, comme j'ay dit; ce qui arrive ordinairement en ces sortes d'accouchement laborieux, à cause que la grande agitation du travail échauffant extrémement tout le sang, & luy redoublant de beaucoup son mouvement, il s'en fait pour cette raison une grande évacuation, aussi-tost que la femme est accouchée. L'arrierefaix de son enfant avoit hors de sa sa circonscription naturelle, à un travers de doigt de distance, un petit corps charnu de mesme substance, de la largeur de trois doigts, & de l'épaisseur d'un demi-doigt; lequel petit corps n'estoit joint à l'arrierefaix que par les seules membranes; de sorte que ressemblant en figure à une espece de petit arrierefaix particulier, où il n'y avoit point de cordon, si s'estant entierement separé de l'arrierefaix qui estoit bien figuré, il eût esté retenu dans la matrice aprés l'accouchement, & que la femme ne l'eust vuidé que quelque temps ensuite, comme j'en ay vû des exemples; on n'eust pas manqué d'assurer que ç'eust esté un veritable faux-germe, que cette femme auroit vuidé aprés son accouchement, quoyque ce ne fust en effet que ce que je viens de dire.

OBSERVATION CCCX.

De l'accouchement d'une femme dont l'enfant presentoit un coude & la teste de costé.

LE 15 Juillet 1682 j'ay accouché une femme d'un enfant qui presentoit un coude & la teste de costé, lequel je tiray vivant, aprés l'avoir retourné par les pieds. J'avois vû cette femme trois semaines auparavant, ayant dés lors l'orifice interne de la matrice dilaté de la largeur de deux doigts, à travers laquelle dilatation l'on sentoit les membranes des eaux de son enfant, comme si elle eust dû accoucher demy-heure aprés; & l'on sentoit aussi tres-manifestement la teste de l'enfant se bien presenter. Mais comme cette teste n'estoit pas pour lors fort abaissée vers le passage, cela fut cause que l'enfant, qui estoit encore dans ses eaux, la tourna de costé dans la suite; & qu'il poussa aussi son coude en mesme temps au passage. C'estoit le douziéme enfant de cette femme, qui n'en avoit jamais eû aucun qui ne se fust presenté en mauvaise posture. Je l'avois heureusement accouchée de ses huit derniers, que j'avois tous tirez vivans, les quatre premiers estant tous peris entre les mains des Sagefemmes qui l'en avoient accouchée. La petitesse de la taille de cette femme estoit la principale cause, qui avoit fait que ses enfans n'ayant pas une pleine liberté de se bien tourner en son ventre, s'estoient presentez en mauvaise situation.

Observation CCCXI.

De l'accouchement d'une femme dont l'enfant présentoit un coude avec sortie du cordon de l'ombilic.

LE 17 Juillet 1682 j'ay accouché une femme dont l'enfant presentoit un coude avec sortie de cordon de l'ombilic. Je le tiray vivant, aprés l'avoir retourné par les pieds ; à quoy je fus obligé pour sauver la vie à l'enfant, qu'il auroit indubitablement perduë par le refroidissement, & la compression du cordon de l'ombilic, qui d'ailleurs n'auroit pas pû se contenir reduit dans la mauvaise situation où estoit l'enfant, qui empeschoit que la nature le pust pousser d'elle-mesme dehors, aussi promptement qu'il estoit necessaire en cette occasion. Ce secours fut salutaire à la mere & à l'enfant, qui se porterent bien tous deux dans la suite.

Observation CCCXII.

De l'accouchement d'une femme qui eût des douleurs lentes durant trente heures, à cause de l'écoulement prematuré des eaux de son enfant, qui avoit le cordon noüé d'un veritable nœud.

LE 18 Juillet 1682 j'ay accouché une jeune femme âgée de vingt ans, de son premier enfant qui venoit naturellement. Mais comme ses eaux avoient commencé à s'écouler dés le commencement de son travail, sans aucune dilatation de la matrice, ses douleurs resterent lentes durant trente heures, & ne devinrent bonnes, qu'aprés que les eaux se furent entierement écoulées, comme il arrive ordinairement dans ces sortes de travaux. Cette femme accoucha neanmoins tres-heureusement d'un gros garçon qui se portoit bien. Je trouvay le cordon de son enfant noüé d'un veritable nœud, semblable à celuy de l'enfant d'une autre femme, dont j'ay parlé en l'Observation CXXXIII, où j'ay expliqué la raison de ces sortes de veritables nœuds, que l'on trouve quelquefois au cordon de quelques enfans dans le temps de leur naissance.

Observation CCCXIII.

D'une femme accouchée depuis un mois, qui ayant un trop grand alongement d'une des caronçules myrthiformes, *s'en fit retrancher le superflu.*

LE 23 Juillet 1682 une femme accouchée depuis un mois de son premier enfant vint chez moy masquée, pour me prier instamment de remedier au trop grand alongement qui s'estoit fait d'une des caruncules *myrthyformes*, par le déchirement de la partie inferieure de la vulve, dans le temps de son accouchement, où elle n'avoit esté aidée que par une Sagefemme, qui luy avoit fait, à ce qu'elle me dit, une extreme violence en cette partie: & comme l'allongement de cette caruncule, qui excedoit d'un travers de doigt, l'éminence des lévres de la vulve, déplaisoit fort à cette femme; je satisfis son desir en retranchant le superflu de cette caruncule, par une ligature que j'y fis, pour éviter le flux de sang. Elle fut parfaitement guerie en cinq ou six jours, & sa partie figurée comme elle le souhaitoit, par cette operation que je luy fis, pour satisfaire à son instante priere, sans m'informer si c'estoit pour mieux plaire à son mary, à qui l'alongement extraordinaire de cette caruncule pouvoit paroistre indecent.

Observation CCCXIV.

D'une femme qui avoit une perte de sang depuis un mois, causée par un faux-germe, dans lequel il y avoit un petit fetus *avorté, qui n'estoit pas plus gros qu'un petit grain de segle.*

LE 22 Aoust 1682 j'ay delivré une femme d'un faux-germe, dans lequel je trouvay un petit corps blanc, qui n'estoit pas plus gros qu'un petit grain de seigle, lequel paroissoit estre le corps d'un petit *fetus* avorté, parce que l'on y voyoit comme deux petits points un peu plus obscurs, vers la plus grosse extremité de ce petit corps blanc, qui devoient estre les yeux de cét avorton. Cette femme avoit pour lors soupçon d'estre grosse de deux mois, & souffroit une perte de sang de temps en temps, depuis un mois entier; au bout duquel temps sa perte de sang devint si grande qu'elle vuida plus de quinze palettes de sang en deux heures de temps. Mais elle s'arresta aussi-tost que je l'eus delivrée de ce faux-germe, qui l'avoit causée; lequel n'estoit proprement qu'une espece d'arrierefaix de ce petit avorton, comme sont la pluspart de ces sortes de corps étranges, que l'on nomme ordinairement faux germes; ausquels la matrice en les moulant, s'il faut ainsi dire, en sa propre cavité, donne en se contractant, une figure compacte & resserrée, semblable au gesier d'une volaille, aprés que les eaux qui estoient contenuës dans leurs membranes s'en sont écoulées, au lieu de laquelle figure, ils avoient auparavant celle d'un œuf avorté qui n'a point de coquille, lors que les eaux contenuës dans leurs membranes n'en estoient pas encore écoulées.

Observation CCCXV.

D'une femme grosse de huit mois & demy, à laquelle estant morte de maladie, on tira du ventre par l'opération Césarienne, son enfant qui estoit encore vivant.

Le 23 Aoust 1682 j'ay vû une femme grosse de huit mois & demy, qui ayant déja esté deux mois auparavant tres-dangereusement malade d'une pleurésie, avoit depuis douze jours une fiévre continuë avec quelque sorte d'aliénation d'esprit; pour raison de quoy je crus qu'elle ne passeroit pas trois jours sans mourir, comme il arriva en effet deux jours ensuite, ainsi que me dit un Chirurgien, qui peu de temps ensuite ayant esté present lors que cette femme expira, luy avoit fait incontinent aprés sa mort l'opération Césarienne, pour tacher de sauver son enfant, qui avoit encore vécu deux heures aprés avoir esté ainsi tiré du ventre de sa mere; car quoy-que la mort de la femme grosse soit ordinairement cause de celle de l'enfant qu'elle porte en son ventre, par l'entiere privation de la vie qu'elle luy communiquoit; néanmoins comme l'enfant a encore en soy un autre principe de vie separé de celuy de sa mere, il arrive quelquefois que l'on tire de la sorte du ventre des meres incontinent aprés leur mort, des enfans qui sont encore vivans, comme estoit celuy de cette femme dont je viens de parler.

OBSERVATION CCCXVI.

D'une femme qui ayant esté sterile avec son premier mary durant plus de douze ans, fut feconde avec le second.

LE 30 Aoust 1682 un homme vint chez moy avec sa femme pour me consulter ensemble; l'homme pretendant que la sterilité de sa femme, qui estoit âgée de trente-huit ans, estoit cause qu'il n'avoit point pû luy faire d'enfans depuis douze ans qu'ils estoient mariez; & la femme disant naïvement que ne sçachant pas si c'estoit sa faute, elle vouloit bien permettre que je l'examinasse: ce qu'ayant fait, je trouvay qu'elle avoit l'orifice interne de la matrice extrémement petit & recourbé en dessus; ce qui paroissoit estre vray-semblablement cause que cét orifice ne s'ouvrant pas autant qu'il estoit necessaire, & n'estant pas directement situé, la semence n'y pouvoit pas estre receuë pour la conception; & comme cette femme avoit esté toûjours bien reglée dans l'évacuation de ses menstruës, je crus que la cause de sa sterilité ne procedoit que de cette disposition de l'orifice interne de sa matrice: Mais quelque temps aprés cette mesme femme estant devenuë veuve par la mort de son mary, & s'estant ensuite remariée à un autre homme, qui estoit vray-semblablement plus habile que son premier mary, elle devint grosse aussi-tost aprés ce second mariage, d'un fort gros enfant masle, dont je l'ay accouchée le 20 Juillet 1684 estant pour lors âgée de quarante ans. Cét exemple nous fait manifestement connoistre qu'il y a certaines femmes, qui quoy-qu'elles paroissent steriles avec certains hommes, sont néanmoins effectivement fecondes avec d'autres hommes, dont le temperament à toute la correspondance necessaire au leur.

OBSERVATION CCCXVII.

De plusieurs enfans & de quelques autres animaux qui estoient d'une figure monstrueuse.

LE 31 Aoust 1682 je vis à la foire de Saint Laurent deux enfans masles monstrueux & fort gros, qui estoient morts, dont les corps estoient joints ensemble vers la poitrine, lesquels un

Chirurgien de mes confreres avoit tirez, à ce qu'il me dit, du ventre d'une femme grosse à terme, il y avoit cinq mois. Je vis aussi un autre enfant d'environ six mois, qui avoit la teste monstrueusement conformée n'ayant point de cerveau; mais seulement une masse charnuë rougeastre comme ces enfans monstrueux dont j'ay fait la description dans mon traité des maladies des femmes grosses & accouchées. Outre cela je vis encore au mesme lieu, un autre enfant monstrueux en figure, qu'un certain imposteur, qui le montroit pour gagner, ou plûtost pour dérober de l'argent, disoit avoir esté tiré il y avoit environ trois ou quatre ans, du ventre d'une femme en la ville de *Thoulouse*, qui l'avoit porté en son ventre, à ce qu'il supposoit, durant vingt-cinq ans. Mais c'estoit une pure imposture, qui me parut assez manifeste, en ce qu'ayant examiné de prés cét enfant, qui estoit tout dessechè, je trouvay que des dents qu'il avoit avec lesquelles on supposoit encore qu'il estoit né, estoient des dents d'yvoire veritablement artificielles & ajoûtées, aussi bien que des yeux d'émail que l'on avoit mis à cét enfant, pour en rendre l'objet plus rare, & qu'on avoit aussi affecté de faire paroistre cét enfant comme petrifié, en insinuant pardessous une peau gluante & artificielle, une mixtion de petits fragmens d'écailles, où d'os, ou d'autres matiéres semblables, pour en rendre le corps plus ferme, & comme écailleux. Mais les os de la teste de cét enfant estoient dans leur état naturel, & n'avoient que l'épaisseur & la solidité ordinaire. Je vis de plus au mesme lieu, un chien vivant qui paroissoit hermaphrodite par la figure exterieure de ses parties, & qui avoit outre cela vers la queüe deux jambes superfluës, qui estoient jointes l'une à l'autre, & n'estoient separées que par les pattes: & je vis encore un autre chien, & un chat, qui tous deux n'avoient point de jambes de devant; mais je doutay fort qu'on ne les eût retranchées dans leur jeunesse, quoyque je ne visse aucune apparence de cicatrice en ces deux animaux qui estoient vivans.

Observation CCCXVIII.

D'une femme grosse de cinq ou six semaines, qui souffroit une disposition inflammatoire de la matrice, causée par plusieurs pernicieux remedes dont elle avoit usé pour se faire avorter.

Le 20 Septembre 1682 j'ay vû une femme que je trouvay estre grosse de cinq ou six semaines, quoy-qu'elle eust fait tout son possible pour se faire avorter, il y avoit environ vingt jours, avec l'aide d'une méchante Sagefemme digne de la potence, qui luy avoit donné pour ce sujet plusieurs pernicieux remedes, & luy avoit fait une violence considerable pour faire ouvrir la matrice, sans qu'elle fut venuë à bout de sa mauvaise intention; ce qui n'avoit servi qu'à luy causer de tres grandes douleurs dans tout le ventre; & principalement vers la region de la matrice, où elle souffroit une disposition inflammatoire, vidant mesme quelque peu de sang de cette partie: & comme je luy eûs fait entendre qu'outre l'horreur de son crime, que je luy representay aussi fortement que le directeur de sa conscience auroit pû faire, elle avoit risqué de se faire mourir elle-mesme, en voulant ainsi détruire sa grossesse, elle me dit qu'elle ne l'avoit fait que dans la pensée qu'elle avoit, que l'enfant n'estant pas encore formé ni animé, à ce qu'elle s'imaginoit, il n'y avoit pas grand mal à se procurer l'avortement, ou l'écoulement des semences dans ce commencement de grossesse: mais je luy fis bien connoistre que cette pensée estoit tres-mal fondée, & qu'elle estoit aussi pernicieuse, que l'action qu'elle avoit tâché de commettre estoit mauvaise. C'est cette fausse croyance du long-temps, que le *fétus* demeure à estre animé aprés la conception, qui donne lieu à beaucoup de femmes de peu de conscience, de se procurer l'écoulement des semences conceuës, & des avortemens dans les premiers mois de leur grossesse. C'est pourquoy je trouve qu'il seroit tres-à-propos, pour éviter un si pernicieux abus, d'obliger un chacun de croire en cela, ce qui me semble estre tres-veritable; qui est, que dés le premier jour, & immediatement ensuite de la conception, l'ame est effectivement introduite dans le petit point de matiére, vers lequel ont esté concentrez tous les petits atomes des deux semences, qui estoient propres & disposez à l'entiére formation du corps du *fétus*, qui pour n'estre pas plus gros qu'un grain de milet dans ce premier commencement, & la matiére en estant tres-delicate, ne pouvoit pas estre sensible aux yeux de celuy qui feroit l'ouverture du corps d'une femme morte par quelque accident dés le mesme jour, ou le suivant de celuy qu'elle auroit effectivement conceû. Mais les yeux de l'esprit nous peuvent bien faire voir, ce que nous ne pouvons pas appercevoir par ceux du corps, & faire connoistre que l'extréme petitesse, la mollesse, & la delicatesse de ce point de matiére concentrée vers le milieu des semences conceûës, n'est pas un obstacle à l'infusion, & à la permanence de l'ame qui y reside : car il suffit pour cela que ce mesme point de matiere, soit organisé par le parfait arrangement de tous les petits atomes dont il est formé immediatement aprés la conception. Au reste ayant bien persuadé cette femme par mes raisons, & luy ayant conseillé tout ce que je jugeay estre convenable pour raffermir sa grossesse, qui avoit esté grandement ébranlée par les mauvais remedes qu'elle avoit faits pour la détruire, je la laissay dans l'intention qu'elle me témoigna avoir de suivre le bon conseil que je luy donnay. Mais comme elle m'estoit inconnuë, je n'en ay pas sceu l'evenement, sinon que huit jours ensuite, j'appris qu'elle se portoit bien mieux que dans le temps que je la vis, & qu'il y avoit pour lors grande esperance qu'elle pourroit conserver sa grossesse.

OBSERVATION CCCXIX.

De l'accouchement d'une jeune femme qui n'avoit pas quinze ans, qui fût trois jours en travail à cause que son enfant avoit le col embarassé du cordon de son nombril.

LE 4 Octobre 1682 j'ay accouché une jeune femme de son premier enfant, dont elle fut durant trois jours entiers en travail ; tant parce que depuis quatre ou cinq jours elle avoit eû un petit flux de ventre, qui avoit apparemment acceleré l'heure de son travail, avant que la nature eust esté bien disposée d'elle-mesme à entreprendre son opération ; que parce que son enfant avoit le col embarassé du cordon de son nombril, qui le tenant comme bridé, empeschoit que les douleurs de la mere le pussent si facilement pousser au passage ; ce qui estoit cause que durant les deux premiers jours de son travail, on ne pouvoit toucher la teste

teste de son enfant, qui estoit située si haut, au-dessus des os *pubis*, qu'on ne sentoit que le vide des eaux avec leurs membranes; ausquelles deux causes de la longueur du travail de cette femme, on pouvoit ajoûter une troisiéme, qui estoit sa grande jeunesse; car elle n'avoit pas pour lors encore quinze ans, & n'avoit jamais eu ses menstruës qu'une seule fois devant que de devenir grosse; elle ne laissa pas néanmoins aprés ces trois jours de travail, d'accoucher assez heureusement, & de se bien porter ensuite & son enfant pareillement.

OBSERVATION CCCXX.

D'une femme que l'on croyoit estre hydropique, qui avorta de deux enfans de quatre mois & demy, dont elle estoit grosse ainsi que je l'en avois asseurée.

LE 6 Octobre 1682 je vis une femme qui estoit tres-infirme depuis plusieurs mois, que l'on croyoit estre hydropique, à cause de l'extréme tension de son ventre, & qu'elle ne sentoit aucun mouvement d'enfant. Mais l'ayant examinée je trouvay qu'elle estoit effectivement grosse de quatre mois & demy, ou environ; & je prejugeay mesme pour lors qu'elle l'estoit de deux enfans, & que c'estoit ce qui faisoit la grande tension de son ventre, la foiblesse de ses enfans, & la quantité de leurs eaux estant cause qu'elle ne les avoit pas encore senti remuër manifestement. Il luy estoit arrivé ce qui est ordinaire à toutes les femmes qui sont grosses de plusieurs enfans, qui estoit d'estre beaucoup plus incommodée que dans ses autres precedentes grossesses, d'avoir le ventre bien plus gros & plus également tendu en rondeur de tous costez, & d'avoir les jambes fort enflées. Mon pronostic se trouva vray; car cinq ou six jours ensuite que je l'eus vûë, elle avorta de deux enfans masles, qui estoient néanmoins vivans, & qui n'avoient qu'un arrierefaix commun: ils estoient si foibles qu'ils expirerent peu aprés, mais la mere se porta bien ensuite.

Observation CCCXXI.

De l'accouchement d'une femme dont l'enfant presentoit le bras avec le cordon de l'ombilic.

Le 25 Octobre 1682 j'ay accouché une femme d'un gros enfant masle vivant, qui presentoit le bras devant avec le cordon de l'ombilic; ce qu'ayant bien reconnu à travers les membranes des eaux, je les rompis aussi-tost que la matrice me parut assez dilatée pour y pouvoir introduire ma main sans violence; aprés quoy ayant repoussé en dedans le bras de l'enfant, & le cordon de l'ombilic qui se presentoient ensemble au passage, je retournay en mesme temps l'enfant, & le tiray par les pieds; la mere & l'enfant ayant évité par le secours que je leur donnay, le grand danger de la vie où ils estoient tous deux, se porterent tres-bien ensuite. Il faut donc remarquer que lors qu'on s'apperçoit qu'un enfant se presente en mauvaise posture, devant que les membranes des eaux soient rompuës, il ne faut pas toûjours attendre que ces membranes se rompent d'elles-mesmes; car il faut quelquefois les rompre, comme je fis en cette femme dont je viens de parler, lors que la matrice est suffisamment dilatée à y pouvoir introduire aisément la main; quoy faisant, on retourne l'enfant avec une bien plus grande facilité, sans faire violence à la matrice, quand il est encore dans toutes ses eaux, qui n'estant pas écoulées, & faisant une espece de vide joint à leur humidité, rendent l'opération beaucoup moins laborieuse pour la mere & pour l'enfant, que lors que les eaux estant entiérement évacuées, la matrice vient à embrasser immediatement de toutes parts le corps de l'enfant, que l'on ne peut retourner pour lors, sans faire une violence à la matrice, qui est souvent fort prejudiciable à la mere.

OBSERVATION CCCXXII.

D'une femme âgée de quarante-huit ans, à qui l'on trouva aprés sa mort, une tumeur de la grosseur d'une noix vers la corne droite de la matrice.

LE 2 Novembre 1682 j'estois present à l'ouverture du corps d'une femme morte à l'âge de quarante-huit ans, aprés dix jours d'une fiévre continuë causée par une inflammation du foye; & comme elle commençoit en cét âge à perdre ses menstruës, & à en estre tout-à-fait dereglée depuis un an ou deux, je luy avois conseillé plus d'un an auparavant, de se faire saigner de temps en temps, pour suppleer à cette évacuation naturelle, jusques à ce que la nature eust esté accoustumée à en estre entiérement privée. Mais n'ayant pas voulu suivre mon conseil, qui est le meilleur que l'on puisse donner aux femmes de cét âge, pour les preserver avec plus de seûreté de toutes les incommoditez qui ont coûtume de leur arriver en ce temps, elle fut surprise de cette mortelle maladie, qu'elle auroit peut-estre évitée par quelques saignées de précaution. Par l'ouverture de son corps aprés sa mort; nous trouvasmes tout son foye de couleur cendrée, & la ratte grandement tumefiée, & sa matrice estoit une fois plus grosse qu'à l'ordinaire, estant pour lors en fluxion: car durant sa maladie il luy avoit paru quelque peu de menstruës, & mesme aprés sa mort l'on voyoit encore sa cavité un peu teinte de sang; & vers sa corne droite, il y avoit une tumeur de mesme substance que le corps de la matrice, environ de la grosseur d'une petite noix, laquelle venoit vray-semblablement de l'extension qui s'en estoit faite dans les grossesses de cette femme, laquelle extension ayant esté trop grande vers cette partie, avoit esté cause qu'aprés la contraction qui s'y estoit faite ensuite de l'accouchement, elle paroissoit d'une figure un peu irreguliere.

OBSERVATION CCCXXIII.

D'une femme qui ne laissa pas d'accoucher heureusement de son premier enfant, quoy-qu'elle eust eû deux accés de convulsion.

LE 15 Novembre 1682 un de mes confreres me requit de voir une femme, qui estant depuis deux jours en travail de son premier enfant, avoit eû deux accés de convulsion: Et comme pour lors les eaux de l'enfant qui se présentoit naturellement, n'estoient pas encore écoulées, & que l'orifice interne de la matrice n'estoit dilaté que de la largeur de deux doigts, estant néanmoins d'une substance assez mince & molle, ce qui donnoit lieu d'esperer, que la nature estant un peu aidée, pourroit achever son operation, je conseillay de faire prendre à cette femme, aprés l'avoir fait saigner, une infusion de deux drachmes de sené, y meslant le jus d'une orange aigre; afin de reveiller un peu les douleurs de l'accouchement qui estoient presque entiérement cessées; ce qui ayant esté fait, & la malade ayant vomi ce remede peu de temps aprés, je conseillay de luy en redonner un autre semblable, qui produisant le bon effet que j'en avois esperé, contribua beaucoup à faire accoucher heureusement cette femme cinq ou six heures ensuite. L'on doit aussi en pareille occasion rompre les membranes des eaux de l'enfant, aussi-tost qu'elles sont assez preparées pour le pouvoir faire, comme je le recommanday à la Sagefemme qui assistoit cette femme; afin que par l'écoulement de ces eaux la grande distension douloureuse de la matrice venant à se relascher, cela puisse contribuer à faire cesser la convulsion qui en pouvoit estre causée.

OBSERVATION CCCXXIV.

De l'accouchement d'une femme dont l'enfant, qui estoit vivant, présentoit le cul devant, & avoit continuellement vidé le meconium *durant douze heures, auant qu'il fust tiré du ventre de la mere.*

LE 4 Decembre 1682 j'ay accouché une femme d'un gros enfant vivant qui présentoit le cul devant, & qui avoit continuellement vidé le *meconium* durant douze heures, devant que je le tiraſſe du ventre de ſa mere, n'ayant pas trouvé lieu de l'accoucher que dans le temps que je le fis ; parce qu'elle avoit vidé tout d'un coup les eaux de ſon enfant ſans douleur, & ſans aucune dilatation de la matrice ; ce qui fut cauſe que conſiderant que l'enfant, qui eſtoit fort gros, auroit certainement peri dans le temps de l'operation, ſi je l'euſſe précipitée, je ne voulus pas d'abord l'entreprendre, à cauſe du peu de dilatation de la matrice ; joint à cela que la difficulté en auroit eſté d'autant plus grande, à cauſe que cette femme n'avoit jamais eû d'autres enfans, ſinon un tres-petit, dont elle eſtoit avortée au quatriéme mois de ſa premiére groſſeſſe : deſorte qu'ayant attendu pour ce ſujet, que la matrice euſt eſté ſuffiſament dilatée par le moyen des douleurs, pour y pouvoir introduire facilement ma main, j'en degageay les deux pieds de l'enfant ; aprés quoy les prenant tous deux joints enſemble, je le tiray auſſi-toſt dehors, eſtant vivant & ſe portant bien. Cet exemple me confirma, ce que j'ay experimenté en beaucoup d'autres, qui eſt, que l'enfant bien qu'il ſe préſente en mauvaiſe ſituation, n'eſt pas ordinairement en un ſi grand riſque de la vie, en differant de le tirer du ventre de ſa mere, juſques à ce que la nature ait dilaté & amolli l'orifice interne de la matrice, autant qu'on le peut raiſonnablement eſperer, que ſi l'on s'efforçoit de faire l'operation devant que les paſſages fuſſent aſſez préparez, & diſpoſez à permettre facilement, & ſans trop de violence l'extraction de l'enfant.

Observation CCCXXV.

De l'accouchement d'une femme groſſe de deux enfans, qui avoit eû les deux levres de la partie fort tumefiées.

LE 20 Janvier 1683 j'ay accouché une femme de deux gros enfans maſles, qui ſe portoient tres-bien, nonobſtant la delicateſſe de la mere, qui eſtoit ſi maigre qu'elle en paroiſſoit toute étique. Ces enfans avoient leur arriérefaix ſi entiérement ſeparez l'un de l'autre, qu'aprés la ſortie du premier enfant, je délivray la mere de l'arriérefaix de ce premier enfant, auſſi facilement que ſi elle n'euſt pas eû encore un autre enfant dans le ventre, dont je m'apperceus néanmoins auſſi-toſt, par le ventre de la mere qui reſtoit encore tres-gros. Cette femme avoit vidé les eaux de ce premier enfant quatre ou cinq jours devant que d'accoucher, nonobstant quoy je l'en délivray tres-heureusement aussi-bien que du second, dont les eaux n'estoient pas encore écoulées. Mais incontinent aprés la sortie du premier, je rompis les membranes du second, accélerant par ce moyen sa sortie. Ces enfans se présenterent tous deux dans la posture naturelle, & vinrent au terme de huit mois & demy ; la mere ayant eû durant un mois ou deux, les levres de la partie fort tumefiées, & les jambes enflées, comme il arrive ordinairement aux femmes qui sont grosses de plusieurs enfans. Si aprés avoir accouché cette femme de son premier enfant, je n'eusse porté la main sur son ventre, dont l'extréme grosseur me fit aussi-tost connoistre qu'il y en avoit encore un second, j'aurois pû la laisser sans la délivrer de ce second enfant, comme je l'ay vû arriver plusieurs fois à des Sagefemmes, qui ayant accouché & délivré des femmes d'un enfant & de son arriérefaix, leur en ont laissé par inadvertance un second dans le ventre, qui n'ayant pas esté secouru dans le temps, est venu à y perir, & à mettre la mere en grand danger de la vie. C'est pourquoy il faut toûjours incontinent aprés avoir accouché une femme d'un enfant porter la main sur son ventre, pour reconnoistre s'il n'y en pas encore un second ; & principalement si l'on voit que l'enfant qui est sorti n'est que de mediocre grosseur, comme tous les jumeaux sont ordinairement ; quoy faisant on ne fera jamais la faute de laisser ainsi un second enfant dans le ventre d'une femme accouchée.

Observation CCCXXVI.

D'une femme de soixante ans, qui mourut d'un ulcere carcinomateux de la matrice.

Le 22 Janvier 1683 je vis une femme âgée de soixante ans, qui aprés une entiére cessation de ses menstruës depuis douze ans, eût une perte de sang durant deux ou trois mois, qui fut suivie d'un ulcere carcinomateux, qui me fit croire pour lors qu'elle mourroit certainement devant six mois ; ce qui arriva ainsi que l'avois prédit. Il faut remarquer qu'il n'arrive jamais aux femmes de cét âge des pertes de sang aprés l'entiére cessation de leurs menstruës durant un long-temps, que ces pertes ne procedent ou ne soient suivies de quelque disposition ulcereuse de la matrice, qui les fait toûjours infailliblement mourir dans la suite, nonobstant tous les remedes que l'on leur puisse faire, desorte que l'on peut considerer les pertes de sang de cette nature, comme un signe avant-coureur de la mort des femmes à qui cét accident arrive. J'ay vû une autre femme le 3 Janvier 1693 ayant une semblable maladie, dont j'ay rapporté l'exemple en l'observation DCLXIX.

OBSERVATION CCCXXVII.

De la mauvaise coûtume qu'un fameux Chirurgien avoit de se servir dans les accouchemens de beurre refroidi à la glace.

LE 6 Février 1683 j'ay accouché une femme d'un enfant qui se portoit tres-bien, laquelle me dit qu'elle sçavoit bien que je blâmois avec grande raison, la mauvaise methode qu'un fameux Chirurgien, qui l'avoit accouchée de tous ses précedens enfans, avoit de se servir durant l'esté dans l'accouchement des femmes, de beurre refroidi à la glace ; afin qu'en estant rendu plus ferme, il le pust plus facilement introduire dans la matrice; ce qu'il avoit reïteré si souvent durant trois ou quatre heures à l'accouchement d'une femme de ses amies, que la teste de son enfant en avoit esté tellement refroidie, par l'attouchement continuel ce beurre froid par excez, que le pauvre enfant en mourut de rhume & de fluxion du cerveau, peu de temps aprés estre né ; duquel malheur ce Chirurgien avoit esté cause vraysemblablement par son imprudence ; ne prenant pas garde que le mauvais usage d'un beurre froid à la glace de la sorte, est capable de faire mourir les enfans, dont le cerveau qui n'est pour lors couvert d'aucun os, à l'endroit de la fontaine de la teste & de ses sutures, est tres-facilement offensé par cét actuel refroidissement.

OBSERVATION CCCXXVIII.

D'une femme qui estant accouchée dans le temps d'une fiévre continuë qu'elle avoit depuis trois semaines, mourut six jours ensuite.

LE 7 Mars 1683 j'ay accouché une femme au huitiéme mois de sa grossesse, qui estoit griévement malade depuis trois semaines, d'une fiévre continuë avec plusieurs redoublemens tous les jours, & de tres-frequentes foiblesses, & une si grande oppression, qu'elle ne pouvoit aucunement se tenir couchée; tous lesquels accidens, qui estoient aussi accompagnez de frequens vomissemens, & de tressaillemens subits, lors qu'elle commençoit seulement à s'assoupir, la firent ainsi accoucher au huitiéme mois de sa grossesse, d'un enfant mort depuis peu en son ventre; & comme cette maladie que je crûs dés lors funeste, l'avoit presque reduite à l'extremité avant son accouchement, il luy survint trois jours ensuite une grande fluxion de poitrine, avec de tres-grands redoublemens de sa fiévre, qui la firent mourir à la fin du sixiéme jour de son accouchement; quoy qu'il eûst esté autant heureux qu'on le pouvoit esperer dans une si dangereuse maladie.

OBSERVATION CCCXXIX.

D'une femme qui aprés estre accouchée assez heureusement pour elle, au terme de sept mois, de quatre enfans morts en son ventre, mourut elle-mesme malheureusement, estant grosse à terme d'un cinquiéme enfant qui perit avec elle.

LE 10 Avril 1683 je vis une femme âgée de quarante ans qui estoit agonisante aprés deux jours entiers d'un laborieux travail; son enfant estant resté à cause de sa grosseur au passage sans pouvoir estre poussé dehors, perit ainsi, & fit mourir la mere, que l'on auroit peut-estre sauvée, si la Sagefemme m'eust mandé assez à temps, pour luy tirer cét enfant du ventre. Mais comme cette femme estoit à l'agonie lors que je fus appelé, & qu'elle n'avoit plus la force d'en supporter l'operation, je ne pus pas luy donner aucun secours; & l'ayant laissée sans esperance, elle expira deux heures ensuite avec son enfant dans le ventre. Par l'ouverture qui fut faite de son corps immediatement aprés sa mort, son enfant fut trouvé pareillement mort, ayant la teste extrémement grosse, & le col entouré du cordon de son ombilic, qui le tenant comme bridé, avoit beaucoup contribué à empescher que cét enfant ne fust poussé dehors par les douleurs de la mere, qui avoit déja eû auparavant quatre autres enfans qui estoient tous morts en son ventre vers le septiéme mois de ses grossesses; dont elle estoit néanmoins accouchée assez facilement, à cause de la petitesse de ces enfans: desorte que n'ayant

aucun

aucun enfant vivant, & ayant porté ce dernier jusques au terme de neuf mois entiers, elle en avoit eû, aussi-bien que son mary, une extréme joye, ne sçachant pas que la cause de cette joye luy seroit ainsi fatale: & ne considerant pas qu'assez souvent les malheurs qui nous arrivent en ce monde, nous tiendroient lieu de bonheur, si nous pouvions pénétrer dans les secrets de la providence qui nous les envoye; comme pouvoient estre en quelque façon les quatre précedens accouchemens de cette femme à son égard; & qu'au contraire il y a quelque fois certains bonheurs qui ne servent qu'à nous rendre plus malheureux qu'auparavant, comme fut sa derniére grossesse qui la fit ainsi malheureusement perir avec son enfant dans le ventre, aprés estre heureusement échappée de ses quatre autres précedentes.

Observation CCCXXX.

D'une femme qui mourut avec son enfant dans le ventre par une grande perte de sang.

Le 13 Avril 1683 je vis une femme qui estoit à l'extrémité pour une grande perte de sang, qui luy estoit arrivée depuis trois jours, au neuviéme mois de sa grossesse. Elle avoit esté veuë deux jours auparavant, par un Medecin, qui manda pour la secourir un Chirurgien de mes confreres, qui estant aveugle, ne pouvoit pas juger de la grandeur de cette perte de sang, que par la relation de ce Medecin, qui la voyoit de ses propres yeux tres-abondante: de sorte que cét aveugle ayant seulement touché cette femme en cét état, dit au Medecin qu'il n'y avoit pas lieu de l'accoucher, & qu'il ne falloit rien violenter; ce que croyant le Medecin, il laissa mourir cette pauvre femme avec son enfant dans le ventre, sans la faire secourir par l'accouchement, qui estoit le plus salutaire remede qu'on luy pust donner, quand il fit appeller cét aveugle; car il n'estoit plus temps de l'entreprendre, lors que je fus mandé pour la voir, l'ayant trouvée à l'agonie, & n'ayant pas une demy-heure à vivre, ainsi que je prédis à ses parens, qui assistoient à l'Extréme-onction qu'on luy donnoit, quand j'arrivay chez elle. C'est pourquoy n'ayant aucune esperance de la pouvoir sauver ni son enfant, je la laissay expirer en ce déplorable état avec son enfant dans le ventre;

duquel malheur je les aurois peut-estre preservez tous deux, si je n'eusse pas esté appellé trop tard.

OBSERVATION CCCXXXI.

D'une femme qui accoucha assez heureusement, quoy-qu'elle eust eu six accés de forte convulsion.

LE 25 Avril 1683 j'ay accouché une femme âgée de trente-cinq ans, de son premier enfant vivant & se portant bien, quoy-qu'elle eust eû six accés de forte convulsion, qui luy vinrent reglement à une demy heure d'intervalle l'un de l'autre, avant que d'accoucher ; & bien qu'elle eust esté ainsi suprise de cette fascheuse maladie trois heures auparavant, dans le temps que son enfant commençoit d'estre au passage, je ne laissay pas de préjuger qu'elle accoucheroit enfin heureusement ; à cause que dans les intervales des accés de convulsion elle revenoit à connoissance, & avoit d'assez passables douleurs, pour le pouvoir esperer avec l'aide que j'y apportay. Ce dangereux accident m'obligea de la faire saigner par deux fois du bras durant son travail, quoy-qu'elle eust esté encore saignée par précaution, il n'y avoit que quatre jours. Par les dispositions que je vis en cette femme, qui dés le commencement de son travail se plaignoit d'une grande douleur de teste, & de l'égarement de son jugement, quoy-qu'elle raisonnast assez bien, j'avois prédit à son mary le danger où elle estoit de tomber dans ce fascheux accident, & comme elle fut surprise du sixiéme accés de cette convulsion dans le moment qu'elle accoucha de son enfant, & que je la délivrois de son arrièrefaix, elle resta dans un grand assoupissement avec perte de toute connoissance durant une heure & demie, aprés quoy le jugement commença à luy revenir, & elle se porta assez bien pendant les trois premiers jours ; ensuite desquels elle eût une fiévre continuë avec redoublemens durant douze jours, pour raison de quoy je la fis saigner du pied le quatriéme jour de son accouchement, & encore du bras le jour suivant. Vers le onziéme jour il luy survint un flux de ventre, qui luy ayant duré deux jours la mit en danger, aprés quoy ce flux estant heureusement cessé, & la fiévre aussi, elle se porta bien, & je l'ay accouchée vingt mois ensuite tres-heureusement de son second enfant, qui ne luy causa aucune convulsion, comme ce premier avoit fait; cét accident n'arrivant ordinairement que dans le temps du premier accouchement des femmes, qui est presque toûjours beaucoup plus laborieux que les autres suivans.

Observation CCCXXXII.

D'une femme qui ayant un flux de ventre depuis un mois, mourut deux jours aprés estre avortée d'un enfant de cinq mois.

Le 3 May 1683 je vis une femme qui avoit depuis un mois un flux de ventre avec de grandes épreintes, dont elle estoit tres-affoiblie, ayant pour lors un soupçon de grossesse de cinq mois, ou environ; dont deux Medecins qui la voyoient, n'estant pas bien certains, m'avoient mandé pour en sçavoir mon sentiment. Ayant examiné cette femme en leur presence, je les asseuray qu'elle estoit veritablement grosse d'enfant, quoyque l'orifice interne de sa matrice me parust considerablement ouvert en sa partie exterieure, mais il estoit exactement fermé en l'interieure; ce qui joint avec les autres signes que je trouvay en cette femme, me fit juger qu'elle estoit tres-certainement grosse. Néanmoins contre mon sentiment, qui estoit tres-veritable, sa Sagefemme avoit certifié à ces Medecins, qu'elle ne l'estoit pas, aussi-bien qu'un autre Chirurgien, qui l'ayant vûë aprés moy, & soutenant avec autant d'opiniastreté que d'ignorance le sentiment de la Sagefemme contre le mien, conseilla à cette femme de prendre un lavement avec quatre onces de miel, au lieu de lavemens de lait, ou de simple décoction de son, que je luy avois ordonnez; lequel lavement trop fort redoubla aussi-tost son mal, & la fit avorter d'un enfant de cinq mois, qui estoit encore vivant: mais comme la mere avoit esté extrémement affoiblie de cette fascheuse maladie, elle mourut le deuxiéme jour ensuite de son avortement, à quoy contribua beaucoup l'ignorance de ce Chirurgien, qui estoit aussi grande que celle de la Sagefemme.

Observation CCCXXXIII.

D'une femme qui eût une si abondante évacuation de vuidanges aussi-tost qu'elle fut accouchée, qu'elle en eût plusieurs grandes foiblesses.

LE 15 May 1683 j'ay accouché une femme d'un enfant extraordinairement gros, qui vint naturellement; mais les vidanges de la mere furent si abondantes aussi-tost qu'elle fut accouchée, comme elles avoient toûjours esté dans tous ses autres précedens accouchemens, qu'elle en eût plusieurs grandes foiblesses durant quatre heures entiéres. La grosseur de son enfant, & celle de son arriérefaix, & de ses vaisseaux qui estoient de la mesme proportion, contribuerent beaucoup à cette abondante évacuation, ou perte de sang qui luy survint incontinent aprés qu'elle fut accouchée, comme il luy estoit arrivé en toutes ses autres précedentes couches, nonobstant quoy elle se porta bien ensuite. Il faut remarquer que les femmes sont pour lors d'autant plus sujettes à cét accident, que leur enfant & leur arriérefaix sont gros, & que leur travail est plus laborieux, comme il est presque toûjours en pareille occasion. C'est pourquoy il faut toûjours saigner ces sortes de femmes dés qu'elles commencent d'estre en travail, durant tout le temps duquel travail on doit aussi éviter toutes sortes d'alimens & de remedes qui peuvent échauffer le sang.

Observation CCCXXXIV.

Du laborieux accouchement d'une femme, à laquelle il fallut tirer avec les instrumens sont enfant mort en son ventre.

LE 28 May 1683 j'ay accouché une femme âgée de quarante huit ans, de son premier enfant, qui pour estre resté durant deux jours fortement engagé dans le passage, aprés l'écoulement des eaux, y mourut; l'extréme grosseur de sa teste ayant beaucoup contribué à l'y retenir, aussi-bien que la secheresse des parties de la mere, qui avoit vidé toutes les eaux de son enfant sans aucune dilatation de la matrice, deux jours avant que j'eusse esté mandé pour la secourir, au deffaut du Chirurgien qu'elle avoit arresté auparavant pour l'accoucher, lequel préjugeant bien par toutes les mauvaises dispositions de cette femme, qu'elle auroit un travail tres-laborieux, en avoit évité la pratique, en se faisant celer, ce qui fit qu'aprés avoir épuisé toute l'industrie d'une Sagefemme qui l'avoit assistée à son défaut, on eût recours à moy, pour la secourir dans cette urgente necessité. Mais ce fut trop tard pour pouvoir sauver son enfant, que je fus obligé de tirer avec les instrumens, aprés la certitude que j'eus de sa mort au ventre de sa mere; sans lequel secours elle seroit indubitablement morte: Et comme toutes les parties de la vulve commençoient à se tumefier beaucoup, & à s'enflammer, & l'urine & les autres excrémens à estre entiérement supprimez, je me servis de l'instrument que j'ay inventé, auquel j'ay donné le nom de *Tireteste*, dont l'on peut voir la figure dans mon livre des accouchemens, afin de faire moins de violence par le moyen de cét instrument à ces parties; mais cét enfant estoit si gros que les parties externes de la vulve, ne se pouvant assez dilater il s'en fit un déchirement jusques à *l'anus*; & comme elles estoient déja fort enflammées avant l'operation, il y survint une gangréne durant les premiers jours, qui m'empescha de les pouvoir reünir, comme j'aurois fait sans cét accident, par le moyen de quelques points d'éguille; n'ayant pas jugé à propos de l'entreprendre, à cause de la pourriture qui survint à ces parties, d'où il tomba plusieurs escarres; aprés quoy ces mesmes parties ayant esté nettoyés de cette pourriture, cette femme se porta tres-bien dans la suite, sans avoir aucune incommodité en la retention de son urine, comme j'en ay vû à quelques femmes, qui aprés des violens accouchemens de cette nature, sont restées incommodées d'un flux involontaire de l'urine, qui leur venoit de la perte de substance qui s'estoit faite au col de la vessie, ensuite de la pourriture qui estoit arrivée en ces parties, où il estoit resté des fistules incurables.

OBSERVATION CCCXXXV.

D'une femme qui avoit un scyrrhe phlegmonneux de la matrice.

LE 3 Juin 1683 j'ay vû une femme âgée de quarante ans, qui avoit depuis six semaines un scyrrhe phlegmonneux de la matrice, dont elle fut encore fort incommodée durant prés de deux mois, sentant journellement des élancemens dans cette partie avec de grandes douleurs de reins, & de frequentes suffocations, dont elle ne fut soulagée que peu à peu, comme je luy avois prédit; durant tout lequel temps je luy avois conseillé de se faire saigner du bras de temps en temps, & d'éviter toutes sortes de remedes purgatifs, & de se contenter de l'usage du petit lait, & des eaux de *Forges*; car j'ay toûjours observé par experience, que les purgatifs sont tres-pernicieux dans ces maladies; parce qu'ils augmentent la fluxion sur la partie affligée, où il y a toûjours pour lors une obstruction, qui ne permettant pas une libre évacuation de l'humeur qui y afflue, en augmente encore la maladie. C'est pourquoy je prefere aussi en ces occasions la saignée du bras, à celle du pied.

Observation CCCXXXVI.

D'une femme à qui, estant avortée d'un enfant de cinq mois & demy, le tiers de l'arrierefaix resta dans la matrice, & n'en fut expulsé qu'en plusieurs parcelles à demy suppurées.

LE 9 Juin 1683 je vis une jeune femme de vingt ans, qui venoit d'avorter au terme de cinq mois & demy de sa premiére grossesse, d'un petit enfant qui resta en vie durant une demy heure: mais la Sagefemme qui l'avoit assistée n'ayant pas pû la délivrer entiérement de son arrierefaix, luy en avoit laissé le tiers dans la matrice, qui s'estant tout-à-fait refermée devant que je fusse arrivé pour la secourir, & ne pouvant pas estre dilatée sans violence, m'obligea d'en commettre l'expulsion à la nature, qui rejetta ce qui en estoit resté en plusieurs parcelles à demy suppurées durant cinq ou six jours; pendant lequel temps je luy fis faire trois ou quatre fois chaque jour, des injections émollientes dans la matrice, tant pour laver les excrétions fetides qui en sortoient, que pour aider à rendre l'expulsion de ce reste de corps étrange plus facile. Cette femme avoit esté travaillée quelque temps auparavant durant plusieurs jours, d'un flux de ventre, qui avoit beaucoup contribué à la faire ainsi accoucher avant terme, & quelques jours aprés sa couche, elle eût durant un mois une fiévre double tierce, ensuite de quoy elle se porta bien.

OBSERVATION CCCXXXVII.

De l'accouchement d'une femme grosse de huit mois, dont l'enfant qui estoit mort en son ventre depuis long-temps, n'estoit pas plus gros qu'un avorton de trois mois, & avoit un pied vicieusement conformé.

LE 4 Juilllet 1683 j'ay accouché une femme d'un petit enfant mort en son ventre, depuis un tres-long-temps selon l'apparence; car cét enfant estoit si petit, qu'il ne paroissoit pas avoir plus de trois mois, quoy-que la mere crût pour lors estre grosse depuis prés de huit mois, qu'elle avoit eû tous les signes ordinaires de grossesse, sinon qu'elle n'avoit pas senti remuër si manifestement son enfant, ny de la mesme maniere que dans ses autres précedentes grossesses. La petitesse de son enfant pouvoit bien faire douter qu'elle ne fust seulement grosse que de trois ou quatre mois; mais comme cét enfant avoit un pied vicieusement conformé, je crûs qu'il estoit plus vraisemblable, que sa conception ayant esté debile & vicieuse dans son principe, il n'avoit pas pris l'accroissement ordinaire dans le ventre de sa mere; à quoy avoient beaucoup contribué une fluxion de poitrine, dont elle fut fort incommodée durant les deux premiers mois de sa grossesse, & une grande tristesse continüelle qu'elle avoit eüe depuis neuf ou dix mois qu'elle s'estoit remariée en secondes nopces, contre la volonté de son pere & de sa mere, qui ne l'avoient point voulu voir depuis tout ce temps-là; joint à cela, que cette femme avoit porté cét enfant mort en son ventre au moins depuis quinze jours qu'elle estoit tombée fort rudement sur les genoüils, ou mesme depuis un plus long-temps devant cette chûte, qui pouvoit n'avoir seulement qu'acceleré l'expulsion de cét avorton. La mere nonobstant cét accident se porta bien aprés; & je l'ay accouchée dans la suite de plusieurs autres enfans à terme, qui se portoient tres-bien, & n'avoient aucun vice de conformation.

Observation CCCXXXVIII.

D'une femme qui estant avortée d'un petit fétus *de la grosseur d'une mouche à miel, ne fut délivrée que deux jours aprés de l'arriérefaix, qui estoit tout semblable à ce qu'on appelle ordinairement un faux germe.*

Le 21 Juillet 1683 je vis une femme qui venoit d'avorter d'un petit *fétus*, qui n'estoit pas plus gros qu'une mouche à miel; ensuite de quoy le délivre de ce petit avorton estant resté en sa matrice, elle eût une perte de sang assez abondante; qui néanmoins ne fut suivie d'aucune foiblesse; & comme sa matrice ne s'estoit ouverte qu'aproportion de la petitesse de ce *fétus*, je ne trouvay pas pour lors aucun lieu de la pouvoir délivrer: mais deux jours ensuite y ayant trouvé plus de disposition, je luy tiray de la matrice ce corps étrange, qui y estoit resté; lequel estoit tout semblable à ce qu'on appelle ordinairement un faux-germe, & de la grosseur d'un médiocre œuf de poule. Cette expérience me fit manifestement connoistre, & me confirma dans la croyance que j'ay toûjours euë, que tous ces prétendus faux-germes que les femmes vident ordinairement vers le troisiéme mois de leur grossesse, ont toûjours esté de veritables germes dans le commencement; & que ce ne sont effectivement que des petits arriérefaix, dont les membranes sont farcies de caillots de sang, qui en augmentent la grosseur; & qui aprés que les eaux qu'elles contenoient s'en sont écoulées, estant toutes ramassées en un globe par la contraction de la matrice, & estant comme moulées dans sa cavité confusement avec ces caillots de sang, & avec le corps mollasse de ces petits arriérefaix, les fait ressembler au gesier de quelque volaille: & comme assez souvent dans ces sortes de fausses couches des femmes, on ne s'apperçoit pas d'aucun *fétus*, à cause de l'extréme petitesse & de la mollesse du corps de ces petits avortons, dont la figure se corrompt, & la matiére se confond avec les caillots de sang que les femmes vident dans ces sortes d'accidens, & qu'on ne leur voit vider ensuite que ces especes de corps étranges, on les prend ordinairement pour des simples faux germes, quoy-qu'en effet ce soient de veritables arriérefaix, comme estoit celuy que je tiray à cette femme, qui croyoit pour lors estre grosse de deux mois & demy, ou environ.

Mais

Mais comme elle avoit toûjours esté fort incommodée durant tout le commencement de sa grossesse, & principalement depuis plus de quinze jours, qu'elle vidoit de la matrice tous les jours des serositez sanglantes, & mesme quelque peu de sang par intervales, cela avoit esté cause que ce petit *fétus*, dont elle estoit ainsi avortée, n'ayant pas profité, & s'estant flétri, n'estoit pas de la proportion qu'il auroit deû estre à ce terme de grossesse.

Observation CCCXXXIX.

Du laborieux accouchement d'une femme, dont l'enfant estoit mort en son ventre depuis onze jours, laquelle femme croyoit estre grosse de plus d'onze mois entiers.

LE 10 Aoust 1683 j'ay accouché une femme âgée de quarante-deux ans de son premier enfant, qui estoit tres-gros, & qu'elle portoit mort en son ventre depuis onze jours entiers, sans qu'elle eust eû auparavant aucun accident, qui luy eût pû faire conjecturer la cause de la mort de son enfant, sinon qu'elle s'estoit fort chagrinée d'une mauvaise nouvelle, qu'elle avoit receuë depuis peu. Cette femme croyoit pour lors avoir porté cét enfant en son ventre plus de onze mois, à cause des accidens ordinaires de grossesse, qu'elle avoit sentis dés le commencement de ce temps, & qu'il y avoit onze mois & demy entiers qu'elle n'avoit pas eû ses menstruës, dont elle avoit esté toûjours tres-parfaitement reglée: de sorte qu'aprés le second mois de leur suppression, ayant senti toutes les incommoditez qui ont coûtume d'accompagner les commencemens de grossesse, & s'estant trouvée mal dés ce temps-là d'une fluxion sur la poitrine, avec crachement de sang, elle fut saignée par trois fois du bras; aprés quoy s'estant mieux portée, & continuant toûjours dans la pensée qu'elle avoit d'estre grosse, depuis le temps qu'elle n'avoit pas eû ses menstruës, suivant ce compte, elle croyoit avoir veritablement porté son enfant en son ventre onze mois & demy. Mais on peut croire aussi qu'elle n'estoit devenuë effectivement grosse, qu'aprés les deux mois de suppression de ses menstruës, & que l'évacuation artificielle de trois saignées du bras qu'on luy avoit faites, ayant supplée au deffaut de l'évacuation naturelle des menstruës, elle avoit esté renduë capable de conception par ce remede; & que cela estant ainsi les signes de grossesse qu'elle avoit eûs dans ces deux premiers mois, & tous les autres accidens, devoient estre attribuez à la simple suppression de ses menstrues. Cette femme eût six semaines devant que d'accoucher de fausses douleurs, qui l'obligerent de m'envoyer querir, croyant sentir les veritables douleurs de l'accouchement, & fut encore surprise une seconde fois de semblables fausses douleurs, quinze jours avant son accouchement. Durant le dernier mois de sa grossesse elle avoit toûjours senti son enfant mouvoir en son ventre d'une tres-grande force, jusques au jour qu'il mourut aprés s'estre remué extraordinairement. Elle fut durant trois jours en travail, ses douleurs cessant de temps en temps par intervales, & souffrant de tres-frequens & violens vomissemens avec foiblesses & tournoyemens de teste, qui me faisoient craindre qu'elle ne fust surprise de convulsion; pour raison dequoy je la fis saigner par deux fois du bras; & comme son enfant estoit fort gros, & que sa teste, qui estoit toute molle à cause de sa corruption, ne put pas assez dilater le passage, cela fut cause que ce gros enfant y resta fortement engagé au droit des épaules, qui estoient si grosses, que je fus obligé d'introduire les doigts de ma main jusques sous une des aixelles, pour aider à le tirer dehors. La mere nonobstant un si laborieux travail se porta bien aprés, & estant redevenuë grosse dans la suite, je l'ay accouchée fort heureusement au terme de neuf mois d'un autre enfant, qui estoit une grosse fille qui se portoit tres-bien.

Observation CCCXL.

Du laborieux accouchement d'une femme boiteuse dont l'enfant estoit extrémement gros.

Le 18 Aoust 1683 j'ay accouché une femme âgée de trente-un an, de son premier enfant, qui vint naturellement: mais comme cette femme estoit d'un âge déja un peu avancé, & qu'elle estoit boiteuse, & que son mary avoit la teste fort grosse, & les épaules tres-larges, je prejugeay dés le commencement du travail de cette femme qu'il seroit tres-laborieux, comme il fut, à cause de la grosseur de son enfant, qui le fit rester pendant dix-huit heures au passage, durant lequel temps je fus obligé de la faire saigner par deux fois du bras, pour éviter que son sang estant extraordinairement échauffé par la grande agitation de son travail, il ne s'en fit un trop grand transport au cerveau, & qu'elle ne tombast pour ce sujet en convulsion ; à quoy elle avoit de la disposition ; & mesme voyant que son enfant pour la grande difficulté de son travail estoit en grand danger de rester tout-à-fait au passage, & d'y périr, je fus obligé de faire prendre à la mere, quatre heures devant qu'elle accouchast, l'infusion de deux drachmes de sené, avec le jus d'un orange, pour reveiller par ce remede ses douleurs, qui s'estoient entiérement ralenties, & de la faire tenir débout, soustenuë par dessous les bras durant quelque temps pour le mesme sujet ; ce qui ayant produit l'effet que j'en avois esperé, la fit accoucher heureusement d'un tres-gros enfant masle vivant, qui avoit la teste & les épaules toutes semblables à celles de son pere, comme je l'avois bien prejugé : car pour l'ordinaire les enfans ressemblent à leur pere, de sorte que j'ay souvent remarqué que les femmes dont le mary à la teste petite & les épaules étroites, accouchent bien plus facilement, que celles qui ont des hommes à grosse teste & larges épaules.

Observation CCCXLI.

De l'accouchement d'une femme grosse de six mois, dont l'enfant presentoit les pieds, laquelle s'estoit blessée en levant trop les bras.

LE 27 Aoust 1683 j'ay accouché une femme au sixiéme mois de sa grossesse, d'un enfant qui presentoit les pieds, lequel je tiray en cette posture vivant. Cette femme s'estoit blessée il n'y avoit que trois heures en levant trop le bras, pour ouvrir une fenestre ; ce qui fait bien connoistre la grande facilité qu'ont certaines femmes grosses à se blesser pour le moindre effort qu'elles puissent faire, & la necessité que ces femmes ont de se tenir en grand repos pour pouvoir conserver leur grossesse jusques à terme. Cét enfant vint par les pieds, parce que c'estoit la posture naturelle en laquelle les enfans de ce terme sont ; auquel temps ils ont encore la teste en haut, & les pieds en bas ; ce qui avoit esté cause que ne s'estant pas encore retourné, comme les enfans font ordinairement vers le dernier mois de la grossesse, il s'estoit presenté estant encore dans sa premiere situation.

Observation CCCXLII.

D'une femme qui ayant perdu entiérement l'esprit par une grande affliction six jours aprés estre accouchée, & estant redevenuë grosse ensuite, nonobstant son alienation d'esprit, accoucha heureusement, & revint aussi-tost en son bon sens.

LE 1[r] Septembre 1683 je vis une femme qui avoit entiérement perdu l'esprit depuis prés d'un an, pour la grande affliction qu'elle eût de la mort d'un enfant de quatre ans qu'elle aimoit uniquement; lequel accident luy estoit arrivé cinq ou six jours aprés estre accouchée d'un autre enfant; & nonobstant son aliénation d'esprit, estant redevenuë grosse, comme elle estoit lors que je la vis, elle accoucha tres-heureusement vers le mois d'Avril de l'année suivante; auquel temps elle revint en son bon sens, & s'est toûjours tres-bien portée dans la suite; la bonne évacuation des vidanges de cette derniere couche y ayant beaucoup contribué, comme je l'avois fait esperer à son mary.

Observation CCCXLIII.

D'une Demoiselle qui mourut en convulsion avec son enfant dans le ventre.

LE 3 Septembre 1683 je vis une Demoiselle âgée de dix-huit ans, ou environ, grosse de huit ou neuf mois, qui avoit de tres-violentes convulsions depuis quinze heures, qui l'avoient réduite à l'agonie. C'estoit une fille qui pour cacher son deshonneur, avoit celé sa grossesse; & comme elle avoit toûjours fort serré son ventre pour ce sujet, & qu'elle estoit venuë avec precipitation le jour precedent de trois lieux en un carosse fort rude, le violent ébranlement qu'elle en avoit receu, avoit pû beaucoup contribuer à la faire tomber dans cét accident, & peut-estre aussi quelque autre cause, ou quelque mauvais remede qu'elle avoit pris, que l'on ignoroit; car estant à l'agonie, & ayant perdu toute connoissance, lors que l'on me manda pour la voir, on n'en put pas sçavoir la verité par sa bouche; & comme l'orifice de sa matrice n'estoit aucunement ouvert, & qu'il n'y avoit pas lieu pour ce sujet de l'accoucher, joint qu'estant pour lors à l'extremité, elle n'auroit pas eû la force d'en supporter l'opération, je la laissay mourir ainsi avec son enfant dans le ventre, ayant seulement recommandé de le faire tirer du ventre de la mere par l'operation Césarienne, dés le moment qu'elle seroit expirée; ce qui arriva une heure ensuite: mais quelques jours aprés, on me dit que le pere de cette malheureuse Demoiselle, pour ne pas découvrir à d'autres personnes le deshonneur de sa fille, avoit mieux aimé la faire enterrer comme elle estoit morte, avec son enfant dans le ventre, que de le faire tirer par l'opération Césarienne aprés qu'elle fut expirée, comme je l'avois recommandé, quoyqu'il n'y eust pas d'esperance de pouvoir trouver son enfant encore vivant, aprés quinze ou seize heures d'une si mortelle convulsion.

Observation CCCXLIV.

De l'accouchement d'une femme grosse de sept mois, qui avoit eû une legere perte de sang dés le second mois de sa grossesse, & un flux de ventre quatre jours devant que d'accoucher.

LE 27 Septembre 1683 j'ay accouché une femme d'un enfant de sept mois, dont la naissance avoit esté accelerée de deux mois entiers, par un flux de ventre qu'elle avoit eû quatre jours avant que d'accoucher, qui avoit contribué à faire écouler les eaux de son enfant sans aucunes véritables douleurs, qui ne luy vinrent qu'une heure devant que d'accoucher, n'ayant eû que de simples douleurs de reins durant les trois ou quatre jours precedens. La mere avoit eû une legere perte de sang dés le second mois de sa grossesse, qui avoit encore recommencé au sixiéme mois. Néanmoins son enfant estoit vivant, & paroissoit estre assez fort, par comparaison de ceux de ce terme, & tetta mesme durant les premiers jours: mais sa foiblesse naturelle fut cause qu'il mourut le sixiéme jour de sa naissance, comme font ordinairement tous les enfans qui naissent véritablement à ce terme prematuré, dont je n'ay jamais veû aucun vivre plus de sept jours.

Observation CCCXLV.

D'un enfant né véritablement à huit mois, qui se porta tres-bien, ne se sentant point de la foiblesse dont il estoit, quand il naquit à ce terme prematuré.

Le 28 Septembre 1683 j'ay accouché une jeûne femme de son premier enfant, qui estoit un garçon, au terme de huit mois, & quelques jours de plus; & comme il manquoit prés d'un mois, qu'elle ne fust grosse de neuf mois entiers, dont elle estoit bien certaine, car il n'y avoit pas encore huit mois & demy qu'elle estoit mariée, son enfant estoit petit & foible, ayant un continuel petit cry languissant durant le premier jour. Mais il se porta bien ensuite, comme aussi la mere, dont l'accouchement avoit esté ainsi acceleré de prés d'un mois, par les violens efforts d'un vomissement, dont elle avoit esté extraordinairement travaillée huit jours auparavant. Outre la certitude que l'on avoit par le temps du mariage de la mere, que cét enfant estoit véritablement né à huit mois & quelques jours, la proportion du corps de l'enfant le faisoit manifestement connoistre; car il estoit de beaucoup plus petit que quatre ou cinq autres enfans, dont j'ay accouché depuis ce temps-là cette mesme femme au terme de neuf mois complets. C'est ce qui fit qu'un tres-celebre Medecin qui estoit le beaupere de cette jeune femme, voyant que ce premier enfant estoit né à huit mois & quelques jours, me dit qu'il ne falloit pas beaucoup se mettre en peine de choisir une bonne nourrice pour ce petit enfant, qui estant né à huit mois ou environ, ne pouvoit pas vivre, à ce qu'il croyoit suivant l'opinion commune. Mais je luy répondis que je m'étonnois fort qu'il fust encore dans cette vieille erreur, qu'il entretenoit luy-mesme au lieu d'en desabuser les autres; car il est tres-certain que les enfans peuvent d'autant plus facilement vivre, qu'ils approchent plus du terme le plus parfait, qui est la fin du neuviéme mois, & que pour ce sujet les enfans de huit mois vivent bien mieux que ceux de sept mois, qui sont toûjours si petits, & si foibles, que je ne croy pas que de mille il en puisse vivre un seul, ainsi que je l'ay toûjours connu par toutes les experiences que j'en ay. Mais au contraire des enfans de huit mois, il y en a bien la moitié qui échapent, & principalement ceux à qui on donne une bonne nourrice, qui en a bien du soin, comme on en donna une par mon conseil au petit fils de ce celebre Medecin, qui a eû par là occasion de se desabuser par sa propre experience de la vieille erreur en laquelle il avoit toûjours esté jusques alors. Car cét enfant qui estoit tres-petit & delicat, au temps de sa naissance prematurée, est presentement aussi fort & robuste que tous les autres enfans dont j'ay accouché depuis ce temps-là la mere, au terme de neuf mois. Ces enfans ainsi nez à huit mois, sont semblables à ces foibles arbres que l'on arrache de la terre prematurément, lesquels estant transplantez aprés avoir paru tout fletris & languissans durant quelque temps, l'on voit se fortifier de jour en jour, quand ils ont repris racine. Aussi voit-on assez souvent que les enfans nez à huit mois quand ils ont pris (s'il faut ainsi dire) racine en ce monde, & qu'ils sont seulement parvenus jusques au troisiéme mois, ne se ressentent presque plus pour lors, de cette premiere foiblesse, que leur naissance prematurée leur avoit causée.

OBSERVATION CCCXLVI.

Du laborieux accouchement d'une femme, dont l'enfant avoit la face en dessus, avec le cordon de l'ombilic qui se presentoit à costé de sa teste, qui estoit fort grosse.

LE 30 Septembre 1683 j'ay accouché une femme d'un gros enfant que je fus obligé de retourner pour le tirer par les pieds, quoy-qu'il presentast la teste la premiere : parce que la mere ayant esté extremement fatiguée durant un jour entier, qu'il y avoit qu'elle estoit en travail, par des douleurs de reins extraordinaires, qui ne répondant point du tout en bas, faisoient que la teste de l'enfant, qui estoit fort grosse, & qui avoit la face en dessus, ne pouvoit estre poussée, ni descendre au passage : car dans cette mauvaise situation de l'enfant, le mouvement des douleurs de la mere agissant par leur compression, sur l'inégalité des bras & des jambes de l'enfant, qui estoient aussi tournez vers le ventre de la mere, en estoit intercepté ; ce qui faisoit que ces douleurs ne pouvoient pas produire leur effet, comme elles font facilement quand le dos de l'enfant est tourné vers le ventre de la mere, & qu'il a la face en dessous. Outre cela le cordon de l'ombilic qui se presentoit en mesme temps avec la teste de l'enfant, qui estoit en cette mauvaise situation, auroit esté cause qu'il seroit indubitablement mort au ventre de sa mere, avant qu'il en eust pû estre expulsé par la seule opération de la nature; sa grande foiblesse me paroissant en ce qu'il commençoit à se vider, & le battement de son cordon à n'estre presque plus sensible. Je tiray cét enfant vivant estant déja si foible, qu'il ne vécut que sept heures; mais la mere nonobstant un si laborieux accouchement se porta tres-bien ensuite.

Observation CCCXLVII.

De l'accouchement d'une femme, qui aprés trois années de sterilité devint des plus fécondes.

Le 14 Octobre 1683 j'ay accouché une femme âgée de vingt-trois ans ou environ, de son premier enfant qui estoit un garçon, laquelle de sterile qu'elle avoit esté durant les trois premiéres années de son mariage, devint si feconde, qu'outre ce premier enfant je l'ay encore accouchée de quatres autres enfant masles qu'elle eût dans la suite à une année reglement l'un de l'autre, & je croy qu'elle auroit continué depuis ce temps-là de faire des enfans tous les ans, si elle n'estoit devenuë veuve. On doit remarquer en cét exemple que la naissance du premier enfant donne souvent dans la suite à la femme qui avoit esté sterile, plus de disposition à faire d'autres enfans qu'elle n'avoit auparavant; à cause que les vaisseaux qui servent à l'evacuation des mois, devenans plus amples dans la grossesse, & plus libres par l'accouchement, la femme se porte d'autant mieux, & devient aprés, d'autant plus susceptible de conception, que la matrice est mieux repurgée de la superfluité du sang qui y afflue reglément tous les mois, comme il est arrivé à cette femme dont je viens de parler.

Observation CCCXLVIII.

De l'accouchement d'une femme qui avoit une perte de sang, dont l'enfant avoit la teste d'une figure tres-monstrueuse.

Le 21 Octobre 1683 j'ay accouché une femme d'un enfant qui avoit la teste d'une figure tres-monstrueuse, presque semblable aux exemples que j'ay rapportés au x. Chapitre du premier

premier livre de mon traité des accouchemens. Toute la teste de cét enfant ne consistoit quasi qu'en la face, avec de tres-gros yeux fort éminens. Il avoit vers *l'occiput*, une masse charnuë de substance presque semblable à celle de l'arriérefaix, qui sembloit sortir du cervelet & de la nuque du col. Cét enfant se présentoit la face en dessus; ce qui fit que la mere n'eût pendant tout son travail, qui dura plus de vingt-quatre heures, que des douleurs tres-lentes, à quoy contribuoit encore beaucoup une perte de sang assez considerable, dont elle fut surprise, qui luy ayant déja causé plusieurs foiblesses, m'obligea de l'accoucher en retournant son enfant, pour le tirer par les pieds. Cette femme avoit senti cét enfant monstrueux durant sa grossesse mouvoir bien plus frequemment, & d'une force plus extraordinaire que les autres enfans de ses grossesses précedentes; & son ventre sur la fin de cette derniére grossesse estoit si tendu, par une prodigieuse quantité d'eau, qu'elle vida sans douleur dans le commencement de son travail, qu'elle paroissoit estre grosse de deux enfans. Mais nonobstant la force de cét enfant, qui paroissoit bien conformé de toutes les parties de son corps, à l'exception de sa teste qui estoit d'une figure monstrueuse, il estoit mort quand je le tiray du ventre de sa mere; à quoy avoit beaucoup contribué la perte de sang considerable que la mere avoit euë, & le long sejour que cét enfant avoit fait en mauvaise situation au passage, d'où je fus obligé de le tirer, de crainte que la mere ne succombast par la grandeur de sa perte de sang. L'ayant ainsi preservée du danger de la vie où cette perte de sang l'avoit mise. Comme elle estoit la femme d'un sçavant Medecin, je laissay à son mari à faire réflexion sur les causes qui pouvoient avoir contribué à la figure monstrueuse de la teste de cét enfant, que la mere attribuoit à l'extréme attention avec laquelle elle avoit regardé la figure d'un singe dans le commencement de sa grossesse.

Observation CCCXLIX.

De l'accouchement d'une femme, dont l'enfant venoit le cul devant.

LE 25 Novembre 1683 j'ay accouché une femme d'un enfant qui venoit le cul devant, lequel je laissay venir en cette posture, l'ayant jugé plus expedient, à cause des douleurs de la mere qui me parurent estre suffisantes, pour le pouvoir facilement pousser dehors en cette posture, veû que cét enfant estoit de médiocre grosseur, & que cette femme avoit déja eû plusieurs autres enfans assez gros; ce qui me fit juger que la voye seroit assez suffisante, comme elle fut en effet; car la mere en accoucha, avec le peu d'aide que je luy donnay, en glissant un doigt de chaque main dans le pli des aînes, pour dégager les cuisses & les jambes, aussi facilement & heureusement que si son enfant fust venu dans la posture naturelle: & cét enfant se portoit tres-bien, quoy-qu'il se fust vidé auparavant dans le ventre de sa mere, comme font toûjours ceux qui se présentent dans cette posture.

Observation CCCL.

D'une femme qui quoy-qu'elle fust accouchée tres-heureusement, eût ensuite une disposition inflammatoire de la matrice.

Le 6 Janvier 1684 j'ay accouché une jeune femme de son premier enfant, laquelle nonobstant qu'elle fust accouchée tres-heureusement en trois heures de temps, & qu'elle se fust tres-bien portée durant tout le premier jour de sa couche, fut surprise d'une tres-grande douleur du costé gauche du ventre, répondante à l'aîne, au rein, & à la cuisse du mesme costé; ce qui faisoit craindre qu'il ne luy vint une de ces tumeurs rebelles, que l'on voit quelque fois arriver à certaines femmes aprés l'accouchement, à la partie inferieure & laterale du ventre; à quoy auroit pû contribuer une toux continuelle dont cette femme estoit fort travaillée toutes les nuits; laquelle toux agitant extraordinairement par sa violente impulsion la matrice qui estoit en fluxion, à cause de la couche recente, augmentoit de plus en plus cette douleur du bas ventre; de telle sorte qu'il y avoit à craindre que la disposition inflammatoire qu'elle causa dans ces premiers jours à la matrice, ne se convertist en une vraye inflammation de cette partie; joint à cela que les vidanges de la couche n'estant que sereuses, comme elles sont toûjours quand la matrice souffre quelque disposition inflammatoire, le plus grossier & la lie du sang restant sans une libre évacuation, augmentoit encore la douleur & le danger; ce qui m'obligea de la faire saigner trois fois du bras, & une fois du pied; sans lequel remede la malade auroit pû succomber, à cause d'une grosse fiévre continuë avec des redoublemens toutes les nuits, dont elle fut fort travaillée jusques au quinziéme jour aprés son accouchement, auquel temps tous les accidens cesserent peu à peu, ensuite de quoy cette femme se porta bien.

OBSERVATION CCCLI.

De l'accouchement d'une femme à qui les membranes de l'arriérefaix resterent dans la matrice aprés la sortie de l'arriérefaix.

LE 10 Janvier 1684 j'ay accouché une femme d'un enfant qui vint naturellement; mais en la délivrant de son arriérefaix, toutes les membranes qui estoient trop foibles, s'estant entiérement separées de sa masse resterent dans la matrice; ce qui m'obligea de porter la main à son entrée, pour les tirer dehors comme je fis, quoyque avec un peu de peine, parce que la matrice s'estoit presque tout-à-fait refermée, aussi-tost que j'en eûs tiré l'arriérefaix. Cette femme m'avoit dit auparavant, qu'il y avoit environ neuf ans, que la Sagefemme qui avoit coûtume de l'accoucher en ce temps-là, luy avoit fait croire qu'au neuviéme jour de sa couche elle avoit vidé un faux germe presque de la grosseur du poing, luy persuadant que ce faux germe auroit dû estre un second enfant, si ce corps n'estoit ainsi devenu étrange. Mais je crûs, comme je luy dis, que c'estoit plûtost une partie de l'arriérefaix, ou bien toutes ses membranes restées de la sorte dans la matrice, avec quelques caillots de sang, qui s'estant embarrassez dans les replis de ces membranes, avoient formé ce prétendu faux germe, qu'elle vida ainsi le neuviéme jour de sa couche; comme il luy auroit pû arriver en cette derniére couche, si je n'eusse tiré de la matrice toutes les membranes de son arriéfaix qui y estoient restées, comme je viens de dire. J'ay oüy mile fois faire de semblables contes à des Sagefemmes, & mesme à des Chirurgiens & à des Medecins, qui m'ont assuré avoir vû des femmes vider des veritables faux germes quelques jours aprés avoir esté accouchées & bien délivrées de leur arriérefaix: Mais s'ils avoient aussi-bien éxaminé que moy tous ces prétendus faux germes, ils auroient manifestement reconnu, que ces corps étranges n'estoient veritablement que quelque reste d'arriérefaix, ou de ses membranes confuses avec quelques caillots de sang endurcis. Je connois quelques Chirurgiens qui faute d'une suffisante capacité en l'art des accouchemens dont ils font profession, ne pouvant assez souvent bien délivrer leurs accouchées de l'arriérefaix, sans en laisser une partie, ou de leurs membranes, dans la matrice, font aprés cela passer ces sortes de corps étranges qu'ils y ont laissez, pour des faux germes, afin de couvrir par-là du mieux qu'ils peuvent leur peu d'industrie & leur ignorance.

OBSERVATION CCCLII.

D'une Demoiselle grosse de huit mois fort incommodée de vapeurs épileptiques.

LE 8 Février 1684 un Chirurgien de mes confreres desirant avoir mon avis, me fit voir une Demoiselle âgée de vingt ans ou environ, qui estoit sujette à des vapeurs épileptiques, dont elle estoit incommodée de temps en temps depuis quatre années, & beaucoup plus qu'à l'ordinaire depuis six ou sept mois. Mais luy ayant mis la main sur le ventre, que je trouvay fort gros avec dureté inégale, & le nombril poussé en dehors, avec plusieurs autres conjectures, je ne doutay aucunement qu'elle ne fust grosse de huit mois ou environ, quoyque cette Demoiselle niast positivement le fait, simulant que l'augmentation de sa maladie venoit d'une autre cause; & j'adjoutay à mon jugement, que je la croyois estre en tres-grand danger de tomber en convulsion, quand elle accoucheroit; l'habitude fort replete dont elle estoit, devant beaucoup contribuer à cette mauvaise disposition qui estoit déja en elle; joint à cela que c'estoit sa premiére grossesse. Mais j'avertis les personnes à qui cette Demoiselle appartenoit, que le moyen le plus salutaire pour prévenir cét accident estoit de la saigner dés qu'elle commenceroit d'estre en travail.

OBSERVATION CCCLIII.

D'une femme qui mourut d'un flux de ventre dysenterique, six jours aprés estre accouchée d'un enfant de sept mois.

LE 10 Février 1684 je vis une femme qui venoit d'accoucher d'un enfant de sept mois, qui pour son extréme foiblesse expira aussi-tost. Cette femme avoit pour lors un flux de ventre, dont elle avoit esté beaucoup travaillée depuis prés d'un mois, qui fut si violent qu'il la fit enfin, accoucher deux mois devant son terme ordinaire. Je luy avois conseillé huit jours auparavant de prendre deux ou trois fois par jour du lait de vache tout recemment trait, pour adoucir un peu par la benignité de cét aliment, l'acrimonie des humeurs qui luy causoient ce fascheux flux de ventre, qui estoit beaucoup augmenté depuis qu'elle avoit esté purgée contre mon sentiment avec de la *manne* & du *catholicon*, ce flux s'estant converti en dysenterie, à laquelle maladie le lait que je luy avois conseillé auroit esté tres-convenable, comme je l'ay souvent vû reüssir en semblable occasion. Mais on dissuada mal à propos la malade de suivre le bon conseil que je luy avois donné, luy faisant entendre que le lait ne convenoit pas aux personnes qui avoient la fiévre; ne considerant pas que la petite fiévre qu'elle avoit n'estoit qu'un simple accident de son flux dysentérique, & non pas une fiévre essentielle; ce qui fut cause que ce fascheux flux, qui auroit pû cesser avec tous ses accidens par l'usage du simple lait, ayant toûjours continué, & s'estant augmenté depuis ces remedes purgatifs, la fit enfin mourir, six jours aprés l'avoir fait ainsi malheureusement accoucher avant terme.

OBSERVATION CCCLIV.

De l'accouchement d'une femme dont l'enfant présentoit le costé de la face.

LE 23 Février 1684 j'ay accouché une femme d'un tres-gros enfant masle vivant, qui présentoit le costé de la face, ses eaux estant écoulées depuis vingt-quatre heures, sans avoir que de mauvaises douleurs, qui faisant renverser la teste de son ensant sur l'épaule, l'empeschoient d'estre poussée au passage : de sorte que la Sagefemme qui estoit auprés de cette femme depuis le commencement de son travail, voyant que cét enfant présentoit la teste ; mais ne considerant pas qu'elle estoit tout-à-fait de costé, ne pouvoit comprendre la raison pour laquelle elle n'accouchoit pas ; ce qui fit qu'elle eût recours à moy pour y remedier, comme je fis aussi-tost, en tirant cét enfant par les pieds aprés l'avoir retourné, ayant jugé qu'il estoit plus convenable d'entreprendre cette operation ; quoyque assez laborieuse, que de commettre à la nature l'expulsion de cét enfant en la mauvaise situation que son corps estoit, aussi-bien que sa teste, laquelle ne pouvoit pas estre reduite en une meilleure, qu'avec une plus grande difficulté que celle que j'eus à le retourner entiérement, comme je fis pour le tirer par les pieds. La mere & l'enfant ayant esté secourus de la sorte, se porterent tous deux bien ensuite.

Observation CCCLV.

D'une femme qui mourut d'une perte de sang causée par l'entier renversement du fond de la matrice.

Le 11 Mars 1684 j'ay vû une femme qui avoit une perte de sang continuëlle depuis huit mois qu'elle estoit accouchée, laquelle je jugeay estre entiérement incurable, & la devoir certainement faire mourir, comme il arriva peu de temps ensuite ; parce que cette perte de sang venoit d'un renversement du fond de la matrice, qui avoit esté tirée au dehors par une ignorante Sagefemme, dans le temps qu'elle la voulut délivrer de son arriérefaix en l'accouchant, & comme aprés ce fascheux accident, cette Sagefemme s'estoit contentée de repousser la matrice en dedans, sans reduire pour lors le renversement de son fond, comme elle auroit dû faire, si elle eust esté assez entenduë en son art ; il se fit un si fort étranglement de cette partie, vers l'orifice interne qui estoit aussi renversé, que ce fond de la matrice s'estant extraordinairemenr tumefié, la reduction que l'on en auroit pû faire dans le commencement, devint dans la suite impossible.

OBSERVATION CCCLVI.

D'une femme qui accoucha tres-heureusement, quoy-qu'elle eust eû une perte de sang un mois auparavant.

LE 19 Mars 1684 j'ay accouché une jeune femme de son premier enfant qui vint naturellement, laquelle avoit eû un mois auparavant, une perte de sang, dont elle vida bien une palette en un jour ; pour lequel sujet je la fis saigner pour lors du bras, & la fis tenir de repos au lit ; moyennant quoy ce dangereux accident ayant cessé, cette femme porta son enfant encore un mois entier, & en accoucha tres-heureusement en quatre heures de temps : mais pour une plus grande seureté elle s'abstint, par mon conseil, de coucher avec son mary durant tout ce mois, afin d'éviter par cette précaution la recidive de cét accident, qui auroit pû estre tres-dangereux à la mere & à l'enfant.

OBSERVATION CCCLVII.

De l'accouchement d'une femme qui avoit un flux dysentérique depuis dix ou douze jours.

LE 22 Mars 1684 j'ay accouché une jeûne femme de son premier enfant qui vint naturellement : mais la mere estoit pour lors tres-incommodée depuis dix ou douze jours d'un fascheux flux de ventre dysentérique, qui luy continua encore deux jours entiers aprés estre accouchée ; pour lequel sujet je luy conseillay l'usage du lait de vache tout recemment trait, tant pris par la bouche, qu'en clystere, par le moyen duquel remede elle fut guerie de cette dangereuse maladie, qui auroit pû luy estre mortelle, comme elle fut à cette femme dont j'ay parlé en l'observation CCCLIII. car il faut remarquer que ces sortes de flux dysentériques venant assez souvent du dégorgement d'une bile corrosive, qui de la vessie du fiel, & du canal pancréatique se décharge premiérement dans les intestins gresles, où elle cause de tres-grandes douleurs, avant que d'estre portée dans les gros intestins, où cette humeur excite par son acrimonie de tres-fréquentes épreintes, l'on ne peut appaiser l'intemperie que cette fascheuse maladie cause aux intestins superieurs, que par la voye de quelque aliment benin tel qu'est le lait ; car les clysteres ne pouvant pas estre portez par dela les gros intestins, il arrive assez souvent, que l'on reçoit peu de soulagement si l'on se contente de ces simples clysteres, sans faire user aux malades de quelque aliment medicamenteux, qui puisse en mesme temps adoucir l'acrimonie de cette bile corrosive, qui se décharge dans les intestins superieurs, comme fait tres-bien le lait tout recemment trait. Mais il faut bien prendre garde que ce soit le lait d'une vache bien saine, qui ne soit point pleine, ni en chaleur, & qu'elle n'ait pas fait trop recemment son veau, & qu'elle soit nourrie de bon pasturage, & abreuvée de bonne eau ; toutes lesquelles conditions sont absolument necessaires au lait pour en rendre l'usage salutaire.

OBSERVATION CCCLVIII.

D'une femme qui accoucha heureusement à terme, quoy-qu'elle eust eû un mois auparavant la fiévre durant cinq semaines, dont elle avoit esté guerie en prenant du quinquina.

LE 29 Mars 1684 j'ay accouché une femme d'un enfant masle qui se portoit bien, quoy-que la mere eust eû un mois auparavant une fiévre tierce, & double tierce, durant prés de cinq semaines, qui l'avoit reduite à une extréme foiblesse, n'ayant pas pû guerir de cette fiévre par tous les remedes ordinaires de la medecine ; ce qui fit que son Medecin qui avoit toûjours repugné à mon sentiment, qui estoit de luy faire prendre du *quinquina*, fut enfin obligé de luy donner ce remede en boisson, qui ayant produit le bon effet que j'en avois fait esperer à la malade, la guerit parfaitement de cette fiévre, dont la violence des accés la mettoient en grand risque d'accoucher avant terme, & mesme de mourir si elle eust accouché durant cette maladie qui l'avoit extrémement debilitée ; de sorte qu'estant rétablie en bonne santé, & estant entiérement à terme, elle accoucha tres-heureusement d'un enfant qui se portoit tres-bien.

OBSER-

OBSERVATION CCCLIX.

D'une femme qui avoit une disposition inflammatoire de la matrice, causée par une fausse couche qu'elle avoit eûë.

LE 12 May 1684 je vis une femme qui avoit une indisposition inflammatoire de la matrice, causée par une fausse couche qu'elle avoit eûë, depuis trois semaines qu'elle avoit commencé à vider, à ce qu'on me dit, quelque portion d'un faux germe, aprés deux ou trois mois de soupçon de grossesse; & principalement de ce qu'un Chirurgien peu entendu en l'art des accouchemens, avoit tenté par plusieurs fois, avec quelque violence, de la delivrer de ce corps étrange; joint à cela que plusieurs Medecins qui la voyoient journellement, l'avoient fait saigner du pied & purger mal à propos, durant que la matrice souffroit encore une fluxion assez considerable, qui estoit entretenuë par la presence de quelque portion de ce corps étrange, qui y estoit restée adherente depuis tout ce temps-là: car elle en avoit encore vidé une petite partie grosse comme une noisette le mesme jour que je la vis; laquelle ne me parut pas avoir aucune corruption considerable; & comme on avoit coutume de faire prendre tous les jours à cette femme des lavemens purgatifs assez forts, & d'autres remedes interieurs, pour exciter, à ce que l'on pretendoit par ces remedes, l'expulsion de ce qui pouvoit estre resté de ce corps étrange dans la matrice, & la soulager de tres-grandes douleurs qu'elle sentoit dans le ventre, qui estoit assez tendu, je luy conseillay au lieu de cela, de ne se servir que d'une simple décoction émolliente, ou bien de seule eau tiéde, ou du petit lait pour tout remede, & de commettre tout le reste à la nature; ce qui luy réussit fort bien, & la delivra entiérement en peu de jours de cette inflammation de matrice, qui avoit esté si grande que la malade en avoit mesme eû quelques mouvemens convulsifs. Il faut remarquer qu'il vaut beaucoup mieux assez souvent commettre à la nature l'expulsion de ces sortes de corps étranges, quand la matrice n'est pas assez ouverte pour les pouvoir tirer facilement, que d'en tenter avec violence l'extraction par l'operation de la main, comme avoit fait ce Chirurgien, ou d'en exciter l'expulsion par des remedes purgatifs inconsiderémment ordonnez, comme ceux que l'on avoit [illegible] prendre à cette femme fort à contre-temps, lors que la matrice estoit encore en une fluxion tres-douloureuse : car il arrive que l'orifice de la matrice au lieu de s'amolir & de se relascher, comme il fait quand l'inflammation est appaisée, demeure au contraire endurci & fermé, durant tout le temps que cette partie souffre inflammation.

OBSERVATION CCCLX.

D'une femme qui mourut quatre jours aprés estre avortée d'un petit enfant de trois mois.

LE 14 Juin 1684 j'ay vû une femme réduite à l'agonie, par une fiévre continuë avec une fluxion de poitrine, qui l'avoit fait avorter il y avoit trois jours, au troisiéme mois de sa grossesse, d'un petit enfant mort tout corrompu; & sur ce que l'on me dit que ce petit avorton n'avoit esté expulsé de la matrice, que deux heures aprés qu'elle eût vidé quelques membranes meslées de quelques caillots de sang, qui firent croire à sa Sagefemme, & aux Medecins qui la voyoient dans sa maladie, que c'estoit l'arriérefaix qu'elle avoit ainsi vidé; j'asseuray son mary & la Sagefemme qui estoient presens, que si la malade n'avoit point vidé autre chose depuis la sortie de ce petit avorton, qu'elle n'estoit point delivrée de l'arriérefaix, comme en effet elle ne l'estoit point; car il arrive toûjours que ces petits avortons sont expulsez devant l'arriérefaix, qui souvent reste dans la matrice en ces sortes de fausses couches, s'il n'en est expulsé avec l'enfant en mesme temps, comme il arrive quand il est encore tout envelopé dans ses membranes. L'avortement qui estoit ainsi arrivé à cette femme de le temps de sa maladie, qui de soy estoit déja mortelle, joint à la corruption de l'arriérefaix resté en la matrice, à quoy sa Sagefemme & ses Medecins n'avoient pas pris garde, contribua d'autant plus à la faire mourir le lendemain que je la vis en cét état desesperé, comme je l'avois predit à son mary.

OBSERVATION CCCLXI.

De l'accouchement d'une femme qui avoit vidé plusieurs fois du sang & des eaux par la matrice dans le temps de sa grossesse.

LE 11 Juillet 1684 j'ay accouché une femme au terme de sept mois & huit ou dix jours de sa grossesse, d'un enfant masle, qui par la proportion de son corps me parut estre du temps que je viens de marquer. Cette femme avoit eû une perte de sang assez considerable qui avoit commencé vers la fin du second mois de sa grossesse, & avoit continué en se renouvellant de temps en temps, jusques à la fin du cinquiéme mois, auquel temps cette perte de sang ayant cessé, elle se porta assez bien durant un mois ou cinq semaines; aprés quoy elle vida tout d'un coup par la matrice, plus d'une pinte d'eau en plusieurs flots, & continua encore durant plus d'un mois à en vider presque tous les jours; au bout duquel temps elle accoucha néanmoins assez heureusement de cét enfant, qui pour estre né ainsi prematurément, ne vécut que dix ou douze heures. L'on pourroit douter si les eaux que cette femme vida tout d'un coup par la matrice en si grande abondance, un mois devant que d'accoucher, estoient les eaux de son enfant, qui se fussent ainsi écoulées par quelque rupture de leurs membranes, ou si elles procedoient d'une espece d'hydropisie de matrice, qui avoit succedé à la debilité que la perte de sang qui avoit precedé, pouvoit avoir causée en cette partie, comme il y avoit grand sujet de le croire. Il faut néanmoins remarquer que l'on voit aussi quelquefois des femmes qui long-temps devant que d'accoucher vident les eaux de leur enfant, qui s'écoulent seulement en partie par une legere rupture de leurs membranes, qui se fait en quelque endroit, qui ne répondant pas à l'orifice interne de la matrice, empesche qu'elles ne s'ecoulent entiérement; de sorte qu'une bonne partie des eaux de l'enfant restant encore dans la matrice, l'accouchement ne succede quelquefois que long-temps aprés ce premier écoulement qui se renouvelle par intervale.

Observation CCCLXII.

D'une femme qui fut dangereusement malade à cause de l'arriérefaix qui estoit resté en sa matrice aprés estre avortée d'un enfant de trois mois.

LE 12 Juillet 1684 je vis une femme qui ne faisoit que commencer à se mieux porter, aprés avoir esté tres-dangereusement malade durant trois semaines entiéres de fiévre continuë avec redoublemens, & autres fascheux accidens procedans de la suppuration de l'arriérefaix resté en sa matrice, ensuite de l'avortement qu'elle avoit eû d'un enfant de trois mois; sa Sage-femme ne l'ayant pas pû delivrer de cét arriérefaix, pour la difficulté qu'elle y trouva; la matrice s'estant tout-à-fait refermée, à ce qu'elle me dit, immediatement aprés la sortie de l'enfant; ce qui l'obligea d'en commettre l'expulsion à la nature, qui n'en vint à bout que par l'entiere suppuration de ce corps étrange ainsi resté durant trois semaines: car quoy-que les femmes vident ordinairement dans le mesme jour l'arriérefaix tout entier en ces sortes d'avortemens, ou peu de jours ensuite, on en voit néanmoins ausquelles ce corps étrange n'est expulsé qu'en suppuration, qui dure bien plus long-temps, & est toûjours accompagnée de fiévre, de grande douleur de teste, & de vapeurs hysteriques, avec de frequentes foiblesses causées par la corruption de cette suppuration, qui est aussi accompagnée d'une grande infection cadavereuse; tous lesquels accidens ne cessent point que cette suppuration ne soit entiérement achevéee; ce que l'on reconnoist en ce que pour lors les excrétions de la matrice paroissent pures, & entiérement delivrées de leur precedente infection, ainsi qu'elles commençoient à paroistre en la femme dont je viens de parler, lors que je la vis; laquelle aprés avoir esté travaillée de tous ces fascheux accidens durant un si long-temps, se porta bien dans la suite.

OBSERVATION CCCLXIII.

D'une femme qui accoucha d'une grosse fille qui avoit toutes les parties charnuës de son corps tres-dures, & comme scyrrheuses.

LE 9 Aoust 1684 j'ay accouché une femme âgée de plus de quarante ans, de son premier enfant, qui estoit une grosse fille encore vivante, mais tres-foible, & qui mourut deux heures aprés estre née. La mere m'assura qu'il y avoit six jours entiers qu'elle ne l'avoit point senti remuër en son ventre, aprés avoir fait une legere chute, & qu'elle n'estoit grosse pour lors que de sept mois, ou environ; mais la grosseur de l'enfant & celle de l'arriérefaix me firent croire qu'elle s'estoit trompée à la supputation du temps de sa grossesse, qui dans le commencement n'avoit pas mesme esté connuë de plusieurs Medecins, qui attribuant à maladie les incommoditez qu'elle sentoit en ce temps, l'avoient fait saigner du pied, & baigner, & purger beaucoup de fois avec de tres-violens remedes. Cét enfant en venant au monde avoit toutes les parties charnuës de son corps, qui estoit fort gros, tres dures & comme schyrreuses, & tout le ventre fort tendu comme s'il eust esté hydropique, ou bien comme si le foye, qui est ordinairement grand aux enfans, eust esté une fois plus tumefié qu'il ne devoit estre; & l'arriérefaix qui estoit aussi tres-gros, estoit tout verdastre, & commençoit à se corrompre; ce qui pouvoit faire douter si les mauvaises dispositions de cét enfant procedoient en partie de tous les remedes dont cette femme avoit usé mal à propos dans le commencement de sa grossesse, aussi-bien que de son mauvais temperament, ou si elles n'estoient survenuës que depuis les six jours qu'elle n'avoit point senti remuër son enfant, aprés avoir fait cette legere chute; mais je crus que les premieres causes y avoient du moins autant contribué que cette derniere, qui me parut n'avoir esté seulement qu'adjuvante.

Observation CCCLXIV.

D'une femme qui ayant une grande perte de sang, qui luy avoit causé une convulsion, mourut incontinent aprés estre accouchée.

Le 28 Aoust 1684 je vis une femme grosse de huit mois, qui avoit depuis cinq ou six heures une perte de sang si grande, qu'aprés plusieurs foiblesses réiterées, elle en estoit tombée en une convulsion qui luy avoit duré un quart d'heure, ce qui me fit connoistre qu'elle estoit en tres-grand peril de la vie, n'y ayant presque point d'esperance de la pouvoir sauver, veû le mauvais état où elle estoit pour lors; & comme la Sagefemme qui m'avoit appellé pour la secourir, avoit negligé de la faire confesser comme je luy avois recommandé auparavant, & que je craignois avec grand sujet, qu'il ne luy vint encore une autre convulsion, & qu'elle ne mourust entre mes mains en l'accouchant, je ne voulus pas en entreprendre l'opération avant qu'on luy eût donné ce secours spirituel dans cette urgente necessité, comme fit assez inconsidérement un Chirurgien qui survint dans le mesme temps, lequel sans bien connoistre l'extréme danger où estoit cette femme, l'accoucha avec une tres-grande peine d'un enfant mort, à qui l'opération fut entiérement inutile aussi-bien qu'à la mere, qui mourut incontinent aprés comme je l'avois predit, connoissant bien que les grandes pertes de sang de cette nature estoient toûjours absolument mortelles, quand elles estoient suivies de la convulsion, qui est pour lors une marque évidente d'un extréme épuisement de tout le sang.

Observation CCCLXV.

D'une femme qui huit jours aprés estre accouchée fut saignée dix-sept fois en huit jours de temps, quoy-qu'elle eût eû une surabondante évacuation de vidanges durant les premiers jours.

Le 8 Septembre 1684 j'ay vû une femme, qui aprés estre accouchée assez heureusement depuis huit jours, avoit eû durant les quatre premiers jours une évacuation de vidanges une fois plus abondante que n'ont ordinairement les autres femmes en couche; & ayant eû quelque chagrin depuis deux jours, avoit esté surprise d'une douleur du costé gauche, vers le bas des fausses costes, environ la region superieure de l'estomac & du diafragme, qui luy causoit une difficulté de respirer avec fiévre continuë & redoublemens la nuit; pour raison de quoy les Medecins qui la voyoient journellement, la croyant en danger de la vie, si cette maladie ne cessoit dans peu, la firent saigner en huit jours de temps jusques à dix-sept fois, tant du bras que du pied; aprés quoy elle se porta assez bien, non pas par l'effet de ces si frequentes saignées, que je crus luy avoir esté ordonnées par ses Medecins, sans bonne raison, veû qu'elle avoit eû, comme j'ay dit durant les trois ou quatre premiers jours de sa couche une évacuation de vidanges une fois plus abondante qu'à l'ordinaire: mais il arrive assez souvent que la nature forte & vigoureuse, comme elle estoit en cette femme, qui estoit d'une fort bonne complexion, resiste aux remedes faits mal à propos, aussi-bien qu'à la maladie. Cependant ses Medecins attribuoient le bon évenement à toutes ces frequentes saignées, dont trois ou quatre auroient esté tres-certainement plus que suffisantes ainsi que je l'ay bien connu par l'experience d'un tres-grand nombre d'autres femmes, qui aprés de semblables indispositions se sont tres-bien portées, quoy-qu'elles n'eussent esté saignées que deux ou trois fois seulement.

OBSERVATION CCCLXVI.

De l'accouchement d'une femme, qui aprés une sterilité de douze ans, & une maladie de trois ans, fut rétablie en parfaite santé, & renduë feconde par les eaux de Vichy.

LE 18 Septembre 1684 j'ay accouché une femme âgée de trente-quatre ans, de son premier enfant qui estoit un garçon; laquelle n'estoit devenuë grosse de cét enfant qu'aprés douze années de sterilité depuis son mariage; & ensuite d'une longue maladie durant trois années entiéres, qui l'avoient réduite presque à l'extremité: pour raison de quoy ayant esté au printemps & à l'autonne boire des eaux de *Vichy* en *Bourbonnois* durant vingt jours, peu de temps aprés avoir usé de ces eaux minerales pour la seconde fois, elle fut rétablie en parfaite santé; & quelques mois ensuite de cette continuelle langueur durant trois ou quatre années entieres, elle devint en un grand embonpoint, & grosse de cét enfant, dont elle accoucha tres-heureusement. Il y a deux choses assez considerable en cét exemple: la premiére nous fait connoistre que les femmes steriles sont ordinairement bien plus valétudinaires que les autres: & la seconde qu'il n'y a pas de meilleur remede pour déboucher entiérement les obstructions des visceres, aussi-bien que celles de la région de la matrice, qui causent ordinairement ces sortes de longues maladies semblables à celle de cette femme, que l'usage des eaux minerales, qui penetrant par leur vertu aperitive, & s'insinuant jusques dans les plus petites voyes des parties, les nettoyent & les delivrent entierement des mauvaises humeurs, qui par leur tenacité y sont trop engagées, pour en estre expulsées par les remedes ordinaires.

Observation CCCLXVII.

D'une femme qui estant grosse de deux mois & une semaine, eût une excessive perte de sang, qui la fit avorter d'un petit fétus, qui n'estoit pas plus gros qu'une mouche à miel.

Le 30 Septembre 1684 j'ay délivré une femme qui eût une fausse couche au terme de deux mois & une semaine de sa grossesse: & aprés avoir éxaminé l'arriérefaix dont je la venois de delivrer, je trouvay au milieu de ses membranes un petit *fétus* qui n'estoit pas plus gros qu'une mouche à miel, n'ayans pas profité depuis cinq ou six semaines, que son principe de vie avoit esté détruit, par une violente agitation du corps & de l'esprit, qne cette femme avoit eüe dans le temps qu'elle ne pouvoit pas estre grosse que de dix-huit ou vingt jours au plus: de sorte que ne croyant pas l'estre pour lors, à cause que le temps de ses mois n'estoit pas passé, elle negligea de se conserver, ayant esté durant deux jours à monter & courir plusieurs fois par divertissement sur un asne, qui la fit tomber par deux fois assez rudement, ayant eû outre cela une grande frayeur, pour s'estre égarée dans un bois, où elle eût peur des voleurs; ce qui fit que le principe de vie ayant esté détruit en ce *fétus* dés ce commencement de grossesse, il ne prit pas un plus grand accroissement que celuy auquel il estoit pour lors, & resta en cét état au ventre de sa mere durant un mois ou cinq semaines; aprés quoy elle commença à vider quelque peu de sang durant dix jours, en vidant

dant seulement cinq ou six gouttes par jour : mais ensuite il luy survint tout d'un coup une perte de sang si excessive, qu'elle auroit couru grand risque de la vie, si je ne l'eusse délivrée dans ce mesme temps de l'arriérefaix de ce petit *fétus*; lequel arriérefaix paroissoit estre de figure & grosseur, comme ces sortes de corps étranges que l'on prend ordinairement pour des faux germes, mais qui ne sont effectivement que des arriérefaix de ces sortes de petits avortons, ausquels la matrice en se contractant & se resserrant, aprés que les eaux qui estoient contenuës en leurs membranes s'en sont écoulées, donne la figure de sa cavité. La santé de cette femme se rétablit peu à peu dans la suite; mais elle fut durant prés de deux mois entiers à vider de temps en temps quelque peu de sang, ou de serosité teinte, sinon qu'elle fut une fois dix jours sans rien vider, & plusieurs autres fois, elle n'avoit esté que deux ou trois jours; ayant par intervale quelques douleurs en maniére de colique dans le ventre; & ce qui est fort extraordinaire, cinquante-deux jours aprés que je l'eûs ainsi delivrée de cette fausse couche, elle vida une petite portion membraneuse & charnuë, qui estant toute ramassée en globe, n'estoit pas plus grosse qu'une mediocre féve d'haricot, & n'avoit aucune corruption, paroissant estre tout nouvellement detachée de la matrice, l'expulsion de ce petit corps étrange ayant esté precedée d'une médiocre évacuation de sang durant trois ou quatre jours, avec quelques douleurs de reins & dans le ventre. La disposition de ce petit corps étrange pouvoit faire croire que c'estoit plûtost un nouveau petit faux germe, engendré depuis cette premiere fausse couche, durant les dix jours que cette femme avoit esté sans avoir aucune évacuation de la matrice, qu'un reste de racine de cét arriérefaix, dont je l'avois delivrée il y avoit cinquante-deux jours, qui estant demeuré adherent vers une des cornes de la matrice, & y ayant toûjours eu quelque communication de vie, s'y estoit entretenu sans corruption; ce qu'il falloit néanmoins bien croire, s'il estoit vray, comme cette femme m'assura, qu'elle n'avoit eû depuis sa fausse couche aucune communication avec son mary, qui eust pû faire soupçonner que ce petit fragment de membrane procedoit d'une nouvelle conception.

Observation CCCLXVIII.

De l'accouchement d'une femme dont l'enfant vint le cul devant.

LE 14 Octobre 1684 j'ay accouché une jeune femme de son premier enfant, qui estoit une fille qui vint le cul devant, laquelle je tiray vivante en cette posture, & se portant fort bien; ayant jugé plus seur de commettre cét accouchement à la nature, jusques à ce que l'enfant eust esté poussé dehors par les seules douleurs de la mere, qui estoient assez bonnes, jusques au gros des fesses; aprés quoy luy ayant dégagé les cuisses & les jambes l'une aprés l'autre hors du passage, j'achevay de le tirer ainsi que s'il eust presenté les pieds le premiers: & comme le cul avoit assez dilaté le passage pour donner une libre sortie à la teste de l'enfant, il ne fut pas en si grand danger de la vie, qu'il auroit esté si j'eusse précipité son extraction, devant que le passage eust esté suffisemment preparé & dilaté: car dans le premier accouchement des femmes la voye n'estant pas faite, comme dans les accouchemens suivans, la teste de l'enfant restant pour ce sujet plus long-temps arrestée au passage, aprés que le corps en est sorti avec beaucoup de peine, il court plus grand risque d'y estre suffoqué, que lors que cette voye a esté dilatée par le cul de l'enfant qui s'est presenté le premier; de sorte qu'il est souvent plus seur de le laisser venir en cette posture, comme je fis, que d'en précipiter l'extraction.

Observation CCCLXIX.

D'une femme âgée de quarante cinq ans, qui avoit un soupçon de grossesse mal fondé.

LE 15 Octobre 1684 je vis une femme âgée de quarante cinq ans, qui n'ayant jamais eû d'enfans croyoit néanmoins estre grosse de huit mois: mais l'ayant éxaminée, je trouvay que son soupçon de grossesse estoit mal fondé, quoy-qu'elle asseurast sentir quelque chose se mouvoir en son ventre depuis plus de quatre mois, comme si c'eust esté veritablement un enfant. Cette femme estoit fort grasse & d'une taille toute ramassée, ayant le nombril fort enfoncé en dedans, & l'orifice interne de la matrice assez menu, comme il est ordinairement aux femmes steriles; lesquelles deux derniéres dispositions n'auroient pas esté de la sorte, si elle eust esté effectivement grosse d'enfant au terme qu'elle croyoit l'estre; ce qui me fit connoistre que ces mouvemens qu'elle prétendoit avoir senti en son ventre depuis quatre mois, ne venoient que de certains tressaillemens de la matrice, procedans de la fermentation des humeurs retenuës dans les vaisseaux de cette partie, à cause de la suppression de ses menstruës, qui estoit en quelque façon naturelle en l'âge avancé où cette femme estoit; & que la grosseur de son ventre n'estoit causée que par un excessif embonpoint.

OBSERVATION CCCLXX.

D'une femme qui estant grosse de six mois & demy fut attaquée de la petite verole qui la fit mourir quatre jours aprés estre accouchée.

LE 18 Octobre 1684 j'ay vû une femme grosse de six mois & démy, qui aprés avoir eû une fiévre continuë avec redoublemens durant cinq ou six jours, fut attaquée de la petite verole; ce qu'un Apotiquaire voyant, il luy fit prendre aussi-tost beaucoup de potions pretenduës cordiales avec de la poudre de vipere & autres drogues de cette nature, qui pour l'extréme repugnance que la malade avoit à les prendre, contribuérent, comme je l'avois prédit, autant que sa maladie, à la faire avorter, & consequemment à luy causer la mort, quatre jours aprés estre ainsi accouchée prématurément dans le mauvais état de sa maladie. Je ne veux pas néanmoins qu'on croye qu'en rapportant cét exemple, j'infere que cette femme ne seroit pas morte, si elle n'eust pas pris toutes les drogues que cét Apotiquaire luy donnoit journellement, qui servirent plûtost d'empeschement que de soulagement à la nature; car sa maladie qui de soy estoit mortelle, pouvoit assez produire ce mauvais effet: mais mon intention est seulement de faire connoistre que dans toutes les maladies des femmes grosses, on doit empescher par toutes sortes de moyens, autant qu'il est possible, qu'elles accouchent durant que la nature est trop occupée par la grandeur de la maladie, pour pouvoir bien regir l'évacuation des vidanges qui doivent suivre l'accouchement, dont les humeurs estant supprimées & détournées, ne manquent pas de refluer vers les parties principales qui estoient déja affectées, & d'augmenter de beaucoup le dangereux état, où les femmes estoient avant leur accouchement.

Observation CCCLXXI.

De l'accouchement d'une femme, dont l'enfant estoit mort à cause de la sortie du cordon de l'ombilic.

Le 5 Novembre 1684 j'ay accouché une femme d'un enfant mort en son ventre, durant le temps de son travail, à cause de la sortie du cordon de l'ombilic qui se présentoit au devant de la teste, qui resta au passage à sec durant cinq ou six heures; les eaux s'estant entiérement écoulées dés le commencement de son travail, sans ouverture de la matrice, dont l'orifice estoit fort épais & si peu dilaté qu'il n'y avoit pas lieu d'y introduire qu'avec peine un ou deux doigts; laquelle disposition m'empescha de tenter à retourner l'enfant qui dans le commencement me parut estre vivant, par le battement que l'on sentoit à son cordon: car il auroit fallu faire pour cela, une si grande violence à la mere, qui estoit tres-petite, & beaucoup affoiblie d'un flux de ventre qu'elle avoit depuis quinze jours, que l'operation luy eust esté vraisemblablement mortelle, aussi-bien qu'à l'enfant, qui pour sa foiblesse s'estoit déja entiérement vidé dans le ventre de sa mere, & estoit situé si au dessus de l'os *pubis*, que durant les cinq premiéres heures de son travail, qui en dura douze entiéres, je ne le pûs aucunement toucher du doigt; ne sentant pour lors que le cordon qui sortoit toûjours à chaque douleur, & que l'on ne pouvoit pas reduire, à cause du peu d'ouverture de la matrice. Le lendemain que j'eus ainsi accouché cette femme, son flux de ventre recommença à l'incommoder durant quelques jours; mais luy ayant fait user du lait de vache tout recemment trait, tant pris par la bouche, qu'en lavement, elle se porta fort bien dans la suite.

OBSERVATION CCCLXXII.

D'une femme qui mourut d'un ulcere carcinemateux de la matrice.

LE 23 Novembre 1684 j'ay vû une femme âgée de septante-trois ans, qui aprés avoir eû une entiére cessation de ses menstruës à l'âge de cinquante quatre ans, avoit esté surprise, dix-huit ans ensuite, d'une perte de sang dont elle estoit fort incommodée depuis neuf ou dix mois; laquelle luy avoit duré pendant un mois entier dans le commencement, & se renouvelloit de temps en temps avec un écoulement de serositez semblables à lavure de chair, qui venoit d'un ulcere carcinomateux que je luy trouvay en la matrice, lequel je jugeay estre entiérement incurable, & devoir certainement faire mourir cette femme dans peu, comme il arriva quelques mois ensuite. Car il faut remarquer que l'on ne voit jamais de perte de sang aux femmes qui ont passé soixante ans, aprés une entiére privation de leurs menstruës durant plusieurs années, qu'elle ne vienne d'une disposition ulcereuse de la matrice; qui nonobstant tous les remedes que l'on y puisse faire, se convertit toûjours dans la suite en un cancer incurable : de sorte que ces pertes de sang doivent toûjours estre considerées, comme un signe avant-coureur de la mort des femmes à qui elles arrivent, ainsi que je l'ay fait remarquer en plusieurs autres observations.

OBSERVATION CCCLXXIII.

De l'accouchement d'une femme qui devant que de devenir grosse, avoit esté tres-infirme durant cinq ans, à cause d'une entiére suppression de ses menstruëes.

LE 1 Decembre 1684 j'ay accouché une femme âgée de vingt-un an de son premier enfant, qui estoit un garçon tres-gros & robuste, nonobstant qu'elle n'eust vescu durant tout le cours de sa grossesse que de fruits verts en excessive quantité; mais ce qui est de plus remarquable, est que cette femme avoit eû ses menstruës dés l'âge de douze ans, dont elle avoit continué tous les mois d'avoir une évacuation bien reglée durant trois annés, aprés quoy ayant eû une grande fascherie, elle en eût une entiére suppression durant cinq années, pendant lesquelles elle fut presque toûjours incommodée, & en continuelle langueur, urinant tres-peu, & rendant mesme quelquefois ses urines toutes noires. Mais ensuite de tout ce temps-là s'estant mariée & ayant eû une seule fois dans le commencement de son mariage quelques gouttes de sang menstruël, elle devint incontinent aprés grosse de cét enfant, qui estoit comme j'ay dit extrémement gros & robuste, nonobstant les mauvais alimens dont la mere avoit usé durant toute sa grossesse, qu'elle avoit mesme ignorée dans le commencement, ayant eû de la peine à se persuader qu'elle eust pû devenir grosse, veû toutes ses infirmitez passées; dont elle fut entiérement guerie par le mariage, qui luy servit d'un salutaire remede, estant devenuë depuis ce temps-là si feconde qu'elle n'a presque pas manqué tous les ans de faire des enfans qui se portoient bien, dont je l'ay toûjours accouchée fort heureusement.

OBSERVATION CCCLXXIV.

D'une femme qui aprés avoir souffert durant quatre jours de tres-violens vomissemens de matiére noirastre, accoucha toute seule assez heureusement, contre l'opinion d'un tres-célébre Medecin, qui avoit proposé de luy faire l'opération Césarienne.

LE 10 Decembre 1684 j'ay vû une femme âgée de trente ans, qui venoit d'accoucher toute seule assez heureusement d'une fille vivante, au terme de huit mois & demy de sa premiére grossesse, aprés avoir souffert durant quatre jours entiers de tres-violens vomissemens, qui luy faisoient rendre par la bouche des matiéres toutes noirastres; mesmes jusques aux matiéres des intestins; lequel accident estoit souvent accompagné de vapeurs, & quelquefois de mouvemens convulsifs; nonobstant quoy ce dangereux accident, qu'on croyoit la devoir faire mourir, estant cessé, elle accoucha si promptement & si facilement, que je la trouvay accouchée toute seule, comme j'ay dit, en arrivant chez elle, n'ayant pas esté plus d'une petite heure en travail. Ces sortes de violens vomissemens venoient vraisemblablement d'un dégorgement extraordinaire de la bile de la vessie du fiel, ou du suc *pancreatique* dans l'intestin *duodenum*, qui en estant douloureusement piquoté, communiquoit cette affection à l'estomac, dans le fond duquel ces mesmes humeurs estoient portées par son violent soulevement, qui y attiroit mesme les matieres des intestins. Cette femme fut si cruellement travaillée durant les quatre jours de ces violens vomissemens, qui luy causerent, comme j'ay dit, des mouvemens convulsifs, qu'un des plus célébres Medecins la voyant en ce mauvais état, proposoit de luy faire l'opération Césarienne, afin de la préserver plus facilement, à ce qu'il s'imaginoit, du plus grand danger où elle estoit de mourir par les efforts extraordinaires de ces continuels vomissemens, qui l'avoient reduite presque à l'extrémité. Mais comme je luy eûs fait entendre, que ce seroit une grande temerité d'entreprendre de faire cette cruelle & funeste operation à cette femme, puisqu'elle pourroit bien accoucher par la voye naturelle, quand elle seroit effectivement en travail, il changea d'opinion & reconnut manifestement la pernicieuse erreur dans laquelle il avoit esté, quand il vit que cette femme estoit accouchée si facilement, qu'elle accoucha d'elle-mesme, sans autre secours que celuy de la nature, comme il luy arriva cinq ou six jours aprés que la violence de ces vomissements, & les accidens qu'ils luy avoient causez, eurent esté calmez par le moyen de deux saignées du bras, que je luy fis faire & de plusieurs clysteres que je luy fis donner, luy faisant aussi prendre un peu de *laudanum*.

Observation CCCLXXV.

De l'accouchement d'une jeune femme de quinze ans, qui estoit devenuë grosse sans avoir jamais eû ses menstruës, sinon qu'il luy en avoit parû la premiére fois un simple petit commencement.

Le 25 Decembre 1684 j'ay accouché une jeune femme âgée de quinze ans, de son premier enfant, qui estoit une grosse fille qui vint naturellement. Elle avoit esté mariée dés l'âge de treize ans, & n'avoit encore alors jamais eû ses menstruës; sinon que le vingt-cinq du mois de Mars précedent, qui estoit justement neuf mois avant son accouchement, il luy avoit parû pour la premiére fois un simple commencement de menstruës, à marquer seulement sa chemise de la largeur de deux doigts; immediatement aprés quoy elle estoit devenuë grosse de cette fille, qui avant que sa mere eust passé l'âge de trente ans, la pouvoit bien rendre grande mere. Cet exemple fait manifestement connoistre que les jeunes femmes ne commencent à devenir fecondes, que lors que ce signe paroist en elles; qui pour petit qu'il soit, en marque la premiére disposition.

Observation CCCLXXVI.

D'une femme qui accoucha heureusement, quoy-qu'elle eust eû quatre accés de convulsion.

LE 17 Janvier 1685 j'ay vû une femme âgée de vingt-cinq ans, en travail de son premier enfant, laquelle avoit déja eû trois accés de convulsion depuis deux heures : mais comme elle estoit revenuë en bonne connoissance, lors que je la vis, aussi-bien que dans les intervalles des autres accés de cette convulsion, & que l'orifice interne de sa matrice, qui estoit d'une substance assez molle & mince, qui sont deux bonnes conditions, commençoit d'estre considerablement dilaté (ne l'estant toutefois pour lors que de la largeur de deux doigts) je laissay la conduite du reste de son travail à la Sagefemme qui l'assistoit, luy recommandant seulement de la faire saigner promptement du bras, & de luy faire donner ensuite un clystere un peu fort; & mesme de la faire saigner une seconde fois, au cas qu'il luy revint encore quelque convulsion, ce qui ayant esté executé, comme je l'avois conseillé, elle accoucha cinq heures ensuite assez heureusement, d'un gros garçon qui se portoit bien; & comme un peu auparavant il luy estoit encore survenu un autre accés de convulsion, elle resta durant deux ou trois heures aprés estre accouchée sans connoissance; mais elle se porta bien ensuite. Il faut remarquer que la convulsion qui arrive aux femmes qui sont en travail, leur est ordinairement mortelle, quand aprés l'accés de la convulsion elles restent sans aucune connoissance, qui est une marque évidente que l'impression qui a esté faite au cerveau a esté fort violente : mais quand elles reviennent à connoissance immediatement aprés la convulsion, comme il estoit arrivé à cette femme, elles en peuvent fort bien échapper, comme elle fit aprés estre heureusement accouchée; à quoy contribuerent beaucoup les deux bonnes conditions que je trouvay en l'orifice interne de sa matrice; qui sont d'estre d'une d'une ſubſtance molle & mince ; par le moyen deſquelles la dilatation neceſſaire à l'accouchement s'en fait bien plus facilement, que lors que cét orifice eſt d'une ſubſtance, dure & fort épaiſſe.

OBSERVATION CCCLXXVII.

D'une femme qui croyant eſtre groſſe de ſix mois, ne vida de la matrice qu'un eſpece de Mole *plus groſſe que les deux poings, composée de plus de mile veſicules de differente groſſeur.*

LE 26 Janvier 1685 j'ay délivré une femme âgée de trente deux ans, d'une eſpece de *Mole*, ou corps étrange tout particulier, laquelle croyoit pour lors eſtre groſſe de ſix mois. Je luy tiray de la matrice, aprés qu'elle eût eû durant trois heures des douleurs ſemblables à celles de l'accouchement, prés de deux livres de petites veſicules pleines d'eau claire, leſquelles tenoient toutes les unes aux autres par de petits filaments tres-fragiles, toute leur maſſe enſemble excedant la groſſeur des deux poings, outre pluſieurs caillots de ſang recuit, qui y eſtoient entrelaſſez en pluſieurs endroits. Toutes ces veſſicules ſemblables à des *hydatides* eſtoient plus de mile en nombre, de differente groſſeur, les plus petites eſtant comme des grains de chenevy, & des poids, d'autres eſtant de la groſſeur d'une aveline, & beaucoup d'autres de moyenne groſſeur. Il y avoit auſſi comme quelque eſpece de chair confuſe, qui ſervoit de baſe, d'où prenoient racine une infinité de filamens, où toutes ces veſſicules eſtoient attachées, ainſi que la graine des œufs paroiſt dans l'ovaire des poules. Cette femme avoit depuis prés de quatre mois une mediocre perte de ſang, en maniére d'écoulement preſque continuël, ne ſentant aucun mouvement en ſon ventre, ſinon un ſimple mouvement de décidence. Mais un peu devant que je la delivraſſe de ce corps étrange, il luy vint une perte de ſang tres-abondante, qui néanmoins ne luy cauſa qu'une ſeule legere foibleſſe; aprés quoy elle eût des vidanges comme il arrive aux fauſſes couches de ce terme : & s'eſtant bien portée enſuite, elle devint groſſe d'un enfant tres-ſain & bien conformé, dont je l'accouchay heureſement le 17 Octobre de l'année ſuivante. Certains Phyſiciens viſionnaires ayant éxaminé ce gros amas de veſſicules, dont j'avois délivré cette femme;

crurent que ces mesmes vessicules pouvoient bien autoriser l'opinion qu'ils avoient, que la génération se fait dans les femmes par de petits œufs, qui se détachant des testicules viennent à tomber dans la matrice par des voyes imaginaires, qu'ils supposent pour prouver leur opinion. Mais je croy que la disposition & le nombre excessif de toutes ces vessicules faisoient assez voir l'erreur de cette opinion chimerique, & que la génération de ce corps étrange n'estoit arrivée en cette femme, que par quelque mauvaise disposition qui s'estoit rencontrée dans les semences qu'elle avoit conceuës, qui ayant esté destituées dès ce commencement du divin mouvement qui devoit placer reguliérement en leur lieu toutes leurs differentes parties, pour en former un enfant; n'en avoit formé que ce *cahos* de simples vessicules.

Observation CCCLXXVIII.

D'une femme qui croyant n'estre grosse que de sept mois, estoit veritablement accouchée au terme de neuf mois complets.

Le 1er Février 1685 j'ay accouché une femme de son premier enfant qui estoit un garçon, qui vint naturellement, sinon que ses eaux s'estoient écoulées sans douleurs, douze heures avant que les veritables douleurs du travail luy vinssent; lesquelles nonobstant cét accident ne luy durerent que deux ou trois heures; aprés quoy elle accoucha tres-heureusement de cét enfant, que je jugeay estre venu au terme de neuf mois complets, par la grosseur & la juste proportion de son corps, quoyque la mere ne se crust grosse pour lors que de sept mois. Mais il y avoit bien de l'apparence qu'elle s'estoit trompée à la supputation du terme dont elle estoit grosse; à cause qu'elle avoit eû ses menstruës à l'ordinaire les deux premiers mois de sa grossesse, dont le commencement luy avoit esté inconnu pour ce sujet. C'est de ces sortes d'enfans gros, gras, larges & plantureux que l'on suppose estre venus à sept mois de grossesse; mais qui sont effectivement nez à neuf mois complets, que l'on voit vivre, qui ont donné lieu à l'erreur que le vulgaire a, que le septiéme mois est un terme naturel de la naissance des enfans; bien que ce terme participe plus de l'avortement que du veritable accouchement, comme la petitesse & l'extréme foiblesse de tous les enfans nez à ce terme prématuré le témoignent assez manifestement.

OBSERVATION CCCLXXIX.

D'une femme qui croyant estre accouchée à la fin du huitiéme mois ayant pour lors un flux de ventre, estoit accouchée au terme de neuf mois complets.

LE 5 Février 1685 j'ay vû une femme accouchée depuis un jour & demy d'une fille, qui se portoit assez bien, & qui par la grosseur & la proportion naturelle de son corps, me parut estre née au terme de neuf mois complets, ou environ, quoyque la mere qui avoit eû quelque petite perte de sang vers le premier mois de sa grossesse, crust estre accouchée seulement à la fin du huitiéme mois; son accouchement ayant esté seulement acceleré de cinq ou six jours par un flux de ventre accompagné de vomissement, dont elle fut fort travaillée durant les deux jours précedens, & qui avoit encore continué avec violence durant trente heures aprés qu'elle fut accouchée, pour raison de quoy son mari m'avoit mandé pour avoir mon avis touchant cette fascheuse indisposition de sa femme, qu'il croyoit en grand danger, à cause qu'elle rendoit par son flux des glaires sanglantes, apprehendant que ce flux ne fust dysentérique. Mais comme je trouvay la malade sans fiévre, lors que je la vis, & sans aucune tension du ventre, & que son flux s'estoit beaucoup moderé depuis trois ou quatre heures, je la crûs sans aucun danger, le peu de sang qu'elle avoit rendu avec épreintes parmy les frequentes dejections du ventre, ne venant que des hémorrhoïdes irritées tant par la compression que la teste de l'enfant en avoit faite, que par l'acrimonie que les humeurs des dejections pouvoient avoir; car s'il y eust eû érosion aux intestins, & que le flux eust esté veritablement dysenterique, le ventre de la malade auroit esté tendu, & elle auroit eû aussi la fiévre; ce qui ne se rencontrant pas, me la fit assurer & son mari, qu'elle se porteroit bien dans peu, comme il arriva aprés qu'elle eût pris par mon conseil tant par la bouche, qu'en clystere deux ou trois simples boüillons au lait avec quelques jaunes d'œufs frais délayez dedans.

OBSERVATION CCCLXXX.

D'une femme qui eſtant groſſe de deux mois, eût un avortement causé par une ceinture imbuë de mercure, qui luy avoit excité un copieux flux de bouche.

LE 11 Février 1685 j'ay vû une femme, qui eſtant groſſe de deux mois, avoit mis au tour de ſon corps une ceinture imbuë de mercure, par l'avis de quelque imprudent qui luy avoit conſeillé de s'en ſervir, pour la guerir d'une ſimple gratelle dont elle eſtoit incommodée; lequel mauvais remede luy avoit cauſé quelques jours enſuite un copieux flux de bouche, avec une ſi grande enflure de toutes les parties interieures de la gorge, que dans l'apprehenſion qu'elle n'en ſuffoquaſt, ou qu'il ne luy arrivaſt un tranſport au cerveau, on avoit eſté obligé, à ce que me dit ſon Chirurgien, de la ſaigner quatre fois, & meſme de la purger pluſieurs fois pour faire prendre cours aux humeurs par embas, ne la croyant pas auſſi luy-meſme groſſe; enſuite de quoy elle eût une perte de ſang aſſez abondante, qui luy ayant cauſé pluſieurs foibleſſes réïterées, luy excita enfin un avortement, auquel les remedes purgatifs qu'on luy avoit donnez pouvoient bien avoir contribué, auſſi-bien qu'à la perte de ſang qui l'avoit precedée. Mais quoyque la malade me paruſt tres-foible pour tous ces accidens, lors que je la vis, je ne la crûs pas en peril, & je préjugeay bien meſme, que la grande évacuation dont ſon avortement avoit eſté precedé, & celle qui le devoit ſuivre, feroient indubitablement ceſſer dans peu ſon flux de bouche, comme il arriva, enſuite de quoy elle ſe porta bien.

OBSERVATION CCCLXXXI.

D'une femme qui ayant fait un voyage de cent lieuës dans le premier mois de ſa groſſeſſe, avorta deux mois enſuite, d'un petit fétus *qui n'eſtoit pas plus gros qu'une mouche à miel.*

LE 25 Février 1685 j'ay vû une femme groſſe de trois mois ou environ, qui avorta en ma préſence d'un petit *fétus* qui n'eſtoit pas plus gros qu'une mouche à miel; la cauſe de cét accident procedant apparemment de ce qu'elle avoit fait en cinq joûrs de temps un voyage de cent lieux dans un carosse de voiture, n'estant grosse pour lors que d'un mois ou environ; ce qui fut cause que par la grande agitation qu'elle receût en ce voyage; le principe de vie ayant esté entiérement, ou en partie, détruit dés ce temps-là en ce petit *fétus*, il n'avoit pas pris un plus grand accroissement. Un mois ensuite cette femme vida de la matrice quelque peu de sang, durant un jour ou deux seulement, lequel accident ayant cessé recommença à paroistre au bout d'un autre mois, & la fit enfin avorter de ce petit *fétus*, qui auroit deû estre de la longueur du plus grand doigt de la main, vers la fin du troisiéme mois; auquel temps la nature le poussa dehors tout envelopé de ses membranes & de ses eaux, le tout estant de la grosseur d'un petit œuf de poule. Si cette femme eust esté saignée du bras devant que d'entreprendre son voyage, comme je luy aurois conseillé, si elle m'en eust fait demander avis, elle se seroit peut-estre preservée par ce remede de la fausse couche qui luy arriva; car les femmes grosses se blessent d'autant plus facilement que leurs vaisseaux sont pleins de sang; parce que la grande commotion du corps échauffant beaucoup le sang, & luy donnant un plus impétueux mouvement qu'à l'ordinaire, les vaisseaux de la matrice qui en sont trop pleins, viennent à s'ouvrir extraordinairement, ou mesme à se rompre. C'est pourquoy les femmes grosses qui ont quelque long voyage à faire de necessité, ne peuvent pas se preserver de cét accident par un meilleur remede que par la saignée, qui vide la trop grande plenitude des vaisseaux.

OBSERVATION CCCLXXXII.

D'une femme qui se plaignoit de la mauvaise méthode d'un Chirurgien, qui avoit employé plus de six livres de beurre en son precedent accouchement.

Le 27 Février 1685 j'ay accouché une femme d'une fille qui vint naturellement, & avec assez de facilité. Cette femme voyant qu'elle estoit accouchée plus aisément qu'elle n'avoit esperé, & s'étonnant de ce que je ne l'avois touchée auparavant que trois ou quatre fois pour l'aider à accoucher aussi heureusement qu'elle avoit fait, me dit qu'un Chirurgien qui l'avoit assistée dans son precedent accouchement, avoit usé plus de six livres de beurre, luy en introduisant continuellement dans la matrice, & qu'il avoit toûjours eû sa main au passage, croyant par là faciliter son accouchement, qui au contraire en fut beaucoup retardé par cette mauvaise méthode; car en introduisant si frequemment la main au passage pour introduire ce beurre, on consume les humiditez glaireuses naturelles, qui servent bien mieux à faciliter la sortie de l'enfant, que tout le beurre qu'on y peut introduire; outre qu'on ne le peut pas porter en cette partie, qu'en faisant quelque violence qui l'echauffe & la fait tumefier. Pour moy, je suis si ménager & si chiche de beurre en ces occasions, pour la raison que je viens d'alleguer, que dans les plus difficiles accouchemens naturels que je fasse, je n'en use pas ordinairement plus de la grosseur d'une noix, & encore bien moins quelquefois; ne m'en servant que pour oindre simplement mon doigt afin de l'introduire avec plus de facilité dans le seul temps qu'il est necessaire.

Observation CCCLXXXIII.

D'une femme à qui par l'ouverture de son corps aprés sa mort, on trouva le testicule gauche plus gros que la teste d'un homme.

Le 7 Mars 1685 je vis une femme âgée de vingt ans, que l'on soupçonnoit pours lors estre grosse pour la premiere fois, de six mois ou environ, ayant le ventre assez gros pour le croire; mais comme il estoit extraordinairement dur, & que je trouvay l'orifice de sa matrice extrémement petit & menu, je ne la crus pas grosse d'enfant, l'éminence de son ventre me paroissant proceder de quelque tumeur scyrrheuse du *Mesentere,* ou de quelque autre partie voisine de la région de la matrice. Cette femme estoit si attenuée de fiévre lente, & d'un long flux de ventre qui avoit succedé à de frequens & violens vomissemens, qu'elle en estoit presque moribonde: mais ces vomissemens estoient un peu calmez depuis trois semaines, qu'elle avoit vidé par la bouche un ver de la longueur de la main, qui luy causoit auparavant de frequentes défaillances: de sorte que cette femme aprés avoir encore langui durant un mois, mourut; & par l'ouverture de son corps qui fut faite en ma presence, on luy trouva le testicule gauche tumefié d'une si prodigieuse grosseur, qu'il excedoit celle de la teste d'un homme, & remplissoit tout le bas ventre, pesant plus de quinze livres, d'une substance toute compacte, comme celle d'un scyrrhe graisseux, semblable au corps graisseux que l'on voit au-dessus de la poitrine d'un bœuf; & le testicule droit estoit aussi d'une pareille substance; mais il n'excedoit pas la grosseur des deux poings, & contenoit en son milieu gros comme une noix de glaires semblables à du blanc d'œuf; & la matrice estoit au reste saine, mais émaciée & petite, comme celle d'une fille de huit ans. Le bas ventre contenoit outre cela plus de trois pintes d'eau bourbeuse, jaunastre; & la poitrine en contenoit bien deux pintes qui estoient claires; & les poulmons estoient adherens aux costes. La cause de toutes ces mauvaises dispositions qui auroient pû arriver à une fille, aussi-bien qu'à cette femme, pouvoit estre attribuée à la suppression de ses menstruës, dont la matiere retenuë avoit donné lieu à une si prodigieuse augmentation de ses testicules, & à la generation des eaux qui se trouverent en son ventre, & en sa poitrine; de sorte que toutes les humeurs superfluës se portant & s'arrestant en ces parties, au lieu de s'écouler par la matrice, elle estoit devenuë toute émaciée, par l'entiere privation de leur évacuation naturelle.

OBSERVATION CCCLXXXIV.

De l'accouchement d'une femme, dont l'enfant avoit la face d'une figure extraordinaire.

LE 8 Mars 1685 j'ay accouché une femme au terme de sept mois & trois semaines, d'une fille qui pour sa foiblesse expira une heure aprés estre née. Cette femme estoit beaucoup plus grosse qu'elle n'avoit coustume d'estre dans ses autres precedentes grossesses; ce qui procedoit d'une tres-grande abondance d'eau qu'elle vida sans aucune douleur, cinq ou six heures devant que d'accoucher de cét enfant, qui avoit la face d'une figure extraordinaire, n'ayant qu'un petit bout de nez aigu, où il n'y avoit qu'un seul trou tout rond, au lieu des deux narines; & les yeux estoient entiérement clos par une forte adhérence des deux paupiéres. La mere me dit que dans le commencement de sa grossesse elle avoit regardé avec une grande attention un baladin, qui faisoit devant elle des postures du corps, &

faisoit prendre à son visage & à ses yeux des figures extraordinaires ; ce qui pouvoit bien avoir contribué au vice de conformation qui paroissoit au visage de son enfant, dont toutes les autres parties du corps estoient néanmoins assez bien conformées. J'avoüe que la forte imagination d'une femme peut bien dans le commencement de sa grossesse causer une telle commotion au petit corps de l'enfant, dont la matiére est pour lors encore toute molle, que la figure reguliere de ses parties en estant corrompuë, elle en devienne monstrueuse : mais aprés le second ou le troisiéme mois, comme les parties du corps de l'enfant sont assez fermes & solides, je ne croy pas que leur figure puisse en ce temps estre changée par la seule imagination de la mere.

Observation CCCLXXXV.

D'une femme à qui, estant avortée d'un petit enfant de quatre mois, l'arriérefaix resta dans la matrice, & n'en fut expulsé qu'aprés douze heures.

LE 1[r] Avril 1685 j'ay vû une femme qui estoit avortée il y avoit une heure d'un petit enfant de quatre mois, qui par sa corruption me parut avoir esté mort dans le ventre de sa mere huit ou neuf jours devant que la nature l'eût expulsé d'elle-mesme ; & comme le corps de cét avorton estoit tout fletri, & tres-petit ; & que pour cette raison il n'avoit que tres-peu dilaté la matrice, je ne trouvay pas lieu pour lors de la pouvoir delivrer de l'arriérefaix qui y estoit resté ; ce qui fit que j'en commis l'opération à la nature, qui l'expulsa tout entier douze heures ensuite ; l'ayant jugé plus à propos, que de faire dans cette disposition la violence qu'il eust fallu faire à la matrice, pour la dilater suffisamment à pouvoir permettre l'extraction de cét arriérefaix retenu, lors que je vis cette femme une heure aprés son avortement, qui luy estoit arrivé pour avoir esté par trop agitée en allant continuellement dans un carosse tres-rude.

OBSERVA-

Observation CCCLXXXVI.

De l'accouchement d'une femme qui avoit eû deux enfans en chacune de trois de ses precedentes grossesses.

LE 19 Avril 1685 j'ay accouché une femme d'une fille qui vint naturellement au terme de huit mois & demy, qui se portoit fort bien, quoy-que sa naissance parust avoir esté accelerée de quinze jours, par une grande frayeur subite que cette femme eût, en voyant chez elle un de ses domestiques battre une femme avec grand excez. Mais on pouvoit aussi croire, que cét enfant estoit venu justement au terme qui estoit naturel à la disposition de sa mere, qui me dit qu'elle n'avoit jamais passé le terme de huit mois & demy en tous ses autres accouchemens precedens, aussi-bien de trois grossesses, où elle n'avoit eû qu'un enfant à chaque fois, que de trois autres, où elle avoit accouché de deux ensemble. Cela estant ainsi, on pouvoit bien croire que cette frayeur, qui auroit pû accelerer l'accouchement d'une autre femme, n'avoit pas produit cét effet en elle, qui estoit entierement à la fin de son terme naturel, le mesme jour qu'elle en fut ainsi surprise. Des trois grossesses où cette femme avoit eû deux enfans à la fois, sa premiére avoit esté de deux garçons; aprés quoy en deux autres grossesses qui avoient suivi cette premiére, elle n'avoit eû qu'un enfant chaque fois, & en deux autres ensuite, qui estoient les dernieres, elle avoit fait deux filles à chaque fois. Quand j'accouchay cette femme cette derniere fois, je vis chez elle deux de ces filles jumelles âgées pour lors de sept ans, qui estoient assez fortes & grandes pour leur âge.

Observation CCCLXXXVII.

Du laborieux accouchement d'une femme qui eût ensuite une disposition scyrrheuse de la matrice, qui la rendit sterile & tres-valetudinaire.

LE 30 Avril 1685 je fus mandé par une femme âgée de vingt ans, pour luy donner mon avis, dans l'impatience où elle estoit d'estre en travail de son premier enfant, depuis un jour &

demy que ses eaux s'estoient écoulées, croyant que sa Sagefemme ne luy donnoit pas tout le secours necessaire : mais dans le mesme instant que j'arrivay chez elle, je trouvay qu'elle accouchoit assez heureusement pour l'enfant qui estoit vivant. Cette femme estoit pour lors debout dans le milieu de sa chambre, sa Sagefemme l'ayant fait mettre en cette posture pour accelerer son accouchement par cette situation, en laquelle elle receut son enfant estant derriére elle, en la maniere que les Sagefemmes de village font assez ordinairement : mais quoy-qu'elle parust pour lors estre accouchée aussi heureusement pour elle, que pour son enfant, elle avoit esté néanmoins si violentée par les efforts de son travail, qui fut aussi laborieux, qu'il avoit esté long, qu'il luy vint ensuite de son accouchement une disposition scyrrheuse de la matrice, qui l'a renduë entiérement sterile & tres-valetudinaire depuis ce temps-là ; à quoy avoient pû beaucoup contribuer, à ce qu'elle croyoit, les violences que la Sagefemme luy avoit faites avec la main, pour accelerer son accouchement, ou plûtost pour le precipiter, lors qu'elle vit que l'on m'avoit envoyé querir pour prendre sa place, dans la crainte qu'elle avoit qu'elle ne perdist sa pratique. Je ne croy pas néanmoins que ce scyrrhe de matrice soit arrivé à cette femme à cause que sa Sagefemme la fit accoucher debout ; car on est quelquefois obligé de faire tenir les femmes en cette situation, quand la difficulté de l'accouchement le requiert : mais il y a de l'apparence que les violences que cette Sagefemme fit avec sa main à la matrice, à ce que me dit cette femme, en furent la veritable cause originaire.

Observation CCCLXXXVIII.

De l'accouchement d'une femme qui avoit vidé par deux differentes fois quelque peu de sang par la matrice, en differens temps de sa grossesse.

LE 13 May 1685 j'ay accouché une femme d'un garçon qui vint à terme, & se portoit fort bien, quoy-que sa mere eust vidé par deux differentes fois quelque peu de sang par la matrice ; l'une à deux mois & demy, & l'autre fois vers le septiéme mois de sa grossesse. C'estoit une femme d'une habitude assez replete, & d'un temperament sanguin & pituiteux, qui dénotoit assez manifestement la necessité de deux saignées du bras que je luy fis faire, dans les temps qu'elle fut surprise de cét accident, luy recommandant aussi pour lors de se tenir au lit de repos durant quelques jours, & sur tout de s'abstenir durant quelque temps du coït, qui auroit pû contribuer à la faire accoucher prematurément, en augmentant la petite perte de sang qu'elle avoit eûë. Il faut remarquer que bien que l'évacuation de sang qui paroist ainsi quelquefois par la matrice, dans le temps de la grossesse, à certaines femmes d'un temperament sanguin, puisse en quelque façon soulager la femme, quand cette évacuation est moderée, & qu'elle ne se fait que par les vaisseaux qui se terminent à l'extérieur de l'orifice interne, il vaut mieux néanmoins tirer la trop grande plenitude de ce sang par la saignée du bras, que de souffrir que l'évacuation s'en fasse en ce temps par la matrice; parce que l'avortement en pourroit estre facilement excité, comme on le voit arriver assez souvent, & principalement lors que ce sang vient de l'interieur de la matrice, ce que l'on reconnoist par l'ouverture de son orifice.

Observation CCCLXXXIX.

D'une femme tres-féconde qui accoucha à l'âge de trente ans de son douziéme enfant, qui estant le septiéme des garçons qu'elle avoit eûs tout de suite, devoit guérir des écroüelles les malades qu'il toucheroit.

Le 25 May 1685 j'ay accouché une femme d'un gros enfant masle, qui vint naturellement, laquelle estoit si feconde, que bien qu'elle n'eust pour lors que trente ans, c'estoit son douziéme enfant, & le septiéme des garçons qu'elle avoit eûs tout de suite, qui luy donnoit esperance qu'il pourroit guérir des écroüelles les malades qu'il toucheroit, fondée sur l'opinion commune de beaucoup de gens, qui croyent que tous les septiémes enfans masles ont cette vertu, que l'on attribuë particuliérement à tous nos Rois de France. Cette croyance est si universellement receûë, que nous voyons un tres-grand nombre de malades de tous les endroits de l'Europe, & principalement des Espagnols venir expressément en France, pour se faire toucher avec grande dévotion par Sa Majesté, qui ne leur refuse jamais cette grace.

Observation CCCXC.

De l'accouchement d'une femme dont l'enfant presentoit la teste & la main ensemble.

LE 1 Juin 1685 j'ay accouché une femme dont l'enfant presentoit la teste & la main ensemble; laquelle main sa Sagefemme croyoit estre un des pieds de l'enfant, faute de l'avoir bien examiné. Luy ayant fait connoistre qu'elle s'estoit abusée, & ayant aussi-tost repoussé moy-mesme la main de l'enfant jusques au derriere de la teste, la mere accoucha naturellement un demy-quart d'heure aprés; ayant commis le reste de l'opération à la nature, tant à cause que cette main ne donna pas de peine à réduire, que parce que la femme avoit d'assez bonnes douleurs, pour esperer qu'elle deust accoucher dans peu, ainsi qu'il arriva. Mais comme cette femme avoit une mediocre perte de sang depuis neuf ou dix heures, & qu'il y avoit un jour entier qu'elle n'avoit pas senti son enfant remuër, il vint mort au monde; ayant vray-semblablement peri dans le ventre de sa mere, dans le temps que la perte de sang avoit esté assez considerable pour le priver de la vie. Cette perte de sang avoit esté causée par le détachement de l'arriérefaix d'avec la matrice; ce qui me parut manifestement par le mesme arriérefaix, qui estant tiré estoit tout noirastre, & farci de sang caillé dans sa plus grande partie, qui s'estoit détachée prematurément de la matrice devant la sortie de l'enfant.

Observation CCCXCI.

De l'accouchement d'une femme dont l'enfant vint la face devant.

LE 4 Juin 1685 j'ay accouché une femme d'un gros enfant masle, qui se portoit fort bien, quoy-qu'il vint au monde la face devant. Comme c'estoit le second enfant de cette femme, je jugeay que le passage ayant esté suffisamment dilaté par la naissance de son premier enfant, ce second pourroit bien estre poussé dehors en cette posture. C'est pourquoy pour éviter la violence qu'il eust fallu faire à cét enfant, pour le réduire en une posture plus naturelle, je le laissay venir comme il s'estoit presenté, aidant seulement le mieux qu'il estoit possible à dégager la teste de l'enfant, & me gardant d'en meurtrir le visage & les yeux. Dans le moment que cét enfant nâquit, il avoit les deux levres si fort tumefiées, & si livides, aussi-bien que toute la face, qu'il en paroissoit tout monstrueux : mais peu d'heures aprés sa naissance, tout son visage reprit sa figure & sa couleur naturelle. Cette femme m'avoit envoyé querir un mois entier devant le temps qu'elle accoucha, croyant estre deslors en travail, à cause qu'elle sentoit quelques douleurs dans le ventre, qui venoient de ce que son enfant s'estoit tourné, lequel me parut en ce temps se presenter en la figure naturelle, qui depuis s'estoit apparemment changée, par les trop frequens exercices que la mere avoit faits durant tout le neuviéme mois de sa grossesse, comme font fort abusivement la pluspart des femmes, qui croyant se procurer par ces sortes d'exercices, un plus facile accouchement, sont souvent cause que leur enfant, qui s'en sent extraordinairement agité, prend une mauvaise situation.

OBSERVATION CCCXCII.

D'une femme qui accoucha d'un gros garçon aprés avoir eû durant deux jours des douleurs lentes, qui luy faisoient croire qu'elle accoucheroit d'une fille ; laquelle femme avoit eû ses menstrues dés l'age de neuf ans.

LE 5 Juin 1685 j'ay accouché une femme âgée de trente-sept ans, d'un gros enfant masle qui vint naturellement ; mais la mere eût durant deux jours entiers de petites douleurs lentes, avant que d'en avoir de propres & assez fortes pour accoucher ; ce qui faisoit prejuger à beaucoup de femmes qui la virent durant la longueur de son travail, qu'elle devoit certainement accoucher d'une fille, à ce qu'elles s'imaginoient, à cause de l'opinion vulguaire que l'on a, que le travail des femmes qui font des filles, est bien plus lent que celuy de celles qui font des garçons ; presupposant que les garçons ayant plus de vigueur, font plus d'effort pour venir au monde, que les filles. Mais l'experience m'a tres-souvent fait connoistre le contraire, comme il estoit arrivé en cette femme, qui aprés avoir eû durant deux jours entieres des douleurs tres-lentes, fit un gros garçon : car il est constant que les garçons ayant ordinairement la teste plus grosse, & les épaules plus larges, sont bien plus long-temps à estre poussez au passage, que les filles; qui ayant la teste plus petite, & les épaules moins larges, en sont bien plus promptement & plus facilement expulsées, cette femme me dit qu'elle avoit eû dés l'âge de neuf ans ses menstruës, qui avoient commencé à luy paroistre par une espece de perte de sang, aprés laquelle elle ne les avoit eûës que d'année en année durant trois ans, & qu'ensuite elle les avoit eûës reglement tous les mois. On auroit pû conjecturer par ce signe, qu'elle avoit esté capable de conception dés cét âge de neuf ans, ou bien plus vray-semblablement dés l'âge de douze ans seulement, auquel temps elle avoit commencé d'avoir reglément tous les mois ses menstrues.

Observation CCCXCIII.

D'une jeune femme âgée de seize ans, qui estoit devenuë grosse, quoy-qu'elle n'eust jamais eû ses menstruës.

Le 8 Juin 1685 j'ay vû une jeune femme âgée seulement de seize ans & demy, mariée depuis un an, qui estoit grosse de cinq mois ou environ, quoy-qu'elle n'eust jamais eû ses menstruës, à ce qu'elle me dit, aussi-bien que son mary, qui ne pouvoit pas se persuader qu'elle eût pû devenir grosse, n'ayant pas encore eû ce premier signe de fécondité, m'alleguant pour soûtenir son opinion, qu'on ne voyoit jamais de fruit à un arbre qui n'eust esté precedé de sa fleur. Mais je luy dis qu'il estoit certain, comme il le reconnut bien par sa propre experience, en voyant accoucher sa femme d'un enfant vivant quatre mois ensuite, que les jeunes femmes pouvoient bien quelquefois devenir grosses, ainsi qu'il estoit arrivé à sa femme, sans avoir jamais eû leurs menstruës, si elles usoient du coït dans le temps mesme qu'elles estoient sur le point d'avoir effectivement cette évacuation naturelle pour la premiere fois.

Observation CCCXCIV.

De l'accouchement d'une femme, dont l'enfant avoit le col embarassé de deux tours de son cordon, laquelle eût une suppression d'urine durant les six premiers jours de sa couche.

LE 12 Juin 1685 j'ay accouché une jeûne femme de son premier enfant, qui avoit le col embarassé de deux tours du cordon de l'ombilic ; ce qui fit que l'enfant en estant ainsi bridé, eût de la peine à estre poussé au passage par les douleurs de la mere, qui furent toûjours lentes & coupées, durant un jour entier qu'elle fut en travail, & que le mesme enfant estoit un peu foible, quand il vint au monde ; à cause que les tours de ce cordon, duquel la longueur estoit accourcie, s'estoient serrez, à proportion que l'enfant estoit poussé au passage, où il resta cinq heures entieres ; durant lequel temps le mouvement du sang n'estant pas si libre dans ce cordon, qu'il y auroit deû estre, cela avoit affoibli l'enfant ; & la teste de ce mesme enfant ayant fort comprimé, durant qu'elle estoit ainsi au passage, le col de la vessie de la mere, elle ne pût en aucune façon uriner durant tout le premier jour, aprés qu'elle fut accouchée ; ce qui m'obligea de la faire uriner avec la sonde, & de continuer la mesme operation durant les six premiers jours ; aprés quoy elle commença à uriner volontairement, mais c'estoit avec une cuisson qui cessa peu à peu quelques jours ensuite, par l'usage du petit lait que je luy conseillay, ayant reconnu que cette indisposition luy avoit esté causée aussi en partie, par le continuel écoulement d'une grande abondance de fleurs blanches malignes de couleur jaunastre, qu'elle eût durant six semaines entieres devant que d'accoucher ; ce qui avoit tellement irrité le conduit de l'urine, & fait tumefier le col de la vessie, qu'il ne put pas faire son action durant ces six premiers jours aprés son accouchement. Mais comme nonobstant les vidanges ordinaires de sa couche, il paroissoit encore à cette femme un écoulement de ces mesmes fleurs blanches jaunastres, je crus que ces vilaines excrétions venoient d'une véritable gonorrhée virulente que son mary pouvoit luy avoir communiquée ; c'est pourquoy je luy conseillay d'user ensuite de sa couche des remedes convenables à cette indisposition.

Observation CCCXCV.

D'une femme qui estant avortée par la violence d'une grosse fiévre continuë, ne laissa pas de se bien porter ensuite.

LE 17 Juin 1685 j'ay vû une femme qui estoit avortée d'un petit enfant de trois mois, par la violence d'une grosse fiévre continuë avec redoublemens; ayant mesme eû un commencement de transport au cerveau dans le temps de son avortement, qui luy arriva environ le douziéme jour de cette maladie; mais quoy qu'elle en eust esté presque reduite à l'extremité, & que l'arriérefaix de ce petit avorton luy eust resté dans la matrice, sa Sagefemme ne l'en ayant pas pû délivrer, elle commença à se mieux porter incontinent aprés son avortement; de sorte que sa fiévre ayant beaucoup diminué cinq ou six heures ensuite, & cessé dés le lendemain, la nature ayant aussi en ce temps expulsé d'elle-mesme l'arriérefaix qui y estoit resté, cette femme contre mon esperance se porta bien dans la suite: mais j'ay souvent observé qu'il est extrémement rare de voir échapper de ces sortes de maladies, les femmes dont la fiévre est accompagnée de fluxion de poitrine; car elles meurent presque toutes, peu de jours aprés estre accouchées en ce mauvais état: & je croy que ce qui contribua beaucoup à faire échapper celle dont je viens de parler, nonobstant la grandeur de sa maladie, fut qu'elle n'avoit point eû la poitrine engagée.

Observation CCCXCVI.

De l'accouchement d'une femme dont l'enfant estoit mort en son ventre depuis douze jours.

LE 19 Juin 1685 j'ay accouché une femme d'un enfant masle, au terme de sept mois & demy, qui estoit mort en son ventre, ainsi qu'il me parut à sa corruption, depuis douze jours qu'elle ne l'avoit point senti remuër, aprés s'estre blessée par un effort qu'elle avoit fait en remuant un lit. Elle accoucha néanmoins assez heureusement de cét enfant mort, & ne laissa pas de se bien porter ensuite. Il faut remarquer que lors que dans ces sortes de blessures qui arrivent aux femmes grosses, la matrice

trice n'a pas receû aucune meurtrissure, ou quelque violence considerable, elles ne laissent pas assez souvent de se bien porter, aprés estre ainsi accouchées d'enfans qui estoient morts en leur ventre, par la grande commotion qu'ils avoient receuë dans le temps de la blessure; ou bien pour avoir esté privez de leur nourriture accoûtumée, qu'ils recevoient par la communication du sang de la mere, à cause que cette violente commotion de la blessure, vient quelquefois à faire détacher prématurément l'arriérefaix d'avec la matrice, lequel détachement empeschant ensuite cette communication du sang de la mere à l'enfant, vient à le faire perir; comme aussi parceque dans ces mesmes blessures, il arrive que la grande frayeur dont la mere est surprise, faisant une subite concentration de tout le sang de son corps, l'enfant est pour lors privé de la vie qu'il en recevoit.

Observation CCCXCVII.

D'une femme qui pour cacher & détruire sa grossesse avoit usé de plusieurs remedes qui luy provoquerent enfin un avortement aprés luy avoir excité une continnelle perte de sang & de serositez roussâtres durant plus de deux mois.

En ce mois de Juin 1685 je vis une femme qui m'avoit envoyé querir, afin que je luy donnasse conseil touchant une tres-grande perte de sang qu'elle avoit euë depuis un jour, se plaignant d'avoir esté en mesme-temps extrémement fatiguée d'un flux dysenterique. Elle me fit montrer un grand nombre de linges tout baignez de sang, & beaucoup de caillots qu'elle avoit rendus par la matrice, avec de tres-grandes douleurs de reins, m'assurant au reste qu'elle n'avoit pas vidé autre chose. Mais l'ayant touchée & ne luy trouvant plus pour lors le soupçon d'une grossesse de trois ou quatre mois, comme je l'avois reconnu en elle, en l'examinant quelque temps auparavant par deux differentes fois, je luy dis que je croyois qu'elle avoit assurément vidé autre chose que tous ces caillots de sang qu'elle m'avoit fait montrer; & comme je m'estois apperceu auparavant qu'elle avoit eû beaucoup de chagrin de ce que je l'avois assurée que je la croyois grosse, & qu'elle avoit fait contre mon sentiment beaucoup de remedes provocatifs de l'avortement, par l'irritation desquels elle s'estoit fait venir une continuelle perte de sang & des serositez roussastres durant plus de deux mois ; je crûs qu'en continuant dans sa mauvaise intention, elle en avoit pris cette derniére fois de si violens, qu'elle s'estoit enfin provoqué un avortement effectif ; & qu'elle ne m'avoit envoyé querir qu'aprés estre venu à bout d'un si mavais dessein ; & que de peur que je ne fusse témoin de sa mechanceté, elle m'avoit fait cacher l'enfant dont elle estoit avortée, s'imaginant me persuader dans la suite, que je m'estois trompé en la croyant grosse auparavant ; ce qu'elle ne vouloit pas avouër, de peur que son mari qu'elle sçavoit n'avoir pas couché avec elle, à ce qu'il disoit, ne s'apperceust de l'infidelité qu'elle pouvoit avoir commise envers luy. Cét exemple fait voir que comme il y a des femmes qui se trompent quelquefois en ne se croyant pas grosses quoy-qu'elles le soient sans le connoistre, il y en a aussi d'autres qui veulent tromper les Medecins mesmes & les Chirurgiens en leur celant leur grossesse, qu'elles ont interest de cacher pour leur reputation.

Observation CCCXCVIII.

De l'accouchement d'une femme à qui on sentoit au dessous du conduit de l'urine une tumeur charnuë, de la grosseur d'un œuf de pigeon.

LE 5 Juillet 1685 j'ay accouché une femme d'une fille qui vint naturellement ; mais avant que cette femme accouchast, on luy sentoit au dessous du conduit de l'urine une tumeur charnuë de la grosseur d'un œuf de pigeon, se forjetter jusques au dehors de la partie honteuse, procedant de la partie superieure de l'orifice interne de la matrice, qui estoit tellement tumefiée & allongée, qu'elle en paroissoit manifestement au dehors, comme je viens de remarquer. Cette femme me dit que dans son précedent accouchement qu'elle fit à la campagne, la mesme disposition luy estoit arrivée ; & que cette grosseur ayant encore paru au mesme endroit durant quelques jours aprés sa couche, sa Sagefemme luy avoit fait une tres-grande douleur en tirant fort imprudemment & avec violence cette partie ; croyant que ce fust un corps étrange qui se présentoit, ne prenant pas garde que ce n'estoit que cette partie de l'orifice interne de la matrice, qui estoit ainsi allongée, laquelle estant tirée de la ſorte, pouvoit faire précipiter entiérement la matrice, aprés avoir eſté bleſſée par ce violent tiraillement.

OBSERVATION CCCXCIX.

D'une femme qui avorta d'un petit fetus *de ſix ſemaines, & vida en meſme temps beaucoup de gros caillots de ſang.*

LE 9 Juillet 1685 j'ay délivré une femme de l'arriérefaix d'un petit *fetus* de ſix ſemaines, dont elle eſtoit avortée il y avoit deux heures, ayant vidé en meſme-temps beaucoup de gros caillots de ſang, ſans s'eſtre manifeſtement bleſſée en aucune maniére, à ce qu'elle me dit. C'eſt ce qui prouve bien que la ſaignée que les femmes ont coûtume de differer juſques aprés le quatriéme mois de leur groſſeſſe, ſeroit ſouvent bien plus utile dés les premiers mois, qu'au terme de quatre mois & demy : car il eſt tres-conſtant, que nous voyons fort ſouvent que la ſeule abondance de ſang cauſe des avortemens de la ſorte, avant la fin du troiſiéme mois, dont les femmes ſe pourroient préſerver par la ſaignée faite dés les premiers mois de leur groſſeſſe ; auquel temps l'enfant eſtant tres-petit, n'a beſoin que de tres-peu de ſang pour ſa nourriture ; de ſorte que ne pouvant pas pour lors conſumer tout celuy qui eſt retenu par la ſuppreſſion des mois, cela fait que les vaiſſeaux de la matrice qui en ſont ſi pleins qu'ils en regorgent, venant à s'ouvrir extraordinairement, cauſent ces abondantes pertes de ſang qui accompagnent preſque toûjours ces ſortes d'avortemens.

OBSERVATION CD.

D'une femme qui avorta d'un petit enfant de la groſſeur d'une petite mouche à miel, qu'elle rendit tout envelopé de l'arriérefaix & de ſes membranes.

LE 23 Juillet 1685 j'ay vû une femme qui venoit d'avorter ſan aucune cauſe manifeſte, d'un petit enfant qui n'eſtoit pas plus grand qu'une petite mouche à miel, qu'elle avoit rendu tout envelopé de l'arriérefaix & de ſes membranes, qui contenoient encore toutes les eaux ; le tout eſtant de la groſſeur & de la figure d'un œuf de poule. Elle avoit eû un ſoupçon d'eſtre grosse pour lors de trois mois & demy, quoyque ce petit avorton ne fust pas seulement proportionné en grosseur à un *fetus* d'un mois; n'ayant pas pris d'accroissement à cause de quelques pertes de sang que la mere avoit euës de temps à autre, & par cas fortuit, presque reglément dans le temps ordinaire de ses menstruës; ce qui avoit fait que cette femme ne croyant pas estre grosse, quoyque je l'en asseurasse, avoit negligé de se tenir en repos au lit, comme il auroit esté necessaire pour conserver sa grossesse, qui avoit esté ébranlée dés le commencement de ces pertes de sang, & de se faire saigner du bras, ainsi que je luy avois conseillé, dans la certitude que j'avois de sa grossesse, nonobstant le signe des évacuations qui avoient parû en cette femme dans le temps ordinaire; mais par cas fortuit, comme j'ay fait remarquer; parce qu'aprés que ces évacuations reiterées estoient cessées, les signes ordinaires de grossesse ne laissoient pas de continuër comme auparavant; estant certain qu'ils n'auroient pas perseveré, si ces pertes de sang n'eussent esté simplement qu'une veritable évacuation menstruelle.

Observation CDI.

D'une femme qui estoit accouchée toute seule d'un gros enfant, qui avoit le cordon de l'ombilic excessivement long, & de l'accouchement d'une autre femme dont l'enfant avoit ce mesme cordon extraordinairement court.

Le 2 Aoust 1685 je délivray de l'arriérefaix une femme qui venoit d'accoucher naturellement toute seule d'un gros garçon, dont le cordon de l'ombilic estoit si extraordinairement long, qu'il en avoit le col embarrassé de deux ou trois tours; nonobstant quoy ce cordon estoit resté encore assez long, pour avoir donné la liberté à l'enfant d'estre poussé au dehors par les seules douleurs de la mere, aussi facilement que s'il n'eust pas esté ainsi bridé de ce cordon, que je trouvay en le mesurant avoir la longueur d'une aune & un tiers de nostre mesure de *Paris*; ce qui est une fois plus qu'il ne devoit avoir, pour estre de la longueur la plus ordinaire, qui est d'environ deux tiers d'aune. Et quelques jours ensuite j'accouchay une autre femme d'une fille qui vint naturellement, dont le cordon de l'ombilic estoit si court, qu'il n'avoit en tout qu'un tiers d'aune, qui n'est que la quatriéme partie de la longueur qu'avoit celuy de l'enfant de la première femme, dont j'ay parlé. Ces deux differens exemples marquent bien jusquesà quel point la nature varie quelquefois, mesme dans ses productions ordinaires : car le cordon de l'enfant de la prémiere estoit un des plus longs, & celuy de l'autre un des plus courts que j'aye jamais vûs. Le peu de longueur qu'avoit le cordon de l'enfant de cette dernière femme, ne luy donnant pas lieu d'estre poussé au passage par les douleurs de la mere sans tirailler en mesme temps l'arrierefaix, fut cause qu'elle eût durant deux jours entiers des méchantes douleurs de reins, devant que d'avoir les veritables douleurs de l'accouchement.

Observation CDII.

De l'accouchement d'une femme au terme de huit mois, dont l'enfant se portoit bien ; quoy-qu'il vint le cul devant, & que la mere eust vidé ses eaux presque continuellement depuis six jours.

LE 4 Aoust 1685 j'ay accouché une femme au terme de huit mois, d'une fille assez grosse & forte, dont elle avoit vidé les eaux presque continuellement depuis six jours. Cét enfant présentoit le cul devant, revestu de ses membranes jusques au moment que je le tiray du ventre de sa mere; & comme la rupture des membranes par laquelle les eaux s'estoient ainsi écoulées peu à peu, ne s'estoit point faite au devant, comme il arrive pour l'ordinaire ; & qu'elle s'estoit faite plus interieurement; cela empeschoit qu'on pût bien facilement distinguer par le toucher, la figure de la partie qui se présentoit ; ce cul de l'enfant ainsi revestu de ses membranes faisant pour lors une rondeur presque égale, comme si c'eust esté sa teste, dont le cuir cheveleu auroit esté tumefié par un trop long sejour au passage. La mere se porta bien ensuite ; & son enfant pareillement, quoy-qu'il fust veritablement né à huit mois, & qu'il se fust ainsi presenté en cette mauvaise posture, aprés l'écoulement de ses eaux durant six jours entiers, comme j'ay fait remarquer.

OBSERVATION CDIII.

D'une femme qui aprés une perte de sang continuelle durant deux mois, vida un petit fetus *de la grosseur d'une mouche commune, envelopé de son arriérefaix & de ses membranes.*

LE 5 Aoust 1685 j'ay vû une femme, qui ayant eû un soupçon de grossesse depuis plus de trois mois, venoit de vider un petit *fetus* tout envelopé de son arriérefaix & de ses membranes, qui n'estoit guere plus gros qu'une mouche commune, le tout estant environ de la grosseur d'un œuf de pigeon. Cette femme avoit depuis deux mois entiers une perte de sang continuelle, qui fut si grande lors qu'elle vida ce petit avorton, que son mari crût qu'elle alloit mourir ; & comme le principe de vie avoit esté détruit en ce petit *fetus* dés le commencement de la grossesse de la mere, il estoit resté de la grosseur qu'il pouvoit avoir dans le temps que l'accident qui l'en avoit privé estoit arrivé, comme avoit pû faire la cause qui avoit excité cette perte de sang, qui ne cessa point devant que la nature se fust délivrée de ce fardeau inutile, comme elle fit ; aprés quoy cette femme qui avoit esté tres-incommodée depuis un si long-temps, se porta bien. Il faut remarquer que l'on voit souvent des femmes grosses se blesser de la sorte, sans aucune cause manifeste par le seul effet de leur propre tempérament sanguin, leur trop grande abondance de sang suffoquant, & noyant, s'il faut ainsi dire, leur enfant presque aussi-tost qu'il est conceu, si elles ne préviennent de bonne heure cét accident par la saignée du bras.

OBSERVATION CDIV.

De l'accouchement d'une femme qui avoit une des lévres de la vulve toute variqueuse, qui se tumefia de la grosseur du poing, par une grande abondance de sang extravasé.

LE 22 Aoust 1685 j'ay accouché une femme âgée de trente-cinq ans de son premier enfant, qui estoit une grosse fille qui vint naturellement. La mere eût durant deux jours quelques fausses douleurs, qui marquoient plûtost une disposition à travail, qu'un veritable travail declaré ; aprés quoy il luy vint de bonnes douleurs qui la firent accoucher tres-heureusement au bout de trois heures. Mais comme cette femme avoit la levre droite de la vulve toute variqueuse, cette partie ayant souffert contusion, par l'extréme compression qu'en fit la teste de l'enfant, qui estoit fort dure & grosse, il s'y estoit amassé en trois ou quatre heures de temps, une si grande abondance de sang extravasé par la rupture de quelques vaisseaux, qu'elle se tumefia de plus de la grosseur du poing; ce qui causa une si insupportable douleur à la malade, que je fus obligé d'y faire une ouverture avec la lancette, pour en tirer plus de deux palettes de gros sang caillé, qui estant retenu, auroit indubitablement causé dans la suite un fascheux abscez en cette partie, si je n'y eusse promptement remedié, comme je fis au grand soulagement de la malade, qui ne sentit plus aucune douleur aussi-tost que je luy eus fait cette operation, & se porta bien ensuite.

OBSERVATION CDV.

D'une femme grosse de deux mois, dont la matrice estoit fort irritée par les mauvais remedes qu'une méchante Sagefemme luy avoit donnez pour la faire avorter.

LE 2. Septembre 1685 j'ay vû une femme grosse de deux mois, ou environ, à qui une méchante Sagefemme digne de la potence avoit donné depuis deux jours un breuvage pour la faire avorter, qui l'avoit si violemment purgée, qu'elle avoit esté à ce qu'elle me dit plus de cent fois à la selle, avec des efforts extraordinaires, qui luy avoient fait rendre jusques au sang par le siége, nonobstant quoy elle n'estoit pas venuë à bout de son mauvais dessein; quoy qu'elle l'eust encore fait saigner du pied trois jours avant que de luy donner ce premier breuvage, & qu'elle luy eust fait outre cela plusieurs violences avec la main à la matrice, que je trouvay fort irritée, & tres-abaissée; mais tout-à-fait close, & en état de pouvoir encore esperer la conservation de sa grossesse, si la malade suivoit le salutaire conseil que je luy donnay, pour calmer par le repos au lit & par l'usage du lait, tant pris par la bouche qu'en lavement, les cruelles douleurs que ce mauvais remede luy avoit causées; lequel bon conseil elle me témoigna avoir dessein de suivre, & avoir un grand regret d'avoir donné son consentement à la méchante action de cette Sagefemme, dont elle ne voulut pas me dire le nom, de crainte que je ne la fisse châtier de son crime. Deux jours aprés je vis encore cette mesme femme, qui estoit pour lors en assez bon état, tous les fascheux accidens dans lesquels je l'avois vûë, estant cessez par le salutaire conseil que je luy avois donné, en luy faisant connoistre en mesme temps toute l'énormité du crime, que commettent celles qui, sans beaucoup de scrupule, se font ainsi volontairement avorter dans les premiers mois de leur grossesse, dans la pensée abusive qu'elles ont que l'enfant n'est pas encore pour lors animé; ce qui est une erreur aussi pernicieuse, qu'elle est grande: car il est certain que le corps du *fetus*, quoy que tres-petit, est entierement formé & animé dés les premiers jours de la conception, tout le reste du temps de la grossesse ne servant seulement qu'à le fortifier, & à luy donner l'accroissement necessaire.

OBSERVATION CDVI.

De l'accouchement d'une femme, dont l'enfant qui estoit mort, avoit le cordon de l'ombilic si monstrueusement gros, qu'il égaloit la grosseur de son bras.

LE 16 Septembre 1685 j'ay accouché une femme de son premier enfant, qui estoit une grosse fille, morte en son ventre douze ou quinze heures auparavant, sans aucune cause manifeste. Je ne trouvay rien en l'enfant que son ventre tout deprimé: parce qu'il s'estoit vidé dans le ventre de sa mere, qui l'avoit néanmoins senti remuër & s'agiter fort extraordinairement le jour précedent. Mais le cordon de l'ombilic de cét enfant estoit si monstrueusement gros, qu'il égaloit presque la grosseur de son bras, & si court que dans ces derniers mouvemens de l'enfant, il avoit pû faire détacher, ou rompre les principaux vaisseaux de l'arrierefaix, & contribuër ainsi à la mort de l'enfant; car l'extréme brieveté de ce cordon ne pouvoit pas permettre à cét enfant d'estre poussé au passage, sans tirailler en mesme temps l'arrierefaix où il estoit attaché.

OBSER-

OBSERVATION CDVII.

D'une femme qui ayant vidé quelques parcelles de faux germe, avoit une disposition inflammatoire de la matrice.

LE 22 Septembre 1685 je vis une femme, qui aprés un soupçon de grossesse de six ou sept semaines, avoit vidé depuis trois jours quelques parcelles membraneuses de faux germe; & comme sa Sagefemme voyant cela, luy avoit fait prendre par la bouche quelques potions chaudes & diuretiques, & luy avoit aussi fait user de plusieurs lavemens tres-forts, pretendant luy faire vider ce qui pouvoit estre resté dans la matrice, il luy estoit survenu une disposition inflammatoire de cette partie, qui avoit esté trop irritée, tant par ces remedes âcres, que par l'agitation que cette femme avoit receuë trois semaines auparavant dans un voyage qu'elle avoit fait à cheval, que par une saignée du pied, qu'elle s'estoit aussi fait faire mal à propos, dans la croyance que ses mois estoient seulement retardez. Mais ayant cessé, par le salutaire conseil que je luy donnay, l'usage de tous ces remedes acres, qui ne faisoient qu'irriter la partie malade, & attirer sur elle une trop grande abondance d'humeurs, je luy fis prendre du petit lait tant en boisson qu'en lavement, & l'ayant fait saigner par deux fois du bras, pour temperer & détourner la grande fluxion qui s'estoit faite sur la matrice, elle guérit en peu de temps de la disposition inflammatoire de cette partie, & de tous les accidens qui ont coustume de l'accompagner, dont les principaux sont la fiévre & une tres-grande douleur de la partie malade.

OBSERVATION CDVIII.

D'une femme grosse de six mois, qui ayant esté guérie par le quinquina *d'une fiévre qui l'avoit presque réduite à l'extremité, accoucha ensuite heureusement à terme.*

LE mesme jour 22 Septembre 1685 j'ay vû une femme grosse de prés de six mois, qui se portoit assez bien depuis un mois qu'elle avoit esté guérie d'une tres-dangereuse fiévre double tierce continuë, dont elle avoit esté fort mal durant quinze jours;

& principalement dans un dernier redoublement qui luy dura plus de trente-six heures; pendant lequel elle fut dans un grand & presque continuel assoupissement, avec une grande enflure de toute la teste & du visage, & une extréme foiblesse, qui faisoit apprehender avec sujet, qu'elle ne mourust dans peu avec son enfant dans le ventre; & comme elle avoit esté saignée du bras par trois fois depuis le commencement de cette fiévre, qui au lieu de diminuer avoit toûjours augmenté à chaque fois qu'on l'avoit saignée, on luy donna enfin par mon conseil une once de *quinquina* en poudre, dont l'on fit huit prises enveloppées dans du pain à chanter, qu'on luy donna de trois heures en trois heures, luy faisant prendre un peu de boüillon dans l'intervalle de temps entre deux de ces prises de *quinquina*; par le moyen duquel remede cette dangereuse fiévre & tous les fascheux accidens qui l'accompagnoient, que l'on croyoit la devoir faire mourir dans peu, cesserent entiérement dés le jour suivant; depuis lequel temps la santé de cette femme s'estant rétablie de jour en jour, elle se porta tres-bien dans tout le reste du temps de sa grossesse, & je l'accouchay ensuite tres-heureusement le 27 Décembre d'une grosse fille à terme, qui se portoit fort bien. Cét exemple me confirma bien ce que j'avois déja connu par beaucoup d'autres, qui est que le *quinquina* est aussi salutaire aux femmmes grosses pour la guérison de la fiévre qu'à toutes les autres personnes.

OBSERVATION CDIX.

D'une femme accouchée depuis six jours qui sentoit de grandes douleurs dans le ventre, causées par la suppression de ses vidanges ensuite des étuvemens faits avec le gros vin astringent.

LE 29 Septembre 1685 j'ay vû une femme accouchée depuis six jours, à laquelle sa garde avoit fait par ignorance, ou par le mauvais conseil du Chirurgien qui l'avoit accouchée, des étuvemens de gros vin astringent à la matrice, dés le troisiéme jour de sa couche; ce qui ayant contribué à supprimer une partie de ses vidanges, luy causa de si grandes douleurs dans le ventre & aux reins, qui répondoient aux aisnes & aux cuisses, qu'elle crut estre en grand danger de la vie aussi-bien que son mary, qui croyoit que la maladie de sa femme venoit de la faute du Chirurgien qui l'avoit accouchée. Mais comme je la trouvay sans fiévre & sans tension du ventre, & que les douleurs des aisnes & des cuisses n'estoient pas accompagnées d'aucune enflure de ces parties, comme il arrive quelquefois ensuite de l'accouchement, je l'assuray que sa maladie seroit sans danger, pourveû qu'au lieu de continuer ces étuvemens de gros vin que sa garde luy avoit faits prematurément, elle se servit pour lors d'une simple eau de cerfeuïl, ou d'une décoction émolliente & apéritive, faite avec les mauves, la camomille & le mililot; ce qui ayant esté fait comme je l'avois conseillé, elle se porta bien dans la suite. J'ay fait remarquer trois choses assez considerables, qui me firent bien connoistre, que nonobstant toutes les douleurs que cette femme ressentoit, elle n'estoit pas en danger comme elle le croyoit; qui sont, que je la trouvay sans fiévre, sans tension du ventre, & sans aucune enflure des aisnes & des cuisses où elle ressentoit ses principales douleurs: mais j'aurois esté d'autre sentiment si j'eusse trouvé la fiévre en cette femme, avec tension de ventre, ou quelque tumeur manifeste vers l'un des costez de la matrice tirant vers l'aisne, avec enflure de la cuisse, comme il arrive quelquefois ensuite d'une disposition inflammatoire de la matrice, causée par la suppression des vidanges; car pour lors ces mauvaises dispositions sont souvent dangereuses, & toûjours de tres-longue & difficile guérison.

Observation CDX.

D'une femme qui accoucha heureusement à terme d'un enfant tres-sain, quoy-qu'elle eust eû une perte de sang assez considerable au troisiéme mois de sa grossesse.

Le 11 Novembre 1685 j'ay accouché une femme d'un gros enfant masle tres-sain, qui vint naturellement au terme de neuf mois accomplis, quoy-que la mere eust eû au troisiéme mois de sa grossesse une perte de sang assez considerable durant plusieurs jours; laquelle cessa par le moyen de deux saignées du bras que je luy fis faire en ce temps; & comme elle repugnoit fortement à permettre qu'on luy fit la seconde saignée que je luy avois conseillée, elle y consentit enfin aprés que je luy eûs fait entendre, qu'il y avoit encore lieu de pouvoir esperer la conservation de sa grossesse par le moyen de ce remede, qui est le plus salutaire dont on puisse user pour remedier à cét accident; car n'estant point du tout naturel que le sang s'écoule par la matrice dans le temps de la grossesse, il vaut mieux en évacuer la plénitude par la saignée du bras, que de souffrir que cette évacuation se fasse ainsi extraordinairement par les vaisseaux de la matrice; & pour contribuer d'autant plus à la conservation de la grossesse de cette femme, je luy recommanday bien de garder exactement le repos au lit, & de s'abstenir entiérement durant quelque temps de la compagnie de son mary, l'abstinence du coït estant le principal repos que doivent garder les femmes qui sont sujettes à avoir des pertes de sang dans le temps de la grossesse.

Observation CDXI.

D'une femme qui estant tombée sur le ventre, eût une perte de sang durant six semaines, qui la fit mourir deux heures aprés avoir esté accouchée.

Le 12 Novembre 1685 je vis une femme qui fut accouchée en ma presence par un Chirurgien de mes confreres, au terme de huit mois & demy de sa premiere grossesse, laquelle estoit en une tres-grande perte de sang, qui l'obligea d'en entreprendre l'opération, n'y ayant pour lors aucune esperance, que la nature en pust venir à bout. Cette perte de sang avoit commencé à paroistre, il y avoit prés de six semaines, ensuite d'une chute, où cette femme s'estoit manifestement blessée, en tombant assez rudement sur le ventre. Mais comme l'évacuation n'en avoit esté que médiocre durant tout ce temps-là, se renouvellant seulement un peu tous les trois ou quatre jours, on n'avoit pas esté obligé de tenter l'opération, que lors que l'on vit cette perte de sang devenir enfin si excessive, que la mere seroit indubitablement morte avec son enfant dans le ventre, qui auroit esté en ce cas privé de la grace du Baptesme, qu'il receût estant encore vivant, aprés avoir esté ainsi tiré du ventre de sa mere, à laquelle cette opération quoy-que bien & dûëment faite, fut néanmoins infructueuse, puis qu'elle ne laissa pas que de mourir deux heures ensuite, comme je l'avois bien prejugé; parce que les pertes de sang qui sont causées par quelque blessure manifeste, comme estoit celle de cette femme, sont bien plus dangereuses que celles qui viennent d'elles-mesmes par la simple plenitude des vaisseaux, sans qu'aucune cause violente ait precedé. Mais comme en medecine aussi-bien qu'en guerre on attribue assez souvent les mauvais évenemens à ceux qui en ont la direction, les parens de cette femme la voyant ainsi mourir peu de temps aprés estre accouchée, blasmoient fort injustement le Chirurgien qui l'avoit secouruë; ne considerant pas que sa mort devoit estre attribuée à la grandeur de la maladie, & non pas à l'opération que ce Chirurgien avoit entreprise fort à propos pour la sauver, s'il eust esté possible aussi-bien qu'il fit son enfant, qu'il tira, comme j'ay dit, estant encore vivant.

Observation CDXII.

D'une femme qui averta d'un enfant qu'elle portoit mort en son ventre depuis cinq semaines.

LE 14 Novembre 1685 j'ay délivré une femme âgée de vingt-six ans, qui estoit avortée depuis trois heures, au terme de six mois de sa premiére grossesse, d'un enfant qu'elle avoit porté mort en son ventre depuis cinq ou six semaines, qu'elle ne l'avoit point senti remuer. Cette femme avoit esté tres-infirme depuis sept ou huit ans, ensuite de quoy s'estant mariée, & estant devenuë grosse, elle avoit esté fort incommodée jusques au terme de quatre mois & demy, ayant dés ce temps-là les jambes tres-enflées; & comme cét enfant dont elle avorta au terme de six mois, estoit mort en son ventre comme j'ay dit, depuis six semaines, il n'avoit que la grosseur & la proportion d'un enfant de quatre mois & demy. C'est pourquoy la nature l'expulsa assez facilement d'elle-mesme. Cette femme ayant eû beaucoup de chagrin & d'inquiétude d'esprit, je crus qu'outre la disposition naturelle de son corps qui estoit assez valetudinaire, cela avoit beaucoup contribué à la mort de son enfant en son ventre, qui s'y estoit néanmoins conservé durant un si long temps sans grande corruption; parce que les eaux de cét enfant, qui l'avoient preservé de pourriture, ne s'estoient écoulées que deux jours avant que la mere en avortast. Cette femme nonobstant cét accident se porta bien ensuite, & de valetudinaire qu'elle avoit toûjours esté depuis sept ou huit années avant son mariage, elle fut en bonne santé, & devint peu de temps aprés grosse d'un autre enfant masle qui se portoit tres-bien, dont je l'ay accouchée heureusement à terme, & de plusieurs autres encore aprés; de sorte que l'on pouvoit croire que le mariage avoit plus contribué au parfait rétablissement de la santé de cette femme, que tous les autres remedes dont elle avoit usé. Ce salutaire évenement devoit estre attribué à ce que par l'accouchement de cette femme les voyes qui servoient à l'evacuation naturelle de ses menstruës, qui n'estoient pas assez libres, lors qu'elle estoit fille, estant devenuës plus amples, cette évacuation se faisoit bien mieux aprés l'accouchement qu'auparavant, comme on le voit arriver en beaucoup d'autres femmes, qui se portent bien mieux estant mariées qu'elles ne faisoient estant filles.

Observation CDXIII.

D'une femme qui mourut d'un flux dysenterique six jours aprés estre accouchée.

Le 15 Novembre 1685 je vis une femme grosse de sept mois, qui estoit fort travaillée depuis trois semaines entiéres d'un méchant flux dysenterique, qui estoit degeneré en ce qu'on appelle ordinairement un flux hépatique; rendant les excrémens du ventre semblables à la lie de vin rouge delayée, avec de grandes douleurs de ventre vers la région ombilicale, causées par l'acrimonie d'une humeur maligne, qui avoit déja commencé d'exciter une inflammation des intestins gresles. Je luy conseillay pour lors de prendre par la bouche pour tout aliment du lait de vache tout chaud trait, quoy-que la grandeur de la maladie de cette femme me fit presque perdre toute espérance qu'elle en put échapper. Elle fut néanmoins soulagée le premier jour qu'elle usa de ce remede; mais le second jour ayant rendu un peu caillé le lait qu'elle avoit pris, un Apotiquaire qui la voyoit ordinairement luy conseilla de n'en plus user; de sorte que luy ayant donné d'autres remedes elle accoucha dés le lendemain d'un enfant qui estoit encore vivant: mais ce fascheux flux dysenterique ayant toûjours continué aprés l'accouchement, fit périr la mere six jours ensuite. Pour moy, si l'on m'en eust demandé avis plûtost, je luy aurois encore conseillé le lait comme je fis, & mesme d'en continuer l'usage aprés estre accouchée, auquel temps il auroit pû luy estre encore salutaire, comme je l'ay souvent vû arriver; parce que l'estomac fait bien plus facilement la digestion des alimens aprés l'accouchement, qu'il ne faisoit dans le temps de la grossesse. Par l'ouverture du corps de cette femme aprés sa mort, on luy trouva l'estomac & les intestins gresles tout gangrenez comme il arrive ordinairement en cette maladie quand elle est mortelle.

OBSERVATION CDXIV.

D'une femme à qui l'arriérefaix estoit resté en la matrice depuis sept jours, dont il ne fut expulsé dans la suite qu'en suppuration.

LE 29 Novembre 1685 j'ay vû une femme qui estoit avortée depuis sept jours, d'un enfant de quatre mois, dont l'arriérefaix estoit resté en sa matrice, sa Sagefemme ne l'en ayant pas pû délivrer; à cause que la matrice s'estoit refermée incontinent aprés qu'elle eût expulsé cét avorton qui en estoit sorti assez facilement; parce que son corps estoit petit, molasse, & fletri; ce qui fit que la matrice ne s'estant ouverte en ce temps qu'à proportion de la petitesse de l'enfant, l'arriérefaix qui estoit beaucoup plus gros fut retenu au dedans, sans en pouvoir estre expulsé ensuite qu'en suppuration, qui fut accompagnée d'une grosse fiévre continuë avec redoublemens, grande douleur de teste, & autres fascheux accidens, qu'on croyoit la devoir faire mourir, nonobstant quoy elle se porta bien dans la suite, ayant esté seulement obligée par le conseil que je luy donnay, d'user tous les jours deux ou trois fois d'injections dans la matrice, faites avec une décoction d'orge, d'aigremoine, de mauves, & guimauves, y meslant un peu d'huile d'amandes douces, afin de laver par ces injections les matiéres infectées, qui procedoient de la suppuration de cét arriérefaix retenu, pour empescher que la matrice ne receût une mauvaise impression, par le trop long sejour de ces vilaines matiéres corrompuës. Il arrive assez souvent que la Sagefemme & le Chirurgien pour éviter le blasme qu'on leur pourroit donner, de n'avoir pas pû delivrer de l'arriérefaix la femme qui est ainsi avortée, font tout leur possible d'en faire extraction avec la main; ce que je conseille bien de tenter, si l'opération s'en peut faire sans aucune violence; mais non autrement : car il y a beaucoup moins de danger d'en commettre l'expulsion à la nature, que de faire une violence trop considerable à la matrice pour le tirer; laquelle pourroit causer une inflammation de cette partie, qui mettroit la femme en bien plus grand peril de la vie, comme je l'ay vû quelquefois arriver.

OBSERVATION CDXV.

De l'accouchement d'une femme dont l'enfant venoit la face en dessus

LE 1 Décembre 1685 j'ay accouché une femme d'une fille qui venoit la face en dessus; ce qui prolongea beaucoup le travail de la mere, comme il arrive ordinairement quand les enfans viennent de la sorte; parce qu'en cette situation les douleurs de l'accouchement comprimant le ventre de la mere & la matrice sur les inegalitez des bras & des jambes de l'enfant, qui regardent & sont reflechies vers le devant, sont toûjours entrecoupées, & ne peuvent pas le pousser si facilement dehors, que lors que ces mesmes douleurs appuyent sur l'égalité du dos de l'enfant, comme elles font quand il a la face en dessous, qui est sa véritable situation naturelle aussi-bien aux filles qu'aux garçons; n'estant point vray comme beaucoup de personnes croyent, que les filles naissent ordinairement ayant la face en dessus, & les garçons au contraire l'ayant en dessous.

OBSERVATION CDXVI.

D'une femme qui aprés une mediocre perte de sang durant trois semaines avorta d'un petit fétus, *qu'elle vida tout envelopé de l'arriérefaix & de ses membranes.*

LE 12 Decembre 1685 j'ay vû une femme, qui estant à ce qu'elle croyoit, au terme de trois mois de sa grossesse, venoit d'avorter d'un petit *fetus* qu'elle vida sans beaucoup de douleur, tout enveloppé de l'arriérefaix, & de ses membranes & de ses eaux, le tout égalant la grosseur d'un œuf de canne. Ce *fetus* avorton n'estoit en grandeur que de la proportion d'un *fetus* de cinq ou six semaines, n'ayant pas profité au ventre de la mere qui avoit eû avant de le vider une mediocre perte de sang

sang durant trois semaines : de sorte qu'ayant esté privé de la vie long-temps avant que la nature l'eust expulsé, il estoit resté de la grandeur qu'il pouvoit avoir pour lors ; & comme l'avortement de cette femme luy estoit arrivé sans qu'aucune violence l'eust excité, elle se porta aussi-bien ensuite que si elle eust accouché naturellement d'un enfant à terme.

OBSERVATION CDXVII.

De l'accouchement d'une femme qui avoit eû un continuël flux de ventre depuis plus de deux mois.

LE 18 Decembre 1685 j'ay accouché une femme âgée de trente cinq ans, de son premier enfant, qui estoit une fille qui se portoit assez bien, quoyque la mere eust eû un continuël flux de ventre, depuis plus de deux mois, lequel persevera encore durant trois semaines aprés sa couche, nonobstant quoy elle se porta assez bien dans la suite, & son enfant aussi. Cette femme avoit usé de tous les remedes de la medecine pour la guerison de son flux de ventre durant sa grossesse, dont elle n'avoit receu aucun soulagement, sinon des boüillons avec le lait de vâche & des jaûnes d'œufs frais délayez dedans, que je luy avois conseillez ; luy faisant user aussi du mesme remede en lavement, pour appaiser la grande douleur que luy causoient des hémorrhoïdes qu'elle avoit, qui estoient continuellement irritées par les frequentes déjections de son flux de ventre ; qui quoy-qu'il ne cessast pas entiérement par ce remede, en fut néanmoins beaucoup diminué dans le dernier mois de sa grossesse ; ce qui contribua à la faire accoucher assez heureusement, & à la préserver du grand danger que cause ordinairement cette maladie aux femmes, qui en ayant esté fort incommodées durant leur grossesse, en sont encore travaillées aprés leur accouchement.

OBSERVATION CDXVIII.

D'une femme qui avoit une dureté de la matrice qui la rendoit sterile & valetudinaire.

LE 19 Decembre 1685 j'ay vû une jeune femme âgée de vingt-ans, qui avoit une dureté de la matrice assez considerable du costé gauche, depuis huit mois qu'elle estoit accouchée de son premier enfant, qu'elle croyoit que sa Sagefemme luy avoit tiré avec trop de violence, aussi-bien que son arrièrefaix en la délivrant; ayant senti depuis ce temps-là de grandes douleurs en tout le costé du ventre, avec une grande pesanteur de matrice, & autres accidens que causent ordinairement ces sortes de maladies : & comme durant les sept premiers mois ensuite de son accouchement, elle n'avoit eû aucune évacuation naturelle par la matrice, & que ses menstruës luy estoient enfin venuës depuis trois semaines, je crûs qu'elle pourroit guerir de cette fascheuse indisposition dans peu de mois, si elle continuoit d'avoir bien reglément cette évacuation menstruelle, puisque la nature avoit commencé à faire son devoir. Néanmoins elle est toûjours restée valetudinaire, & entiérement sterile depuis tout ce temps-là, bien qu'elle ait presque toûjours eû assez reglement ses menstruës, nonobstant quoy il luy est resté une dureté assez considerable de la matrice, qui fait manifestement connoistre que l'évacuation de ses menstruës ne se fait seulement que par quelques vaisseaux particuliers de cette partie, qui sont dégagez de la grande obstruction qui est en tout le reste des autres, qui cause cette dureté de la matrice, qui la rend ainsi valétudinaire & sterile au grand regret de son mari.

OBSERVATION CDXIX.

De plusieurs femmes qui ayant fait un tres-grand nombre d'enfans tous de suite d'un mesme sexe, en ont fait enfin d'autres de different sexe de celuy des premiers.

LE 23 Decembre 1685 j'ay accouché une femme d'une fille qui vint naturellement, à quoy il n'y avoit rien d'extraordinaire, sinon qu'elle mesme estoit fille d'une mere qui estoit présente à son accouchement, laquelle me dit que de treize enfans qu'elle avoit eûs, les onze premiers avoient esté des garçons, aprés lesquels elle avoit fait deux filles. Cét exemple est en quelque façon semblable, & different de celuy d'une autre femme que j'accouche ordinairement, qui a eû neuf filles toutes de suite, aprés lesquelles elle a enfin fait trois garçons consecutivement. Ce qui est de semblable en ce dernier exemple au premier, est que cette derniére femme ayant fait ses neuf premiers enfans tous d'un mesme sexe, comme la premiére en avoit fait onze, elle fit aussi de mesme que l'autre ses trois derniers enfans d'un autre sexe que celuy des premiers. Mais la difference de ces deux éxemples paroist en ce que la premiére de ces femmes avoit commencé à faire un tres-grand nombre de garçons tous consecutivement, avant que de faire des filles; & que la seconde au contraire, avoit eû neuf filles avant que de faire des garçons, ressemblant bien en cela à sa grande mere qui de douze enfans qu'elle avoit eûs, à ce qu'elle m'a dit, les onze premiers avoient esté des filles & le douziéme un garçon. De sorte que l'on peut bien connoistre par ces trois éxemples, que l'on ne peut donner un meilleur conseil pour avoir des garçons aux femmes qui ne font que des filles, que celuy de continuër toûjours à faire des enfans jusques à ce qu'elles ayent enfin des garçons, si elles en desirent; & à celles qui ne font que des garçons, d'en faire pareillement jusques à ce qu'elles ayent des filles, si elles en souhaitent.

Observation CDXX.

De l'accouchement d'une femme, qui souffroit de tres-violentes convulsions qui luy causerent la mort.

Le 24 Decembre 1685 j'ay accouché une femme qui souffroit de tres-violentes convulsions estant en travail de son premier enfant, qui estoit mort en son ventre depuis plusieurs jours, comme il me parût par sa corruption. Ces convulsions estoient si fortes & si frequentes depuis quatre heures, lors que je fus mandé pour secourir cette femme, qui estoit sans aucune connoissance, que je jugeay bien qu'il n'y avoit aucune esperance de la pouvoir sauver; nonobstant quoy pour satisfaire à l'instante priere de ses parens qui estoient presens, je ne laissay pas de luy tirer hors du ventre son enfant, dont la teste qui estoit tres-grosse, estoit fortement engagée au passage, me servant du crochet pour ce faire, dans la certitude que j'avois de la mort de l'enfant: mais comme cette femme n'estoit point revenuë à connoissance dans les intervalles de ces violentes convulsions, que la corruption de son enfant mort rendoit encore beaucoup plus malignes, qu'elles n'auroient esté si elles eussent esté seulement excitées par la sensibilité douloureuse des parties; je crûs que l'opération quoy-que bien faite luy seroit entiérement infructueuse, comme il arriva, cette femme estant morte trois ou quatre heures ensuite, ainsi que je l'avois prédit à sa mere & à tous les autres assistans.

Observation CDXXI.

D'une femme qui avorta d'un petit fetus, *de la grandeur d'une mouche à miel.*

LE 31 Decembre 1685 je vis une femme qui avorta en ma présence d'un petit *fetus* de la grandeur d'une mouche à miel, que la nature expulsa tout envelopé de ses membranes & de ses eaux, comme si c'eust esté un simple faux germe de la grosseur d'un œuf de poule; cette femme croyant estre grosse pour lors de deux mois & demy, quoyque ce petit *fetus* n'eust pas encore la proportion d'un enfant d'un mois. Mais comme cette femme avoit fait un voyage dans lequel elle avoit receu une grande agitation, qui fut suivie de grandes douleurs dans le ventre, je crûs que le principe de vie ayant esté détruit en ce *fetus* dés ce temps-là, il n'avoit pas pris depuis aucun accroissement, & que la nature avoit esté seulement excitée à le mettre dehors, au temps qu'elle a coûtume de tenter l'expulsion des simples faux germes; & comme cét avortement ne fut accompagné d'aucun accident fascheux, & que la perte de sang dont les fausses couches de cette nature sont ordinairement précedées, ne fut que mediocre, cette femme se porta bien ensuite; & au bout de quelques mois redevint grosse d'un autre enfant dont je l'ay accouchée à terme tres-heureusement; s'estant abstenuë par mon conseil durant tout le temps de sa grossesse d'aller en carrosse, & de faire aucun exercice qui luy pust causer trop d'agitation.

Observation CDXXII.

D'un enfant qui mourut par un grand rhume du cerveau, causé par la grande froideur de l'eau avec laquelle il fut baptisé.

LE 5 Janvier 1686 je vis un tres-bel enfant masle, dont j'avois accouché la mere fort heureusement il n'y avoit que treize jours, lequel estant lors de sa naissance en parfaite santé, fut dés le mesme jour en danger de la vie, par un tres-grand rhume du cerveau, qui luy fut causé par la quantité d'eau trop froide, que le Prestre qui le baptisa luy versa sur la fontaine de la teste : de sorte que cette eau, qui estoit en cette saison aussi froide que la glace, luy fit venir un si grand empeschement du nez, qu'il ne pût jamais teter dans la suite ; parce que la forte obstruction que ce grand rhume avoit causée aux conduits interieurs de cette partie, l'empeschant de respirer par cette voye, dans le temps qu'il taschoit de tetter, ne luy permettoit pas de faire la succion de la mammelle de sa nourrice, estant obligé de la quitter aussi-tost qu'il l'avoit prise pour respirer necessairement par la bouche ; ce qui le fit enfin mourir quatre jours aprés que je l'eus vû en ce mauvais état, sans qu'on l'en pust garentir par aucun de tous les remedes qu'on luy fit ; durant tout lequel temps ce pauvre enfant n'ayant jamais pû teter, on fut obligé de le nourir en luy versant peu à peu du lait dans la bouche pour le luy faire avaler du mieux que l'on pouvoit. C'est pourquoy depuis ce sinistre éxemple, je conseille toûjours aux peres & aux meres qui font baptiser leurs enfans nouveau-nez, quand il fait grand froid en hiver, de recommander que l'on fasse un peu tiedir l'eau avec laquelle on les baptise, pour éviter que cette eau par trop froide, avec laquelle on leur procure la vie spirituelle en les baptisant, ne leur cause en mesme-temps une pareille indisposition qui les prive ensuite de la vie corporelle, comme il arriva à cét enfant.

Observation CDXXIII.

De l'accouchement d'une femme qui avoit une grande perte de sang causée par le détachement de son arriérefaix qui se presentoit le premier.

Le 8 Janvier 1686 j'ay accouché une femme grosse de huit mois & demy, qui avoit une tres-grande perte de sang causée par le détachement de son arriérefaix, qui se présentoit le premier au passage ; ce qui m'obligea de luy tirer promptement du ventre son enfant, aprés avoir rompu, pour ce faire, ses membranes qui estoient encore entiéres ; afin de le retourner aussi-tost par les pieds, pour le tirer plus facilement. Il y avoit pour lors plus d'un mois, que cette femme avoit commencé d'estre surprise de cette perte de sang, qui se renouvelloit de temps en temps, & qui de médiocre qu'elle avoit esté, devint enfin si excessive, que si je ne l'eusse promptement accouchée, comme je fis, elle seroit indubitablement morte dans peu d'heures avec son enfant dans le ventre; qui bien qu'il fust tres-foible dans le moment que je le tiray, se porta bien dans la suite, & la mere aussi. Mais quoyque j'aye dit que l'arriérefaix de cette femme se présentoit le premier au passage, dans le temps que je l'accouchay, & que l'excessive perte de sang qu'elle avoit, vint de ce détachement, il ne faut pas croire que cét arriérefaix fust ainsi entiérement détaché de la matrice, depuis tout le temps que cette perte de sang avoit commencé à paroistre en cette femme: car si cela eust esté, l'enfant seroit mort en tres-peu de temps, ne pouvant pas estre vivifié que par la communication du sang de la mere, dont il est privé aussi-tost que l'arriérefaix est entiérement détaché de la matrice: mais comme il n'y avoit dans le commencement de cette perte de sang que quelque petite partie de l'arriérefaix, qui s'en estoit un peu détachée, cela n'avoit pas empesché l'enfant d'estre nourri du sang de tout le reste de l'arriérefaix, qui n'avoit pas esté entiérement separé de la matrice, ainsi qu'il estoit dans le temps que j'accouchay cette femme de cét enfant, qui faute de ce secours n'auroit pas esté encore un demy quart d'heure sans mourir; parce qu'estant au ventre de sa mere il ne pouvoit pas respirer, comme il avoit indispensablement besoin, au défaut du sang qui ne luy pouvoit plus estre communiqué aprés cét entier détachement de l'arriérefaix.

OBSERVATION CDXXIV.

De l'accouchement d'une femme qui fut assez heureux, quoy-qu'elle eust eû durant trois mois entiers de sa grossesse un flux de ventre presque continuël, lequel estant cessé fut suivi d'une toux assez violente.

LE 27 Janvier 1686 j'ay accouché une femme d'un enfant masle, qui vint naturellement à terme, & se portoit fort bien, quoy-que la mere eust eû durant trois mois entiers de sa grossesse, un flux de ventre presque continuel, qui avoit néanmoins cessé un mois devant qu'elle accouchast. Mais aprés la guerison de ce flux de ventre, il luy estoit survenu une toux assez violente, causée par un rhume qui luy dura jusques au temps de son accouchement, qui n'en fut pourtant point acceleré par ces deux maladies, qui par le grand ébranlement qu'elles causent à la matrice, ont coûtume de l'accelerer en beaucoup d'autres femmes, quand elles en sont travaillées durant un si longtemps. L'usage des boüillons au lait, la boisson tiéde d'une tisanne faite avec l'orge mondé & les jujubes, la moderation de la parole, & deux saignées du bras que je fis faire à cette femme, l'une quinze jours devant que d'accoucher, & l'autre lors qu'elle commença d'estre en travail, contribuerent beaucoup, en calmant la violence de sa toux, à la faire accoucher assez heureusement, & à la preserver d'une fluxion de poitrine qui luy auroit pû arriver aprés son accouchement, dans le temps de la fiévre de son lait, dont elle ne fut que tres peu incommodée, s'estant au reste assez bien portée dans la suite.

OBSERVATION CDXXV.

D'une femme grosse de six mois qui ayant un flux dysentérique depuis trois mois, mourut dés le mesme jour que la violence de cette maladie l'eût fait accoucher.

LE 8 Février 1686 je vis une femme grosse de six mois qui estoit presque reduite à l'extrémité, par un fascheux flux dysentérique dont elle estoit fort tourmentée depuis trois mois; & comme elle ressentoit pour lors des douleurs extrémes dans le ventre, & qu'elle vidoit des matiéres semblables à lie de vin rouge delayée, qui estoient des marques certaines de l'inflammation & de l'érosion qui estoient aux intestins, je prédis à son mari qu'elle estoit en extréme danger de la vie; & sur ce qu'il me dit qu'il croyoit suivant la persuasion d'un Medecin qui avoit vû sa femme, que si elle estoit accouchée, il y auroit plus de lieu d'esperer qu'elle pourroit rechapper, je luy dis que j'étois d'une opinion contraire, & que sa maladie estant à un degré aussi grand qu'elle estoit, je croyois qu'elle mourroit certainement dans peu de jours, comme il arriva deux jours aprés que je l'eus veuë en ce mauvais état, estant expirée dés le mesme jour que la violence de cette mortelle maladie la fit accoucher prématurément: car il faut remarquer que s'il y a quelque lieu d'esperer aprés l'accouchement du soulagement des maladies dont les femmes grosses sont travaillées, ce n'est seulement que des simples incommoditez causées par la grossesse, & non pas des autres maladies qui n'en dependent aucunement, lesquelles assez souvent au lieu de diminuër aprés l'accouchement, comme on esperoit, deviennent encore plus dangereuses qu'elles n'estoient auparavant: parce que la nature qui estoit empeschée par une maladie qui de soy estoit mortelle, ne peut pas pour lors bien regir l'évacuation des vidanges, dont la suppression est cause qu'il se fait incontinent aprés un reflux d'humeurs sur les parties principales qui estoient déja mal affectées.

Observation CDXXVI.

De l'accouchement d'une femme de quarante-six ans, qui aprés une suppression de ses menstruës durant trois ans, ne laissa pas de faire encore un enfant.

LE 9 Mars 1686 j'ay accouché une femme âgée de plus de quarante six ans, d'un garçon qui se portoit tres-bien; laquelle devant que de devenir grosse de ce dernier enfant, qui estoit son dix-neuviéme, qu'elle avoit porté heureusement à terme, aussi-bien que tous les dix-huit précedens, aprés avoir esté si feconde, estoit devenuë sterile pendant trois années consecutives, par la suppression de ses menstruës, qu'elle prenoit à lors pour une entiére privation de cette évacuation naturelle, à cause de l'âge avancé où elle estoit, nonobstant quoy ses menstruës aprés une si longue suppression estant revenuës trois ou quatre fois, elle estoit devenuë grosse de ce dernier enfant. Cette femme me dit en l'accouchant qu'elle avoit esté durant toute sa vie peu reglée dans l'évacuation de ses menstruës, & qu'elle n'avoit senti aucune considerable incommodité pendant les trois années de leur entiére suppression. On doit remarquer en cét éxemple que comme nous voyons que le grain semé en terre trop seche, ou repandu dans une poussiére de cette nature, ne peut pas germer devant que cette terre ou cette poussiére ait esté humectée par la pluye; de mesme la semence de l'homme receuë dans une matrice trop seiche, ne peut rien produire, si cette partie de la femme n'a esté humectée auparavant par la fluxion des menstruës, ainsi qu'il arriva à cette femme, qui aprés une

une ſi grande fecondité reſta ſterile durant trois années entiéres, & ne redevint feconde, qu'aprés que ſa matrice eût eſté abreuvée comme auparavant de l'humidité naturelle de ſes menſtruës. On doit auſſi conſiderer que la raiſon pour laquelle cette femme ne ſentit aucune conſiderable incommodité pendant les trois années de cette ſuppreſſion de ſes menſtruës, (ce qui eſt aſſez extraordinaire) c'eſt que par la diſpoſition naturelle de ſon temperament elle avoit toûjours eſté peu reglée dans l'évacuation de ſes menſtruës ; outre que c'eſtoit une femme fort agiſſante & laborieuſe dans ſon commerce & dans ſon ménage.

OBSERVATION CDXXVII.

D'une femme qui avoit un fort étranglement au milieu du col de la matrice, causé par les cicatrices des ulceres gangreneux arrivez en cette partie aprés un laborieux travail.

LE 15 Mars 1686 j'ay vû une femme accouchée depuis cinq mois de ſon premier enfant, dont elle avoit eſté en travail durant cinq jours ; à cauſe de l'extréme groſſeur de cét enfant qui mourut au ventre de ſa mere, quelques jours devant qu'elle en fuſt delivrée ; & comme ſon travail fut tres-long & fort laborieux, il ſurvint aux parties de la mere aprés ſon accouchement une gangrene, qui fit ſeparer dans la ſuite pluſieurs lambeaux membraneux du col de la matrice, & ſa Sagefemme n'ayant pas eû ſoin d'empeſcher l'union interieure qui ſe fit au milieu de ſon paſſage, en y mettant quelque choſe qui le tint ſuffiſamment dilaté, il s'eſtoit fait un ſi grand étranglement circulaire vers ce lieu, que je n'y pus que difficilement introduire un ſeul doigt : néanmoins je dis à cette femme que l'on pouvoit remedier à ſon indiſpoſition en telle ſorte que ſon mary, qui dans l'eſtat preſent ne pouvoit pas habiter avec elle, le puſt facilement dans la ſuite, lors que cét étranglement qui eſtoit au col de la matrice, qui empeſchoit l'introduction de la verge, auroit eſté aſſez dilaté, en introduiſant tous les jours peu à peu dans ce col un ou deux doigts ou bien une eſpece de peſſaire ſolide, juſques à ce que le paſſage reſtaſt ſuffiſant pour permettre librement l'introduction du membre viril.

OBSERVATION CDXXVIII.

De l'accouchement d'une femme, qui avoit une grande perte de sang, causée par le détachemant de l'arriérefaix qui se presentoit devant l'enfant.

LE 24 Mars 1686 j'ay accouché une femme qui estoit en une si grande perte de sang, causée par le détachement de l'arriérefaix qui se presentoit devant l'enfant, que la mere & l'enfant seroient tres-certainement morts dans peu d'heures, si je ne luy eusse tiré tres-promptement du ventre cét enfant, qui estoit une fille à terme, qui aprés estre revenuë de l'extréme foiblesse où elle estoit déja, se porta bien dans la suite, & la mere pareillement; laquelle avoit eû, il y avoit prés d'un mois, un commencement de cette perte perte de sang, qui n'estant pour lors que petite, s'estoit renouvellée deux ou trois fois par des intervales dans l'espace de ce temps; mais toûjours dans la mediocrité jusques au temps que j'accouchay cette femme; auquel cette mesme perte devint si abondante en deux heures qu'elle en avoit déja eû plusieurs grandes foiblesses réïterées, qui alloient la faire périr indubitablement avec son enfant dans le ventre, sans le salutaire secours que je leur donnay à tous deux, en retournant l'enfant pour le tirer promptement par les pieds comme je fis.

OBSERVATION CDXXIX.

De l'heureux accouchement d'une femme de complexion tres-valetudinaire, dont la grossesse avoit esté ignorée dans le commencement par trois Medecins qui la traitoient.

LE 10 Avril 1686 j'ay accouché une femme de son premier enfant, qui estoit un garçon qui se portoit parfaitement bien, quoy-que la mere fust d'une complexion si délicate & si maladive, que trois fameux Medecins ne connurent jamais le commencement de sa grossesse, ne se pouvant pas persuader que cette femme, qui estoit entre leurs mains depuis plus de six semaines qu'ils la traitoient avec toutes sortes de remedes, eust pû devenir grosse dans l'estat où elle estoit; & comme ils luy avoient ordonné en dernier lieu pour ses infirmitez de se faire saigner du pied, de se baigner, & de prendre des eaux minerales, je la dissuaday de l'usage de tous ces remedes, qui ne luy convenoient point du tout, en l'assurant qu'elle estoit grosse d'un mois ou environ, dans le temps que je la vis la premiere fois, nonobstant l'opinion contraire de ces trois fameux Medecins, qui ne se connoissant pas si bien que moy à juger de la grossesse d'une femme, traitoient pour lors mon sentiment d'opinion chimerique, tant ils estoient persuadez qu'il estoit impossible, à ce qu'ils disoient, que cette femme eust pû devenir grosse comme je les en assurois; ces Medecins attribuant toutes les incommoditez dont elle estoit travaillée par augmentation, à cause de sa grossesse, aux infirmitez continuelles ausquelles elle estoit ordinairement sujette auparavant, à cause de sa complexion valetudinaire. Cette mesme femme fut fort incommodée vers le quatriéme mois de sa grossesse, d'une fiévre double tierce, qui luy dura prés de deux mois à differentes reprises, pour laquelle je luy conseillay l'usage du *quinquina*, qui la guérit de cette fiévre qui l'avoit presque réduite à l'extremité; aprés quoy elle vint peu à peu à convalescence, & nonobstant toutes les incommoditez naturelles & accidentelles de cette femme, qui estoit de si foible complexion que durant tout le temps de sa grossesse, elle ne mangea jamais par jour une once de pain, avec quelque peu de bouillon, ou quelque cuillerée de potage, sans aucun autre aliment, elle ne laissa pas de porter son enfant jusques au terme complet de neuf mois & cinq ou six jours par delà, & d'accoucher heureusement de cét enfant qui estoit un garçon d'une santé parfaite, & assez robuste; en quoy la plupart des parens de cette femme furent aussi-bien qu'elle-mesme agréablement trompez, en ce qu'ils croyoient, suivant l'opinion commune fondée sur des signes tout-à-fait incertains, que vû toutes les infirmitez de la mere, elle devoit certainement accoucher d'une fille. Et les Medecins de cette femme, qui dans le commencement n'avoient jamais pû estre persuadez qu'elle fust grosse, & qui eurent mesme beaucoup de peine à le croire jusques à ce qu'elle fut grosse de sept mois, & qu'ils la virent enfin accoucher à terme, comme j'ay dit, reconnurent bien par cét exemple, que si comme Hypocrate a tres-bien remarqué au 1r livre des maladies des femmes, la curation des maladies des femmes differe grandement de la curation de celles des hommes, le traitement des infirmitez des femmes grosses, ne differe pas moins de celuy qui peut convenir aux maladies des femmes qui ne sont pas grosses.

Observation CDXXX.

D'une femme que l'on laissa mourir avec son enfant dans le ventre, sans la secourir par l'accouchement, comme on le devoit faire.

LE mesme jour 10 Avril 1686 un Chirurgien de mes amis me dit qu'il venoit de faire l'ouverture du corps d'une femme qui estoit morte en travail avec son enfant dans le ventre, sans avoir esté secouruë comme il le falloit, par un autre Chirurgien qui avoit esté mandé pour l'assister dés le commencement de son travail, qui avoit duré six ou sept jours; la teste de son enfant, qui estoit son premier, estant restée au passage sans pouvoir estre poussée dehors; ce qui avoit esté cause que la mere & l'enfant estoient malheureusement peris, faute d'avoir esté secourus par quelqu'autre plus entendu en lart que le Chirurgien qui avoit esté appellé pour assister cette femme; lequel au lieu de luy tirer du ventre son enfant dans le temps necessaire, les laissa mourir tous deux, pretextant dans les premiers jours du travail de cette femme, qu'il n'estoit pas encore temps de l'accoucher, & qu'il esperoit que la nature feroit bien d'elle-mesme son opération; mais ayant laissé passer l'occasion de la secourir dans le temps qu'il le falloit faire, il n'estoit pas excusable de dire dans les derniers jours où cette femme avoit esté réduite à l'extremité, qu'elle n'avoit plus la force de souffrir qu'on luy fit l'extraction de son enfant; puisque ayant esté mandé dés le commencement du travail de cette femme, il ne devoit pas avoir laissé passer l'occasion de la secourir, comme il devoit faire en luy tirant du ventre son enfant deux ou trois jours devant qu'elle mourust: ce qu'il auroit bien pû faire en se servant du crochet, puisque il y avoit déja pour lors une certitude morale de la mort de l'enfant, ainsi qu'il paroissoit manifestement par le degré de la corruption de son corps, lors qu'il fut tiré du ventre de la mere aprés sa mort. Les parens de cette femme voyant la longueur & la difficulté de son travail firent venir plusieurs Medecins, qui au lieu de la faire secourir par quelque autre Chirurgien plus habile, se contenterent de la faire saigner plusieurs fois des bras, & mesme du pied, & de luy donner inutilement plusieurs remedes que l'on pretend estre specifiques pour faciliter l'accouchement, & de luy faire prendre enfin jusques à l'émetique qui acheva de la reduire à l'extremité de la vie, qu'elle n'auroit pas perduë comme elle fit, si aprés une ou deux saignées du bras seulement, au lieu de tous ces pretendus remedes, qui ne luy servirent que d'empeschement, on n'avoit pas negligé de luy donner le plus salutaire, qui estoit de luy tirer son enfant du ventre, deux ou trois jours auparavant, ainsi que j'ay dit que l'on devoit faire necessairement pour la sauver.

OBSERVATION CDXXXI.

D'une femme qui accoucha de son second enfant tres-heureusement en une heure de temps : le premier enfant de laquelle avoit esté tué malheureusement par un imprudent Chirurgien qui l'avoit tiré du ventre de la mere avec les crochets, lors qu'il estoit encore vivant.

LE 20 Avril 1686 j'ay accouché une jeune femme de son second enfant, qui estoit un gros garçon qui vint naturellement, & dont elle accoucha tres-heureusement, n'ayant pas esté plus d'une heure en travail : mais cette femme avoit passé tout le temps de sa grossesse en un continuel chagrin, dans l'apprehension qu'elle avoit d'estre aussi malheureuse en ce second accouchement, qu'elle avoit esté, à ce qu'elle me dit, dans son premier, par la grande imprudence d'un Chirurgien qui luy avoit tiré du ventre son enfant avec des crochets, lors qu'il n'y avoit pas encore vingt-quatre heures qu'elle estoit en travail. Ce pauvre enfant aprés avoir eû la teste fracassée par les instrumens dont ce Chirurgien s'estoit servi sans necessité, avoit encore vécu trois heures entieres, jettant des cris assez forts, par lesquels il paroissoit se plaindre veritablement de son malheureux sort. Ce pitoyable spectacle accusoit en mesme temps cét imprudent Chirurgien d'avoir ainsi massacré par sa cruelle opération precipitée cét enfant, qui vray-semblablement seroit venu naturellement avec la patience ; d'autant que la mere estoit alors une jeune femme de dix-huit ans d'une assez bonne constitution : c'est pourquoy l'excuse de ce Chirurgien n'estoit pas recevable, d'alleguer que cét enfant qu'il avoit ainsi tiré avec ses instrumens, estant resté la teste au passage depuis cinq ou six heures aprés l'écoulement de ses eaux, il auroit pû en y demeurant comme il le craignoit, faire périr la mere, ainsi qu'il arrive quelquefois : car on ne doit jamais entreprendre de tirer un enfant de la sorte que l'on n'ait auparavant une certitude morale de sa mort au ventre de sa mere, par tous les signes qui le peuvent faire connoistre, lesquels ne paroissent ordinairement en ces sortes d'occasions qu'aprés le deuxiéme ou le troisiéme jour d'un tres-laborieux travail; l'experience nous ayant mesme fait voir des enfans qui estoient encore vivans, quoy-qu'ils eussent demeurez ainsi plus de deux jours entiers la teste arrestée au passage aprés l'écoulement de leurs eaux, dont les meres n'ont pas laissé d'accoucher enfin heureusement d'elles-mesmes par la seule opération de la nature, aidée de la conduite d'une simple Sagefemme, ou de celle d'un prudent Chirurgien.

Observation CDXXXII.

D'une femme qui aprés un soupçon de grossesse de prés de six mois, vida un faux germe qui n'estoit que de la grosseur d'un œuf de pigeon, ayant eû auparavant une petite perte de sang durant trois mois.

Le mesme jour 20 Avril 1686 je vis une femme qui aprés un soupçon de grossesse de prés de six mois, venoit de vider sans aucun accident considerable un faux germe d'une consistance fort compacte, qui n'estoit que de la grosseur d'un œuf de pigeon, quoy-qu'il eût fait un si long sejour dans la matrice. Mais il y avoit pour lors prés de trois mois entiers que cette femme avoit de temps en temps quelque petite perte de sang & de serositez roussastres, qui s'écouloient seulement de quelque petit vaisseau particulier qui s'estoit ouvert, sans que ce petit corps étrange eust esté entiérement separé de la matrice, car s'il en eût eust esté tout-à-fait detaché dés le commencement que cette perte de sang avoit paru, la nature l'auroit deslors expulsé; ayant presque toûjours coustume environ ce temps-là, qui estoit le troisiéme mois, de tenter à se delivrer de ces sortes de corps étranges que l'on appelle ordinairement faux germes, quand ils sont petits comme estoit celuy-cy, & *Moles* quand ils excedent leur grosseur la plus ordinaire, qui est celle d'un petit œuf de poule.

OBSERVATION CDXXXIII.

D'une femme grosse de trois mois & demy qui avorta, estant grié-vement malade d'une fiévre continuë.

LE 21 Avril 1686 je vis une femme grosse de trois mois & demy, grièvement malade depuis dix ou douze jours d'une fiévre continuë avec redoublemens & quelque resverie; pour raison de quoy on l'avoit fait saigner huit fois du bras; & comme lors que je la vis en ce mauvais état, elle avoit vidé tout d'un coup des eaux par la matrice, je luy prédis qu'elle avorteroit dans peu, comme il luy arriva dés le lendemain; aprés quoy sa fiévre estant encore augmentée, & la malade ayant une suppression de ses vidanges, je ne laissay pas de luy conseiller de se faire saigner du pied, outre toutes les frequentes saignées du bras qu'on luy avoit faites avant son avortement, par le moyen de laquelle saignée du pied, qui fut faite à la fin du deuxiéme jour de son avortement, elle fut beaucoup soulagée, & se porta bien ensuite, nonobstant la grandeur de sa maladie, durant laquelle sa poitrine ne s'estoit pas engagée; car autrement elle seroit morte en peu de jours, comme il arrive ordinairement à toutes celles qui ont une fluxion de poitrine avec fiévre continuë dans le temps de leur avortement. Si j'eusse esté appellé dans le commencement de la maladie de cette femme, j'aurois bien conseillé de la saigner deux ou trois fois seulement, mais non pas de luy faire huit saignées en huit ou dix jours de temps, comme on avoit fait, lesquelles trop frequentes saignées contribuerent peut-estre, à ce que je croy, autant que sa maladie, à la faire avorter: & si l'on m'objectoit que cette femme ayant esté déja trop saignée, comme je le viens de dire, je ne devois pas la faire encore saigner du pied deux jours ensuite de son avortement, je répondrois que l'estat de cette mesme femme estoit bien different de celuy auquel elle estoit estant grosse; car dans l'estat de grossesse son enfant avoit esté frustré de sa nourriture ordinaire par ces trop frequentes saignées, qui quoy-qu'elles eussent à la verité bien diminué la plenitude des vaisseaux de la mere, ne servoient de rien aprés son avortement, à contribuer à l'évacuation des vidanges de la matrice, comme fit cette saignée du pied que je luy fis faire fort à propos, pour suppleer & remedier à la suppression de ces humeurs, qui estant entierement retenuës n'auroient pas manqué d'augmenter la maladie, en achevant de corrompre par leur mauvaise qualité le reste de la masse du sang.

OBSERVATION CDXXXIV.

D'une femme grosse de quatre mois & demy, à qui un jeune Medecin avoit fort mal à propos ordonné plusieurs remedes provocatifs de l'avortement, dans la fausse croyance qu'il avoit que son enfant fust mort en son ventre.

LE 24 Avril 1686 je vis une femme grosse de quatre mois & demy, qui avoit esté fort mal à propos saignée depuis peu de jours quatre fois du bras & une fois du pied, par l'ordonnance d'un jeune Medecin; pour remedier, à ce qu'il pretendoit, à des foiblesses accompagnées de grands soupirs, qui ne procedoient que d'une espece de suffocation de matrice, & de quelque douleur d'un costé du ventre, qui avoit esté precedée d'un effort que cette femme avoit fait: & comme ce Medecin croyoit que son enfant fust mort en son ventre, à cause qu'elle ne le sentoit point remuër manifestement depuis quelques jours, & qu'il s'imaginoit que ces foiblesses ne venoient que de cette cause, il luy avoit fait prendre aussi par la bouche, & en lavement, beaucoup de remedes provocatifs de l'avortement, qui avoient fort travaillé la malade; à laquelle aprés tout cela, il avoit encore ordonné une seconde saignée du pied, que le Chirurgien de cette femme ne voulut pas faire sans avoir mon avis, qui fut qu'on avoit ordonné fort imprudemment tous ces remedes à la malade, qui ne devoit pas avoir esté saignée du pied, mais seulement une fois ou deux tout au plus du bras, & qui dans l'estat où elle estoit, lors que je la vis, n'avoit besoin que du seul repos pour tout remede, par le moyen duquel, elle se porta bien dans la suite, & conserva sa grossesse nonobstant tous ces remedes ordonnez si mal à propos.

OBSERVA-

Observation CDXXXV.

De l'accouchement d'une femme grosse de deux enfans, dont l'un vint le cul devant, & l'autre presentoit le genouïl.

Le 25 Avril 1686 j'ay accouché une femme de deux enfans vivans, & assez forts, qui avoient chacun leur arriérefaix separé. Le premier estoit un garçon qui vint le cul devant; & l'autre estoit une fille qui presentoit le genouïl: je les tiray tous deux par les pieds, aprés que je les eûs dégagez du passage. La mere n'estoit grosse que de huit mois & demy, & avoit eû durant le dernier mois de sa grossesse les jambes fort enflées, comme il arrive ordinairement au femmes qui sont grosses de plusieurs enfans. Un jour devant que d'accoucher elle avoit vidé toutes les eaux de son premier enfant, sans veritable douleur; & comme son ventre me parût bien abaissé du seul costé gauché, le droit restant fort tumefié, je connus manifestement qu'elle estoit grosse de deux enfans, joint aux autres signes qui le dénotoient. J'ay souvent remarqué que lors qu'une femme est grosse de deux enfans, l'un des enfans estant ordinairement placé dans l'un des costez du ventre de la mere, & l'autre au costé opposite, les douleurs du travail du premier de ces enfans sont souvent peu efficaces, & trés-fatigantes pour la mere; à cause que l'impulsion de ces douleurs ne répondent pas pour lors directement au passage, où elles ne tendent qu'obliquement; ce qui prolonge beaucoup le travail; & encore d'autant plus si ces enfans sont en mauvaise situation, comme estoient ceux de cette femme, dont je viens de rapporter l'éxemple; ce qui fit qu'elle ne fut en état d'accoucher de ses deux enfans qu'un jour aprés l'écoulement des eaux de son premier enfant.

Observation CDXXXVI.

De l'accouchement d'une femme dont l'enfant présentoit les pieds, laquelle eût une tres-grande perte de sang aprés estre accouchée.

Le 29 Avril 1686 j'ay accouché une femme d'une fille qui présentoit les pieds; mais quoy-que le travail de cette femme n'eust pas esté aucunement violent, ni pour la mere, ni pour l'enfant, elle eût aprés estre accouchée une si grande perte de sang, suivie de plusieurs foiblesses & de vomissemens reiterez durant trois heures, qu'elle en fut preste d'expirer; mais quelques heures ensuite elle se porta bien. Un Medecin de plus fameux la voyant en cét état, conseilla de la saigner du bras, prétendant arrester cette perte de sang surabondante, par la diversion qu'en pourroit faire cette saignée; mais j'empeschay que son conseil fust suivi; car il est à noter que quoyque la saignée soit bonne pour préserver de la perte de sang qui n'est pas encore arrivée, & qu'elle puisse convenir pour faire diversion de celle qui est petite, ou mediocre, elle est pernicieuse en celle qui est excessive, comme estoit celle de cette femme, qui auroit pû succomber, si dans l'extréme foiblesse où elle estoit, on luy eust encore tiré deux palettes de sang du bras, comme ce Medecin prétendoit.

Observation CDXXXVII.

D'une femme qui ayant esté purgée mal-à-propos, eût une fluxion de poitrine & un crachement de sang, qui l'ayant renduë phtisique, la fit mourir six semaines aprés estre accouchée au terme de huit mois.

Le 1 May 1686 j'ay accouché une femme d'un enfant masle au terme de huit mois de sa grossesse, qui avoit eû auparavant durant quinze jours une fiévre continuë avec redoublemens, pour laquelle ses Medecins l'avoient fait saigner jusques à sept fois du bras, & l'avoient purgée ensuite tres-mal-à-propos contre mon sentiment, qui estoit de la laisser en repos aprés toutes ces saignées, veû la delicatesse de sa poitrine, qui me paroissoit pour lors trop échauffée pour la purger. Mais cette purgation ainsi donnée à cette femme à contre-temps, luy fit venir une fluxion de poitrine avec grande toux & crachement de sang, pour raison de quoy bien qu'elle eust esté déja que trop saignée, avant la purgation qu'elle avoit prise, je la fis saigner encore deux autrefois du bras, y estant obligé pour lors, à cause de l'extréme danger où son crachement de sang la mettoit, dont elle receût un peu de soulagement aussi-bien que de sa toux, qui ayant néanmoins continué à la travailler, la fit enfin accoucher quelques jours ensuite, ainsi que j'ay dit, au terme de huit mois, d'un enfant qui estoit assez foible, tant à raison de la maladie de la maladie de sa mere, que pour sa naissance prématurée d'un mois entier. Cét exemple me fit manifestement connoistre, connoistre, aussi-bien que beaucoup d'autres semblables que j'ay vûës, l'ignorance de certains Medecins, qui au lieu de commettre quelquefois les choses à la nature, comme ils devroient faire, la font souvent succomber par des remedes ordonnez mal-à-propos, comme il arriva à cette femme, qui mourut phtisique six semaines aprés estre ainsi accouchée; ayant encore esté temerairement purgée contre mon sentiment, par le conseil de ces mesmes Medecins quelques jours auparavant, pretextans qu'il la falloit purger alors, devant qu'elle usast du lait d'anesse que je luy avois conseillé: mais cette derniére purgation ayant renouvellé sa fluxion de poitrine, & son crachement de sang, acheva de la faire mourir, comme je l'avois bien prédit à son mari, qui eût un tres-sensible regret de n'avoir pas suivi mon conseil, qui est de ne jamais purger les personnes qui ont un crachement de sang, ou la poitrine échauffée; lesquelles n'ont besoin pour tout remede, que d'un bon regime de vivre, & d'alimens doux & temperez, comme est le lait, dont on peut user avec toute seureté sans se purger en ces occasions, où tous les medicamens purgatifs quelques legers qu'ils soient, sont toûjours tres-pernicieux.

OBSERVATION CDXXXVIII.

D'une femme qui ayant une tres-grande perte de sang avec convulsion, mourut pour n'avoir pas esté secouruë assez promptement par l'accouchement.

LE 5 May 1686 j'ay accouché une femme qui avoit depuis douze heures une perte de sang si excessive, qu'aprés estre tombée plusieurs fois en de grandes foiblesses, elle fut surprise de convulsion; ce qui me fit desesperer de la reüssite de l'opération qui luy fut inutile, pour avoir esté mal-à-propos differée durant six heures, par le conseil d'un Chirurgien de mes confreres qui fit inutilement esperer que cette femme pourroit accoucher d'elle mesme, sans qu'on fust obligé d'accélerer l'opération. Mais cette grande perte de sang & tous les accidens qui l'accompagnoient, qui avoient toûjours continué d'augmenter durant ce long delay de six heures, rendirent cette esperance vaine; aprés quoy j'entrepris enfin d'accoucher cette femme en l'extrémité où elle estoit, pour satisfaire aux instantes priéres de tous les assistans, & luy tiray du ventre un tres-gros enfant mort depuis deux jours, ainsi qu'il me parût par sa corruption, & par celle de son arriérefaix qui se présentoit le premier, avec le genoüil de l'enfant à l'orifice interne de la matrice, qui nonobstant cette grande perte de sang, & les grandes foiblesses de la mere, estoit toûjours demeuré assez serré, & fort épais & dur, & non pas mince & laxe, comme il est souvent dans ces occasions; laquelle mauvaise disposition de l'orifice interne, jointe à ce qu'on me dit que la malade s'estoit blessée, en tombant par deux fois quelques jours auparavant, me fit croire, & prédire avant que de l'accoucher, qu'elle mourroit, comme il arriva deux heures aprés que je l'eus ainsi délivrée de cét enfant mort. Il y auroit néanmoins eû quelque esperance de la pouvoir sauver, si mon confrere avoit esté de mon avis, qui estoit de l'accoucher six heures plûtost que je ne fis, durant tout lequel temps la perte de sang ayant toûjours continué d'augmenter comme j'ay dit, fut cause que l'opération quoyque bien faite luy fut inutile.

Observation CDXXXIX.

De l'accouchement d'une femme dont l'enfant estoit sain & robuste, quoyque la mere fust tres-valetudinaire, & qu'elle eust craché par plusieurs fois du sang durant sa grossesse.

Le 10 May 1686 j'ay accouché une femme d'un garçon qui vint naturellement, & qui estoit tres-sain & robuste, nonobstant l'extréme delicatesse de la mere, qui estant tres-valetudinaire avoit craché par plusieurs fois du sang durant sa grossesse; le mesme accident luy estant encore arrivé cinq ou six heures aprés estre accouchée; les grands cris excitez par les douleurs de l'accouchement ayant beaucoup contribué à cette recidive, nonobstant que je l'eusse fait saigner du bras, pour l'en préserver, dés le commencement de son travail. Cependant elle ne laissa pas de se porter assez bien ensuite; à quoy contribua beaucoup l'usage du lait de vache que je luy conseillay de continuër durant deux mois, aprés le quinziéme jour de son accouchement. Il faut remarquer que quoyque l'enfant se nourrisse du sang de la mere, & qu'il vive ainsi de sa substance durant qu'il est en son ventre, il a néanmoins en soy un principe de vie particulier, qui purifie souvent la mauvaise nourriture qu'il en peut recevoir, en la convertissant en sa propre substance, comme nous voyons que la greffe d'un arbre rectifie & adoucit l'austerité de la séve du plan sauvage sur lequel elle est entée. C'est ce qui fait que l'on voit assez souvent des enfans fort sains, naistre d'une mere infirme, comme estoit celle dont je viens de rapporter l'éxemple.

OBSERVATION CDXL.

D'une femme à qui l'arriérefaix estant resté dans la matrice, aprés estre avortée d'un enfant de trois mois, n'en fut expulsé qu'en suppuration.

LE 28 May 1686 j'ay vû une femme qui venoit d'avorter d'un enfant de trois mois, aprés avoir eû quelque écoulement de sérositez roussastres durant un mois, qui est le signe avant-coureur le plus ordinaire des avortemens. Mais comme la matrice n'estoit ouverte qu'à proportion du corps de l'enfant, qui estoit tres-petit, l'arriérefaix qui estoit beaucoup plus gros resta au dedans ; & comme il eust fallu faire trop de violence pour le tirer avec la main, l'orifice de sa matrice estant fermé, & que cette femme n'avoit aucun accident pressant, je jugeay qu'il estoit plus sur d'en commettre l'expulsion à la nature qui s'en délivra d'elle-mesme dans la suite, par le moyen de la suppuration de cét arriérefaix, qui se fondit ainsi peu à peu, sans qu'il en parust aucune autre excrétion que la purulence, qui a coûtume de succeder à la retention de ces sortes de corps étranges, & de durer jusques à ce que leur suppuration estant entiérement achevée, les vidanges de la matrice commencent à paroistre pures, & à n'avoir plus l'infection que ces excrétions purulentes ont ordinairement ; pour lesquelles on est obligé de faire tous les jours des injections dans la matrice, afin que cette partie ne reçoive pas une mauvaise impression, par le trop long sejour de ces matiéres corrompuës. Cette femme s'estant servie de pareilles injections durant dix ou douze jours, comme je luy avois conseillé, pour laver & nettoyer la suppuration de son arriérefaix retenu, se porta bien dans la suite.

OBSERVATION CDXLI.

D'une femme qui aprés estre accouchée assez heureusement, eût un flux de ventre durant deux mois, qui luy causoit de grandes douleurs vers la region de la matrice.

LE 5 Juin 1686 je vis une femme accouchée depuis huit jours assez heureusement, à ce qu'elle me dit, laquelle avoit de tres-grandes douleurs de ventre avec tension assez considerable, principalement vers la region de la matrice, à cause de la grande agitation que cette partie recevoit d'un flux de ventre, qui estoit arrivé à cette femme le lendemain qu'elle fut accouchée; lesquelles douleurs luy continuérent durant plus de deux mois, à quoy contribua beaucoup son Medecin, qui au lieu de luy faire user du lait de vache comme je luy avois conseillé, la purgeoit tres-souvent; de sorte que par les frequentes medecines qu'il luy faisoit prendre, il irritoit continuellement ses douleurs de ventre au lieu de les appaiser, comme il le pretendoit vainement: parce que ces frequens purgatifs excitoient toûjours quelque nouvelle fluxion sur la matrice. Mais il arriva enfin par bonheur pour cette femme, que son Medecin estant tombé luy-mesme malade, & que ne la voyant plus pour ce sujet, elle commença de se mieux porter, aussi-tost qu'elle eust cessé par mon conseil l'usage de toutes ces medecines; au lieu de quoy je luy fis prendre du lait durant douze ou quinze jours, qui contribua beaucoup à la rétablir en bonne santé: car il faut remarquer que tous les purgatifs quelque doux & benins qu'ils puissent estre, ne conviennent jamais aux femmes qui ont la matrice douloureuse, ou en fluxion; parce que l'agitation qu'ils causent à cette partie dans leur opération, augmente encore la fluxion & la douleur dont elle estoit déja travaillée.

OBSERVATION CDXLII.

D'une femme qui estoit sterile à cause de la petitesse de l'orifice interne de sa matrice.

LE 11 Juin 1686 je vis une femme âgée de vingt-huit ans, ou environ, sterile depuis six ans qu'elle estoit mariée, laqu'elle estant fort incommodée depuis quatre ans de fleurs blanches, à ce qu'elle disoit, & craignant d'avoir un ulcere en la matrice me pria de l'examiner; ce qu'ayant fait, je ne luy trouvay aucun ulcere en sa matrice, dont l'orifice interne estoit fort menu & figuré comme le bout d'un fuseau; & je reconnus que l'excrétion de ces pretenduës fleurs blanches ne procedoit que d'une vieille gonorrhée, que son mari luy avoit communiquée. Mais la sterilité de cette femme me parut proceder de deux causes: la premiére & principale estoit, à ce que je croy, la disposition naturelle de l'orifice interne de sa matrice, qui estant comme j'ay dit, trop menu & semblable en figure au bout d'un fuseau, ne pouvoit pas s'ouvrir assez pour bien recevoir la semence de l'homme; & la seconde qui n'estoit qu'accidentelle, estoit que l'excrétion continuelle de la matiére de cette gonorrhée, que cette femme souffroit depuis quatre ans, déroboit celle qui auroit du engendrer en elle une sémence prolifique.

Observation CDXLIII.

D'une femme qui estoit avortée d'un enfant de six mois & demy, mort en son ventre par la disposition scyrrheuse de son arriérefaix, ayant déja eû auparavant cinq autres avortemens consecutifs pour la mesme cause.

Le 20 Juin 1686 je vis une femme qui estoit avorté le jour précedent d'un enfant de six mois & demy, mort en son ventre sans aucune cause manifeste, depuis cinq ou six jours qu'il y avoit qu'elle ne l'avoit point senti remuër. Mais comme son arriérefaix estoit d'une substance toute scyrrheuse, & que cette femme qui estoit d'un temperament fort atrabilaire, avoit déja eû cinq autres avortemens consecutifs avant ce dernier, depuis le terme de quatre ou cinq mois, jusques à celuy de six ou sept mois, je crûs que cette mauvaise disposition scyrrheuse de son arriérefaix, qui avoit paru semblable en tous ses autres précedens avortemens, & qui procedoit de son temperament trop atrabilaire, avoit esté la veritable cause de la mort de ses enfans en son ventre, & de tous les avortemens qu'elle avoit ainsi eûs, à des termes déja assez avancez de sa grossesse: parce que cette mesme disposition scyrrheuse de l'arriérefaix faisant une grande obstruction dans toute sa substance, estoit cause que l'enfant n'en pouvant tirer pour lors une convenable, & aussi suffisante nourriture qu'il avoit besoin, venoit par ce défaut à estre privé de la vie. Pour remedier à ce malheureux accident qui estoit arrivé tant de fois à cette femme, je luy conseillay pour humecter & temperer l'extréme secheresse & la trop grande chaleur de son temperament attrabilaire, de se baigner durant quelque temps, devant que de dévenir grosse, & d'user fréquemment du lait d'anesse dans le temps mesme de sa grossesse, & d'un regime de vivre temperé qui la pust suffisamment humecter, & de s'abstenir entiérement de l'usage du vin, & mesme du coït, lors qu'elle seroit certaine d'estre grosse; afin que contribuant par ce regime, autant qu'il estoit possible à rectifier son temperament trop attrabilaire, elle pust dans la suite porter jusques à terme les enfans qu'elle concevroit, sans en avorter ainsi qu'elle avoit malheureusement fait de tous ceux qu'elle avoit eûs.

OBSERVATION CDXLIV.

Du l'heureux accouchement d'une femme qui avoit un flux de ventre depuis un mois & demy, qui cessa dés le lendemain qu'elle fut accouchée.

LE 5 Juillet 1686 j'ay accouché une femme d'un enfant masle qui se portoit assez bien, quoy-qu'elle fust pour lors extrémement foible & toute émaciée, à cause d'un flux de ventre continuël qu'elle avoit depuis un mois & demy, qui joint à l'extréme maigreur naturelle de cette femme, l'avoit renduë presque étique. Elle se porta néanmoins assez bien dans la suite; l'usage du lait de vache que je luy conseillay quinze jours aprés son accouchement, ayant beaucoup contribué au parfait rétablissement de sa santé; joint à ce que son flux de ventre estoit cessé dés le lendemain qu'elle fut accouchée, comme il arrive à beaucoup de femmes, qui aprés avoir esté tres-incommodées de cette maladie dans le temps de leur grossesse, n'en guerissent assez souvent qu'aprés estre accouchées; leur estomac faisant pour lors bien mieux la digestion des alimens qu'il n'avoit coûtume de faire durant la grossesse. Dix jours ensuite j'accouchay encore une autre femme d'une fille qui se portoir assez bien, quoy-que la mere eust eû aussi un flux de ventre depuis deux mois

mois & demy, qui cessa de soy-mesme deux jours aprés qu'elle fust accouchée. Mais il faut remarquer que le flux de ventre de ces deux femmes n'estoit point dysenterique; car s'il eust esté de cette nature, elles auroient couru grand risque de la vie, ces sortes de flux de ventre faisant ordinairement mourir la pluspart des femmes qui en sont travaillées dans le temps de leur accouchement.

OBSERVATION CDXLV.

De l'accouchement d'une femme dont l'enfant qui estoit tres-gros, estoit mort en son ventre depuis vingt jours.

LE 21 Juillet 1686 j'ay accouché une femme d'un tres-gros enfant, qu'elle portoit mort en son ventre depuis vingt jours qu'il y avoit qu'elle ne l'avoit point senti remuër, aprés l'avoir senti auparavant s'agiter fort extraordinairement durant un jour: mais au lieu des mouvemens ordinaires de son enfant, elle sentoit seulement de certains soulevemens dans son ventre, qui procedoient, ainsi que je croy, d'un certain bouïllonnement des humeurs & des eaux qui sont avec l'enfant dans la matrice, lesquelles venant en ces occasions à se rarefier par une espece de fermentation corruptive, font pour lors de temps en temps certains soulevement du ventre de la femme, comme si elle sentoit, pour ainsi dire, le dos d'un chat s'élever tout d'un coup & s'abaisser incontinent aprés: elle avoit outre cela un flétrissement des mammelles, mauvais goust à la bouche, pesanteur & froideur du ventre, & autres signes qui dénotoient manifestement que son enfant estoit mort en son ventre; & aprés avoir eû le ventre, les pieds, & les cuisses extraordinairement enflez, toutes ces parties s'estoient desenflées de jour en jour jusques au temps que je l'accouchay: parce que le sang & les autres humeurs qui estoient destinez pour la nourriture de son enfant, lors qu'il estoit vivant, ne se portant plus vers la matrice à l'ordinaire d'abord qu'il fut mort, les eaux qui estoient avec l'enfant diminuerent beaucoup en s'exhalant peu à peu, au lieu de s'accumuler comme elles faisoient auparavant. Ce gros enfant mort dont je delivray heureusement cette femme, estoit si corrompu que sa teste qui en estoit devenuë toute molasse, ne put pas rendre le passage suffisant pour la sortie des épaules qui estoient fort larges; ce qui fit que l'enfant demeurant ainsi retenu au passage par les épaules trop grosses, je fus obligé de glisser mes doigts sous les aixelles pour faciliter l'extraction que j'en fis. Cette femme se porta tres-bien aussi-tost que je l'eus ainsi accouchée, nonobstant le tres-mauvais estat où elle estoit, depuis tout le temps que son enfant estoit mort en son ventre; durant lequel temps elle avoit esté fort incommodée de fiévre continuë avec des redoublemens, & des frequentes suffocations accompagnées de grandes foiblesses, causées par la malignité des vapeurs qui venoient de la corruption de l'enfant.

OBSERVATION CDXLVI.

De l'accouchement d'une femme qui avoit une grande perte de sang.

LE 24 Juillet 1686 j'ay accouché une femme grosse de sept mois & demy, qui estoit en une tres grande perte de sang, qui luy estoit arrivée pour s'estre trop fatiguée quelques jours auparavant, à faire deux ou trois lieuës de chemin à pied; & comme cette perte venoit du détachement de son arriérefaix, je fus obligé de retourner son enfant pour le tirer par les pieds, afin d'accelerer son accouchement, comme il estoit necessaire de faire promptement, à cause de la grandeur de la perte de sang, sans lequel secours, qui luy fut salutaire, & à son enfant que je tiray vivant, ils auroient tres-certainement péri tous deux avant peu d'heures. Je remarquay en cette femme ce que j'avois déja bien observé en beaucoup d'autres; qui est qu'entre les femmes qui ont de ces sortes de grandes pertes de sang, celles dont l'orifice interne de la matrice paroist d'une substance mince, molle, & égale, réchapent d'autant plus facilement que toutes ces bonnes dispositions s'y rencontrent; & qu'au contraires celles qui ont ce mesme orifice d'une substance épaisse, dure, & inégale, meurent d'autant plûtost qu'on y trouve ces mauvaises dispositions, qui rendent toûjours l'opération plus laborieuse, & beaucoup plus dangereuse dans la suite.

Observation CDXLVII.

De l'accouchement d'une femme dont l'enfant presentoit l'épaule, la mere ayant outre cela une perte de sang.

LE 6 Aoust 1686 j'ay accouché une femme d'un enfant masle qui presentoit l'épaule, que sa Sagefemme croyoit estre le cul de l'enfant, depuis douze heures qu'elle entretenoit cette femme d'esperance vaine de l'accouchement; la partie charnuë du haut de l'épaule de l'enfant faisant une rondeur molasse, ainsi que si c'eust esté une de ses fesses qui se fut presentée au passage. Mais comme cét enfant ne pouvoit pas venir en cette mauvaise posture, & que la mere avoit fait beaucoup d'efforts inutiles pour accoucher, il luy estoit arrivé une perte de sang, qui augmentant considerablement, alloit la mettre en grand danger de la vie, si je ne l'eusse promptement accouchée, comme je fis en retournant son enfant par les pieds, lequel je tiray vivant & se porta bien ensuite, & la mere aussi, qui reconnut pour lors manifestement, qu'elle & son enfant avoient eû grand besoin du salutaire secours que je leur donnay tres-heureusement dans cette urgente necessité.

Observation CDXLVIII.

De l'accouchement d'une femme dont l'enfant qui venoit le cul devant avoit un prodigieux Exomphale.

LE 7 Aoust 1686 j'ay accouché une femme d'un enfant de sept mois & demy, qui avoit un prodigieux *Exomphale*; le cordon de son nombril estant si extraordinairement dilaté, que tous les intestins gresles de l'enfant estoient contenus dedans cette partie, qui faisoit une poche prés du nombril de la grosseur d'un gros œuf de poule. Cét enfant venoit le cul devant; une furieuse chute que la mere avoit faite, dans laquelle elle s'estoit rompu le bras gauche, ayant beaucoup contribué à luy faire prendre cette mauvaise situation. Je le tiray vivant; mais ce monstrueux *Exomphale* le fit mourir peu de jours aprés sa naissance. L'étranglement qui estoit en cette grosse tumeur estoit si serré vers le nombril, qu'ayant fait une ouverture à cette poche qui renfermoit les intestins, il me fut impossible de les réduire dans le ventre ; & comme cét enfant estoit par trop foible, tant à cause de cette indisposition extraordinaire, qu'à cause de sa naissance prematurée de six semaines entiéres, je ne jugeay pas à propos de dilater son nombril vers le ventre, comme il auroit esté necessaire de faire, si les forces de l'enfant eussent pû le permettre : c'est pourquoy je me contentay seulement de lier ce cordon audessus de cette grosse poche dans laquelle les intestins estoient contenus. L'on pouvoit douter si cette énorme dilatation du cordon du nombril de cét enfant estoit un effet de la violente chute que la mere avoit faite deux jours auparavant ; mais il me parut par la disposition de cette tumeur, que ce vice de conformation avoit eû une cause plus ancienne.

Observation CDXLIX.

Du laborieux accouchement d'une femme à qui il fallut tirer du ventre, par le moyen du crochet, son enfant qui estoit mort.

Le 10 Aoust 1686 j'ay accouché une femme de son premier enfant, qui estoit mort en son ventre depuis un jour, ainsi qu'il me parut par plusieurs signes qui le dénotoient, & par le commencement de corruption qui estoit déja visible au corps de cét enfant, dont la teste estoit demeurée, à cause de sa grosseur, au passage durant plus de deux jours entiers aprés l'écoulement de ses eaux ; & comme la mere estoit une petite femme fort grasse, âgée de plus de trente ans, & qu'elle estoit extrémement fatiguée d'un travail fort laborieux depuis trois jours, & qu'il n'y avoit pas lieu de pouvoir esperer qu'elle accouchast d'elle-mesme, je fus obligé pour luy sauver la vie, de luy tirer son enfant du ventre avec le crochet, sans lequel secours, qui luy fut entiérement salutaire, elle seroit indubitablement morte dans peu avec son enfant dans le ventre.

OBSERVATION CDL.

De l'accouchement d'une femme qui avoit une grande perte de sang depuis huit jours.

LE 27 Aoust 1686 j'ay accouché une femme qui avoit une grande perte de sang depuis huit jours; au bout duquel temps elle eût quelques douleurs qui tendoient bien à l'accouchement; mais qui estoient si foibles, & si peu convenables, qu'il n'y avoit pas lieu d'esperer que la nature seule pourroit faire son opération, à cause de la perte de sang, qui devint enfin si excessive, que la malade alloit tomber en foiblesse, & courir grand risque de la vie, si je n'eusse rompu les membranes des eaux pour les faire écouler, donnant lieu par ce moyen à l'enfant de s'avancer au passage, sans pousser, comme il faisoit auparavant, les membranes, qui n'estant pas rompuës faisoient détacher l'arriérefaix auquel elles tenoient, & augmentoient encore, ainsi faisant, la perte de sang: de sorte que les eaux estant écoulées par la rupture que je fis pour ce sujet à leurs membranes, les douleurs de l'accouchement qui estoient auparavant foibles & mauvaises, devinrent aussi-tost fortes & bonnes, & firent accoucher heureusement cette femme une demy-heure aprés d'une fille vivante, qui se porta bien ensuite, comme fit aussi la mere.

OBSERVATION CDLI.

De l'accouchement d'une femme grosse de deux enfans qui estoient morts en son ventre.

LE 3 Septembre 1686 j'ay accouché une femme au terme de six mois de sa grossesse de deux filles mortes en son ventre; la premiére desquelles s'estoit presentée par les pieds, & ne paroissoit pas estre morte que depuis peu, son corps n'estant point alteré ni corrompu, & la mere l'ayant encore senti foiblement remuër le jour devant son accouchement: mais l'autre estoit toute noire & corrompuë, estant morte en son ventre selon l'apparence depuis plus de quinze jours; ce qui vray-semblablement estoit arrivé par la grande agitation du corps & de l'esprit, que luy causa une grande peur qu'elle avoit eûë du feu, qui avoit entiérement bruslé la maison voisine de la sienne. Ces deux enfans n'avoient qu'un seul arrièrefaix qui leur estoit commun; ce qui n'avoit pas empesché que l'un de ces enfans ne vécust encore quelque temps dans le ventre de sa mere, qui l'avoit senti remuër un jour devant qu'elle accoucha, quoy-que l'autre fust mort il y avoit déja fort long-temps, comme j'ay dit. Car il faut remarquer que bien que assez souvent les jumeaux n'ayent qu'un arrièrefaix commun, ils sont néanmoins toûjours separez l'un de l'autre par des membranes particulieres, & qu'ils ont aussi leurs propres vaisseaux, qui ne se communiquent point du tout l'un à l'autre, quoy-qu'ils se distribuent tous dans le mesme arrièrefaix; ce qui fait que la corruption d'un enfant mort au ventre de la mere, ne se communique pas immédiatement à l'autre enfant qui est encore vivant, dont j'ay vû beaucoup d'exemples. Cette femme au terme qu'elle accoucha ainsi prematurément, estoit beaucoup plus grosse, & avoit esté durant tout le cours de cette grossesse bien plus incommodée que dans ses precedentes; & avoit eû les jambes fort enflées, comme ont coustume d'avoir les femmes qui sont grosses de plusieurs enfans vers les derniers mois de leur grossesse; mais nonobstant le fascheux accident qui luy estoit arrivé en cét estat, elle ne laissa pas de se bien porter aprés que je l'eûs ainsi delivrée de ces deux enfans morts.

Observation CDLII.

De l'accouchement d'une femme qui avoit une perte de sang, causée par l'agitation qu'elle avoit receüe dans un voyage, estant montée sur un cheval de trot.

Le 27 Septembre 1686 j'ay accouché une femme au terme de huit mois de sa grossesse d'un enfant qui venoit les pieds devant; laquelle avoit une perte de sang causée par l'agitation qu'elle avoit receüe dans un voyage qu'elle avoit fait depuis peu, ayant fait quatorze lieux en un seul jour montée sur un rude cheval de trot; joint à cela que son enfant avoit le col embarassé du cordon de l'ombilic; de sorte que la longueur de ce cordon estant accourcie, l'arrièrefaix en estoit tiraillé, dans les violentes secousses que cette femme receût, par le mouvement du cheval sur lequel elle estoit montée durant ce voyage; ce qui ayant fait détacher en partie l'arrièrefaix d'avec la matrice, avoit beaucoup contribué à exciter la perte de ſang qui luy eſtoit arrivée ; nonobſtant laquelle & la mauvaiſe ſituation de l'enfant je le tiray vivant : mais comme apparemment la matrice de cette femme avoit receû une lezion conſiderable, par les rudes ſecouſſes qu'elle ſouffrit dans ce voyage, le ſecours que je luy donnay en l'accouchant ainſi ſans luy faire aucune violence, luy fut inutile, eſtant morte le jour enſuite, comme je l'avois bien predit à un de mes confreres parent de cette femme, qui eſtoit preſent lors que je l'accouchay.

Observation CDLIII.

D'une femme qui deux jours devant que d'accoucher avoit eû de ſi violens vomiſſens, qu'ils luy cauſerent quelques mouvemens convulſifs.

LE 10 Octobre 1686 j'ay accouché une femme de ſon ſixiéme enfant, qui eſtoit une fille auſſi-bien que les cinq autres qu'elle avoit eûs conſecutivement, ſans avoir jamais fait aucun garçon, comme elle auroit bien deſiré. Cette femme deux jours devant que d'accoucher, avoit eû durant vingt-quatre heures de ſi violens vomiſſemens, que luy ayant fait rendre juſques à la bile noire, & aux matiéres des inteſtins, ils luy cauſerent quelques mouvemens convulſifs ; nonobſtant quoy elle accoucha aſſez heureuſement de cette ſixiéme fille, & ſe porta bien enſuite. Ces violens vomiſſemens dont les femmes groſſes ſont quelquefois travaillées vers la fin de leur groſſeſſe, comme fut cette femme dont je viens de rapporter l'exemple, viennent d'un extraordinaire dégorgement de bile, qui refluë de la veſſie du fiel & de l'inteſtin *duodenum* dans le fond de l'eſtomac : parce que la veſſie du fiel ne pouvant pour lors ſe dégager facilement de la bile qu'elle contient, par ſon canal ordinaire, non plus que les inteſtins qui ſont extraordinairement comprimez par la trop grande étenduë de la matrice, qui emplit preſque tout le ventre, cela fait refluer les matiéres qui ſont contenuës en ces parties, leur donnant un mouvement contraire à celuy qui leur eſtoit naturel.

OBSERVATION CDLIV.

De l'accouchement d'une femme qui avoit une perte de sang depuis trois ou quatre mois.

LE 13 Octobre 1686 j'ay accouché une femme grosse de sept mois, qui avoit une perte de sang depuis trois ou quatre mois; laquelle de mediocre qu'elle estoit auparavant, estoit enfin devenuë si grande, que cette femme seroit indubitablement morte dans peu d'heures, si je ne luy eusse promptement tiré du ventre son enfant qui estoit encore vivant, quoyque l'arriérefaix se presentast le premier. Cette femme se porta bien ensuite, & fut aussi heureuse qu'elle avoit esté en son precedent accouchement, où je luy avois donné le mesme secours salutaire, pour un semblable accident, le 8 Janvier de la mesme année 1686. Mais ce dernier enfant, dont la naissance avoit esté avancée de deux mois entiers, & precedée d'une perte de sang assez considerable durant un si long-temps, estant pour ce sujet tres-petit & foible, ne vescut que deux ou trois heures.

OBSERVATION CDLV.

De l'accouchement d'une femme qui avoit porté son enfant mort en son ventre plus de deux mois entiers.

LE 2 Novembre 1686 j'ay accouché une jeune femme âgée de vingt ans, au terme de sept mois & demy de sa premiére grossesse, d'un enfant qu'elle avoit porté mort en son ventre plus de deux mois entiers; n'ayant senti durant tout ce temps que des soulevemens dans son ventre, au lieu de véritables mouvemens, qu'elle sentoit auparavant. Cét accident luy estoit arrivé par une subite frayeur qu'elle avoit eûë; ayant aussi esté beaucoup travaillée dans le commencement de sa grossesse d'une fluxion de poitrine avec crachement de sang, laquelle maladie ayant beaucoup debilité sa poitrine, me donna sujet de craindre que son crachement de sang ne se renouvellast dans le temps de son travail par les efforts de l'accouchement, comme il luy arriva par ceux d'une grande toux qui luy survint dés le lendemain. Mais nonobstant le renouvellement de ce crachement de sang, joint à l'avorl'avortement de cét enfant, qu'elle avoit porté mort en son ventre durant un si long-temps, elle ne laissa pas de se bien porter ensuite, autant que la délicatesse de sa poitrine luy pouvoit permettre : cependant l'on doit remarquer qu'un des plus salutaires conseils que l'on pourroit donner aux femmes qui ont ainsi craché du sang dans le temps de leurs grossesse, seroit de ne plus faire d'enfans à l'avenir; car leur poitrine devient toûjours d'autant plus mauvaise qu'elles ont d'enfans, & elles perissent assez ordinairement par quelque renouvellement de fluxion qui s'y fait presque toûjours dans le temps de leur grossesse, ou peu de temps aprés estre accouchées, comme on le voit souvent arriver. C'est ce qui a parû assez manifeste, & conforme à la prédiction que j'en avois faite à cette femme dont je viens de rapporter l'exemple, laquelle aprés avoir encore fait dans la suite trois autres enfans, qu'elle a pareillement portez tous trois morts en son ventre durant quelque temps, & dont elle est toûjours accouchée prématurément au terme de six ou sept mois, est enfin morte quatre heures aprés estre accouchée du dernier, le 27 Octobre 1692, ayant esté surprise d'un crachement de sang, & d'une forte convulsion qui luy arriverent dans le temps de son accouchement.

Observation CDLVI.

De l'accouchement d'une femme, dont l'enfant estoit fort sain, quoy-que la mere eust selon l'apparence une gonorrhée virulente depuis plus d'un an.

Le 21 Novembre 1686 j'ay accouché une femme, au terme de neuf mois de sa grossesse, d'une fille qui estoit en parfaite santé, son arrièrefaix paroissant aussi tres-sain, quoyque la mere eust interieurement dans tout le col de la matrice une grande quantité de bubettes miliaires, qui pouvoient donner un juste soupçon, que l'abondante excrétion de fleurs blanches épaisses, & de couleur jaunastre, dont elle estoit tres-incommodée depuis plus d'un an, venoit d'une veritable gonorrhée virulente, que son mari pouvoit luy avoir communiquée, ce qui peut bien prouver, que les matiéres de la gonorrhée des femmes ne viennent que d'une fluxion d'humeurs qui sortent seulement du col de la matrice, aux environs du col de la vessie,

& non pas du fond de la matrice : car si elles sortoient veritablement du fond de cette partie, cette femme ayant une gonorrhée de cette nature depuis un an, n'auroit pas pû concevoir cét enfant, qui n'auroit pas pû aussi estre sain, comme il estoit, & son arriérefaix pareillement, qui par la belle couleur de toute sa substance, qui estoit aussi tres-saine, marquoit assez que la semence de la mere dont l'enfant avoit esté engendré, n'avoit point du tout esté infectée de la malignité de cette gonorrhée, dont la matiére ne s'écouloit que de ce grand nombre de bubettes miliaires, que cette femme avoit, comme j'ay dit, dans le col de la matrice : & il est mesme vray-semblable que le pere de cét enfant estoit sain, lors qu'il engendra, quoy-qu'il ne l'eust pas esté quelque temps auparavant, quand il communiqua à sa femme cette gonorrhée.

OBSERVATION CDLVII.

D'une femme qui ne laissa pas d'accoucher heureusement quoy-qu'elle eust une grande perte de sang.

LE 15 Decembre 1686 je vis une femme grosse à terme, qui avoit depuis un jour une grande perte de sang, qui donnoit lieu de craindre pour sa vie. Mais comme dans le mesme-temps que je fus appellé pour la voir, elle avoit quelques petites douleurs qui paroissoient se déterminer à l'accouchement naturel, & que cette perte de sang, quoy-que grande, ne luy avoit encore causé aucune foiblesse, je recommanday à la Sagefemme qui l'assistoit de percer les membranes des eaux de l'enfant aussi-tost qu'elle auroit lieu de le faire, afin que ces membranes ayant esté rompuës, l'enfant eust lieu d'estre poussé plus facilement dehors par les douleurs de l'accouchement, sans tirailler ny faire détacher davantage l'arriérefaix d'avec la matrice, avant la sortie de l'enfant; ce qui auroit encore augmenté la perte de sang, comme il seroit arrivé, si les membranes qui sont attachées à l'arriérefaix estant agitées par l'impulsion des douleurs de l'accouchement, eussent restées entiéres. La Sagefemme ayant donc rompu les membranes des eaux de l'enfant, ainsi que je luy avois conseillé de faire, cette femme accoucha heureusement deux heures ensuite, d'un garçon, qui se portoit bien, à quoy contribua beaucoup le bon conseil que j'avois donné à sa Sagefemme.

OBSERVATION CDLVIII.

D'un homme qui croyoit que sçachant le temps de la conception d'un enfant, l'on pouvoit prédire si c'estoit un garçon ou une fille, durant qu'il estoit encore au ventre de la mere.

LE 10 Janvier 1687 j'ay accouché une femme d'un garçon qui vint naturellement, n'y ayant rien eû d'extraordinaire en tout son travail, sinon qu'il y avoit pour lors en la chambre de cette femme un homme de ses amis, qui me dit un peu devant qu'elle accouchast, qu'il sçavoit bien certainement que l'enfant dont elle alloit accoucher estoit un garçon; parce qu'elle estoit devenuë grosse durant le temps de la pleine lune (beaucoup d'autres néanmoins preferent le temps du croissant pour le mesme sujet) & qu'elle auroit infailliblement fait une fille, si elle eust conceu dans le temps du decours de la lune, m'assurant qu'il avoit fait cette remarque par un tres-grand nombre d'experiences, qu'il avoit toûjours trouvées vrayes; & qu'il avoit appris ce secret d'un Prince deffunt qui en avoit éprouvé luy-mesme la verité, dans tous les enfans qu'il avoit eûs de sa femme. Si l'évenement de cette préconnoissance estoit toûjours vray, & que ce secret fust connu d'un chacun, il est certain que l'on verroit dans peu de temps le monde diminuër beaucoup en nombre: car la pluspart des hommes desirans que leurs femmes fassent plûtost des garçons que des filles, il arriveroit qu'y ayant un bien plus grand nombre de garçons que des filles, il n'y auroit pas à la fin un nombre de femmes assez suffisant, pour perpetuer le genre humain, qui ne s'entretient que par le nombre des deux differens sexes à peu prés égal. C'est pourquoy je croy que Dieu n'a pas voulu expressement reveler à personne le veritable secret d'engender plûtost des garçons que des filles; & d'avoir la préconnoissance du sexe de l'enfant qui est dans le ventre de la mere: & ce qui me le confirme, est que j'ay souvent fait moy-mesme des remarques toutes contraires à celles que cét homme me dit qu'il avoit faites, touchant la naissance des garçons & des filles; en plusieurs femmes que j'ay accouchées de six, sept, huit, & jusques à neuf enfans, qui estoient tous d'un mesme sexe, quoyque la pluspart de ces enfans eussent esté conceus en differens temps de la lune; & en un grand nombre d'autre femmes que j'ay accouchées d'enfans jumeaux, dont l'un estoit un garçon, & l'autre une fille, quoy qu'ils eussent esté conceus ensemble dans le mesme temps de la lune, qui vray-semblablement ne contribuë en rien à determiner le sexe des enfans; Car autrement tous les enfans jumeaux seroient toûjours d'un mesme sexe, & nous ne verrions pas journellement des experiences du contraire. De sorte que l'on peut croire que l'observation que cét homme avoit faite, de la maniére que je l'ay rapportée, touchant cette préconnoissance qu'il prétendoit que l'on pouvoit avoir du sexe de l'enfant qui est au ventre de sa mere, n'estoit fondée que sur des évenemens du hasard, qui avoient eû d'autres causes inconnuës.

Observation CDLIX.

De l'accouchement d'une femme grosse de deux enfans, dont le second présentoit le cordon de l'ombilic à costé de sa teste.

Le 13 Janvier 1687 j'ay accouché une femme de deux gros enfans qui vinrent naturellement, dont le premier estoit un garçon, & le second estoit une fille. Aussi-tost que j'eus tiré le premier dehors, je rompis les membranes des eaux du second, pour accelerer par ce moyen sa sortie : mais comme la mere estoit tres foible, & que le cordon de l'ombilic de ce second enfant se présentoit au passage à costé de sa teste, à chaque douleur que la mere avoit, elle n'accoucha de ce dernier enfant qu'une heure aprés la sortie du premier; & nonobstant cette mauvaise disposition à laquelle je remediay en empeschant dans le temps de chaque douleur, que ce cordon qui se présentoit ainsi, ne fust tout-à-fait poussé dehors, & qu'il ne se refroidist en mesme temps estant exposé à l'air, ou qu'il ne fust trop comprimé par la teste de l'enfant, je tiray cét enfant vivant, & se portant tres-bien comme le premier, aprés quoy je délivray la mere d'un tres-gros arriérefaix qui estoit commun, à ces deux enfans. Cette femme avoit esté extraordinairement incommodée durant tout le cours de sa grossesse, & avoit eû vers les derniers mois les jambes fort enflées, comme il arrive ordinairement à toutes les femmes qui sont grosses de plusieurs enfans: mais nonobstant son travail qui fut assez laborieux elle se porta bien ensuite. Il faut remarquer que si je n'eusse repoussé, ainsi que je fis, le cordon de l'ombilic du second enfant qui se présentoit avec sa teste, il seroit indubitablement mort; tant à cause que ce cordon estant exposé à l'air, se seroit aussi-tost refroidi, qu'à cause qu'il auroit esté en mesme temps fortement comprimé par la teste de l'enfant, qui fut durant une heure au passage; l'une & l'autre cause empeschant le mouvement du sang, qui estant destiné à vivifier l'enfant, doit toûjours necessairement avoir son libre cours dans ce cordon, durant le temps qu'il est au ventre de la mere.

Observation CDLX.

De la malheureuse fecondité d'une femme qui a eû dix enfans consecutifs dont elle est toûjours avortée.

Le 14 Janvier 1687 j'ay accouché une femme âgée de vingt-cinq ans, au terme de cinq mois de sa grossesse, d'un petit enfant vivant qui présentoit les pieds devant, laquelle avoit pour lors une perte de sang assez considerable, c'estoit la sixiéme des fausses couches que cette femme avoit déja eûës tout de suite, sans avoir jamais pû porter aucun de ses enfans jusques à un terme plus avancé que celuy où estoit venu ce dernier, qui estoit à cinq mois complets, les autres estant venus à trois mois, ou environ, & un autre à quatre mois & demy; & ce qui est assez extraordinaire, est que tous ces six avortemens luy estoient arrivez sans aucune blessure, ni aucune autre cause évidente, nonobstant qu'elle se fust servie de toutes sortes de précautions, pour se préserver autant qu'il luy avoit esté possible de ce fascheux accident; auquel elle estoit tellement sujette, que je l'ay encore délivrée dans la suite de quatre autres enfans, dont elle est pareillement avortée sans aucune cause manifeste; desquels estoient à quatre mois, un autre à six mois & demy, & le dernier à sept mois; n'ayant jamais pû conserver aucune de ses dix grossesses jusques à un terme plus avancé que cette derniére; dont l'enfant quoyque vivant, lors que j'en accouchay la mere, ne vescut que sept heures, estant, à cause de sa naissance prématurée de deux mois entiers, tres-petit & tres-foible, comme sont toûjours les enfans qui naissent veritablement à sept mois. Cét exemple nous fait connoistre avec qu'elle facilité certaines femmes avortent, comme celle-cy à fait de tous les dix enfans que sa malheureuse fecondité luy a seulement fait concevoir, pour les voir ainsi perir en naissant. Cette femme estoit d'une taille au dessous de la mediocre, d'une habitude assez replete & d'un tempérament sanguin & pituiteux, qui contribuoit beaucoup à faire relâcher & ouvrir prématurément l'orifice interne de sa matrice, dés la moindre agitation qu'elle recevoit du corps ou de l'esprit. Je luy avois conseillé le meilleur remede pour éviter, autant qu'il estoit possible, la recidive d'un si sinistre accident; qui estoit de s'abstenir entiérement du coït durant tout le temps de sa grossesse, de se faire saigner du bras dés qu'elle seroit grosse de six semaines, de reïterér encore cette saignée de deux mois en deux mois, & de se tenir cependant en grand repos tant du corps que de l'esprit: mais ce bon conseil n'a servi seulement qu'à luy faire porter un peu plus longtemps ses derniers enfans que les autres; ayant porté jusques à la fin du septiéme mois le dernier dont je l'ay accouchée le 11 Février 1692: lequel enfant pour sa petitesse & foiblesse mourut, comme j'ay dit, sept heures aprés estre né. Cependant il y a encore lieu d'esperer que continuant à suivre le mesme conseil que je luy ay donné, elle pourra dans la suite porter quelque enfant jusques à terme, & en accoucher plus heureusement qu'elle n'a fait de tous les autres qu'elle a eûs jusques à present, qui n'ont esté que des avortons.

Observation CDLXI.

D'une femme qui vuida un petit faux germe, aprés une mediocre perte de sang durant trois semaines.

LE 20 Janvier 1687 je vis une femme qui aprés une mediocre perte de sang durant trois semaines entiéres, ayant pour lors un soupçon de grossesse de six ou sept semaines, venoit de vider d'elle-mesme un petit faux germe, dont elle avoit déja vidé quelques legeres membranes, douze ou quinze jours auparavant; nonobstant quoy ce petit germe, qui estoit seulement de la grosseur du bout du doigt, n'estoit point infecté de la corruption cadavereuse, qui a coûtume d'arriver à ces sortes de corps étranges, lors qu'ils sejournent dans la matrice, aprés que la nature à commencé d'en expulser quelque petite portion. Mais je croy que ce qui avoit contribué à preserver ce petit faux germe de cette corruption ordinaire, qui accompagne la ſuppuration qui ſe fait des faux germes retenus en la matrice, aprés qu'ils ſont tout-à-fait détachez des vaiſſeaux qui leur fourniſſoient la nourriture, eſt que celuy-cy n'ayant pas eſté entiérement détaché de la matrice avoit toûjours eû, juſques au temps de ſon expulſion, quelque communication de nourriture.

OBSERVATION CDLXII.

D'une femme qui avorta d'un petit fetus *tout corrompu, qu'elle avoit porté mort en ſon ventre plus de trois mois, aprés quoy l'ayant vidé, l'arriérefaix luy reſta dans la matrice, dont il ne fut expulsé qu'en ſuppuration.*

LE 23 Janvier 1687 j'ay vû une femme qui aprés un ſoupçon de groſſeſſe de ſept mois entiers, avoit vidé d'elle-meſme il y avoit déja huit jours, un petit *fetus* tout corrompu qu'elle me montra, lequel n'eſtoit ſeulement que de la grandeur d'un enfant de trois mois : mais comme elle n'avoit point vidé l'arriérefaix de ce *fetus* corrompu, elle rendoit depuis ce temps-là par la matrice des matiéres purulentes, qui venoient de cét arriérefaix retenu qui s'eſtoit converti en ſuppuration. Cette femme me dit qu'elle avoit bien eû ſoupçon d'eſtre groſſe depuis ſept mois qu'elle n'avoit pas eû ſes menſtruës ; mais que ſon ventre ne groſſiſſant pas depuis trois ou quatre mois entiers, elle n'avoit plus crû eſtre groſſe ; ſon enfant eſtant vray-ſemblablement mort en ſon ventre depuis tout ce temps-là ; quoyque la nature ne l'euſt expulſé qu'au ſeptiéme mois. Il ſembleroit aſſez difficile de ſe perſuader qu'un enfant mort puſt reſter durant un ſi long-temps dans le ventre de ſa mere, ſans en eſtre expulſé, & ſans la faire mourir elle-meſme, ſi nous ne voyons tous les jours de ſemblables expériences, qui nous font connoiſtre que certains enfans morts ſe conſervent ainſi tres-long-temps dans la matrice ſans grande corruption, lors que les eaux n'en ſont pas écoulées ; ces eaux ſervant, s'il faut ainſi dire, comme une eſpece de ſaumure, à les preſerver de la corruption cadavereuſe, qui leur arrive immediatement aprés l'écoulement des meſmes eaux, & qui oblige la matrice à les expulſer : c'eſt ce qui fit que la femme dont je viens de rapporter l'exemple conſerva durant un ſi long-temps ce petit *fetus* mort en ſon ventre, & qu'elle ne laissa pas de se bien porter, aprés que l'arriérefaix qui estoit resté, comme j'ay dit, en sa matrice, eust esté entiérement converti en suppuration; luy ayant seulement conseillé, lors que je la vis, d'user trois ou quatre fois par jour d'une simple injection d'eau d'orge dans la matrice, pour aider d'autant plus facilement à nettoyer cette partie des matiéres infectes qui procedoient de la suppuration de cét arriérefaix.

Observation CDLXIII.

De l'accouchement d'une femme dont l'enfant vint à terme, quoyque la mere eust eû au second mois de sa grossesse une perte de sang durant quinze jours.

Le 16 Février 1687 j'ay accouché une femme d'une fille qui vint à terme, & qui se portoit bien, quoyque la mere eust eû au second mois de sa grossesse une médiocre perte de sang, durant quinze jours, qui cessa ensuite de deux saignées du bras que je luy fis faire, à quelques jours d'intervalle l'une de l'autre, luy recommandant aussi de garder un grand repos au lit, & de s'abstenir entiérement du coït durant quelque temps; cette abstinence estant le principal repos qu'il faut recommander aux femmes grosses, à qui il arrive des pertes de sang de cette nature, ou quelque autre accident qui peut ébranler leur grossesse.

Observation CDLXIV.

De l'accouchement d'une femme durant le long travail de laquelle l'enfant mourut, à cause du cordon de l'ombilic qui se présentoit au devant de sa teste.

Le 20 Février 1687 je vis une femme qui estoit en travail depuis prés de deux jours, dont l'enfant venoit dans la posture naturelle, mais avec une partie du cordon de l'ombilic qui se présentoit au devant de la teste, depuis cinq ou six heures, à ce que me dit la Sagefemme; ce qui avoit tellement debilité l'enfant, qu'il en avoit déja rendu tout son *meconium* dans le ventre de la mere; estant néanmoins encore vivant, comme il me parût par un foible battement que l'on sentoit encore en ce cordon, lors que je fus appellé pour voir cette femme, que j'aurois j'aurois accouchée sur l'heure mesme, pour tâcher de sauver la vie à son enfant, si j'eusse trouvé en elle assez de disposition pour en entreprendre l'opération: mais l'orifice interne de sa matrice me paroissant trop peu dilaté, & d'une substance trop dure, épaisse, & resserrée, je jugeay qu'il estoit plus à propos de commettre le tout à la nature, que de risquer la vie de la mere, pour l'accoucher en cette disposition; car il eust fallu dilater avec trop de violence l'orifice de la matrice, pour pouvoir retourner son enfant, afin de le tirer ensuite par les pieds: cela fit que considerant que l'on doit toûjours préferer la vie de la mere à celle de l'enfant, lors que l'on ne peut pas la sauver à tous deux, je me contentay de recommander à la Sagefemme de preparer un lavement à cette femme, afin de luy exciter des douleurs plus fortes que celles qu'elle avoit, & d'avoir soin de repousser toûjours au dedans de la matrice, du mieux qu'elle pourroit, le cordon de l'ombilic qui se presentoit, pour empescher qu'il ne se refroidist estant exposé à l'air; comme aussi de ne pas manquer d'ondoyer la teste de l'enfant aussi-tost qu'elle le pourroit faire; ce qui réüssit à l'égard de la mere qui accoucha, comme je l'avois fait esperer, assez heureusement six heures ensuite que je l'eûs vûë: mais par malheur son enfant estoit mort en son ventre, sans avoir esté ondoyé par la Sagefemme, qui negligea de le faire, quoy-que je luy eusse expressément recommandé.

Observation CDLXV.

D'une petite fille de huit ans qui estoit d'une figure tres-monstrueuse.

LE 23 Février 1687 je vis à la foire de Saint Germain une petite fille Italienne, que l'on disoit n'estre âgée que de huit ans, qui avoit toutes les parties superieures du corps extraordinairement émaciées, n'ayant pas les bras plus gros que le pouce d'un homme, & qui avoit en mesme temps les parties inferieures d'une prodigieuse grosseur, & principalement les deux pieds, qui estoient gros comme ceux d'un géant, & avoient chacun six doigts: & ces deux pieds aussi-bien que les jambes & les cuisses estoient, & avoient toûjours esté dés leur premiere conformation, d'une figure tout-à-fait irreguliere & monstrueuse. Cette fille avoit outre cela une partie de l'avant-bras & de la main gauche toute écailleuse, & me parut pour lors estre d'une complexion si delicate, que je ne crus pas qu'elle pust encore vivre un an; la nature me paroissant témoigner en elle la grande répugnance qu'elle avoit de nourrir un enfant si monstrueux.

OBSERVATION CDLXVI.

De l'accouchement d'une femme dont l'enfant vint à terme, quoy-qu'elle eust eû une perte de sang vers le second mois de sa grossesse.

LE 28 Février 1687 j'ay accouché une femme d'une fille qui vint à terme, & se portoit assez bien, quoy-que la mere eust eû une médiocre perte de sang vers le second mois de sa grossesse, de laquelle elle doutoit, s'imaginant dans le commencement que cette perte de sang n'estoit que ses menstruës, qui aprés quelque retardement estoient revenuës: mais l'ayant pour lors assurée qu'elle estoit grosse, & que bien que sa grossesse fust fort ébranlée par cette perte de sang, elle pouvoit neanmoins encore esperer qu'elle la pourroit conserver, si elle se faisoit saigner du bras, & qu'elle se tint de repos au lit, & s'abstint du coït durant quelque temps; ce qu'ayant fait, sa perte de sang cessa, & cette femme reconnut ensuite, que je luy avois donné un tres-bon conseil, qui luy fut salutaire & à son enfant, dont elle accoucha heureusement. Cependant elle avoit eû une extréme répugnance à se faire saigner du bras, comme je luy avois conseillé, prétendant que si cette perte de sang qu'elle avoit eûë, n'eust esté causée que par le simple retardement de ses menstruës, comme elle le croyoit, cette saignée du bras au lieu de luy estre utile, pourroit luy estre pernicieuse, en détournant la nature de faire cette évacuation salutaire; pour lequel sujet elle souhaitoit au contraire se faire saigner du pied, afin de contribuer à faire venir d'autant mieux, à ce qu'elle s'imaginoit, ses menstruës. J'ay veû beaucoup d'autres femmes qui en semblable accident, ayant une pareille opinion, auroient détruit leur grossesse en se faisant ainsi saigner du pied, si je ne les en avois empeschées, comme je fis celle-cy, en l'assurant qu'aprés un retardement de ses menstruës de prés de deux mois, la saignée du bras ne pouvoit pas luy porter aucun prejudice, quand elle n'auroit pas esté grosse: car nous voyons souvent par expérience, que la trop grande plenitude des vaisseaux ayant esté diminuée par la saignée du bras, qui donne un peu d'air à toute la masse du sang, la nature en fait plus facilement dans la suite l'évacuation des menstruës qui avoient esté supprimées ; de mesme que nous voyons ordinairement, que lors qu'on a donné un peu d'air par le haut d'un muid, la liqueur qu'il contient coule aprés avec plus de facilité par la canelle qui est au bas de ce mesme muid.

OBSERVATION CDLXVII.

De l'accouchement d'une femme, qui quinze jours auparavant, avoit l'orifice interne dilaté à y introduire facilement le doigt.

LE 1 Mars 1687 j'ay accouché une femme d'une fille qui vint naturellement à terme, laquelle m'avoit envoyé querir quinze jours auparavant, sentant dés lors des douleurs de ventre, qui luy firent croire qu'elle alloit accoucher. Mais ce n'estoit que de fausses douleurs, qui cesserent par l'effet d'un simple lavement que je luy conseillay de prendre ; & quoy-que l'orifice de sa matrice fust dés ce temps-là dilaté à introduire facilement le doigt, avec lequel on sentoit manifestement la teste de son enfant à travers les membranes qui la revestoient immédiatement, elle ne laissa pas de le porter encore durant quinze jours entiers, & d'en accoucher fort heureusement ; ce qui fait assez connoistre que l'orifice interne de la matrice n'est pas toûjours exactement fermé durant tout le temps de la grossesse, comme aussi que l'ouverture de ce mesme orifice n'est pas toûjours un signe certain, que la femme grosse qui sent des douleurs dans le ventre, est effectivement en travail ; car l'on ne doit pas croire que le travail soit véritablement declaré, que l'on ne sente les eaux de l'enfant se preparer, c'est-à-dire répondre sur le doigt par la tension de leurs membranes dans le temps de l'impulsion de la douleur ; de sorte que si l'on ne prenoit bien garde à cette circonstance, on contribueroit souvent à faire accoucher des femmes en pareille occasion devant le véritable temps ; ce qui leur pourroit causer un grand préjudice, & à leurs enfans, en accelerant leur naissance devant leur entiére maturité.

Observation CDLXVIII.

De l'accouchement d'une femme dont l'enfant presentoit le cul devant.

LE 9 Mars 1687 j'ay accouché une femme d'un garçon qui presentoit le cul devant; mais comme cét enfant me parut fort gros, & que la mere n'avoit que de foibles & mauvaises douleurs, qui rejalissoient dans le ventre & vers les reins, ce qui prolongeant de beaucoup son travail, auroit pû faire périr l'enfant en cette mauvaise situation, je jugeay plus à propos de dégager ses pieds en les tirant l'un aprés l'autre hors du passage, pour achever en mesme temps l'extraction que je fis de cét enfant, de la mesme maniére que s'il eust presenté les pieds devant, plûtost que d'en commettre l'expulsion en cette posture à la seule nature, comme l'on peut bien faire lors que l'enfant est petit, ou de médiocre grosseur, & que la mere a d'assez bonnes douleurs, pour le pouvoir mettre dehors en cette mauvaise situation, ainsi qu'il arrive assez souvent sans aucun risque de la mere ni de l'enfant.

Observation CDLXIX.

D'une femme qui avorta d'un enfant de quatre mois & demy, à cause d'une grande peur qu'elle avoit eüe quinze jours auparavant.

LE 10 Mars 1687 j'ay délivré une femme d'un enfant de quatre mois & demy, laquelle avoit vidé depuis deux jours entiers toutes les eaux de cét enfant sans douleurs; & quoyque ce mesme enfant fust mort lors que j'en délivray la mere, il m'avoit néanmoins paru estre encore vivant le jour precedent, par le battement que je sentis au cordon de son ombilic qui estoit sorti: mais comme la matrice n'estoit pas pour lors assez dilatée pour la delivrer de cét enfant, sans risquer de faire une trop grande violence à la mere, & que l'enfant mesme, qui estoit d'ailleurs tres-foible, auroit certainement péri dans l'opération, je fus obligé de differer à le tirer, jusques à ce qu'il fust venu à la mere d'assez bonnes douleurs, qui dilaterent sa matrice suffisamment pour faciliter l'extraction de l'enfant. L'avortement que cette femme fit ainsi, n'avoit pas eû d'autre cause manifeste qu'une tres-grande peur qu'elle avoit eüe quinze jours auparavant, de ce qu'estant en carosse les chevaux avoient pris le mors aux dents. Cét exemple fait bien connoistre que les grandes agitations de l'esprit, & principalement la peur subite, & la colere, ne sont pas moins capables de causer aux femmes grosses qui en sont surprises, des avortemens de la sorte, que les violentes commotions du corps. Cette femme nonobstant cét accident se porta bien aprés que je l'eûs ainsi delivrée.

OBSERVATION CDLXX.

D'une femme qui avorta d'un enfant de quatre mois, à cause d'un grand chagrin qu'elle avoit eüe d'un vol domestique qui luy avoit esté fait.

LE 21 Mars 1687 j'ay delivré une jeune femme âgée de vingt ans, d'un enfant mort en son ventre au terme de quatre mois de sa premiere grossesse, lequel je tiray estant encore tout envelopé de son arriérefaix & de ses membranes. Ce fascheux accident luy estoit arrivé par le grand chagrin qu'elle avoit eû huit jours auparavant, d'un vol qui luy avoit esté fait par quelqu'un de ses domestiques; ce qui joint à l'agitation d'esprit qu'elle eût pour ce sujet, avoit esté cause qu'elle s'estoit beaucoup fatiguée le corps, sans y faire reflexion, à monter & descendre par plusieurs fois, avec grande promptitude l'escalier de son logis, pour tascher de découvrir lequel de ses domestiques luy avoit fait le larcin. La corruption du corps de cét avorton faisoit assez connoistre qu'il estoit mort dés ce temps-là au ventre de sa mere, qui nonobstant ce fascheux accident se porta aussi-bien aprés que je l'eûs delivrée, que si elle eust accouché naturellement à terme d'un enfant vivant.

Observation CDLXXI.

D'une femme qui accoucha heureusement à terme, quoy-qu'elle eust pris beaucoup de violens remedes, & qu'elle eust esté saignée du pied plusieurs fois dans le commencement de sa grossesse.

LE 29 Mars 1687 j'ay accouché une femme d'une fille qui vint heureusement à terme, & se portoit bien nonobstant beaucoup de violens remedes qu'elle avoit pris dans le commencement de sa grossesse, & plusieurs saignées du pied que son Medecin, à qui sa grossesse n'estoit point connuë, luy avoit fait faire tres-mal à propos, attribuant toutes les incommoditez dont elle se plaignoit, à une simple suppression de ses menstruës, à laquelle il pretendoit remedier. J'ay vû beaucoup d'autres exemples semblables à celuy-cy, où la nature ayant ainsi resisté aux mauvais remedes, aussi-bien qu'à la maladie, les femmes sont accouchées contre leur espérance assez heureusement à terme d'enfans vivans.

Observation CDLXXII.

D'une femme qui mourut aprés estre avortée d'un enfant mort au terme de quatre mois.

LE 30 Mars 1687 j'ay vû une femme réduite à l'extremité, qui estoit avortée depuis six jours d'un enfant mort au terme de quatre mois, ayant pour lors une fiévre continuë avec fluxion sur la poitrine & crachement de sang, sa Sagefemme l'ayant delivrée avec grande peine, & luy ayant mesme laissé dans la matrice quelque portion de l'arriérefaix, qui ne vint dans la suite qu'en suppuration, comme il me parut en presence de son Medecin qui m'avoit mandé pour joindre mon conseil au sien. Mais je trouvay la malade en si mauvais estat, qu'il n'y avoit plus d'esperance qu'elle pust jamais échapper, & que son plus grand mal venoit plûtost de sa fiévre & de sa fluxion de poitrine, que de quelque petite partie de l'arriérefaix restée en sa matrice, dont la nature se seroit bien delivrée, si elle n'eust pas esté pour lors accablée de la grandeur de cette pernicieuse maladie, qui fit mourir cette femme quelques jours aprés que je l'eûs vûë, comme, je l'avois bien predit; l'expérience m'ayant fait connoistre, que presque toutes les femmes qui ont lors qu'elles accouchent, ou qu'elles avortent ainsi, une fiévre continuë avec fluxion de poitrine, ne manquent pas de mourir peu de temps ensuite, par l'augmentation que cette funeste maladie reçoit de la suppression des vidanges, qui arrive ordinairement dans ce mauvais estat; de sorte que toutes les humeurs retenuës refluant vers la poitrine échauffée & mal affectée, y font pour lors un surcroist d'engagement qui acheve de suffoquer la malade.

OBSERVATION CDLXXIII.

D'une femme à qui il arriva une disposition inflammatoire de la matrice, à cause de la violence que la Sagefemme luy avoit faite pour la delivrer en l'accouchant.

LE mesme jour 30 Mars 1687 je vis une femme accouchée depuis huit jours par une ignorante Sagefemme, qui luy ayant fait beaucoup de violence pour la delivrer, avoit esté cause qu'au troisiéme jour de sa couche il luy estoit survenu une disposition inflammatoire de la matrice, avec grande douleur & tension de tout le ventre, qui l'auroit mise en grand danger de la vie, si je ne l'eusse fait saigner deux fois du bras, recommandant aussi de luy mettre sur le ventre des linges trempez en une décoction d'herbes émollientes, pour luy servir de fomentation sur la région de la matrice. Mais comme à raison de la disposition inflammatoire de cette partie, ses vidanges estoient presque supprimées, cette femme répugnoit grandement pour ce sujet de se faire saigner du bras comme je luy avois conseillé, croyant que la saignée du bras estoit pernicieuse aux femmes en couche, ainsi que la pluspart des femmes le croyent: c'est pourquoy elle auroit plûtost desiré estre saignée du pied. Mais comme je luy eûs fait entendre qu'à cause de la disposition inflammatoire qui estoit à sa matrice, & de la tres-grande douleur qu'elle sentoit en cette partie, il y avoit pour lors plus de seûreté de la saigner du bras que du pied; parce que la saignée du bras diminuant la plénitude, détourneroit les humeurs de se porter sur la partie affligée, mais qu'au contraire la saignée du pied augmenteroit encore la fluxion sur cette mesme partie; ayant écouté mes raisons, elle suivit mon conseil; mais avec quelque répugnance, à cause de cette commune opinion qu'on a, que la saignée du bras détournant les vidanges de la matrice, ne convient point aux femmes accouchées, la plusspart des femmes estant si préoccupées de cette opinion, que quelque maladie qu'une femme en couche ait, si elle vient à mourir aprés avoir esté saignée du bras, elles ne manquent pas de dire que c'est cette saignée qui l'a tuée, attribuant avec injustice au remede le mauvais évenement causé par la grandeur de la maladie. Mais cette femme fut bien desabusée de cette vieille erreur, & reconnut par sa propre experience que la saignée du bras est quelquefois plus salutaire aux femmes en couche, comme elle luy fut, que la saignée du pied, qui ne convient point lors que la matrice aprés avoir esté violentée souffre une tres-grande douleur, causée par une disposition inflammatoire, comme il estoit arrivé à cette femme.

Observation CDLXXIV.

D'une femme qui estant avortée d'un enfant de quatre mois, fut griévement malade, à cause de la retention de l'arriérefaix dans la matrice, dont il ne fut expulsé qu'en suppuration.

Le 4 Avril 1687 je vis une femme qui estoit presque réduite à l'extremité, estant pour lors au troisiéme jour d'un avortement qu'elle avoit eû d'un enfant de quatre mois, dont l'arriérefaix estoit resté tout entier dans la matrice, sa Sagefemme n'ayant pas pû l'en délivrer, pour la grande difficulté qu'elle y avoit trouvée, à ce qu'elle me dit: ce qui fit que cét arriérefaix estant ainsi resté durant ces trois premiers jours, luy avoit causé une grande perte de sang; & comme la nature n'avoit pas pû expulser ce corps étrange, & qu'il n'y avoit plus lieu de le tirer dehors sans violence, parce que la matrice estoit tout-à-fait fermée lors que je vis cette femme, il se convertit dans la suite en pourriture fort infecte, qui causa une grosse fiévre continuë à la malade, avec deux ou trois redoublemens chaque jour, accompagnez de grandes foiblesses, & autres accidens qui arrivent ordinairement en ces occasions; nonobstant tous lesquels accidens, & un flux de ventre assez fascheux, elle ne laissa pas de se bien porter, aprés avoir esté ainsi griévement malade durant cinq semaines entieres. J'avois déja vû cette mesme femme quelques années auparavant extrémement malade de la mesme maniére ensuite en suite d'un autre avortement, où l'arrièrefaix estant aussi resté en sa matrice, sans que sa Sagefemme l'en pust délivrer, n'avoit esté expulsé qu'en suppuration comme cette derniére fois: Mais il faut remarquer que quoyque les accidens que cause l'arrièrefaix retenu en la matrice aprés des avortemens de la sorte, soient assez fascheux, ils ne sont pas néanmoins si dangereux, que ceux qui arriveroient ensuite d'une inflammation de matrice, causée par la trop grande violence qu'on auroit faite à cette partie, pour en tirer l'arrièrefaix qui y estoit resté; & comme de deux maux il faut toûjours, autant que l'on peut, éviter le pire, l'on fait quelquefois prudemment de commettre à la nature l'expulsion des corps étranges restez en la matrice, quand on ne peut pas les tirer dehors, sans faire une grande violence à cette partie, pour la dilater suffisamment lors qu'elle est trop fermée.

Observation CDLXXV.

D'une femme qui estant grosse de sept mois & demy eût un tres-grand Eresipele à toute la teste, avec une fiévre continuë durant dix jours, nonobstant quoy elle accoucha heureusement à terme.

Le 9 Avril 1687 j'ay accouché une femme d'une fille qui vint à terme, & se portoit bien, quoyque la mere estant grosse de sept mois & demy, fust surprise d'un grand Eresipele au visage & à toute la teste, accompagné d'une fiévre continuë avec redoublemens durant dix jours; pour lequel sujet je la fis saigner trois fois du bras en differens jours, aprés quoy elle se porta bien durant le reste du temps de sa grossesse, & accoucha tres-heureusement; nonobstant cét accident, qui luy estoit arrivé au milieu du huitiéme mois de sa grossesse, & les trois saignées que je luy fis faire avec grande raison en ce temps, pour empescher que la grandeur de sa maladie ne la fit accoucher prématurément. De sorte que l'on voit par cét exemple, que tant s'en faut que la saignée faite au huitiéme mois de la grossesse fasse accoucher les femmes devant le terme naturel, comme beaucoup de personnes se l'imaginent; au contraire elle les empesche assez souvent d'accoucher prématurément, en remediant aux accidens qui pourroient les faire accoucher devant le veritable temps, comme cette femme auroit pû faire, si je ne l'eusse fait ainsi saigner par trois fois, quoy-qu'elle fust dans le huitiéme mois de sa grossesse: car c'est un abus qui est aussi grand qu'il est commun, de croire qu'il est plus dangereux à une femme d'accoucher à huit mois qu'à sept mois. Cette opinion choque tout-à-fait le bons sens, qui nous fait assez connoistre que l'enfant peut d'autant mieux vivre que sa naissance approche plus du terme le plus parfait, qui est la fin du neuviéme mois; & que pour cette raison la saignée qui seroit faite par précaution, ou par necessité au huitiéme mois de la grossesse, seroit encore moins dangereuse que celle qui se fait ordinairement au septiéme mois; parce que l'enfant est bien plus fort & plus meur à huit mois qu'il n'estoit à sept mois.

Observation CDLXXVI.

D'une femme qui estant accouchée de son premier enfant dans le temps que sa poitrine estoit travaillée d'un fascheux rhume, mourut douze jours aprés estre accouchée.

Le 18 Avril 1687 je vis une jeune femme accouchée depuis six jours pour la premiére fois; mais bien plus heureusement pour son enfant qui se portoit assez bien, à ce que l'on me dit, que pour elle, qui avoit une fluxion de poitrine, qui ayant esté précedée d'un rhume avec toux, dont cette femme estoit travaillée devant le temps de son accouchement, s'estoit tellement augmentée le troisiéme jour aprés qu'elle fut accouchée, dans le temps de la fiévre de son lait, comme il arrive ordinairement aux femmes qui sont affligées de cette maladie, que sa fiévre en estant fortement redoublée, & devenuë continuë avec grande difficulté de respirer & suppression des vidanges de la couche, on avoit esté obligé de la saigner une fois du pied & trois fois du bras; lesquelles saignées ayant esté faites fort à propos, à ce que je crûs, causérent un soulagement assez manifeste à la malade, comme il me parut lors que je fus appellé pour la voir; auquel temps je trouvay que les vidanges de sa couche qui avoient esté supprimées, avoient recommencé à paroistre dés la nuit précedente assez bien conditionnées, tant pour leur qualité, que pour leur quantité, & qu'elle avoit pour lors peu de fiévre, & tout le bas ventre en assez bon état; ce qui me donna lieu d'esperer qu'elle pourroit rechapper ; mais nonobstant ces bons signes sa fluxion de poitrine s'estant augmentée dans la suite, elle mourut cinq ou six jours aprés que je l'eus vûë en cét état. Cét exemple fait manifestement connoistre, qu'il est tres-dangereux aux femmes d'accoucher dans le temps que leur poitrine est travaillée de fluxion, & d'autant plus encore que leur travail est laborieux comme il a presque toûjours coûtume d'estre aux femmes qui accouchent de leur premier enfant; parce que les douleurs de l'accouchement échauffant extraordinairement le sang & luy donnant pour lors un impetueux mouvement, il se porte en trop grande abondance vers la poitrine, qui estoit déja affligée de fluxion avant l'accouchement.

OBSERVATION CDLXXVII.

D'une femme qui avorta d'un petit enfant de quatre mois, aprés une petite perte de sang durant dix ou douze jours.

LE 22 Avril 1687 j'ay délivré une femme d'un petit enfant masle vivant, dont elle avorta estant grosse de quatre mois, qui avoit environ huit pouces de long, & une grosseur proportionnée à la grandeur de son corps. Cette femme s'estoit blessée, comme je luy avois bien prédit, en allant à *Versailles* dans un carrosse de voiture qui estoit tres-rude ; la grande agitation qu'elle receut en ce voyage luy ayant causé, depuis dix ou douze jours une petite perte de sang, qui ayant recommencé par plusieurs fois, continua jusques au jour qu'elle avorta de ce petit enfant sans aucun autre accident, que celuy de le voir malheureusement perir aussi-tost qu'il fut né si prématurément par l'imprudence de sa mere, qui n'ayant pas voulu suivre le bon conseil que je luy avois donné de s'abstenir de ce voyage, où elle s'estoit ainsi blessée, fut elle-mesme, s'il faut ainsi dire, l'homicide de son propre enfant.

Observation CDLXXVIII.

D'une femme qui se délivra d'elle-mesme d'un faux germe, qui luy avoit causé, deux jours auparavant, une perte de sang assez considerable.

Le 29 Avril 1687 j'ay vû une femme qui venoit de vider un faux germe de la grosseur d'un œuf de pigeon, aprés deux mois & demy de soupçon de grossesse. Il y avoit huit ou dix jours que cette femme avoit commencé à vider quelques serositez roussastres de la matrice ; ce qui est ordinairement un vray signe avant-coureur de ces sortes de fausses couches ; mais deux jours devant que de vider ce faux germe, elle avoit eû une perte de sang assez considerable ; pour remedier à laquelle je luy aurois tiré dés ce temps-là ce corps étrange que je sentois se présenter à l'orifice de la matrice ; mais la malade n'ayant pas voulu le permettre, quoy-que je l'assurasse qu'il estoit facile de l'en délivrer sans luy faire aucune violence, elle aima mieux en commettre l'expulsion à la seule nature, qui en vint à bout à l'aide d'un clystere que je luy avois conseillé de prendre, qui luy fit rendre ce corps étrange dans le bassin en rendant ce remede. Mais quoy-qu'il arrive assez souvent que beaucoup de femmes rendent ainsi d'elles-mesmes ces faux germes, on en voit d'autres qui ont une tres-grande peine à s'en délivrer, & à qui il arrive auparavant des pertes de sang si excessives, qu'elles courreroient risque de la vie si on ne leur tiroit de la matrice ces corps étranges qui les excitent. C'est pourquoy quand on le peut faire sans aucune violence, il est plus seur de les en délivrer, & on n'en doit commettre entiérement l'expulsion à la nature, que lors que la matrice n'est pas assez ouverte pour les pouvoir facilement tirer dehors.

OBSERVATION CDLXXIX.

De l'accouchement d'une femme qui eût une perte de sang dans le commencement de son travail, & qui en avoit eû une autre vers les premiers mois de sa grossesse.

LE 5 May 1687 j'ay accouché une femme d'une fille qui vint naturellement; cependant la mere fut fort alarmée dans le commencement de son travail, à cause qu'elle avoit esté surprise d'une petite perte de sang: mais ayant rompu les membranes de ses eaux, je la garantis de l'augmentation de cét accident, qui luy causoit une grande apprehension, donnant lieu par ce moyen à son enfant d'estre poussé dehors, sans faire détacher davantage son arrierefaix, comme il seroit arrivé, si les eaux de l'enfant continuant d'agiter & pousser fortement les membranes dans le temps des douleurs du travail, je n'en eusse procuré l'écoulement par la rupture de leurs membranes; comme on doit toûjours faire en semblable accident. Cette femme croyoit pour lors n'estre grosse que de huit mois; mais par toutes les proportions du corps de son enfant qui estoit fort gros, je crûs avec raison qu'elle estoit veritablement grosse de neuf mois achevez, & qu'elle s'estoit asseurement trompée à la supputation du temps précis de sa grossesse, qui ne luy avoit pas esté connuë dés le commencement, à cause que vers les premiers mois elle avoit eû quelque petite perte de sang, qu'elle avoit cru n'estre qu'une simple évacuation de ses menstruës. C'est ainsi que l'on voit souvent des femmes estre trompées, qui croyant, ou feignant pour certaines raisons, estre accouchées à sept ou huit mois, sont précisément accouchées au terme de neuf mois complets, comme on le peut assez facilement reconnoistre par la juste proportion du corps de leurs enfans.

OBSERVATION CDLXXX.

D'une femme qui accoucha au terme de huit mois ayant une perte de sang causée par un violent faux pas qu'elle avoit fait, nonobstant quoy son enfant n'a pas laissé de vivre & de se bien porter dans la suite.

LE 13 May 1687 j'ay accouché une jeune femme âgée de dix-huit ans, au terme de huit-mois de son premier enfant, qui estoit une fille vivante; le travail de la mere estant accompagné d'une perte de sang assez considerable pour en craindre une mauvaise issuë; d'autant qu'elle procedoit d'un violent faux pas qu'elle avoit fait quelques jours auparavant, qui avoit fait détacher l'arriéfaix en partie, ce qui m'obligea de percer les membranes des eaux de l'enfant aussi-tost que je les sentis se préparer; afin que n'estant pas poussées dans le temps des douleurs, elles ne fissent pas détacher davantage l'arriérefaix, auquel aprés l'avoir tiré ensuite de la sortie de l'enfant, je trouvay plus gros que le poing de caillots de sang endurcis, & fortement attachez du costé où il avoit commencé à se détacher de la matrice, par la secousse du faux pas que la mere avoit fait. Cét enfant n'estoit proportionné en grosseur que comme les enfans de ce terme ont coûtume d'estre; c'est-à-dire un tiers plus petit qu'un enfant de neuf mois; mais aussi un tiers plus gros qu'un enfant de sept mois; cependant bien qu'il fust né justement à huit mois, & que sa naissance eust esté ainsi accelerée d'un mois entier, il n'a pas laissé de vivre & de se bien porter dans la suite, son exemple me confirmant bien que les enfans de huit mois sont toûjours beaucoup plus forts, & qu'ils vivent incomparablement mieux que les enfans de sept mois, qui pour leur petitesse & leur foiblesse meurent presque tous peu d'heures, ou tres-peu de jours aprés estre nez si prématurement.

Observation CDLXXXI.

De l'accouchement d'une femme grosse de deux enfans qui vinrent tous deux naturellement; mais les eaux du premier s'estoient écoulées deux jours avant que la mere eust senti aucune douleur, & le second avoit la face en dessus.

LE 16 May 1687 j'ay accouché une jeune femme âgée de dix-neuf ans, de deux gros garçons pour sa premiere grossesse, qui n'avoient qu'un seul arrierefaix qui leur estoit commun. Ils vinrent tous deux naturellement la teste la premiére; mais le second avoit la face en dessus, & les eaux du premier s'estoient écoulées deux jours devant que la mere eust senti aucune douleur; & lors que les douleurs luy survinrent, elles furent fort entrecoupées durant seize heures entiéres, rejallissant toûjours durant tout ce temps vers les reins, avec grande incommodité pour la mere; ce qui venoit de ce qu'y ayant deux enfans qui estoient situez chacun en different costé du ventre, l'impulsion des douleurs ne pouvoit se faire si directement en bas, que lors qu'il n'y en a qu'un, & particuliérement en cette occasion où l'un de ces enfans qui estoit le second, avoit la face en dessus; ce qui faisoit que le mouvement impulsif des douleurs, qui comprimoit le ventre de la mere sur les inégalitez des bras & des jambes de l'enfant qui estoient en devant, en estoit intercepté, ne pouvant pas agir si facilement que si l'enfant avoit esté dans la situation ordinaire, qui est d'avoir la face en dessous; car dans cette derniere situation le mouvement de la douleur pressant le ventre de la mere sur le dos de l'enfant qui a une superficie égale, il en est bien plus aisément expulsé. Je remarquay en cette femme deux choses qui ne sont pas ordinaires aux femmes qui sont grosses de deux enfans, qui sont qu'elle porta les siens jusques au terme de neuf mois entiers, & qu'elle n'avoit aucunement les jambes enflées, comme les ont ordinairement les autres femmes qui sont grosses de plusieurs enfans; car elles ont presque toûjours les pieds & les jambes fort tumefiez durant le dernier mois de leur grossesse, & accouchent aussi toûjours douze ou quinze jours devant la fin du neuviéme mois.

Observation CDLXXXII.

D'une femme qui s'estant trompée à la supputation du temps de sa geossesse, & croyant estre grosse de huit mois vida une espece de faux germe, dans le milieu duquel il y avoit un petit fetus de la grosseur d'une médiocre mouche.

Le 21 May 1687 j'ay vû une femme qui croyant estre grosse de huit mois, avoit esté surprise d'une médiocre perte de sang, aprés avoir senti de grandes douleurs dans le ventre, comme si elle eust esté en travail : l'ayant touchée pour examiner l'estat où elle estoit, je trouvay un caillot de sang endurci, qui sortoit de l'orifice interne de la matrice, de la grosseur du doigt ; ce qui faisoit connoistre que cette perte de sang venoit du dedans de la matrice : mais comme cette femme me dit qu'elle avoit eû une petite perte de sang presque continuelle, qui luy avoit duré jusques au cinquiéme mois de cette pretenduë grossesse, & qu'il n'y avoit que trois mois que cette perte de sang avoit cessé, & que son ventre me parut tres-peu tumefié, je crus avec raison qu'elle s'estoit grandement trompée en la supputation du temps de sa grossesse, & qu'elle ne pouvoit estre grosse que de trois mois tout au plus ; & sur ce que je sentois une espece de corps étrange se presenter à l'orifice interne de sa matrice, je prejugeay qu'elle videroit seulement quelque espece de faux germe, comme il arriva le jour ensuite ; ayant rendu, comme j'avois predit, un faux germe, en rendant un lavement que je luy avois conseillé de prendre, dans le milieu duquel pretendu faux germe je trouvay un petit *fetus* pas plus gros qu'une médiocre mouche ; ce qui fit manifestement connoistre que cette femme s'estoit grandement trompée dans la supputation du véritable temps de sa grossesse, qu'elle croyoit estre dés avant cette premiére perte de sang qui luy avoit duré cinq mois ; car elle ne l'estoit devenuë qu'aprés, & mesme par la proportion du corps de ce petit *fetus*, on ne l'auroit pas cruë estre grosse de plus de trois semaines, ou environ : Mais le principe de vie ayant esté vray-semblablement détruit de bonne heure en ce petit fruit par quelque accident, cela avoit esté cause qu'il s'estoit flétri au lieu de grossir. Cependant cette femme soustenoit qu'elle estoit grosse de huit mois, comme elle le croyoit ; par ce qu'elle avoit senti remuer en son ventre

ventre depuis plus de trois mois, à ce qu'elle s'imaginoit; mais il falloit croire que ce n'avoit esté que de simples tressaillemens de matrice qu'elle avoit sentis, & non pas de véritables mouvemens de son enfant, qui dans la petitesse dont il estoit, n'auroit pas pû avoir des mouvemens manifestement sensibles à la mere, son corps ne pesant qu'un seul grain, au lieu de sept ou huit livres qu'il auroit dû peser, s'il avoit eû la proportion ordinaire du corps des enfans de huit mois.

Observation CDLXXXIII.

De l'accouchement d'une femme qui avoit porté son enfant mort en son ventre durant deux mois entiers.

LE 25 May 1687 j'ay accouché une femme d'un enfant qu'elle avoit porté mort en son ventre durant deux mois entiers, aprés une tres-violente toux, dont elle avoit esté fort travaillée; depuis tout lequel temps elle n'avoit point du tout senti remuer cét enfant, qui vraysemblablement estoit mort dés ce temps-là; & quoy-qu'il fust presque tout dépouillé de son épiderme, lors que je le tiray du ventre de sa mere, il n'avoit aucune feteur considerable, s'estant ainsi conservé dans ses propres eaux sans pourriture cadavereuse, & la mere l'avoit mesme porté jusques à la fin du neuviéme mois de sa grossesse, ou à peu prés, sans aucune incommodité considerable; desorte qu'aprés que je l'en eûs ainsi delivrée elle se porta parfaitement bien. Cét exemple nous fait manifestement connoistre qu'outre l'usage particulier que les membranes de l'enfant ont de contenir ses eaux, elles en ont encore un autre fort necessaire, qui est d'empescher par leur interposition, que l'infection de l'enfant mort en la matrice ne se communique à cette partie.

Observation CDLXXXIV.

De l'accouchement d'une femme qui avoit une grande perte de sang, & qui mourut au douziéme jour d'un flux de ventre avec fiévre continuë.

LE 26 May 1687 j'ay accouché une femme grosse de huit mois & demy, qui estoit presque réduite à l'extremité, par une tres-grande perte de sang causée par l'entier détachement de l'arriérefaix qui se presentoit le premier; ce qui m'obligea de retourner l'enfant, & de le tirer dehors au plûtost, pour tascher de sauver la vie à la mere, autant qu'il estoit possible; aprés quoy sa perte de sang cessa: mais luy estant survenu un fascheux flux de ventre, & une grosse fiévre continuë avec deux ou trois redoublemens par jour, elle mourut le douziéme jour de sa couche, sans lesquels mauvais accidens cette femme seroit indubitablement échappée; car toute autre qui n'auroit pas eû de perte de sang seroit aussi-bien morte que celle-cy d'une pareille fiévre avec flux de ventre; desorte que si elle n'échappa pas, ce ne fut pas le defaut de l'opération qui fut bien & dûëment faite; mais seulement par la mauvaise disposition du sujet; cependant cette opération, quoy-qu'inutile à l'enfant, qui se trouva mort, à cause de la grandeur de la perte de sang qui l'avoit fait périr, ne laissa pas de prolonger la vie à la mere durant les douze jours qu'elle survescut à son accouchement.

Observation CDLXXXV.

D'une femme qui vida un faux germe dans le milieu duquel il y avoit un petit globe de matiére blanche, de la grosseur d'un grain de chenevy, qui auroit dû former le fetus.

Le 30 May 1687 je vis une femme qui ayant soupçon d'estre grosse de deux mois & demy, vida en ma presence un faux germe de la grosseur d'un œuf de pigeon, avec une médiocre perte de sang, ainsi qu'il luy estoit déja arrivé une autre fois, il y avoit environ six mois: ayant ouvert ce dernier faux germe, je trouvay dans son milieu un petit globe de matiére blanche de la grosseur d'un grain de chenevy, que je conjecturay estre la matiere qui auroit deû former le corps du *fetus*, si l'esprit de vie n'en eust pas esté dissipé dés les premiers jours de la conception, comme il arrive dans tous les autres pretendus faux germes, qui ne sont proprement que des petits arriérefaix, au milieu desquels on remarque presque toûjours, si l'on y prend bien garde, semblables petits globes de matiere blanche. Lors que cét accident arriva à cette femme elle m'en parut tres-affligée, aussi-bien que son mary, qui desesperoit que sa femme qui commençoit à estre un peu agée, & qui n'avoit pas encore eû d'enfans, en pust jamais avoir, comme l'un & l'autre le desiroient passionnément: mais cette femme ayant suivi les bons conseils que je luy donnay pour rendre la conception en elle meilleure, & plus stable que n'avoient esté ses deux precedentes qui s'estoient converties en faux germes, elle devint grosse quelque temps ensuite, & accoucha trés-heureusement à terme d'un enfant vivant, comme je luy avois fait esperer, en l'assurant que toute femme qui estoit capable d'engendrer un faux germe semblable au dernier qu'elle avoit fait, pouvoit bien engendrer un enfant.

OBSERVATION CDLXXXVI.

De l'accouchement de deux femmes, dont l'une fit un gros garçon, & eût un travail fort long, & l'autre qui n'avoit fait qu'une petite fille en accoucha en une petite heure.

LE 7 Juin 1687 j'ay accouché une femme d'un des plus gros garçons que j'aye receû de ma vie: la mere eût de fausses douleurs durant deux ou trois heures dix jours devant que d'accoucher, & le jour qu'elle accoucha, son travail commença par des douleurs lentes & fatiguantes, qu'elle eût durant douze heures entiéres, avant qu'il luy en vint d'assez bonnes pour pouvoir pousser dehors son enfant, dont la grosseur avoit beaucoup contribué à prolonger le travail de la mere par ces douleurs lentes & pénibles, qui procedoient de la difficulté que ce gros enfant avoit à descendre au passage. Et le mesme jour j'accouchay une autre femme d'une tres-petite fille assez foible, dont la mere ne fut qu'une petite heure en travail, & n'eût que trois ou quatre douleurs qui la firent si promptement accoucher. Ces deux differens exemples peuvent bien prouver, que la facilité & la difficulté de l'accouchement ne dépendent pas de la force ou de la foiblesse des enfans, comme de la grosseur & de la petitesse de leur corps: car il en arrive de mesme que nous le voyons ordinairement en deux bateaux de differente grandeur, qui passent pardessous l'arche d'un pont: celuy qui est si gros qu'il emplit toute la largeur & la hauteur de l'arche du pont, comme font ces gros bateaux chargez de foin, n'y passent que lentement & avec difficulté; mais le petit au contraire, y passe facilement au milieu du courant de l'eau qui le pousse avec celerité. C'est ainsi que le gros enfant de cette premiére femme, quoy-que tres-fort

& robuste, prolongea de beaucoup, comme j'ay dit, le travail de la mere, & qu'il ne fut poussé dehors qu'avec grande difficulté, sa force ne luy servant non plus que celle du gros bateau; & que la petite fille de la derniere de ces femmes, quoyque foible, semblable au petit bateau qui passe avec celerité au milieu du courant de l'eau, fut promptement expulsée dans le mesme temps de l'écoulement de ses eaux, à cause de la petitesse de son corps.

OBSERVATION CDLXXXVII.

D'une femme qui mourut d'un Cancer *ulceré de la mammelle.*

LE mesme jour 7 Juin 1687 j'ay veû une femme âgée de trente-deux ans, accouchée de son dernier enfant depuis un an, laquelle avoit un *Cancer* ulceré à la mammelle gauche, fort adhérent aux costes, qui avoit commencé, à ce qu'elle me dit, par une petite dureté qui luy estoit survenuë aprés s'estre blessée en se heurtant contre cette partie, deux mois devant que d'accoucher; laquelle dureté avoit toûjours augmenté dans la suite, & s'estoit enfin ulcerée depuis trois mois, à quoy la suppression de ses menstruës depuis sept mois avoit beaucoup contribué; ce qui avoit tellement augmenté la malignité de sa maladie, que je crus pour lors que cette femme en mourroit certainement dans cinq ou six mois au plus tard, comme il arriva; car il faut remarquer que le *Cancer* ulceré de la mammelle, qui est fort adhérent aux costes, comme estoit celuy-là, en une femme qui est privée de l'évacuation menstruelle, n'est pas moins incurable que le *Cancer* ulceré de la matrice.

OBSERVATION CDLXXXVIII.

De l'accouchement d'une femme, qui avoit un flux dysenterique qui la fit mourir quinze jours ensuite.

LE 14 Juin 1687 j'ay accouché une femme d'une fille qui se portoit assez bien; mais la mere estoit pour lors travaillée depuis huit jours d'un flux de ventre qui estoit devenu dysenterique, dont les matiéres estoient fort puantes, lequel flux ayant continué aprés son accouchement, la fit mourir quinze jours ensuite, comme je l'avois bien prédit aux Medecins qui traitoient cette femme, lesquels l'ayant voulu purger dés le dixiéme jour de sa couche contre mon sentiment, & luy faisant aussi donner tous les jours des lavemens purgatifs avec le miel & le catholicon, exciterent une sédition qu'ils ne purent pas appaiser; au lieu que l'usage du lait tant en aliment qu'en lavement auroit pû luy estre aussi salutaire, s'ils avoient crû mon avis, qu'à beaucoup d'autres femmes, qui estant travaillées d'une semblable maladie, & n'ayant pas d'autre Medecin que moy qui les avois accouchées, ont esté guéries par ce simple remede que je leur avois conseillé.

OBSERVATION CDLXXXIX.

De l'accouchement d'une femme qui avoit conceû sans introduction du membre viril, comme il paroissoit manifestement à son hymen.

LE 20 Juin 1687 j'ay vû une femme âgée de trente-cinq ans, qui estoit en travail de son premier enfant, depuis vingt-quatre heures que ses eaux estoient écoulées; ce qui rendoit son travail plus difficile & laborieux; laquelle difficulté estoit encore augmentée par son *hymen* qui me parut tout entier à l'entrée du col de la matrice, & si peu perforé qu'on ne pouvoit pas y introduire seulement l'extremité du petit doigt; ce qui me fit connoistre une verité dont cette femme m'assura; qui estoit qu'ayant épousé un homme fort vieux, qui par sa foiblesse n'avoit pas pû en forçant son *hymen*, faire aucune introduction de sa verge dans le col de sa matrice, elle n'avoit pas laissé de devenir grosse, à son grand étonnement: mais comme la membrane de cét *hymen* estoit assez mince, je ne crus pas qu'elle pust apporter un grand obstacle à l'accouchement de cette femme; prejugeant bien que cette foible membrane cederoit facilement à la violente impulsion de la teste de l'enfant, lors qu'elle auroit esté tout-à-fait poussée au passage, comme il arriva six heures aprés que j'eus veû cette femme, ayant esté aidée suivant mon conseil par sa Sage-femme de la maniére que je luy avois prescrite; qui estoit de forcer la membrane de cét *hymen* avec les doigts, comme elle le pourroit facilement, à cause de son peu d'épaisseur, lors que la teste de l'enfant seroit au passage, afin qu'elle ne luy servist pas comme d'un bandeau, qui l'auroit pû empeſcher d'eſtre pouſſé dehors par les douleurs de la mere. Cét exemple nous fait manifeſtement connoiſtre qu'une femme peut bien concevoir ſans aucune introduction du membre viril, comme celle-cy avoit certainement fait, la ſemence de ſon mary ayant eſté receuë en ſa matrice à travers le ſimple petit trou, dont ſon *hymen* eſtoit perforé, quoy-que cette ſemence n'y euſt eſté dardée qu'avec la molle impetuoſité dont ſon mari qui eſtoit preſque ſeptuagenaire, pouvoit eſtre capable.

Observation CDXC.

De l'accouchement d'une femme, dont l'enfant vint le cul devant.

LE 25 Juin 1687 j'ay accouché une femme de ſon premier enfant, qui eſtoit un garçon qui venoit le cul devant; & comme la mere qui eſtoit jeune, avoit d'aſſez bonnes douleurs, & que l'enfant qui eſtoit de médiocre groſſeur, eſtoit déja engagé dans le paſſage, je le laiſſay venir en cette poſture, pour éviter la violence qu'il euſt fallu faire à l'un & à l'autre, pour luy en donner une meilleure, jugeant bien qu'ils auroient tous deux plus ſouffert en l'opération, qu'ils ne firent, en laiſſant agir la nature juſques à ce qu'elle euſt pouſſé les feſſes de l'enfant dehors, comme elle fit aſſez facilement, luy aidant en gliſſant un doigt de chacune de mes mains dans le pli des aines de l'enfant; aprés quoy luy ayant entiérement degagé les jambes l'une aprés l'autre hors du paſſage, j'achevay de le tirer par les pieds, comme on le doit faire en pareille occaſion, lors qu'on voit que la nature peut d'elle-meſme contribuer beaucoup à la facilité de l'opération par les bonnes conditions que j'ay marquées; qui ſont la jeuneſſe, & les bonnes douleurs de la mere, & la médiocre groſſeur de l'enfant.

Observation CDXCI.

D'une femme qui avoit une tres-grande perte de sang causée par un faux germe.

LE 30 Juin 1687 j'ay délivré une femme d'un faux germe, qui luy avoit causé une si grande perte de sang, qu'elle en estoit tombée quatre ou cinq fois en grande foiblesse. Cette femme croyoit s'estre blessée par une chute qu'elle avoit faite sur les genoüils depuis huit jours, ayant pour lors soupçon d'estre grosse de deux mois & demy. Aprés que je l'eûs délivrée de ce faux germe qui estoit de la grosseur d'un œuf de poule, la perte de sang qui en avoit esté excitée cessa; cependant la malade fut extrémement incommodée durant cinq ou six jours d'un mal de teste, à quoy elle estoit ordinairement sujette auparavant; mais elle se porta bien dans la suite. Je trouvay dans le milieu de ce faux germe un petit globe de matiére blanche, de la grosseur d'un petit grain de chenevi, qui estoit vraysemblablement un petit *fetus* qui s'estoit fletri, non pas seulement depuis les huit jours de la chute que cette femme avoit faite, mais bien dés les premiers jours de sa conception, par quelque autre cause precedente; car si le principe de vie n'eust esté détruit que depuis cette chute, le *fetus* auroit paru tout formé, & auroit esté au moins de la longueur du petit doigt: de sorte que l'on pouvoit croire que cette chute n'avoit fait seulement qu'accelerer de quelques jours la sortie de ce faux germe, que la nature n'auroit pas manqué de tenter d'expulser dans peu de temps, comme elle a presque toûjours coustume de faire environ le mesme temps, ou vers la fin du troisiéme mois de ces sortes de mauvaises grossesses.

Observation CDXCII.

De l'accouchement d'une femme qui eût un travail tres-long, parce que son enfant avoit le col & le bras embarassez du cordon de son nombril.

LE 15 Juillet 1687 j'ay accouché une femme d'un garçon qui vint naturellement, sinon qu'il avoit le col & le bras embarassez du cordon de son nombril; ce qui fit que la mere devant que d'accoucher eût de méchantes douleurs coupées, qui la fatiguérent beaucoup durant deux jours entiers; parce que l'enfant eſtant ainſi bridé & arreſté par ce cordon accourci, au moyen de ces contours, ne put que tres-difficilement eſtre pouſſé au paſſage. Les parentes de cette femme qui eſtoient preſentes à ſon accouchement, crurent que ce qui contribuoit à prolonger ſon travail, eſtoit le grand chagrin qu'elle avoit eû de la mort de ſon mary, qui l'avoit laiſſée groſſe ſeulement de quatre ſemaines lors qu'il vint à deceder; mais la ſeule diſpoſition du cordon de ſon enfant en eſtoit la véritable cauſe, comme je leur fis connoiſtre.

Observation CDXCIII.

De l'accouchement d'une femme dont l'enfant preſentoit l'épaule.

LE 17 Juillet 1687 j'ay accouché une femme d'un gros garçon qui preſentoit l'épaule; ce qui m'obligea de le retourner pour le tirer par les pieds: la mere avoit eû il y avoit environ trois ſemaines une tres-grande frayeur ſubite, de ce que la roûë du caroſſe dans lequel elle eſtoit, avoit paſſé ſur le corps d'un enfant; ce qui avoit eſté cauſe que ſon enfant s'eſtoit ainſi mal tourné: cependant nonobſtant un ſi faſcheux accident, qui rendit le travail de la mere fort laborieux, tant à cauſe de la mauvaiſe ſituation de ſon enfant, qu'à cauſe de la groſſeur du meſme enfant, ils ſe portérent tous deux bien aprés que je les eûs ainſi ſecourus.

Observation CDXCIV.

D'une femme qui avorta d'un petit enfant de cinq mois, s'eſtant bleſſée par l'agitation d'un voyage de cent cinquante lieuës.

LE 19 Juillet 1687 j'ay accouché une femme d'un petit enfant de cinq mois, qui eſtoit pour lors encore vivant, la mere s'eſtant bleſſée par l'agitation d'un voyage de cent cinquante lieuës qu'elle avoit fait avec précipitation, n'eſtant groſſe que de deux mois & demy; ce qui luy avoit excité en ce temps quelque écoulement de ſeroſité rouſſaſtre de la matrice, avec quelque teinture de ſang par intervale durant quinze jours; aprés quoy

quoy s'estant un peu mieux portée, & sentant mesme remuër manifestement son enfant depuis un mois, elle ne laissa pas d'en avorter, comme je luy avois bien prédit quatre jours auparavant; voyant qu'elle commençoit à negliger de garder exactement le repos, qui luy estoit necessaire pour conserver sa grossesse, & qu'elle avoit vidé beaucoup d'eaux qui me parurent estre celles de l'enfant. On voit par cét exemple que les neuf jours de repos qu'ont coûtume de garder les femmes grosses, qui ont peur de s'estre blessées par quelque considerable agitation du corps, ne suffisent pas quelquefois pour raffermir leur grossesse ébranlée, puisque celle-cy ne pût pas par le repos de deux mois entiers s'empescher d'avorter comme elle fit.

Observation CDXCV.

D'une femme qui de sterile qu'elle avoit toûjours esté, n'estant point perforée fut renduë feconde par une operation convenable.

LE 21 Juillet 1687 je vis avec un Chirurgien de mes confreres une femme âgée de vingt-cinq ans, dont le mari prétendoit avoir sujet de se separer entiérement, sous pretexte de sa sterilité. Mais la femme estoit d'un sentiment bien contraire; car elle me témoigna ingenuëment qu'elle avoit soupçon d'estre grosse, à cause d'une tumeur assez considerable qui luy paroissoit au bas ventre depuis cinq ou six mois, de figure oblique & inégale, & de quelque espece de mouvement qu'elle disoit y sentir. Ayant visité cette femme, je la trouvay en effet incontestablement sterile; car elle n'estoit aucunement perforée: mais je luy dis & à son mari qui estoit present, que sa sterilité estoit guerissable par une opération qu'il estoit necessaire de luy faire, au moyen de laquelle je la rendrois capable de conception dans la suite; & que cette tumeur qui luy paroissoit au bas du ventre, n'estoit causée que par la seule retention de ses menstruës, dont elle n'avoit jamais pû avoir aucune évacuation à l'exterieur; parce qu'elle n'estoit point du tout perforée; ce qui faisoit que leur matiére estant retenuë au dedans en abondance, poussoit encore jusques à l'exterieur une autre tumeur particuliere assez considerable, qui paroissoit au dessous du conduit de l'urine, à l'endroit où le col de la matrice auroit dû estre naturellement ouvert; auquel lieu ayant dans le mesme-temps fait une suffisante ouverture de cette tumeur avec la lancette ; il en sortit aussi-tost plus de deux pintes d'une matiére semblable en couleur à la lie de gros vin, de consistance visqueuse ; par laquelle ouverture il s'en écoula bien encore une autre pinte peu à peu le mesme jour. Cette femme avant cela ressentoit de temps en temps des douleurs insupportables dans le ventre, avec des efforts plus violens que si elle eust eû une pierre en la vessie, ou que si elle eust esté dans les plus grandes douleurs de l'enfantement, qui l'avoient renduë presque moribonde. Mais aussi-tost que je luy eûs fait cette operation, elle ne sentit plus aucune douleur; & fut tellement soulagée de tous ses maux, qu'elle reposa tranquilement durant toute la nuit, & guerit parfaitement en huit jours de temps ; & de sterile qu'elle avoit esté auparavant, elle fut aussi-tost renduë feconde, & devint grosse deux mois aprés, d'un enfant masle dont elle accoucha heureusement le 19 Juin de l'année suivante. Cét exemple nous fait connoistre que comme il y a des sterilitez qui se guerissent naturellement avec l'âge, par le seul changement du temperament de la femme, il y en a d'autres ausquelles la nature ne peut remedier, & qui ont necessairement besoin du secours de l'art, comme estoit la sterilité de cette femme dont je viens de faire le recit ; dans lequel on doit remarquer une chose qui parût assez surprenante aux personnes en presence de qui je fis cette operation à cette femme; qui est que toute cette grande quantité de matiére de menstruës retenuës, depuis les six mois que cette grosse tumeur inégale du ventre avoit commencé à paroistre, ne s'estoit pas corrompuë & estoit sans aucune infection. La raison en estoit, à ce que je croy, que ce sang qui estoit ainsi retenu dans toute la capacité de la matrice & de son col, dont il faisoit une grande distension, s'y conservoit en quelque façon sans infection, comme dans une espece de receptacle, ou de vaisseau particulier; à cause que cette partie n'estant point perforée à l'exterieur, l'air qui auroit pû corrompre ce sang par l'entiére évaporation des esprits qui y pouvoient estre enfermez, n'y avoit jamais esté introduit ; outre que ce peu d'esprits estoit de mois en mois revivifié en quelque façon par l'affluence de nouveau sang, qui ne pouvant s'écouler au dehors en cette femme qui n'estoit point perforée, ne laissoit pas de couler au dedans de la matrice, & d'y rester ainsi sans infection ; luy causant néanmoins pour lors de tres-grandes douleurs de ventre, par la violente distension que cette nouvelle affluence d'humeurs faisoit de cette partie qui estoit extraordinairement tumefiée, d'où procedoient aussi certains mouvemens, ou plûtost tressaillemens qu'elle disoit y sentir. J'ay rapporté en l'Observation XXIII. un autre exemple d'une fille de dix-sept ans à qui je fis une pareille opération.

Observation CDXCVI.

De l'accouchement d'une femme dont l'enfant avoit le col si embarrassé du cordon de son nombril, qu'elle eût durant tout son travail des douleurs coupées, & un commencement de perte de sang considerable.

LE 30 Juillet 1687 j'ay accouché une femme d'une fille qui vint naturellement à terme; mais comme l'enfant avoit le col embarrassé du cordon de son nombril, cela fut cause que la longueur de ce cordon estant beaucoup accourcie, les douleurs de la mere furent coupées durant tout son travail, & qu'elle eût dans le commencement une perte de sang assez considerable, dont j'empeschay l'augmentation en rompant les membranes des eaux, aussi-tost que je pûs le faire, afin de donner lieu à l'enfant de pouvoir plus facilement estre poussé dehors à travers la rupture de ces membranes, sans faire détacher davantage l'arrièrefaix, comme il seroit arrivé par l'agitation que ces membranes auroient receuës par l'impulsion des douleurs, si je les eusse laissées plus long-temps entiéres: car comme les membranes sont attachées dans toute la circonférence de l'arriérefaix, elles ne peuvent estre âgitées par la vehemente impulsion des douleurs du travail, sans tirailler en mesme temps l'arriérefaix, dont le détachement cause ordinairement ces sortes de pertes de sang, qui sont d'autant plus dangereuses à la mere & à l'enfant, que le terme de la grossesse est avancé.

OBSERVATION CDXCVII.

De l'accouchement d'une femme presque reduite à l'extremité, dont l'enfant quoy-qu'il fust né au milieu du huitiéme mois, ne laissa pas que de vivre.

LE 4 Aoust 1687 j'ay accouché une femmme au terme de sept mois & demy, d'un petit garçon qui se portoit assez bien pour un enfant de ce terme, quoyque la mere fust pour lors presque reduite à l'extremité, par une fiévre continuë avec redoublemens, procedant d'une fluxion de poitrine avec crachement de sang, dont elle avoit esté fort travaillée il y avoit prés de cinq mois, ce crachement de sang se renouvellant de temps en temps avec une toux violente; lesquels fascheux accidens l'ayant renduë phtisique & entiérement étique, la firent mourir dix jours aprés estre accouchée de ce petit enfant, qui nonobstant toutes les infirmitez de la mere, & qu'il nâquist au milieu du huitiéme mois, ne laissa pas que de vivre. Cela fait voir que l'enfant ayant son principe de vie separé en quelque façon de celuy de la mere, rectifie quelquefois par la force de son temperament particulier la mauvaise nourriture qu'il en tire, ainsi que nous voyons que la greffe d'un arbre adoucit l'aspreté de la séve du sauvageon dont elle tire sa nourriture. Cét exemple fait aussi connoistre tres-manifestement que l'enfant qui naist au huitiéme mois, vit beaucoup plus facilement que celuy qui naist au terme de sept mois: car les quinze jours que ce petit enfant avoit de plus que les sept mois, contribuerent à le faire vivre, quoy-qu'il fust né d'une mere si infirme; ce qu'il n'auroit jamais pû faire s'il fust venu au septiéme mois: parceque en ce temps il auroit esté par trop petit, comme sont tous les enfans de ce terme, & beaucoup plus foible qu'il n'estoit au terme de sept mois & demy auquel il nâquit.

OBSERVATION CDXCVIII.

D'une femme qui fut délivrée d'un faux germe qui avoit esté retenu en la matrice durant cinq mois entiers.

LE 11 Aoust 1687 j'ay délivré une femme d'un faux germe qui avoit esté retenu en la matrice durant cinq mois entiers; ce qui est un peu extraordinaire ; car la nature à presque toûjours coûtume d'expulser ces sortes de corps étranges aux environs du troisiéme mois. Cette femme estoit fort incommodée depuis trois mois d'un écoulement de serositez roussâtres presque continuël, & de sang par intervalle, causé par ce faux germe que la nature avoit tenté d'expulser dés le deuxiéme mois de sa conception, sans avoir pû en venir à bout. Ce corps étrange qui estoit seulement de la grosseur d'une noix & d'une substance fort dure & compacte, ayant au dedans une membrane assez forte, n'avoit pas encore acquis aucune corruption considerable, nonobstant le long-temps qu'il y avoit que la nature avoit tenté de l'expulser. La raison de sa petitesse estoit, que le volume de ce corps étrange ne s'estoit pas augmenté depuis les trois mois qu'il y avoit que cette femme souffroit un écoulement presque continuël de serositez roussastres; & comme il avoit neanmoins toûjours esté adherent à la matrice, & qu'il n'en avoit pas esté entiérement détaché que dans le temps que je le tiray dehors, cela avoit esté cause que recevant toûjours quelque peu de nourriture, par quelque vive racine qui l'avoit tenu attaché à la matrice, il ne s'estoit pas corrompu, comme je le fis voir manifestement au pere de cette femme, qui estoit un Chirurgien en la présence duquel je la délivray de ce faux germe, l'obligeant pour lors d'avoüer qu'il n'avoit pas eû de raison de soûtenir avec opiniastreté, contre mon sentiment en une consultation où nous nous estions trouvez ensemble quelque jours auparavant, qu'il estoit impossible qu'un faux germe, ou entier, ou en partie, se pust conserver de la sorte sans corruption dans la matrice, aprés que la nature auroit ainsi tenté de l'expulser, s'imaginant qu'un écoulement pareil à celuy que sa fille avoit eû durant un si long-temps par la matrice, ne pouvoit pas venir de la retention d'un simple faux-germe de cette nature.

OBSERVATION CDCXIX.

De l'accouchement d'une femme dont l'enfant présentoit le bras avec sortie du cordon de l'ombilic.

LE mesme jour 11 Aoust 1687 j'ay accouché une femme d'une tres-grosse fille, qui présentoit le bras avec sortie du cordon de l'ombilic : Mais comme les eaux de cette femme estoient entiérement écoulées, il y avoit plus de deux heures, lors que je fus appellé pour la secourir, l'opération en fut un peu plus laborieuse pour la mere & pour l'enfant, qu'elle n'auroit pas esté si j'eusse esté présent quand les eaux avoient commencé à s'écouler : car pour lors j'aurois eû bien plus de facilité à retourner l'enfant dans ce mesme moment, comme je fus obligé de faire ensuite avec beaucoup plus de peine, à cause de la secheresse des parties ; ce qui fut cause que l'enfant qui avoit déja beaucoup souffert, tant par sa mauvaise situation, que par la sortie du cordon de l'ombilic, vint si foible qu'il mourut demy-heure aprés que l'eûs tiré du ventre de sa mere ; pourquoy faire je fus obligé de repousser le bras & le cordon de l'ombilic qui se presentoient, & de retourner entiérement l'enfant pour le tirer par les pieds, de la mesme maniere que s'il les eust presentez les premiers : mais la mere nonobstant ce laborieux travail se porta tres-bien ensuite.

OBSERVATION D.

De l'accouchement d'une femme dont l'enfant presentoit une main sur la teste avec une partie du cordon de l'ombilic.

LE 23 Aoust 1687 j'ay accouché une femme d'une fille qui présentoit une main sur la teste, avec une partie du cordon de l'ombilic ; ce qu'ayant reconnu je repoussay la main de l'enfant & le cordon au derriére de sa teste ; aprés quoy ces parties ne faisant plus d'obstacle, la mere ne laissa pas d'accoucher heureusement de cét enfant qui se portoit bien ; cependant le travail de la mere en fut bien plus long, ses douleur estant fort entrecoupées, & rejaillissant vers les reins, au lieu de bien repondre en bas. Cette femme devant que d'accoucher paroissoit grosse comme si elle eust eû deux enfans dans le ventre; ce qui venoit de la grande abondance des eaux de son enfant, lesquelles en perçant avec impetuosité les membranes, emplirent tout d'un coup son lit; & comme pour lors j'estois assis tout proche pour luy ayder en son accouchement, il coula en mesme-temps de ces eaux jusques dans ma poche, sans m'en appercevoir qu'une heure ensuite; auquel temps foüillant dans cette mesme poche, je la trouvay toute baignée de ces eaux, & trois clefs qui y estoient, toutes roüillées; ce qui marque bien qu'il y a dans les eaux de l'enfant un certain sel nitreux capable de produire cét effet, qui n'auroit pas pû estre produit si promptement par l'eau commune. C'est à ce que je croy la qualité de ce mesme sel, qui fait que nous voyons quelque fois qu'un enfant mort dans le ventre de sa mere, s'y conserve des mois entiers sans grande corruption, quand les eaux n'en sont pas écoulées, & que l'air n'y a pas esté introduit, ces eaux luy servant pour ainsi dire comme d'une espece de saumure qui le préserve de pourriture cadavereuse, qui ne manque pas de luy arriver incontinent aprés leur écoulement, comme je l'ay fait connoistre en plusieurs observations.

Observation DI.

De l'heureux accouchement d'une femme qui n'avoit pas encore quatorze ans dont l'enfant vint quinze jours devant le terme de neuf mois.

Le 5 Septembre 1687 j'ay accouché une jeune femme de son premier enfant; qui estoit un garçon qui vint naturellement; mais sa naissance fut avancée de quinze jours entiers par le trop d'exercice que la mere avoit fait le jour précedent en marchant à pied, prétendant par cét exercice se procurer, suivant l'opinion de la plufpart des femmes, un plus heureux accouchement. Mais ce ne fut que par accident, que le conseil qu'on avoit donné à cette jeune femme, qui n'avoit pas encore quatorze ans, de faire beaucoup d'exercice dans le neuviéme mois de sa grossesse, qui pouvoit luy estre aussi pernicieux qu'à beaucoup d'autres, luy fut assez utile; car son enfant estant bien plus petit qu'il n'auroit esté, si elle l'eust porté jusques à la fin du neuviéme mois, elle en accoucha bien plus facilement, quoy-que ses eaux se fussent écoulées dés le commencement de son travail, qui ne dura en tout que quatre heures. Je ne rapporte pas néanmoins cét exemple pour estre imité par les femmes grosses de leur premier enfant; car il ne faut pas estimer les conseils par les évenemens que la temerité rend quelquefois plus heureux, que la prudente conduite ne feroit pas, comme il arriva en cette femme, dont l'enfant estant plus petit, à cause de sa naissance prématurée, rendit pour cette raison, par accident son accouchement plus facile, qu'il n'auroit pas esté, si son enfant eust esté plus gros, comme il auroit esté si elle l'eust porté jusques à la fin de son terme.

OBSERVATION DII.

De l'accouchement d'une femme qui avoit une grande perte de sang, causée par l'entier détachement de l'arriérefaix qui se présentoit le premier.

LE 6 Septembre 1687 j'ay accouché une femme d'un enfant de huit mois qui estoit encore vivant, quoyque la mere eust eû depuis quinze jours une grande perte de sang, qui estoit dévenuë à la fin si excessive, par l'entier détachement de l'arriérefaix qui se présentoit le premier, que si j'eusse tardé demy heure à la secourir elle seroit indubitablement morte & son enfant aussi, que je fus obligé de retourner pour le tirer promptement par les pieds, comme je fis; aprés quoy cette femme se porta bien, sinon qu'elle eût durant huit ou dix jours un grand mal de teste, comme il arrive ordinairement à toutes les femmes qui ont eû de grandes pertes de sang de cette nature; à cause que le nouveau sang qui se rengendre à la place de celuy qu'elles ont perdu en grande abondance, n'ayant pas toutes les bonnes qualités du premier, il s'en fait differentes fermentations, qui durent jusques à ce qu'il ait acquis la perfection necessaire; par lesquelles fermentations ce nouveau sang semblable, pour ainsi dire, au vin nouveau pressuré, venant à s'échauffer, & se portant cependant en trop grande abondance vers les parties superieures du corps, est cause de ces grandes douleurs de teste, qui arrivent presque toûjours en ces occasions. C'est pourquoy l'on doit remarquer que tant s'en faut que la saignée soit convenable aux douleurs

douleurs de teste de cette nature, au contraire elle les augmente encore pour la raison que je viens d'expliquer.

OBSERVATION DIII.

De deux femmes steriles qui devinrent fécondes avec l'âge.

LE 30 Septembre 1687 j'ay accouché une femme âgée de trente-six ans, d'une fille dont elle n'estoit devenuë grosse qu'aprés treize années de la naissance de son precedent enfant, ayant esté sterile durant tout ce long intervale de temps, sans aucune cause manifeste. Et le 4 Novembre de la mesme année 1687. j'ay encore accouché une autre femme âgée de trente-deux ans, d'une fille dont elle n'estoit pareillement devenuë grosse qu'aprés neuf années de sterilité depuis la naissance de son precedent enfant, qui estoit son premier. Il y a des sterilitez qui bien qu'elles n'ayent aucune cause évidente, sont perpetuelles; mais il y en a d'autres qui ne durent que pendant un certain temps, comme il estoit arrivé à ces deux femmes, dont je viens de rapporter les exemples.

OBSERVATION DIV.

D'une femme qui mourut huit jours aprés son accouchement, n'ayant pû estre delivrée de l'arriérefaix resté en la matrice.

LE 8 Octobre 1687 je fus appellé pour voir une femme qui avoit esté accouchée il n'y avoit que trois heures, par un Chirurgien, qui quoy-que bien entendu en son art, ne l'avoit pas pû délivrer de son arriérefaix, qui luy estoit resté dans la matrice, qui s'estoit si exactement refermée aprés la sortie de l'enfant, à ce que me dit ce Chirurgien, qu'il n'avoit pas pû la dilater suffisamment pour pouvoir tirer l'arriérefaix ainsi resté, en ayant esté empesché par une tres-grande foiblesse qui estoit survenuë à la malade, causée par une grande perte de sang que la retention de cét arriérefaix avoit excitée; de sorte que la matrice s'estant encore ensuite fermée plus exactement qu'auparavant, cela fit qu'il ne put pas achever l'opération qu'il avoit entreprise. Estant arrivé chez la malade, & ayant examiné moy-mesme s'il n'y avoit pas moyen de la pouvoir delivrer, je la trouvay si foible, & sa matrice si clause, qu'il n'y avoit pas lieu de la pouvoir dilater suffisamment, sans user d'une trop grande violence, qui jointe aux efforts inutiles que ce Chirurgien avoit déja faits pour en venir à bout, auroit d'autant plus contribué à la faire mourir, comme elle fit sept ou huit jours ensuite, bien qu'elle eust rendu quelques jours auparavant l'arrierefaix qui avoit esté ainsi retenu en la matrice, lequel y avoit causé une inflammation suivie de pernicieux accidens que j'avois bien preveûs. Il faut néanmoins remarquer que cetre inflammation de matrice qui luy survint, & qui fut cause de sa mort dans la suite, fut plûtost un effet de quelque violence que cette partie avoit souf-ferte dans le temps que ce Chirurgien avoit essayé inutilement d'en tirer l'arrierefaix, qu'elle ne fust causée par la presence de ce mesme corps étrange, qui y estant retenu contribua aussi beaucoup à augmenter cette inflammation & tous les funestes accidens qui la suivirent, qui furent une extréme douleur avec grande tension de tout le ventre, une grosse fiévre continuë avec redoublemens, grande oppression de poitrine avec frequentes syncopes, qui furent les signes avant-coureurs de la mort de cette femme, qui estoit néanmoins accouchée assez heureusement pour son enfant, qui estoit vivant; mais tres-malheureusement pour elle, qui ne put pas estre delivrée de son arrierefaix dans le temps de son accouchement. De sorte que l'on peut connoistre par cét exemple, que le danger que cause la retention des corps étranger dans la matrice, est toûjours d'autant plus grand, que l'on a fait de violence à cette partie pour les en tirer. C'est pourquoy pour éviter un remede qui seroit encore plus prejudiciable que la maladie, si l'on ne trouve pas la matrice disposée à permettre facilement l'extraction de ces corps étranges qui y sont retenus, il vaut mieux pour lors en commettre l'expulsion à la seule nature.

OBSERVATION DV.

D'une femme qui mourut vingt jours aprés son accouchement, par l'augmentation d'une fluxion de poitrine, dont elle estoit incommodée depuis plus d'un an.

LE 9 Octobre 1687 je vis une femme accouchée depuis quatre jours, qui avoit la fiévre avec une toux frequente, & grande secheresse de la gorge, procedant d'une fascheuse fluxion de poitrine, dont elle estoit fort incommodée depuis plus d'un an; & comme cette femme avoit outre cela un flux de ventre depuis prés d'un mois, & qu'elle estoit fort émaciée, je la crus pour lors en grand danger de la vie, qu'elle perdit le vingtiéme jour de sa couche, comme je l'avois bien preveû: car il faut remarquer que l'accouchement est ordinairement un tres-mauvais port, où viennent périr la plusspart des femmes qui ont une aussi méchante poitrine que celle-cy avoit, aprés qu'elles ont esté agitées de plusieurs tempestes durant le dangereux temps de leur grossesse; parce que la nature qui estoit déja bien affoiblie par une si fascheuse maladie, ne pouvant pas bien faire l'évacuation des vidanges de la couche, ces humeurs retenuës ne manquent pas ensuite de refluer vers la poitrine, & d'augmenter en mesme temps l'indisposition qu'elle souffroit avant l'accouchement.

OBSERVATION DVI.

De l'accouchement laborieux d'une femme, dont l'enfant avoit le col embarassé du cordon de son nombril.

LE 14 Octobre 1687 j'ay accouché une femme âgée de vingt-huit ans, d'une habitude assez replete, qui fut deux jours entiers en un travail tres-laborieux, quoy-que son enfant, qui estoit une grosse fille, vint dans la situation naturelle. Elle eût durant trente heures des douleurs fort violentes & tres-frequentes, mais qui estoient de mauvaise espece, rejaillissantes vers les reins, à cause que son enfant avoit le col embarassé du cordon de son nombril; & comme ses douleurs, aprés avoir esté tres-fortes, vinrent enfin à cesser tout d'un coup, & que toutes celles qu'elle avoit eües jusques alors, avoient tres-peu avancé l'accouchement, nonobstant trois lavemens qu'elle avoit pris depuis deux jours, & une saignée que je luy avois fait faire dés le premier jour de son travail, voyant que le tout ne produisoit aucun effet, je luy fis prendre l'infusion de deux drachmes de sené en peu de liqueur, y meslant le jus d'un orange, afin de reveiller par ce petit purgatif ses douleurs, & chasser par bas quantité de vents, qui s'engendrant continuellement dans son estomac, & se glissant dans les intestins sans pouvoir avoir issuë, contribuoient à luy causer de méchantes douleurs coupées. Ayant pris ce remede, deux heures ensuite je la fis saigner une seconde fois du bras, pour éviter qu'estant par trop échauffée par la longueur de son laborieux travail, & par l'opération de ce remede purgatif, elle n'eust pas la poitrine assez libre, ou qu'elle ne fut surprise de quelque convulsion, à quoy elle me paroissoit avoir de la disposition, & demy-heure aprés cette seconde saignée voyant que le purgatif qu'elle avoit pris commençoit à operer & à reveiller les douleurs de l'accouchement comme je l'avois esperé, je fis prendre à la malade encore un lavement avec trois onces de miel mercurial & un peu de sel dans la décoction, afin que la vertu de ces deux remedes agissant en mesme temps, pust plus facilement produire l'effet que j'en attendois, joint à la situation de la malade que je fis tenir cependant sur sa chaise percée, jusques à ce que son enfant eust esté entiérement poussé au passage; aprés quoy l'ayant fait remettre dans son lit, je l'accouchay heureusement d'une tres-grosse fille vivante, qui avoit de tres-larges épaules, & comme j'ay dit le col embarassé de deux tours du cordon de son nombril. L'accouchement de cette femme fut aussi laborieux & aussi difficile, quoy-que ce fust son second, que si c'eust esté son premier; parce que le premier enfant qu'elle avoit eû n'estant qu'un enfant de trois mois, dont elle estoit avortée l'année precedente, il n'avoit pas dilaté la matrice qu'à proportion de la petitesse de son corps; de sorte que ce second enfant estant à terme, & fort gros, devoit estre consideré comme si c'eust esté le premier.

OBSERVATION DVII.

Du l'accouchement d'une femme qui ayant esté sterile durant quinze ans, devint feconde aprés la conception d'un faux germe.

LE 22 Novembre 1687 j'ay accouché une femme âgée de trente-trois ans de son premier enfant, qui estoit une fille dont elle n'estoit devenuë grosse qu'aprés la quinziéme année de son mariage, ayant esté sterile durant tout ce long-temps, sinon qu'environ deux années avant son accouchement, elle avoit seulement eû une fausse couche d'un faux germe, qu'elle avoit vidé aprés deux mois d'un soupçon de grossesse; ensuite de laquelle fausse couche il luy survint un scyrrhe phlegmoneux de la matrice, dont elle fut fort incommodée durant plus de six mois, auquel accident contribua beaucoup l'imprudence d'un Medecin, qui contre mon sentiment luy fit prendre une medecine purgative dés le sixiéme jour de sa fausse couche, prétendant par le moyen de ce remede, rendre cette femme plus disposée à devenir grosse, comme elle le desiroit passionnément aussi-bien que son mary. La sterilité de cette femme estoit semblable à celle dont j'ay parlé dans l'Observation CXCI. qui est suivie de la fécondité avec l'âge, par le changement de temperament: & il faut remarquer en cét exemple, aussi-bien que j'ay déja fait considerer en cette autre Observation, que le faux germe ne se pouvant engendrer, si la semence de l'homme n'est receûë & retenuë conjointement avec celle de la femme dans la matrice, c'est ordinairement un espece de signe avant coureur de fécondité en la femme qui a esté auparavant sterile. On doit encore remarquer icy une chose fort considerable, qui est que l'on ne doit jamais donner aucun purgatif à une femme durant que la matrice est en fluxion, soit dans le temps des menstruës ordinaires, soit dans celuy de l'évacuation des vidanges qui s'en écoulent aprés l'accouchement, ou aprés une fausse couche, comme fit ce Medecin fort mal-à-propos contre mon avis, quoy-que je luy eusse prédit l'accident qui en arriva à cette femme, lequel contribua beaucoup à prolonger encore sa sterilité durant plus d'une année.

OBSERVATION DVIII.

D'une femme qui averta d'un petit fetus *qui n'estoit pas plus gros qu'une mouche à miel, dont l'arriérefaix qui estoit resté en la matrice, n'en fut expulsé qu'au douziéme jour.*

LE 24 Novembre 1687 j'ay vû une femme qui venoit d'avorter au terme de deux mois & demy de sa grossesse, d'un petit *fetus* qui n'estoit pas plus gros qu'une mouche à miel, que la nature avoit poussé dehors avec une perte de sang assez considerable, qui avoit esté precedée d'un écoulement de serosité roussastre durant plusieurs jours. Lors que je fus appellé pour la delivrer de l'arriérefaix de ce petit *fetus*, je trouvay que sa matrice estoit entiérement fermée, & que pour ce sujet, il n'y avoit pas moyen de l'en delivrer sans luy faire une violence qui luy auroit esté plus prejudiciable, que je ne luy aurois apporté de soulagement par l'extraction forcée de ce petit arriérefaix. C'est pourquoy je jugeay plus à propos d'en commettre l'expulsion à la nature, qui n'en vint à bout qu'au douziéme jour ; & ce corps étrange estant resté durant tout ce temps en la matrice, en fut expulsé à demy suppuré, aprés quoy cette femme se porta bien. La cause qui avoit le plus contribué à son avortement fut, à ce que je crus, un si grand resserrement de son ventre dans le temps de sa grossesse, qu'elle estoit quelquefois quinze jours entiers sans aller à la selle ; de sorte que les grands efforts qu'elle faisoit pour rendre ses excremens excessivement endurcis par un si long sejour, ne manquoient pas de faire en mesme temps à la matrice une tres-violente compression capable d'ébranler & d'expulser enfin le *fetus* nouvellement conceû, comme il luy estoit arrivé en plusieurs autres fausses couches qu'elle avoit déja eûës avant ce dernier avortement.

OBSERVATION DIX.

De l'accouchement d'une femme qui avoit eû un flux de ventre presque continuel durant tout le temps de sa grossesse.

LE 18 Decembre 1687 j'ay accouché une femme au terme de huit mois de sa grossesse, d'un enfant mort en son ventre depuis trois jours qu'elle ne l'avoit point senti remuër : cette femme avoit esté fort incommodée d'un flux de ventre presque continuel durant tout le cours de sa grossesse, & en avoit esté travaillée beaucoup plus qu'à l'ordinaire depuis cinq ou six jours ; ce qui avoit enfin fait périr son enfant en son ventre. Lors que je la delivray de cét enfant mort, qui ne laissa pas néanmoins de se presenter dans la posture naturelle, je trouvay qu'il avoit le col embarassé de deux tours du cordon de son ombilic qui estoient fort serrez, laquelle disposition avoit bien pû, à ce que je crus, contribuer en quelque façon à accelerer sa mort dans le ventre de sa mere, non pas en l'étranglant, comme pourroient s'imaginer ceux qui ne sçavent pas que l'enfant ne respire pas dans le ventre de la mere, mais en interceptant, ou retardant beaucoup le mouvement du sang, par la forte compression que les vaisseaux de ce cordon pouvoient souffrir, à cause de ses deux contours dont le col estoit embarassé ; mais cette femme, qui estoit toute attenuée du flux de ventre dont elle avoit esté incommodée durant presque tout le temps de sa grossesse, ne laissa pas de se bien porter, aprés que je l'eûs ainsi accouchée de cét enfant mort, son foible estomac faisant pour lors beaucoup mieux la digestion des alimens que dans le temps de sa grossesse.

OBSERVATION DX.

D'une femme âgée de cinquante ans, qui avoit tout le corps glanduleux de la mammelle droite endurci.

LE 19 Décembre 1687 j'av vû une femme âgée de cinquante-ans, à qui ensuite de l'entiére privation de ses purgations menstruëlles qu'elle avoit eûës durant toute sa jeunesse en abondance, il estoit survenu une dureté à la mammelle droite, laquelle avoit esté durant dix-huit mois au mesme estat ; mais elle avoit tellement grossi depuis six mois, que tout le corps glanduleux de cette mammelle en estoit endurci, excedant la grosseur du poing, & occupant un peu plus le costé de l'aisselle, mais avec mobilité de la tumeur dans toute sa base, nonobstant quoy je crus que cette tumeur se convertiroit certainement en un *Cancer* incurable dans l'âge avancé où estoit cette femme, qui estant privée de l'évacuation menstruëlle ne pouvoit pas jamais esperer pour cette raison, aucune diminution de son mal, & encore moins la guérison.

Observation DXI.

D'une femme qui vida une espece de faux germe de la grosseur d'un œuf de pigeon, dans lequel il y avoit un petit fetus, *qui n'estoit pas plus gros qu'un grain de froment.*

LE 17 Janvier 1688 j'ay vû une femme, qui aprés avoir eû durant un jour une mediocre perte de sang, venoit de vider une espece de faux germe, dont elle avoit déja vidé dés le jour precedent quelque leger fragment membraneux. Ce pretendu faux germe estoit de la grosseur d'un gros œuf de pigeon, & de figure approchante de celle de la cavité de la matrice. L'ayant ouvert je trouvay en son milieu un petit *fetus* avorté, qui bien que cette femme se crust estre grosse de trois mois, n'estoit pas plus gros qu'un grain de froment; ce qui me fit connoistre qu'il falloit que le principe de vie eust esté détruit en ce petit *fetus*, peu de temps aprés sa conception, & qu'à cause de cela, il n'avoit pas pris un plus grand accroissement. J'ay déja fait remarquer en plusieurs autres Observations que tous les pretendus faux germes de cette nature, ne sont proprement que de petits arriérefaix, ausquels la matrice donne la figure de sa cavité, en se contractant aprés que les eaux qui estoient contenuës en leurs membranes s'en sont écoulées.

Observation DXII.

De deux differens accouchemens d'une mesme femme qui estoit grosse à chaque fois de deux enfans.

LE 4 Février 1688 j'ay accouché une femme de deux enfans qui vinrent naturellement, & qui avoient chacun leur arriérefaix separé. Le premier de ces enfans qui estoit le plus gros, estoit une fille; & le second estoit un garçon, qui estoit plus petit & plus foible. J'avois déja accouché cette mesme femme le 4 Mars de l'année 1683 de deux autres enfans de sa premiere grossesse, qui estoient pareillement une fille & un garçon: mais ces deux enfans n'avoient qu'un mesme arriérefaix qui leur estoit commun;

commun; & la fille qui estoit venuë aussi la premiere, estoit tout au contraire plus petite & plus foible que le garçon qui vint le dernier. La varieté de ces deux exemples fait voir que lors qu'il y a deux enfans, que ce n'est pas toûjours le plus fort qui se presente le premier pour sortir, ni le garçon devant la fille; car cela dépend seulement de la situation des enfans. L'on voit aussi par ces deux mesmes exemples que le nombre des arriérefaix ne correspond pas toûjours à celuy des enfans; car quelquefois il n'y en a qu'un qui est commun à tous les deux enfans, quoy-qu'ils soient de different sexe; & d'autrefois chaque enfant en a un qui luy est propre & particulier. Cette femme dans sa premiére grossesse ne porta ses deux enfans que huit mois, ou environ, comme ont coustume de faire la pluspart des femmes qui sont grosses de plusieurs enfans: car elles accouchent presque toûjours quinze jours ou trois semaines devant la fin du neuviéme mois: mais elle porta ces deux derniers à deux jours prés de la fin de ce terme, quoy-qu'elle eust eû une petite perte de sang, lors qu'elle n'estoit grosse que de deux mois, qui s'arresta par une saignée du bras que je luy fis faire, & par le repos qu'elle garda durant quelque temps, s'abstenant cependant entiérement du coït, comme je luy avois conseillé. Mais ce qui me parut assez extraordinaire en cette femme, est qu'elle n'avoit point eû les jambes enflées dans les derniers mois de sa grossesse, comme ont ordinairement les femmes qui sont grosses de plusieurs enfans.

Observation DXIII.

De l'accouchement d'une femme dont l'enfant vint à terme & se portoit bien, quoy-qu'elle eust eû une perte de sang n'estant grosse que de deux mois.

LE 4 Mars 1688 j'ay accouché une femme d'un garçon qui vint à terme, & se portoit bien, quoy-que la mere estant grosse seulement de deux mois, ou environ, eust eû durant quelques jours une perte de sang, s'estant pour lors assez fortement heurté les reins contre une table, & que vers le septiéme mois de sa grossesse, elle eust encore eû un autre legere perte de sang; lesquels accidens cesserent par deux saignées du bras, & par le repos avec l'abstinence du coït que je luy avois conseillez, cette abstinence estant le principal repos que doivent garder les femmes grosses qui ont quelque perte de sang par la matrice, de quelque cause qu'elle puisse venir. C'est pourquoy il ne suffit pas de conseiller à ces sortes de femmes de garder le lit, si on ne leur recommande en mesme temps de s'y tenir en repos, en s'abstenant entiérement de l'action du coït, qui pourroit entretenir, & mesme augmenter leur perte de sang.

Observation DXIV.

De l'accouchement d'une femme, dont l'enfant qui estoit tres-gros, presentoit la main & la teste avec sortie du cordon de l'ombilic.

LE 6 Mars 1688 j'ay accouché une femme d'un tres-gros garçon, qui presentoit la main & la teste avec sortie du cordon de l'ombilic; mais comme cét enfant estoit fort gros, ainsi qu'il me parut à la grosseur de la main qu'il presentoit, & que la mere estoit tres-delicate; je jugeay plus à propos de réduire la main & le cordon de l'ombilic derriere la teste de l'enfant, aprés l'avoir ondoyé, & de le laisser venir naturellement, que de risquer la vie de la mere, en retournant ce gros enfant pour le tirer par les pieds; dans laquelle opération, qui auroit esté tres-laborieuse pour la mere, il seroit certainement mort; parce qu'il estoit déja extrémement foible, ainsi qu'il me parut par le peu de battement que l'on sentoit à grande peine à son cordon qui se presentoit: c'est pourquoy n'ayant pas pû garentir cét enfant de l'extréme péril où il estoit, il vint mort, comme je l'avois bien prejugé, tant à cause que le travail de la mere fut fort prolongé par la grosseur de l'enfant, qui excedoit de beaucoup celle des autres enfans qu'elle avoit eûs, que parce que le cordon de l'ombilic se presentoit toûjours à chaque douleur au costé de la teste, quoy-que je l'eusse réduit: de sorte que ce cordon estant fortement comprimé, lors qu'elle eût esté poussée au passage, où elle demeura durant prés de deux heures, cela fut cause de la mort de l'enfant, le mouvement du sang qui luy estoit absolument necessaire pour le vivifier, ayant esté entiérement intercepté par l'exacte compression de ce cordon. Le pere & la mere de cét enfant, qui leur estoit unique, eûrent un grand chagrin de le voir venir ainsi mort; mais leur en ayant fait connoistre la véritable cause que je leur expliquay, ils approuverent fort la prudente conduite dont j'avois usé, qui fut salutaire à la mere, qui auroit couru risque de la vie si j'eusse agi autrement que je fis.

Observation DXV.

De l'accouchement d'une femme à qui un certain Abbé charlatan vouloit faire prendre un remede, qu'il pretendoit avoir une vertu toute particuliere pour faire accoucher promptement.

LE mesme jour 6 Mars 1688 j'ay accouché une femme de son premier enfant, qui estoit une grosse fille qui vint naturellement avec assez de facilité. Dans le temps que cette femme estoit en travail, un certain Abbé la vint voir, qui au lieu de faire son véritable métier, qui auroit deû estre de prier Dieu, se mesloit de donner des remedes en Charlatan; & pretendant en avoir un qu'il disoit estre tout-à-fait specifique pour faire accoucher promptement les femmes, il me proposa de le donner à cette femme pour accelerer son accouchement, m'assurant qu'elle ne manqueroit pas d'accoucher peu de temps aprés qu'on le luy auroit fait prendre; & qu'il falloit, afin qu'il produisist le bon effet qu'il en promettoit, attendre à le donner qu'elle eust de bonnes douleurs. Mais comme je luy dis que cette femme m'ayant confié entiérement la conduite de son travail, je ne consentois pas qu'elle prit aucun remede qui ne me fust connu, il me répondit que c'estoit un remede particulier dont il ne vouloit pas enseigner le secret. A quoy je luy repliquay qu'estant de profession Ecclesiastique, s'il sçavoit que son remede fust véritablement bon, il devoit le faire afficher publiquement pour le faire connoistre charitablement à tout le monde, & que s'il n'avoit cét esprit de charité, il estoit indigne de sa profession; & pour luy montrer que je connoissois bien sa charlatanerie, qui estoit de ne donner son pretendu remede que lors que la femme seroit dans les fortes douleurs, je luy dis que je sçavois un bien meilleur remede, que je luy donnerois dans ce mesme temps, dont je voulois bien luy enseigner le secret, qui estoit de la simple eau commune dont je luy ferois boire quelques gorgées par intervales, & que j'estois tres-certain qu'elle accoucheroit peu de temps aprés, non pas à la verité par l'effet de cette simple eau; mais par celuy des bonnes douleurs qu'elle auroit lors que je luy ferois prendre cette eau, qui ne serviroit qu'à calmer un peu la trop grande altération que les femmes en travail ont dans le temps qu'elles ont de fortes douleurs: de sorte que je luy fis bien voir que je connoissois, comme j'ay dit, sa charlatanerie, qui estoient d'attribuer à son pretendu remede, la facilité de l'accouchement, qui ne venoit que de l'effet des bonnes douleurs.

Observation DXVI.

D'une femme de vingt-trois ans qui n'avoit encore jamais eû ses menstruës, ce qui la rendoit sterile, à quoy un Medecin & un Chirurgien pretendoient remedier en dilatant l'orifice interne de la matrice.

Le 9 Mars 1688 je vis une femme âgée de vingt-trois ans, mariée depuis trois ans, qui n'avoit jamais eû aucune évacuation menstruëlle; ce qui la rendoit sterile, & luy causoit de temps en temps de grands étourdissemens & des douleurs de teste & de reins, avec des élancemens vers la région de la matrice. Elle vint chez moy avec sa mere pour me consulter touchant l'estat present où elle estoit, sur ce qu'un Medecin & un Chirurgien avoient tenté ce mesme jour, de luy dilater de force l'orifice interne de la matrice avec des instrumens d'yvoire en forme de fuseaux, avec lesquels ils luy avoient fait souffrir une tres-grande douleur, pretendant par cette dilatation luy procurer l'évacuation de ses menstruës qu'elle n'avoit jamais eûës. Ayant touché cette femme je luy trouvay la matrice d'une figure naturelle; l'empeschement de l'évacuation menstruëlle ne procedant vraysemblablement que de l'obstruction & de la disposition des vaisseaux destinez à cét usage. On doit remarquer que ce Medecin & ce Chirurgien se trompoient fort, s'imaginant que leur violente opération estoit un seûr moyen de procurer à cette femme une libre évacuation de ses menstruës: car ainsi faisant, ils pouvoient facilement la blesser, & luy causer comme ils avoient fait une tres-sensible douleur à la matrice, dont l'orifice interne pouvoit aisément quelque petit qu'il fust, donner une libre évacuation au sang menstruel, si la nature l'eust pû dégorger des vaisseaux destinez à cét usage jusques dans la propre cavité de la matrice; car le sang estant en liqueur peut facilement s'écouler par la moindre petite ouverture.

OBSERVATION DXVII.

De l'accouchement d'une femme qui croyoit avoir porté son enfant jusques à dix mois entiers.

LE 12 Mars 1688 j'ay accouché une femme d'un gros garçon qui vint naturellement ; mais c'estoit un des plus puissans enfans que j'eusse de ma vie receû, que la mere selon sa supputation pouvoit avoir porté en son ventre jusques à dix mois entiers, ou tout au moins neuf mois & demy : car elle m'assura n'avoir point eû ses menstruës depuis le 28 Avril de l'année precedente : de sorte que quand elle ne seroit devenuë grosse que vers le 28 May, qui estoit le temps auquel ses menstruës auroient deû luy revenir, elle auroit toûjours tres-assurément porté son enfant neuf mois & demy ; ce qui paroissoit bien vraysemblable par l'excessive grosseur de cét enfant : car il faut remarquer que les enfans sont toûjours d'autant plus gros, & plus forts, qu'ils font un plus long sejour au ventre de leur mere, & que suivant cette verité qui est tres-constante (quoy-que contraire à l'opinion commune) les enfans qui naissent à huit mois, vivent incomparablement mieux, que ceux qui viennent à sept mois ; lesquels pour leur petitesse & leur extréme foiblesse perissent toûjours peu de temps aprés leur naissance si prematurée, qui les doit faire mettre plûtost au nombre des avortons, qu'à celuy des enfans nez à terme.

OBSERVATION DXVIII.

D'une femme qui trois jours aprés une chute accoucha au terme de six mois, d'un enfant dont le cordon de l'ombilic n'avoit que le tiers de la longueur ordinaire.

LE 15 Mars 1688 j'ay accouché une jeune femme au terme de six mois & demy de sa premiére grossesse, d'une petite fille proportionnée en grosseur au terme où elle estoit venuë, la naissance de cét enfant ayant esté avancée par une chute que la mere avoit faite trois jours auparavant ; à quoy avoit encore beaucoup contribué le peu de longueur qu'avoit le cordon du nombril de l'enfant ; lequel cordon n'avoit pas plus d'un quartier d'aune de nostre mesure de Paris, qui estoit seulement le tiers de la longueur ordinaire qu'il auroit deû avoir; ce qui avoit esté cause que l'arriérefaix avoit esté beaucoup ébranlé par la chute de la mere, l'enfant ne pouvant avoir souffert l'agitation de cette chute sans tirailler en mesme temps l'arriérefaix, à cause du peu de longueur que son cordon avoit. Cét enfant mourut peu d'heures aprés estre ainsi né trop prématurément; mais la mere se porta bien ensuite, & je l'ay accouchée depuis ce temps-là de deux autres enfans à terme, qui se portoient bien, & qui avoient le cordon de leur nombril de la longueur qu'il devoit estre.

OBSERVATION DXIX.

De l'accouchement d'une femme dont l'enfant qui estoit mort avoit la teste au passage depuis deux jours entiers.

LE 30 Mars 1688 j'ay accouché une femme âgée de quarante-quatre ans de son premier enfant, dont la teste estoit restée au passage depuis deux jours entiers aprés les eaux écoulées; & comme lors que je fus appellé pour secourir cette femme, il n'y avoit plus aucune espérance qu'elle pust jamais accoucher d'elle-mesme, & que son enfant estoit certainement mort en son ventre, comme il me parut, tant par la grande puanteur des excrétions de la matrice, & par les os de la teste de l'enfant que l'on sentoit estre sans appuy, & chevaucher beaucoup l'un sur l'autre, que parce qu'il y avoit trois jours entiers que la mere ne l'avoit point senti remuër, depuis une chute qu'elle avoit faite. Je fis extraction de cét enfant avec l'instrument de mon invention appellé *Tireteste*, me servant pour faire tout d'un coup une ouverture à la teste de cette enfant mort suffisante à l'introduction de ce *Tireteste*, d'un autre instrument qui à la figure d'un fer de pique, que j'ay encore inventé, lequel est extrémement utile pour faciliter cette opération. C'est pourquoy j'en ay fait representer la figure avec celle de ce *Tireteste* dans mon livre des accouchemens, auquel lieu j'ay expliqué la maniére de se servir tres-utilement de ces deux instrumens, avec lesquels je tiray cét enfant mort bien plus facilement, que je n'eusse pû faire avec les crochets ordinaires. La matrice de cette femme resta durant plusieurs jours aprés son accouchement de la grosseur de la teste d'un enfant, tant à cause de la blessure qu'elle avoit receüe en la chute que la femme avoit faite auparavant, qu'à cause de la grande fluxion d'humeurs qui s'estoit faite sur cette partie, durant le trop long sejour de l'enfant mort; ce qui y avoit causé une disposition inflammatoire avec une si grande tension du ventre, que je crus d'abord que cette femme en mourroit, joint à ce qu'elle avoit une grosse fiévre, & qu'il luy survint outre cela un flux de ventre : mais quelques jours ensuite tous ces accidens qui paroissoient estre funestes, cesserent peu à peu par le moyen de trois saignées du bras & une du pied que je luy fis faire, aprés quoy elle se porta bien.

OBSERVATION DXX.

De l'accouchement d'une femme, qui aprés l'avortement d'un enfant de trois mois estoit restée sterile durant quatorze ans.

LE 31 Mars 1688 j'ay accouché une femme de trente-trois ans, d'une fille dont elle n'estoit devenuë grosse qu'aprés seize années de son mariage, ayant esté sterile durant ce long espace de temps sans aucune cause manifeste, sinon qu'elle me dit en l'accouchant, qu'estant devenuë grosse en la seconde année qu'elle fut mariée, & que son Medecin l'ayant fait saigner du pied & purgée mal-à-propos, nonobstant la repugnance qu'elle en avoit, elle estoit avortée, par la violence des remedes qu'il luy ordonna, d'un petit enfant de deux ou trois mois, ce Medecin n'ayant pas connu sa grossesse, depuis lequel temps cette femme avoit toûjours eû une grande aversion pour luy, dans la croyance qu'elle avoit avec quelque raison, que sa longue sterilité ne procedoit que de ce premier avortement, qui avoit pû changer en elle la premiére disposition de sa matrice. J'ay souvent vû commettre de semblables fautes par d'autres Medecins, qui ne se connoissans pas bien en l'art, & attribuans comme fit celuy-cy, à d'autres maladies les petites indispositions de la grossesse, font cause de semblables avortemens, par les remedes qu'ils ordonnent mal-à-propos, & indifferemment aux femmes mariées comme aux autres, sans bien considerer qu'elles peuvent estre grosses.

Observation DXXI.

D'un enfant né depuis vingt-huit jours, qui avoit un abscés phlegmonneux entre les membranes propres du testicule qui le fit mourir.

LE 18 Avril 1688 je vis en enfant masle dont j'avois accouché la mere depuis dix-huit jours, lequel avoit un abscés phlegmonneux, dont la matiere estoit contenuë entre les membranes propres du testicule droit; & comme cét enfant se portoit parfaitement bien, quand il vint au monde, & durant les quinze premiers jours, aprés lequel temps il luy estoit survenu presque subitement une enflure & une inflammation de ce testicule, je crûs que cét accident pouvoit avoir esté causé par une contusion, que quelque gros reply de la couche de l'enfant pouvoit avoir fait à cette partie délicate; de sorte que cette inflammation s'estant convertie en un abscés, l'on fut obligé d'en faire ouverture avec la lancette, pour faire sortir prés d'une demy palette de matiere purulente que l'on y trouva; & comme il est tres-rare de voir des abscés de cette nature en cette partie aux enfans nouveau-nez, je crûs que celuy-cy procedoit plûtost de la cause que je viens de dire que d'un depost d'humeurs fait par cause interne. Trois jours ensuite de cette premiere ouverture, il survint encore un autre petit abscés à la partie inferieure du *scrotum* de cét enfant, que l'on fut aussi obligé d'ouvrir pour donner issuë à la matiere, qui y estoit contenuë: mais nonobstant cette operation que l'on esperoit luy devoir estre salutaire, il ne laissa pas de mourir quelques jours ensuite: & comme cét enfant depuis sa naissance avoit toûjours esté fort resserré du ventre, je crûs que la mauvaise qualité du lait de sa nourrice, avoit pû aussi contribuer à l'augmentation de cét accident qui le fit ainsi mourir.

Obser-

Observation DXXII.

De l'accouchement d'une femme grosse de deux enfans, dont le second présentoit un pied & une main.

Le 30 Avril 1688 j'ay accouché une femme d'un tres-gros enfant masle jumeau, qui présentoit un pied & une main; ce qui avoit esté cause que la nature ne l'avoit pas pû pousser dehors, comme elle avoit fait un autre enfant, qui estoit une petite fille, que la Sagefemme de cette femme avoit receuë il y avoit déja trois heures, lors que je fus mandé pour la secourir, à cause de la mauvaise situation de ce second enfant, que je tiray aussi-tost vivant & se portant bien, en le prenant par les pieds, aprés avoir repoussé la main qu'il présentoit; ensuite de quoy je délivray cette femme d'un tres-gros arrierefaix qui estoit commun à ces deux enfans. Si la Sagefemme de cette femme eust esté assez entenduë en son art, elle l'auroit délivrée de ce second enfant immediatement aprés avoir receu le premier, & n'auroit pas laissé souffrir ainsi la mere & l'enfant durant trois heures entieres, nonobstant quoy l'un & l'autre ayant esté aidez du secours que je leur donnay se porterent fort bien ensuite.

Observation DXXIII.

D'un fameux Astrologue qui s'estoit trompé dans la prédiction du temps auquel sa femme devoit accoucher.

Le 4 May 1688 estant à l'accouchement d'une Dame, sa garde me conta que depuis peu elle avoit gardé en couche de son premier enfant la femme d'un fameux Astrologue, à laquelle son mari devant mesme qu'elle fust grosse, revenant de l'Observatoire, la teste toute remplie de ce qu'il avoit remarqué par l'inspection des Astres, avoit prédit qu'il luy feroit un enfant un tel jour, à une telle heure & tant de minutes, & que ce seroit un garçon, dont elle accoucheroit certainement, un tel jour, à une telle heure & tant de minutes: de sorte que ce jour estant arrivé, la femme de l'Astrologue toute préoccupée de la prédiction de son mari, crût aussi bien que luy, sentir les veritables douleurs de l'accouchement, & dans cette pensée elle envoya querir sa Sagefemme & sa garde, croyant pour lors estre en état d'accoucher; mais ce fut inutilement; car ses douleurs qui estoient fausses, cesserent pour quatre ou cinq jours; & s'estant ensuite veritablement trouvée mal pour accoucher, elle renvoya querir une seconde fois la mesme Sagefemme & sa garde; mais son mari estant survenu vouloit renvoyer la Sagefemme chez elle, la taxant de grande ignorance en son art, & luy disant qu'il avoit certainement connu par les Astres, que sa femme n'estant pas accouchée la premiere fois, comme il l'avoit prédit, elle ne devoit assurement accoucher que quelques jours ensuite, à une telle heure & tant de minutes. Néanmoins ses douleurs s'estant augmentées de plus en plus, elle accoucha sur l'heure en sa presence, lors qu'il vouloit à toute force renvoyer la Sagefemme: & comme sa femme accoucha d'un fils qu'il souhaitoit, le chagrin qu'il avoit que sa prediction n'estoit pas arrivée justement comme il avoit dit, se passa par la possession du bien qu'il avoit desiré, ayant toutefois bien deviné pour le sexe de l'enfant, qui par hazard se trouva conforme à sa prédiction, & à son souhait. Cét exemple qui est tres-veritable, nous fait manifestement connoistre que les plus sçavans hommes ne laissent pas quelquefois d'estre préoccupez d'opinions chimeriques.

OBSERVATION DXXIV.

D'une femme de quarante-six ans qui aprés dix années de sterilité estoit devenuë grosse contre l'opinion de plusieurs Medecins.

LE 5 May 1688 je vis une femme âgée de quarante-six ans, grosse pour lors de six mois, aprés avoir esté depuis son dernier enfant sterile durant dix années. Ce qui fut cause qu'estant devenuë grosse cette derniere fois-cy dans un âge si avancé, & se sentant incommodée plus qu'à l'ordinaire aprés deux mois de suppression de ses menstruës, & croyant, à ce qu'elle me dit, qu'elle devoit perdre entiérement cette évacuation naturelle, elle se fit saigner par plusieurs fois des bras & du pied, & se purgea fortement par le conseil des Medecins qu'elle consulta, sans que ses menstruës luy revinssent comme ils le pretendoit; mais enfin elle fut fort étonnée que ne recevant pas de soulagement de ses incommoditez, elle sentit manifestement mouvoir son enfant en son ventre estant grosse de quatre mois, & en accoucha dans la suite fort heureusement à terme. Cét exemple nous fait connoistre, comme j'ay déja dit en l'observation DXX. que l'on doit bien prendre garde à ne pas traiter indifferemment les femmes mariées comme les autres, en attribuant à d'autres maladies les indispositions de la grossesse; car quoyque cette femme ne laissast pas d'accoucher heureusement de son enfant à terme, nonobstant tous les remedes qu'elle avoit pris mal-à-propos, elle avoit néanmoins couru risque d'en avorter, comme il estoit arrivé à l'autre femme dont j'ay parlé en la susdite observation.

OBSERVATION DXXV.

D'une femme sterile depuis neuf ans, à cause de l'évacuation surabondante de ses menstruës.

LE 7 May 1688 j'ay vû une femme âgée de trente cinq ans, qui avoit une perte de sang depuis trois semaines, avec grande douleur de matrice accompagnée de quelque dureté & disposition inflammatoire de cette partie; ce qui luy estoit arrivé pour avoir esté en carrosse à la campagne estant dans la fluxion de ses menstruës, qu'elle avoit toûjours euës beaucoup plus abondamment que dans son état naturel depuis neuf ans, qu'il y avoit qu'elle estoit accouchée à sept mois, aprés estre tombée, & principalement, parceque six semaines aprés ce dernier accouchement, estant de mesme actuellement dans la fluxion de ses menstruës, elle avoit encore esté beaucoup fatiguée par l'ébranlement de son carrosse estant en voyage; de sorte qu'ayant eû aussi pour lors une perte de sang, ou plûtost une évacuation surabondante de ses menstruës, & la mesme chose luy ayant continué toutes les fois qu'elle avoit eû ses ordinaires, cela l'avoit renduë sterile depuis tout ce temps-là, sa sterilité accidentelle estant causée par une espece d'intemperie qui s'entretenoit continuellement en sa matrice debilitée par l'évacuation surabondante de ses menstruës.

Observation DXXVI.

De l'accouchement d'une femme dont le travail fut assez penible.

Le 14 May 1688 j'ay accouché une femme d'une fille qui vint naturellement, nonobstant quoy le travail de la mere luy fut assez penible; parce que l'enfant avoit le col embarrassé de deux tours de son cordon; ce qui faisoit que la longueur de ce cordon en estant beaucoup accourcie, l'impulsion des douleurs en estoit toute entrecoupée; de sorte que l'enfant ne pouvoit pas estre poussé au passage, sans tirailler en mesme-temps l'arriérefaix; ce qui faisant rejallir les douleurs vers les reins, au lieu de repondre en bas, prolongea beaucoup le travail de cette femme, qui outre cela fut encore fort difficile à délivrer de son arriérefaix, à cause de la grande épaisseur qu'il avoit, comme il arrive ordinairement aux femmes dont l'arriérefaix est de la sorte, qui sont toûjours bien plus difficiles à délivrer que les autres: parce que la grande épaisseur de leur arriérefaix empesche qu'il ne sorte si facilement de l'orifice interne de la matrice, que font les arriérefaix qui n'ont qu'une mediocre épaisseur, qui leur permet de s'allonger en se repliant un peu vers le milieu de leur corps, où le cordon avec lequel on les tire est attaché, & de s'enfiler par ce moyen plus facilement dans le passage de l'orifice interne, qui commençant à se refermer immediatement aprés la sortie de l'enfant, rend souvent la sortie des gros arriérefaix tres-difficile, & principalement si le cordon vient à se rompre, comme il arrive quelquefois.

Observation DXXVII.

De l'accouchement d'une femme dont l'enfant se portoit assez bien nonobstant toutes les grandes infirmitez de la mere.

Le 16 May 1688 j'ay accouché une femme au terme de neuf mois, d'une fille qui se portoit assez bien, quoyque la mere eust esté indisposée durant tout le temps de sa grossesse, d'une tres-violente toux avec un presque continuël crachement de sang, & de frequens vomissemens, ayant esté outre cela fort travaillée d'une fiévre continuë avec des redoublemens durant plus de quatre mois : mais s'estant mieux portée contre toute esperance durant les trois dernieres semaines de sa grossesse, elle accoucha ainsi assez heureusement, à quoy contribuerent beaucoup deux saignées du bras que je luy fis faire, & l'usage du seul lait de vache tout recemment trait avec un peu de pain mollet pour toute nourriture, que je luy avois conseillé contre le sentiment du Medecin ordinaire de cette femme, qui ne vouloit pas qu'elle prist du lait ; parce qu'il croyoit qu'il ne convenoit point aux personnes qui ont la fiévre : Mais il connut bien par le bon effet que ce doux aliment produisit en cette femme, que la fiévre accidentelle qu'elle avoit, qui ne procedoit que de la continuelle fluxion de poitrine dont elle estoit travaillée, ne devoit pas empescher l'usage de ce remede alimenteux qui fut tres-salutaire à la mere & à l'enfant. Mais il faut remarquer qu'outre les deux saignées du bras que j'avois fait faire à cette femme avant l'usage du lait que je luy avois ainsi conseillé, je luy en fis faire une autre dans le temps de son travail, pour éviter que son crachement de sang ne vint à se renouveller par les efforts de son accouchement, aprés lequel je luy fis encore continuër durant quelques mois l'usage du mesme lait qui contribua beaucoup au rétablissement de sa santé.

Observation DXXVIII.

D'une femme qui accoucha au terme de six mois & demy de deux filles, dont l'une estoit vivante, & l'autre estoit morte depuis un tres-long-temps.

LE 2 Juin 1688 j'ay accouché une femme de deux filles au terme de six mois & demy de sa grossesse, l'une desquelles estoit vivante, mais si foible qu'elle mourut un quart d'heure aprés estre venuë au monde, & l'autre estoit morte au ventre de la mere depuis un tres-long-temps, comme il paroissoit manifestement par la corruption de son corps, dont la grosseur n'égaloit qu'à peine celle d'un enfant de quatre mois. Cét enfant estoit si petit, que je le tiray tout envelopé de ses membranes avec l'arrierefaix qui estoit commun à ces deux enfans. Le travail de la mere avoit commencé par l'entier écoulement des eaux de cét enfant mort ; & comme je m'apperçeus que nonobstant le premier écoulement de ces eaux, il y avoit encore d'autres eaux qui se présentoient dans leurs membranes au passage, je connus bien par là que cette femme estoit grosse de deux enfans ; & sur ce que la mere avoit esté beaucoup plus incommodée durant tout le temps de cette grossesse que dans ses autres précedentes, je crûs que ses indispositions avoient causé la mort à ce second enfant en son ventre, & que la corruption de ce mesme enfant mort avoit enfin obligé la nature à l'expulser ; ce qu'elle n'avoit pas pû faire sans mettre dehors en mesme temps l'autre enfant qui estoit encore vivant, mais si foible qu'il expira, comme j'ay dit, un quart d'heure aprés estre né si prématurément : car quand il y a deux enfans dans la matrice, soit qu'ils ayent esté conceus en mesme temps, comme ils sont toûjours, à ce que je croy, ou qu'il y en ait un des deux qui ait esté engendré par une prétenduë superfétation, si elle se peut faire, ce que je ne croy pas ; il est impossible que la matrice, en ayant expulsé l'un prématurément, retienne l'autre jusques à terme, ou qu'ayant expulsé un de ces enfans qui seroit mort, elle puisse encore retenir l'autre qui seroit vivant. C'est pourquoy je tiens pour fabuleuses toutes les histoires que quelques Autheurs nous ont rapportées de semblables évenemens à l'imitation de *Pline*, sur des fausses relations qui leur en avoient esté faites. Cette femme se porta bien aprés que je l'eûs ainsi délivrée de ces deux enfans, nonobstant qu'elle en eust porté un mort en son ventre durant un tres-long-temps, comme j'ay dit, l'autre ne laissant pas cependant d'estre encore vivant, parce qu'il avoit son principe de vie particulier, & estoit entiérement separé de cét enfant mort par ses eaux, & par ses membranes propres, qui le preservoient de l'infection, quoyque ces deux enfans n'eussent qu'un arriérefaix commun, la partie de ce mesme arriérefaix où les vaisseaux du cordon de l'enfant vivant estoient inserez, estant restée saine, nonobstant l'alteration qui paroissoit en l'autre partie où estoient les vaisseaux du cordon de l'autre qui estoit mort.

Observation DXXIX.

De l'accouchement d'une femme dont l'enfant venoit la face en dessus & le front devant.

LE 8 Juin 1688 j'ay accouché une femme d'une fille qui venoit la face en dessus & le front devant; ce qui faisant renverser la teste en arriére, augmentoit encore d'autant plus la difficulté de l'accouchement. La mere avoit vidé toutes les eaux de son enfant durant trois jours, & eût ensuite durant quinze heures de méchantes douleurs entrecoupées, qui quoy-que mediocres auroient néanmoins esté plus que suffisantes à pousser son enfant dehors, s'il n'eust pas esté dans une si mauvaise situation, qui empeschoit la nature d'en pouvoir venir à bout; à quoy je remediay en introduisant ma main applatie au derriére de la teste de l'enfant, un peu devant le mouvement de la douleur, afin de redresser cette teste qui se renversoit en arriére, & de la tirer avec cette mesme main, dans le temps que l'impulsion de la douleur produisoit son effet; & par ce moyen ayant conduit la teste de l'enfant entiérement hors du passage; je tiray facilement ensuite le reste de son corps. Toute la face de cét enfant estoit si tumefiée & si livide, à cause du long sejour qu'elle avoit fait au passage en cette mauvaise situation, qu'elle en paroissoit monstrueuse: mais aprés quelques heures elle reprit sa figure & sa couleur naturelle, & l'enfant se porta bien ensuite & la mere aussi, que j'ay encore accouchée le 7 Aoust de l'année suivante, d'un autre enfant qui estoit un garçon, qui venant aussi la face devant & en dessus de mesme que l'autre, qui estoit une fille, faisoit la mesme difficulté de l'accouchement à laquelle je remediay de la mesme maniére. Il faut remarquer que la veritable posture naturelle des enfans qui viennent au monde, tant aux garçons qu'aux filles, est d'avoir toûjours la face en dessous, & non pas en dessus, qui est une posture extraordinaire aussi-bien aux garçons qu'aux filles, laquelle n'estant pas naturelle prolonge toûjours beaucoup l'accouchement, & le rend tres-difficile; car pour lors, comme j'ay déja dit dans d'autres Observations, le ventre de la mere & la matrice se comprimans, dans le temps des douleurs du travail, sur les inégalitez des bras & des jambes de l'enfant qui sont en dessus, aussi-bien que sa face, ne le peuvent pas pousser si aisément dehors, que lors que cette compression se fait sur le dos, qui ayant une convexité pleine & égale par tout, contribuë à la facilité de l'expulsion.

Observation DXXX.

De l'accouchement d'une femme dont l'enfant estoit fort sain & net, quoyque la mere eust depuis trois mois le corps tout couvert d'une gratelle qui luy causoit une insomnie presque continuelle.

Le 23 Juin 1688 j'ay accouché une femme d'une fille qui vint naturellement, sinon qu'elle avoit le col embarassé de son cordon, ce qui fit que le travail de la mere en fut un peu prolongé, comme il arrive presque toûjours en pareille disposition; parce que la longueur du cordon estant pour lors beaucoup accourcie, cela fait que l'enfant qui en est ainsi bridé, ne peut pas estre poussé au passage, sans tirailler en mesme temps l'arriérefaix où ce cordon est attaché; ce qui fait que le mouvement impulsif de la douleur qui en est intercepté, rejallit aussi-tost vers les reins, ou dans le ventre, au lieu de se terminer en bas. Les bonnes femmes croyent ordinairement que l'enfant s'embarrasse ainsi de son cordon, lors que la femme estant grosse vient à devider du fil; mais cette cause est entiérement imaginaire; car ce ne sont que les mouvemens irreguliers que l'enfant fait quelquefois, qui sont cause qu'il s'embarrasse de la sorte le col avec son cordon, ou quelqu'autre partie, à quoy contribuë beaucoup la longueur de ce cordon, qui le fait flotter au milieu des eaux de l'enfant. Lors que j'accouchay cette femme elle avoit depuis trois mois tout le corps couvert d'une gratelle, qui luy causoit des demangeaisons si extraordinaires, qu'elle en avoit une insomnie presque continuelle; cependant son enfant estoit fort net & tres-sain aussi-bien que son arriérefaix; ce qui fait bien connoistre que l'enfant qui est au ventre de la mere ayant son principe de vie particulier, purifie assez souvent le mauvais sang qu'il en reçoit pour sa nourriture, comme nous voyons que la branche d'un arbre ainsi que je l'ay déja fait remarquer en d'autres observations, adoucit l'aspreté de la séve qu'elle tire de l'arbre sauvage sur lequel elle est entée.

Observa-

Observation DXXXI.

De l'accouchement d'une femme dont l'enfant, qui presentoit un pied avec sortie du cordon de l'ombilic, estoit mort, faute d'avoir esté secouru par la Sagefemme.

LE 7 Juillet 1688 j'ay accouché une femme d'un enfant qui estoit mort en son ventre, ainsi qu'il me parut au cordon de son nombril, qui estoit sorti avec un des pieds de l'enfant, estant déja tout froid & flétri, & sans aucun battement lors que je fus appellé pour secourir cette femme. Mais si j'eusse esté mandé dés le commencement de son travail, j'aurois indubitablement sauvé son enfant qui estoit à lors vivant; & comme cét enfant avoit d'abord presenté ce mesme pied que je trouvay hors du passage avec ce cordon, je connus bien que l'imperitie de la Sagefemme qui estoit au prés de cette femme avoit esté cause de la mort de l'enfant, ne luy ayant pas donné le secours necessaire, qui estoit de le tirer promptement par les pieds, comme je fis en sa présence avec assez de facilité. Cét exemple fait assez connoistre que c'est avec grande raison que les femmes, sans blesser la pudeur de leur sexe, ont présentement plus de confiance aux Chirurgiens experimentez pour les accoucher, qu'à de simples Sagefemmes qui perdent assez souvent le jugement à la moindre difficulté qui se rencontre dans l'accouchement: car quoy-que de tous les accouchemens contre nature que la mauvaise situation de l'enfant cause, il n'y en ait point de plus facile à faire que celuy où l'enfant présente les pieds, neanmoins la Sagefemme de cette femme laissa ainsi perir son enfant, qu'elle auroit facilement sauvé si elle eust esté assez entenduë en son art.

Observation DXXXII.

De l'accouchement d'une femme moribonde, qui avoit une excessive perte de sang, qui fut cause qu'elle expira deux heures ensuite.

LE 10 Juillet 1688 j'ay accouché une femme qui estoit toute moribonde lors que je fus appellé pour la secourir, à cause d'une excessive perte de sang qu'elle avoit depuis neuf ou dix heures, venant vray-ſemblablement de la grande agitation du corps & de l'eſprit qu'elle avoit euë ſept ou huit jours auparavant, lors qu'eſtant dans ſon caroſſe elle s'eſtoit trouvée dans un grand embarras cauſé par un autre carroſſe, les laquais & les cochers de part & d'autre en eſtant venus aux mains, & les maiſtres ayant mis l'eſpée à la main pour défendre chacun ſes gens; de ſorte que le mari de cette femme s'eſtant mis de la querelle, elle en avoit eû une ſi grande frayeur, & s'eſtoit tellement agitée dans ce temps, qu'elle en tomba en grande foibleſſe, & fut remenée en cét état chez elle, & ſept ou huit jours enſuite elle fut ſurpriſe de cette grande perte de ſang, ayant eû dans le commencement qu'elle parut, à ce que me dit la Sage-femme qui eſtoit auprés d'elle, quelques petites douleurs de l'accouchement, qui ceſſerent auſſi-toſt que la perte eût augmenté juſques à luy cauſer pluſieurs grandes foibleſſes. Je la trouvay en cette mauvaiſe diſpoſition lors que j'arrivay dans ſa chambre, ayant le viſage d'une perſonne mourante, & une contenance toute inquiete, s'agitant à chaque moment de coſté & d'autre, ayant un poulx petit & languiſſant qui préſageoit une mort prochaine, comme je le fis aſſez connoiſtre au Medecin de cette femme qui eſtoit preſent, lequel conſeilloit de la faire ſaigner du bras dans le déplorable état où cette grande perte de ſang l'avoit reduite. Mais je ne fus pas de ſon ſentiment, n'approuvant point la ſaignée dans les pertes de ſang auſſi exceſſives qu'eſtoit celle de cette femme, ce remede n'eſtant convenable qu'à celles qui ſont petites ou mediocres: & comme la malade avoit encore quelques petites douleurs, qui me firent eſperer que ſecondant la nature elle pourroit accoucher d'elle-meſme, je luy fis donner un ſimple lavement, qui produiſant l'effet que j'en eſperois, la fit accoucher ſans aucune violence une heure aprés, d'un gros enfant qui eſtoit mort en ſon ventre, parceque cette perte de ſang venoit de l'entier détachement de l'arriérefaix: mais tous mes ſoins furent inutiles à la pauvre malade qui ne laiſſa pas de mourir deux heures aprés eſtre accouchée: & comme en medecine auſſi-bien qu'en guerre, ainſi que j'ay déja fait remarquer en d'autres Obſervations; on nous attribuë ſans juſtice les mauvais évenemens, l'on m'a dit que le Medecin de cette femme ayant vû que je n'avois pas approuvé la ſaignée qu'il vouloit luy faire faire dans l'extréme foibleſſe où elle eſtoit, lors que je fus appellé pour la ſecourir, s'eſtoit servi malicieusement de l'occasion de sa mort pour me blasmer, pretextant que cette saignée auroit pû luy estre salutaire. Mais il sçait le contraire en sa conscience, ou si il ne le sçait pas, qu'il se souvienne de la raison que je luy alleguay ; qui estoit que la saignée est bonne, comme j'ay dit, aux petites pertes de sang & aux médiocres ; mais qu'elle est pernicieuse à celles qui sont excessives, comme estoit celle de cette femme, dont elle avoit esté déja si affoiblie, que je suis tres-certain que si on l'eust saignée, elle n'auroit pas manqué de mourir encore plûtost qu'elle ne fit, & que le mauvais évenement doit estre attribué à la seule grandeur de sa funeste maladie, & non pas à mon bon conseil, & à la grande assistance que je luy donnay dans cette extremité en son accouchement ; aidant autant qu'il estoit humainement possible la nature qui succomboit.

OBSERVATION DXXXIII.

D'une femme qui mourut d'un flux de ventre au treiziéme jour de son accouchement.

LE 15 Juillet 1688 je vis une femme accouchée depuis deux jours assez heureusement pour son enfant qui estoit son premier, lequel se portoit bien, quoy-que la mere eust un fascheux flux de ventre, dont elle avoit esté déja beaucoup travaillée durant quinze jours avant son accouchement, & qui ayant continué ensuite la fit mourir le treiziéme jour, à quoy contribua un peu, si je ne me trompe, une medecine purgative qu'on luy donna contre mon sentiment, dés le neuviéme jour de sa couche, au lieu de luy faire prendre du lait sans la purger, comme je l'avois conseillé, pour ne pas irriter davantage son mal, laquelle purgation trop prematuré, augmenta tellement la maladie de cette femme qu'elle mourut peu de jours ensuite, comme je l'avois bien prejugé, ayant souvent remarqué que toutes les medecines purgatives causent ordinairement plus de mal qu'elles n'apportent de soulagement aux femmes accouchées, si elles en usent devant le vingtiéme jour, & principalement à celles qui ont des flux de ventre de cette nature, & à celles qui ont quelque fluxion de poitrine.

Observation DXXXIV.

D'une femme qui mourut d'un ulcére carcinomateux de la matrice.

Le 6 Aoust 1688 j'ay vû une femme âgée de quarante-cinq ans, qui aprés avoir senti, à ce qu'elle me dit, beaucoup d'agitation & de tiraillement lors que sa Sagefemme l'avoit delivrée de l'arriérefaix en son dernier accouchement, il y avoit cinq ans, ressentoit depuis tout ce temps-là des douleurs extraordinaires en la matrice toutes les fois qu'elle avoit ses menstruës, vidant mesme souvent quelques caillots de sang, ce qui l'avoit obligée d'avoir recours à plusieurs Medecins, qui au lieu de la faire saigner du bras de temps en temps, & de luy conseiller l'usage du lait, comme j'aurois fait, l'avoient tres-souvent purgée, & luy avoient enfin ordonné fort mal-à-propos l'usage des eaux de *Bourbon* avec d'autres purgatifs souvent rëiterez ; qui ayant encore augmenté son mal par une nouvelle fluxion d'humeurs sur la matrice, furent cause qu'il luy survint enfin un ulcere carcinomateux en cette partie quinze jours aprés l'usage de ces eaux, qui quoy-que salutaires pour beaucoup d'autres maladies, n'estoient point du tout convenables à son indisposition, non plus que tous les purgatifs qu'elle avoit pris par le conseil de ses Medecins, qui luy dirent enfin, mais trop tard, qu'elle me devoit consulter sur l'estat de sa maladie, que je trouvay estre entiérement incurable lors que je la vis, & la devoir faire mourir certainement dans peu de mois, comme il arriva.

Observation DXXXV.

D'une femme qui avoit un ulcere carcinomateux à la matrice qui occupoit aussi tout le col de la vessie.

Le 10 Aoust 1688 je vis une femme accouchée seulement depuis quatre mois, qui avoit un ulcére carcinomateux à la matrice, qui occupoit aussi tout le col de la vessie, & luy causoit une continuelle issuë involontaire de l'urine. Je jugeay que cette maladie la devoit faire certainement mourir dans peu ; & comme cette femme me dit que durant sa derniere grossesse elle avoit eû un frequent écoulement de vilaine matiére sereuse, &

purulente, cela me fit croire que cét ulcére carcinomateux s'estoit formé dans le temps mesme de cette grossesse, ensuite de quelque gonorrhée virulente, dont elle pouvoit avoir esté infectée en ce temps, & dont la cause maligne avoit rendu sa maladie d'autant plus incurable; joint à la violence que cette partie qui estoit déja ulcerée, avoit receüe dans le temps de l'accouchement.

OBSERVATION DXXXVI.

D'une femme qui avorta au terme de six mois d'un enfant qu'elle avoit porté mort en son ventre, plus de six semaines ensuite de la petite vérole qu'elle avoit eüe.

LE mesme jour 10 Aoust 1688 je vis une femme qui venoit d'avorter au terme de six mois, d'un enfant qu'elle avoit porté mort en son ventre plus de six semaines entieres, depuis tout lequel temps elle ne l'avoit point senti remuër, ensuite de la petite vérole qu'elle avoit eüe, n'estant grosse que de quatre mois, lors qu'elle fut surprise de cette dangereuse maladie, dont elle estoit néanmoins bien guérie. Elle eût avant cét avortement une petite perte de sang, qui en fut le signe avantcoureur durant cinq ou six jours; mais elle se porta bien aprés que la nature eût ainsi expulsé d'elle-mesme cét enfant mort, qui n'avoit que la proportion d'un enfant de quatre mois & demy, qui estoit environ le temps auquel il estoit mort au ventre de sa mere.

OBSERVATION DXXXVII.

De l'accouchement d'une petite femme qui estoit grosse de trois enfans, dont le second presentoit le bras, & le troisiéme les pieds.

LE 14 Aoust 1688 j'ay accouché une pauvre femme grosse de trois enfans, au terme de huit mois. C'estoit une petite femme toute émaciée & presque moribonde, qui avoit esté tres-extraordinairement incommodée durant tout le cours de sa grossesse, & principalement vers la fin, ayant eû les jambes & les cuisses extrémement tumefiées, & mesme les deux lévres de la partie honteuse, ausquelles un Chirurgien de mes confreres avoit fait fort à propos quelques jours auparavant plusieurs scarifications avec la lancette, pour donner issuë aux eaux qui en faisoient une grande distension. Lors que je fus appellé pour secourir cette femme dans le mauvais estat où je la trouvay, il y avoit une heure & demie qu'elle estoit accouchée naturellement du premier des trois enfans dont elle estoit grosse, qui estoit une fille vivante que sa Sagefemme avoit receuë; mais je la delivray des deux autres, dont l'un estoit une autre fille qui estoit aussi vivante, laquelle presentoit le bras, estant encore envelopée de ses eaux, dont je rompis les membranes pour la tirer par les pieds, aprés l'avoir retournée; ensuite de quoy je tiray le troisiéme de ces enfans aussi par les pieds qu'il presentoit. Ce dernier enfant estoit un garçon, qui estoit mort au ventre de la mere depuis plus de quinze jours ou trois semaines, comme il paroissoit manifestement à sa corruption. Je reconnus bien d'abord en accouchant cette femme de ce second enfant, qu'elle en avoit encore un troisiéme en son ventre; car ayant degagé un des pieds de l'enfant, & voulant chercher & degager le second pied de ce mesme enfant pour le tirer plus facilement, je trouvay qu'un des pieds du troisiéme enfant se presentoit; & comme ce pied estoit beaucoup plus petit que celuy que j'avois premiérement degagé, quoy-que de different costé, cela me fit bien voir que ce dernier pied estoit certainement de ce troisiéme enfant. Tous ces trois enfans avoient chacun leur arriérefaix tres-bien figuré, & ces arriérefaix estoient aussi distinctement separez l'un de l'autre, tant de leur corps que de leurs membranes, que s'il n'y avoit eû qu'un seul enfant. C'est ce qui fit que je ne tiray ces trois arriérefaix que l'un aprés l'autre, & qu'estant tous trois ainsi entiérement separez, l'attraction du premier ne servoit de rien à faire sortir les autres, que je fus obligé de tirer aussi séparément, aprés toutefois avoir tiré auparavant tous les enfans, comme l'on doit toûjours faire quand il y en a plusieurs. Ces enfans paroissoient à leur proportion estre du terme que la mere croyoit estre grosse, à l'exception du troisiéme, qui estant mort depuis quelque temps en son ventre, estoit plus petit d'un quart que les deux premiers qui estoient vivans; mais si foibles qu'ils ne vécurent que peu de jours. Cependant la mere qui estoit presque moribonde, lors que je l'accouchay, ne laissa pas de se bien porter ensuite.

OBSERVATION DXXXVIII.

D'une femme qui fut surprise de la petite vérole dés le lendemain qu'elle fut accouchée.

LE 30 Aoust 1688 j'ay délivré une femme de son arriérefaix qui estoit resté en la matrice, son enfant, qui estoit un garçon à terme qui se portoit bien, estant venu tout seul, par la simple opération de la nature, qui l'avoit mis dehors avant que je fusse arrivé pour la secourir. Cette femme avoit eû dans les deux precedens jours des accés de fiévre assez considerables, & fut surprise dés le lendemain de son accouchement de la petite verole, dont elle guérit néanmoins heureusement sans aucun fascheux accident, la nature s'estant parfaitement bien degagée par l'évacuation des vidanges de la couche, dont la moindre suppression auroit pû luy estre mortelle dans le temps de cette dangereuse maladie.

OBSERVATION DXXXIX.

De l'accouchement d'une femme dont l'enfant venoit le cul devant, laquellelle avoit outre cela une grande perte de sang.

LE 6 Septembre 1688 j'ay accouché une femme au terme de huit mois d'un enfant qui venoit le cul devant, & estoit mort au ventre de sa mere, par une grande perte de sang, dont elle avoit esté surprise tout d'un coup, sans aucune cause manifeste, il y avoit sept ou huit heures; mais comme nonobstant cette grande perte de sang elle avoit quelques douleurs, qui me firent esperer qu'avec un peu d'aide, elle pourroit accoucher d'elle-mesme, sans qu'on fust obligé de précipiter l'extraction de son enfant, & de faire trop de violence à la mere, je commis une partie de l'opération à la nature, ayant seulement aidé à percer les membranes des eaux, & à dégager l'enfant du passage; moyennant quoy cette femme accoucha assez heureusement, veû la grandeur de l'accident, & elle se porta bien ensuite, sinon qu'elle fut travaillée durant le premier jour de tres-violentes tranchées, causées par un gros caillot de sang noirastre de la grosseur du poing, qu'elle vida le jour suivant, lequel caillot de sang parut au mari de cette femme, qui estoit un assez celebre Medecin, estre un gros faux germe, à ce qu'il me dit en me le montrant; mais je luy fis voir manifestement qu'il s'estoit trompé, & que ce n'estoit en tout son corps qu'un pur caillot de sang endurcy par la contraction de la matrice qui en avoit exprimé toute la serosité; de sorte que le plus grossier du sang dont ce caillot s'estoit formé, estant retenu en elle, avoit causé à la mere de si douloureuses tranchées, que son estomac compatissant à ces mesmes douleurs avoit esté en continuel vomissement de tout ce qu'on luy fit prendre durant douze heures entieres. Ce sont ces sortes de caillots de sang qui causent ordinairement les douloureuses tranchées que la plusspart des femmes accouchées sentent dés le premier jour, lesquels caillots se forment ainsi par le sang des vidanges qui ne sortant pas en liqueur hors de la matrice, aussi-tost qu'il s'est écoulé de ses vaisseaux, s'accumule peu à peu en la cavité de cette partie, dont l'orifice se referme aprés l'accouchement; de sorte que ce caillot grossissant de plus en plus, fait pour lors une douloureuse distension de la matrice, qui en taschant de se refermer, fait en se contractant des violens efforts pour expulser ce corps étrange. Mais si les Medecins eux-mesmes, comme l'on voit par cét exemple, prennent quelquefois par inadvertance des caillots de sang de cette nature pour des faux germes, on voit encore bien plus souvent des gardes d'accouchées, & des Sagefemmes s'abuser de la mesme maniére.

Observation DXL.

De l'accouchement d'une femme grosse de deux enfans, dont le premier vint naturellement, & le second presentoit la main avec la teste.

LE 13 Septembre 1688 j'ay accouché une femme au terme de huit mois & demy de sa premiére grossesse, de deux filles qui n'avoient qu'un seul arriérefaix qui leur estoit commun. La premiére de ces filles vint naturellement & se portoit fort bien; mais la seconde presentoit la main avec la teste, & estoit si foible quand elle vint au monde, qu'elle expira une heure ensuite, quoy-qu'elle n'eust souffert aucune violence dans l'opération que je fis pour donner lieu à la nature de pousser dehors ce second enfant, comme elle avoit fait le premier, qui fut de réduire

duire la main de ce second enfant au derriére de sa teste ; ce qu'ayant fait assez facilement, le passage estant suffisamment dilaté par la sortie du premier enfant, ce second fut aussi-tost expulsé sans beaucoup de peine pour la mere, qui avoit eû les jambes & les pieds fort enflez durant les derniers mois de sa grossesse, comme ont ordinairement toutes les femmes qui sont grosses de plusieurs enfans, lesquelles accouchent aussi toûjours quinze jours ou trois semaines devant la fin du neuviéme mois, la trop grande distension de leur ventre ne permettant pas qu'elles puissent porter leurs enfans jusques au terme de neuf mois complets.

Observation DXLI.

D'une femme qui accoucha à terme d'un enfant qui se portoit bien, quoy-qu'elle eust eû une perte de sang au sixiéme mois de sa grossesse.

LE 17 Septembre 1688 j'ay accouché une femme d'un enfant masle qui se portoit assez bien, quoy-que la mere eust eû une médiocre perte de sang durant trois ou quatre jours au sixiéme mois de sa grossesse, s'estant blessée par le renversement de son carosse, nonobstant quoy elle porta son enfant jusques à terme, & en accoucha heureusement, à quoy contribuerent beaucoup une saignée du bras que je luy fis faire incontinent aprés sa blessure, & le repos que je luy fis garder avec l'abstinence du coït que je luy conseillay durant un mois entier, afin de laisser raffermir sa grossesse qui avoit ésté fort ébranlée par cette blessure : & sur ce que cette femme me demanda dans le commencement, s'il ne suffisoit pas qu'elle demeurast ainsi en repos durant les neuf jours de sa blessure, je luy fis entendre que le terme de neuf jours n'avoit rien en soy de considerable, sinon que son étenduë estoit assez grande, pour faire connoistre le degré de la blessure par les accidens qui pouvoient survenir avant la fin du neuviéme jour ; mais que comme il y avoit des blessures à toutes sortes de degrez, il y en avoit de si petites que neuf heures de repos suffisoient pour y remedier, & d'autres si grandes, qu'il falloit quelquefois plus de neuf fois neuf jours, pour bien rafermir la grossesse qui en avoit esté violemment ébranlée : de sorte que persuadée de cette raison, & ayant suivi exactement mon conseil, elle évita le grand danger où elle eſtoit d'accoucher prematurément, ce qui luy fut ſalutaire & à ſon enfant, qu'elle porta, comme j'ay dit, juſques à terme, & en accoucha heureuſement.

OBSERVATION DXLII.

De l'accouchement d'une femme qui avoit une perte de ſang depuis trois ſemaines, & dont l'enfant venoit les pieds devant.

LE 19 Septembre 1688 j'ay accouché une femme au terme de ſept mois, d'une petite fille vivante qui venoit les pieds devant, & comme la mere avoit depuis trois ſemaines entieres une perte de ſang aſſez abondante, qui s'eſtoit tellement augmentée qu'elle eſtoit en danger d'en perdre la vie, & ſon enfant auſſi, je fus obligé de rompre les membranes des eaux de l'enfant pour accelerer l'accouchement, en le tirant auſſi-toſt par les pieds qu'il preſentoit, ſans lequel ſecours la mere & l'enfant ſeroient indubitablement morts dans peu d'heures; & comme cét enfant eſtoit fort petit & foible, tant à cauſe de ſa naiſſance prematurée de deux mois entiers, qu'à cauſe de la grande perte de ſang de la mere; il ne veſcut que deux jours; mais la mere ſe porta bien aprés que je l'eus ainſi accouchée.

OBSERVATION DXLIII.

Du laborieux accouchement d'une femme qui eſtoit réduite à l'agonie, eſtant en travail depuis ſix jours entiers.

LE 12 Octobre 1688 j'ay accouché une pauvre femme, qui lors que je fus appellé pour la ſecourir, eſtoit réduite à l'agonie, eſtant en travail depuis ſix jours entiers, ſans pouvoir accoucher de ſon premier enfant, qui eſtoit reſté au paſſage, à cauſe de ſon extraordinaire groſſeur, ſes eaux s'eſtant entiérement écoulées dés le premier jour de ce laborieux travail; & quoy-que cette femme, qui eſtoit des plus petites, & âgée de plus de quarante-deux ans, fuſt déja à l'agonie, comme j'ay dit, je ne laiſſay pas de luy tirer du ventre ſon enfant, qui par ſa grande corruption me parut eſtre mort depuis plus de trois jours. C'eſtoit à la verité bien prophaner le remede, que d'entreprendre une opération de cette nature, veû qu'il n'y avoit plus pour lors aucune esperance de pouvoir sauver, ni la mere qui estoit tout-à-fait moribonde, ni l'enfant qui estoit tres-certainement mort, comme il paroissoit par beaucoup de signes qui le faisoient manifestement connoistre. Mais j'y fus obligé par la tres-instante priere qu'une Dame de la premiere qualité m'en fit, me disant que bien qu'il n'y eust plus d'esperance, comme je luy avois fait connoistre, de pouvoir sauver par ce secours la vie à cette pauvre femme, à cause de l'extremité où elle estoit réduite, on pourroit néanmoins peut-estre la luy prolonger de quelque jour; de quoy estant demeuré d'accord, elle me repliqua aussi-tost pour m'y faire resoudre, que selon Dieu on n'estoit pas moins obligé de prolonger la vie d'une personne, que de la luy sauver, quand on le pouvoit, & enfin que je l'obligerois autant, si je voulois accoucher charitablement cette pauvre femme, que si je la secourois elle-mesme dans une pareille necessité. Aprés une si forte instance de cette Dame, j'entrepris donc cette opération, qui pour l'énorme grosseur de cét enfant mort, & l'extréme petitesse de la mere, & le déplorable estat où elle estoit réduite, fut une des plus laborieuses que l'on puisse faire; ayant esté obligé de me servir d'un instrument de mon invention, nommé *Tire-teste*, afin de faire plus facilement l'extraction de la teste de cét enfant qui estoit fortement engagée au passage. La corruption de ce gros enfant estoit si grande, que lors que je l'eûs tiré du ventre de la mere, toute sa chambre en fut aussi-tost si infectée, que l'on n'y pouvoit pas durer. Cependant cette pauvre femme toute moribonde qu'elle estoit pour lors, ne laissa pas de vivre encore trois jours, à la fin desquels elle expira avec beaucoup plus de tranquillité, qu'elle n'auroit pas fait, si je l'eusse laissé mourir avec son enfant dans le ventre; mais on luy auroit certainement sauvé la vie, si on n'eust pas attendu trop tard à la faire secourir.

OBSERVATION DXLIV.

De l'accouchement d'une femme dont l'enfant avoit une tumeur phlegmatique à la teste vers le haut de l'os parietal.

Le 13 Octobre 1688 j'ay accouché une femme de son premier enfant qui estoit un garçon, qui en venant au monde avoit une tumeur phlegmatique à la teste vers le haut de l'os parietal, de la groſſeur de la moitié d'un gros œuf de poule, laquelle tumeur ſe termina peu à peu fort heureuſement par réſolution; mais ce ne fut qu'aprés y avoir appliqué durant trois ſemaines une compreſſe trempée en eau de vie. Ce n'eſtoit qu'un phlegme ondoyant qui eſtoit contenu en cette tumeur, qui eſtoit tout-à-fait indolente, & dont la peau n'avoit aucun changement de couleur, comme ont ſouvent ces autres ſortes de tumeurs contuſes, qui paroiſſent ordinairement au-deſſus de la teſte des enfans nouveau-nez, quand elle eſt demeurée trop long-temps arreſtée au paſſage; de ſorte que l'on pouvoit dire que cette tumeur phlegmatique eſtoit une eſpece de petit *Hydrocephale* particulier, dont la matiére eſtoit ſeulement contenuë ſous le cuir chevelu; ce qui fit que la ſanté de l'enfant n'en fut aucunement alterée, ni dans tout le temps que cette tumeur parut, ni dans la ſuite aprés qu'elle eût eſté diſſipée, comme j'ay dit, par le moyen de l'application d'une ſimple compreſſe trempée dans de l'eau de vie.

OBSERVATION DXLV.

D'une femme qui ayant eû vers le ſecond mois de ſa groſſeſſe une perte de ſang, ne laiſſa pas d'accoucher heureuſement au terme de neuf mois.

LE 14 Octobre 1688 j'ay accouché une femme d'une fille qui vint naturellement au terme de neuf mois, comme il paroiſſoit bien par la proportion du corps de cét enfant, quoy-que la mere euſt eû une petite perte de ſang durant quelques jours vers le ſecond mois de ſa groſſeſſe; laquelle perte de ſang elle croyoit en ce temps-là, n'eſtre qu'une ſimple évacuation menſtruëlle; ce qui faiſoit qu'elle doutoit pour lors de ſa groſſeſſe, & auroit crû eſtre accouchée juſtement à ſept mois de cét enfant, qu'elle avoit effectivement porté neuf mois entiers, comme il me parut manifeſtement, tant par les ſignes qui me firent connoiſtre qu'elle eſtoit certainement groſſe de deux mois, ou environ, dans le temps que cette petite perte de ſang luy arriva, comme je l'en avois aſſurée, que par toutes les proportions du corps que ſon enfant avoit quand il vint au monde.

OBSERVATION DXLVI.

D'une femme qui accoucha tres-heureusement deux heures aprés avoir fait une violente chûte dans l'escalier de son logis.

AU mois de Février de l'année 1689, lors que je n'estois encore qu'à peine remis d'une cruelle & dangereuse maladie qui m'avoit detenu au lit durant trois mois entiers, l'on me vint querir pour aller secourir une femme grosse, qui venoit de faire une si violente chûte dans l'escalier de son logis, que l'on craignoit qu'elle en mourust & son enfant aussi. Cette femme croyoit pour lors n'estre grosse que de sept mois, & que les douleurs de l'accouchement qu'elle ressentoit n'avoient esté provoquées que par cette furieuse chûte qu'elle venoit de faire, en ayant esté surprise immediatement aprés la grande commotion que tout son corps avoit receu. Cependant je l'accouchay fort heureusement deux heures aprés d'un enfant qui vint naturellement & qui se portoit fort bien, & paroissoit par la juste proportion de tout son corps estre venu au terme de neuf mois; ce qui me fit croire que la mere s'estoit assurément trompée dans la supputation du veritable temps de sa grossesse, qu'elle pouvoit avoir ignorée dans le commencement, à cause qu'elle n'étoit pas ordinairement bien reglée dans l'évacuation de ses mois, ainsi qu'elle me dit. C'est ce qui me fit croire que son accouchement n'avoit esté vraysemblablement acceleré par la chute qu'elle avoit faite, que de quelque peu de jours seulement, & non pas de deux mois entiers, comme elle le croyoit; de sorte que cette femme ayant ainsi évité le grand danger de la vie, où l'on croyoit que cette chûte precipitée l'avoit mise, ne laissa pas de se porter aussi-bien aprés estre accouchée, & son enfant pareillement, que si ce perilleux accident ne luy fust pas arrivé.

OBSERVATION DXLVII.

D'une femme qui avorta d'un petit enfant de cinq mois, qui venoit le cul devant.

LE 8 Mars 1689 j'ay accouché une femme d'un petit enfant de cinq mois qui vint le cul devant, & qui estoit encore vivant, quoyque la mere eust auparavant vidé continuellement durant trois semaines une tres-grande abondance d'eaux teintes de sang, qui fut le signe avant-coureur certain de son avortement. Car il faut remarquer que quoy-que l'on voye quelquefois des femmes conserver leur grossesse, aprés avoir vidé de simples eaux par la matrice en assez grande abondance, il n'en est pas de mesme quand ces eaux sont teintes de sang; car pour lors c'est un signe certain que la matrice commence à s'ouvrir plus considérablement, & qu'elle ne peut plus retenir l'enfant à quelque terme qu'il soit, aprés un grand écoulement deau de cette nature. Cette femme se porta néanmoins bien aprés estre ainsi avortée de ce petit enfant qui resta encore en vie durant une heure.

OBSERVATION DXLVIII.

D'une femme qui avorta d'un enfant de quatre mois, par le mauvais effet de beaucoup de remedes que des Medecins qui ignoroient sa grossesse luy avoient ordonnez mal-à-propos.

LE 15 Mars 1689 je vis une femme grosse de quatre mois, que deux tres-celebres Medecins avoient fait saigner du pied dans le commencement de sa grossesse qu'ils ignoroient, & luy avoient fait prendre ensuite tres-mal-à-propos beaucoup de remedes, qui à force de la tourmenter la firent enfin avorter d'un enfant qui expira aussi-tost qu'il fut né si prématurément, quelques jours aprés que je l'eûs vûë au mauvais état où tous ces remedes ordonnez sans raison l'avoient reduite, ayant pour lors un écoulement de serosité sanglante qui s'estoit renouvellé par plusieurs fois; ce qui me fit connoistre qu'elle estoit en grand danger d'avorter dans peu, de l'enfant dont je l'assuray qu'elle estoit grosse, nonobstant le sentiment contraire de ces deux fameux Medecins, qui ne pouvoient pas se le persuader, ayant toûjours attribué les incommoditez que la grossesse de cette femme luy causoit, à une simple suppression de ses menstruës, dont ils avoient pretendu luy procurer l'évacuation par quantité de remedes qu'ils luy avoient fait prendre, qui ne convenoient point à une femme grosse, comme elle estoit contre leur opinion. La cause de l'erreur de ces Medecins fut de n'avoir pas bien consideré comme ils devoient faire, qu'il ne faut pas traiter une femme mariée qui a une suppression de ses menstruës comme on traiteroit une fille. Mais je croy que cét exemple les a dû rendre plus prudens en d'autres occasions qu'ils ne furent en celle-cy, où ils negligerent fort malheureusement pour le pauvre enfant dont cette femme avorta, de bien examiner le veritable état où elle estoit.

OBSERVATION DXLIX.

De l'accouchement d'une femme, dont l'enfant mourut de convulsions causées par de douloureuses tranchées dés le second jour.

LE 17 Avril 1689 j'ay accouché une femme d'une fille qui quoy-qu'elle fust assez forte, & qu'elle se portast parfaitement bien lors qu'elle vint au monde, mourut deux jours ensuite, ayant eû auparavant quelques mouvemens convulsifs, causez par la violence de la douleur des tranchées dont les enfans nouveau-nez sont quelquefois fort tourmentez, pour l'une des deux causes qui suivent : l'une par le *meconium* qui est contenu dans leurs intestins, dont leur ventre ne peut pas bien se dégager ; & l'autre par la faute des nourrices, qui voyant crier les enfans nouveau-nez, leur donnent dés les premiers jours de la boulie, prétendant fortifier leur petit estomac par cét aliment grossier, qui au contraire leur cause assez souvent dans ces premiers jours de si douloureuses tranchées, qu'il leur en arrive des convulsions mortelles. Lors que je receus cét enfant je m'apperceus que le cordon de son nombril n'avoit que le tiers de la longueur ordinaire qu'il auroit dû avoir ; ce qui avoit esté causé que la mere avoit esté extrémement incommodée durant toute sa grossesse ; car ce cordon par trop court faisoit que l'enfant n'avoit pas la liberté de se mouvoir, sans agiter & tirailler en mesme-temps l'arriérefaix où il estoit attaché : cela fut aussi la cause pour laquelle la mere eût durant quelques heures, quinze jours devant que d'accoucher, de fausses douleurs, qui ne venoient apparament que de l'extréme briéveté du cordon de l'enfant, qui ne luy avoit pas permis de se tourner, comme les enfans ont coûtume de faire quelque temps avant l'accouchement, sans agiter beaucoup en mesme-temps l'arriérefaix ainsi que j'ay dit.

OBSERVATION DL.

D'une femme qui avorta d'un petit enfant de cinq mois & demy, aprés avoir eû une perte de sang presque continuelle durant deux mois.

LE 19 Avril 1689 j'ay accouché une femme d'un petit enfant masle de cinq mois & demy, qui estoit encore vivant, quoyque la mere eust eû une mediocre perte de sang presque continuelle durant deux mois entiers, qui s'estant renouvellée augmenta de telle sorte, que l'avortement en fut provoqué à cette femme, qui nonobstant le mauvais état où elle estoit, n'avoit pas laissé d'aller en carosse, ayant negligé de suivre le bon conseil que je luy avois donné, qui estoit de garder le repos en son lit, ou à tout le moins dans sa chambre, par le moyen de quoy elle auroit peut-estre conservé jusques à terme sa grossesse, qui se termina ainsi malheureusement pour son enfant, qui expira une demy-heure aprés sa naissance si prématurée. Cependant la mere se porta aussi-bien aprés que je l'eûs délivrée de ce petit avorton, que si elle eust accouché naturellement à terme.

OBSERVATION DLI.

D'une femme à qui l'arriérefaix demeura dans la matrice aprés estre avortée d'un enfant de quatre mois.

LE mesme jour 19 Avril 1689 je vis une femme qui estoit avortée il y avoit vingt-sept jours, d'un enfant de quatre mois, en la présence d'un Chirurgien, qui n'ayant pas pû la délivrer de l'arriérefaix qui estoit resté dans la matrice, en avoit commis l'entiére expulsion à la seule nature; ce qui fit que cét arriérefaix ainsi retenu s'estant putrefié, avoit causé à cette femme me tous les accidens qui ont coûtume d'arriver en pareille occasion; qui sont une grande pesanteur & douleur dans le ventre, fiévre continuë avec plusieurs redoublemens par jour, des frequentes foiblesses, grande douleur de teste, & des continuelles excrétions purulentes de tres-mauvaise odeur. Je trouvay cette femme en ce mauvais état quand je fus appellé pour la voir, & l'on me dit qu'elle avoit mesme encore vidé il n'y avoit que deux jours, quelque portion suppurée de cét arriérefaix de la grosseur du petit doigt; mais comme je luy trouvay pour lors le ventre assez mollet, & sans douleur vers la region de la matrice, & que sa fiévre estoit peu considerable, & sa respiration assez libre, je la crûs entiérement hors du danger de la vie, que son mari & tous ses parens craignoient fort qu'elle ne perdist, veû le mauvais état où ils l'avoient vûë depuis un si long-temps; cependant je recommanday bien qu'on luy fit des injections dans la matrice, pour netoyer les matiéres purulentes, & qu'on ne luy donnast aucune medecine purgative, comme son medecin luy en avoit fait prendre une assez mal-à-propos peu de jours aprés son avortement, croyant procurer l'expulsion de l'arriérefaix par ce remede, qui au contraire ayant causé une disposition inflammatoire à la matrice, qui estoit déja fort irritée par la presence du corps étrange qui y estoit retenu, fit que cette partie en se tumefiant au lieu de se relâcher, s'estoit refermée encore plus fortement qu'elle n'avoit fait auparavant; ce qui fut cause qu'elle fut aprés cela moins capable d'expulser cét arriérefaix, qui ne sortit ensuite qu'en une suppuration qui fut si extraordinairement longue, que la malade me dit quelque temps ensuite qu'elle avoit vidé durant prés de quarante jours de petites portions de cét arriérefaix; & qu'aprés cela elle avoit encore continué à vider toûjours quelques serositez, jusques au temps que ses menstruës estoient revenuës à l'ordinaire, qui fut six semaines aprés que je l'eûs vûë la premiere fois. Cependant quoyque la matrice de cette femme eust esté grandement debilitée durant une si longue suppuration, elle ne laissa pas aprés quelque temps de devenir grosse d'une des plus puissantes filles que l'on puisse voir, dont je l'ay accouchée heureusement au mois de Novembre de l'année suivante, laquelle fille elle avoit portée en son ventre dix jours plus que le terme de neuf mois entiers. Cét enfant me parut si extraordinairement gros, qu'ayant eû la curiosité de le peser dans des balances, je trouvay qu'il pesoit plus de treize livres de seize onces chacune, sans y comprendre l'arriérefaix qui estoit proportionné à la grosseur de l'enfant.

OBSERVATION DLII.

D'une femme qui huit jours aprés estre accouchée fut surprise de convulsions qui la firent mourir.

LE 22 May 1689 j'ay vû une femme qui nonobstant qu'elle fust accouchée assez heureusement il y avoit déja huit jours, & qu'elle eust presque toûjours eû depuis ce temps-là un flux de ventre, avoit esté surprise d'une forte convulsion durant une demy heure, dont elle estoit à peine revenuë lorsque je fus appellé pour la voir. L'ayant trovée en ce mauvais état, je conseillay à son mari de la faire saigner au plûtost du bras, afin de pouvoir plus promptement par cette saignée du bras que par celle du pied, dégager sa teste qui estoit fort embarrassée : mais comme nonobstant cette saignée elle eût encore quelques heures ensuite une autre violente convulsion, & que cette femme à ce que l'on me dit, estoit dés avant sa grossesse sujette à estre surprise de temps en temps de vapeurs épileptiques, qui luy causoient des convulsions, je crûs qu'elle mourroit dans peu, ainsi quil arriva ; la saignée que je luy avois fait faire en cette urgente necessité & le flux de ventre qu'elle avoit eû depuis sa couche n'ayant pas pû, en faisant diversion des humeurs, remedier à la mauvaise disposition qui estoit depuis long-temps à son cerveau, laquelle s'estant augmentée aprés l'accouchement la fit ainsi mourir.

OBSERVATION DLIII.

D'une femme grosse de cinq ou six mois, à qui son Medecin avoit fait faire beaucoup de remedes mal-à-propos ne la croyant pas grosse.

LE 4 Juin 1689 je vis une femme grosse de cinq ou six mois, que son Medecin avoit fait saigner du pied & baigner, & à laquelle il avoit aussi fait prendre des eaux minérales & beaucoup d'autres remedes, attribuant à une simple suppression de ses menstruës toutes les incommoditez qu'elle ressentoit, qui n'étoient causées que par sa grossesse qu'elle ne luy avoit pas déclarée, soit qu'elle ne la connust pas elle-mesme, ou qu'elle eust voulu pour quelque raison la luy celer, comme elle taschoit de me faire, lors que je la visitay, en me disant qu'il estoit impossible qu'elle fust grosse, comme je l'en assurois, parce qu'elle estoit tres-certaine qu'elle n'avoit pas couché avec son mari. Cependant nonobstant cette raison qui ne me fit pas changer de sentiment, veu la certitude que j'avois de sa grossesse, je luy dis que quoy-qu'elle ne se souvint pas d'avoir couché avec son mari, je luy conseillois néanmoins de ne pas continuër à parler de la sorte, de crainte qu'elle ne donnast elle-mesme occasion de la soupçonner d'avoir dérobé l'enfant dont elle estoit certainement grosse, lequel ayant esté beaucoup debilité tant par les remedes qu'elle avoit pris tres mal-à-propos, que par un long voyage qu'elle fit aprés cela contre mon sentiment, mourut en son ventre quelque temps avant qu'elle en accouchast, qui fut environ six semaines aprés que je l'eus vûë. Ces sortes d'exemples & beaucoup d'autres semblables que j'ay veus, doivent bien apprendre aux Medecins qu'en traitant les maladies des femmes, ils ne doivent pas se fier entiérement à ce qu'elles leur disent, sans bien examiner le veritable état où elles sont, quand il y a le moindre soupçon de grossesse ; car comme il se rencontre souvent des femmes qui ne connoissent pas elles-mesmes si elles sont grosses ou non, il y en a d'autres aussi qui quoy-qu'elles le sçachent bien, trompent leur Medecin en luy celant leur grossesse. Je veux croire néanmoins pour l'honneur de celle dont je viens de parler, qu'elle estoit du nombre des premieres, & non pas de celuy des derniers.

OBSERVATION DLIV.

D'un enfant nouveau né qui avoit une hernie ventrale au droit du nombril de la grosseur du poing d'un homme.

LE 13 Juin 1689 j'ay vû un enfant masle, né le jour precedent, qui avoit un grand *Exomphale*, ou plûtost une hernie-ventrale au droit du nombril, de la grosseur du poing d'un homme, dans laquelle grosse tumeur la plus grande partie des intestins du Mezentere de cét enfant estoient contenus; & quoy-que la dilatation interieure de cette tumeur fust fort large, on ne pouvoit pas néanmoins faire la reduction des intestins dans la capacité du ventre, qui estoit si petite & si reserrée, qu'elle ne pouvoit pas le permettre. Tout l'exterieur de cette tumeur estoit de mesme substance que l'envelope naturelle du cordon de l'ombilic qui estoit dilaté de la sorte : & comme la nature de cette tumeur ne permettoit pas qu'on en fit ouverture, parce que les boyaux de l'enfant seroient entiérement sortis si on l'eust faite, je jugeay cette maladie estre entiérement incurable, & devoir certainement faire mourir l'enfant dans peu, comme il arriva quelques jours ensuite de la corruption de cette tumeur. La mere croyoit avec quelque raison que cette mauvaise conformation estoit arrivée à son enfant, parce qu'elle avoit regardé avec trop d'application dans le commencement de sa grossesse un pauvre, qui en demandant l'aumone montroit à découvert une grosse hernie-ventrale qu'il avoit. J'avois déja vû il y avoit prés de trois ans un *Exomphale* à peu prés semblable en l'enfant d'une femme que j'avois accouchée le 7 Aoust 1686, dont j'ay rapporté l'exemple en l'Observation CDXLVIII.

Observation DLV.

D'une femme grosse de deux enfans au terme de six mois, laquelle estant accouchée du premier, ne fut délivrée du second que le lendemain.

Le 16 Juillet 1689 je vis une femme qui estoit accouchée le jour précedent au terme de six mois, par les mains de sa Sagefemme, d'un enfant jumeau vivant, à laquelle femme il estoit resté encore un autre enfant dans le ventre, la Sagefemme ayant manqué de prendre l'occasion de l'accoucher de ce second enfant qui se présentoit par les pieds, comme elle la devoit prendre incontinent aprés la sortie du premier, qui avoit alors suffisament dilaté le passage ; mais comme lors que je fus mandé pour la secourir en l'accouchant de cét autre enfant, si j'y trouvois une disposition suffisante, ou pour donner au moins mon avis à sa Sagefemme sur ce qu'elle devoit faire, je trouvay sa matrice trop refermée pour tenter en ce temps l'extraction de ce second enfant, je jugeay qu'il estoit plus-à-propos de la differer un peu, par la consideration de la petitesse de l'enfant, qui quoy-qu'en mauvaise situation pouvoit mesme estre expulsé par la seule nature, en cette femme qui avoit déja eû plusieurs autres enfans à terme, deux fois plus gros que ce dernier ne paroissoit estre par la petitesse de ses pieds qu'il présentoit, & qui d'ailleurs n'avoit lors que je la vis en cét état aucun accident, qui obligeast d'en accelerer l'opération, qu'on n'auroit pas pû entreprendre pour lors, à cause du trop grand resserrement de la matrice, sans luy faire une trop grande violence, qui auroit pû luy estre tres-préjudiciable. C'est pourquoy je me contentay d'instruire sa Sagefemme de ce qu'elle devoit faire, lors qu'elle verroit la matrice disposée à permettre l'extraction de l'enfant, luy conseillant outre cela de donner un lavement à cette femme, afin de pouvoir luy procurer par ce remede quelques douleurs qui pussent contribuër à faire dilater suffisament sa matrice; ce qui ayant esté fait, comme je l'avois conseillé, cette femme accoucha assez heureusement de ce second enfant, avec l'aide de sa Sagefemme quelques heures ensuite, ainsi que je l'avois prédit.

OBSERVATION DLVI.

De l'accouchement d'une femme qui croyoit avoir porté son enfant durant onze mois entiers.

LE 23 Juillet 1689 j'ay accouché une femme d'une tres-grosse fille qui vint naturellement, qu'elle croyoit avoir portée en son ventre durant onze mois entiers; à cause qu'elle n'avoit pas eû ses menstruës depuis le 5 Aoust de l'année précedente. Mais comme l'experience m'a souvent fait connoistre qu'entre les femmes qui passent le terme ordinaire de neuf mois, il y en a tres-peu qui le passent de douze ou quinze jours au plus, je croy que cette femme, qui pour l'ordinaire n'estoit pas bien reglée dans l'évacuation de ses menstruës, n'estoit devenuë grosse que six semaines, ou prés de deux mois aprés la derniere fois qu'elle avoit eû cette évacuation naturelle. Cela estant ainsi, comme je le croy, l'on ne doit pas se servir de cét exemple pour prouver qu'une femme puisse porter quelquefois son enfant en son ventre jusques à onze mois entiers, comme cette femme croyoit avoir fait, fondée seulement sur le signe que j'ay rapporté.

OBSERVATION DLVII.

D'une femme qui commençoit à sentir les douleurs de l'accouchement, & qui avoit l'orifice interne de la matrice tout carcinomateux.

LE 5 Aoust 1689 je vis une femme qui commençoit d'avoir quelques petites douleurs de l'accouchement, vidant depuis deux ou trois jours beaucoup de serositez roussatres de tres-mauvaise odeur, qui furent le sujet pour lequel la Sagefemme qui l'assistoit m'avoit fait appeller, pour luy donner mon conseil. Ayant touché cette femme, je trouvay que tout l'orifice interne de sa matrice estoit carcinomateux; & comme on me dit qu'elle avoit vidé quantité de pareilles serositez durant sa grossesse, aprés avoir eû beaucoup de vilaines fleurs blanches, je crûs qu'il y avoit de la malignité Venérienne en cét ulcere carcinomateux; & ce qui aida d'autant plus à me le persuader, fut que j'apperceus que son mari avoit pour lors une gale de tres-mauvaise nature à la levre : mais comme la conception n'auroit pas pû se faire en une matrice affligée d'un pareil ulcere, je crûs que celuy-cy ne s'estoit formé que depuis la conception de l'enfant, & que cette femme mourroit tres-certainement peu de temps aprés qu'elle seroit accouchée, comme j'avois vû arriver à une autre femme qui avoit un semblable ulcere, dont j'ay rapporté l'exemple en l'Observation CCLXV. ayant fait ce pronostic je laissay toute la conduite de l'accouchement de cette femme à sa Sagefemme, aprés luy avoir donné le conseil que je jugeay luy estre necessaire.

OBSERVATION DLVIII.

D'une femme qui avorta d'un petit fetus *tout envelopé de ses membranes & de ses eaux, estant grosse de deux mois & une semaine.*

LE 11 Aoust 1689 j'ay vû une femme qui venoit d'avorter d'un petit *fetus*, qu'elle avoit vidé tout envelopé de ses membranes & de ses eaux, croyant pour lors estre grosse de deux mois & une semaine; mais ce petit avorton n'estoit pas plus gros qu'une grosse féve d'haricot; ce qui faisoit connoistre qu'il n'avoit pas pris accroissement durant tout ce temps, n'estant pas plus grand que s'il n'avoit eû qu'un mois; & comme il n'estoit point corrompu, & que la mere me dit qu'elle avoit esté fort rudement cahotée en allant en carosse cinq semaines auparavant, je crûs que depuis cette violente agitation qu'elle avoit ressentie, son enfant n'avoit conservé qu'une vie languissante, qui l'avoit empesché de croistre; ou mesme que cét enfant ayant cessé de vivre dés ce temps-là, il s'estoit néanmoins conservé sans corruption dans ses eaux, jusques au moment que la nature l'expulsa tout envelopé, comme j'ay dit, de ses membranes & de ses propres eaux.

Observation DLIX.

D'une femme qui accoucha à terme d'un enfant qui se portoit bien, quoy-qu'elle eust eû une perte de sang assez considérable, n'estant grosse que de six ou sept semaines.

Le 16 Aoust 1689 j'ay accouché une femme d'un enfant masle, qui vint naturellement à terme, & estoit en tres-bonne santé, quoy-que la mere eust eû une perte de sang assez considerable durant plusieurs jours, lors qu'elle n'estoit grosse que de six ou sept semaines, laquelle cessa par le moyen d'une saignée du bras que je fis faire à cette femme, & par le repos que je luy conseillay de garder au lit durant quelque temps, avec une abstinence entiere du coït, cette abstinence estant le plus salutaire remede dont puissent user les femmes grosses à qui il arrive quelque perte de sang. C'est pourquoy il ne suffit pas en semblable accident de leur conseiller simplement de garder le lit, si on ne leur fait entendre que cette abstinence du coït, est le principal repos qu'elles y doivent garder; car autrement le mesme lit qui pourroit raffermir leur grossesse ébranlée, ne serviroit que d'occasion pour l'ébranler encore davantage, si elles ne s'y tenoient en repos de la maniére que je viens de dire.

OBSERVATION DLX.

D'une femme qui estant grosse de six ou sept mois, averta d'un enfant mort, qui n'estoit pas plus gros qu'un enfant de deux ou trois mois.

LE 22 Aoust 1689 j'ay délivré une femme d'un enfant mort en son ventre depuis un tres-long-temps, selon l'apparence, lequel estoit si petit, que je le tiray tout envelopé de son arriérefaix, de ses membranes, & de ses eaux. Cette femme croyoit pour lors estre grosse de six ou sept mois, quoy-que ce petit avorton qu'elle n'avoit jamais senti remuër, ne fust pas plus gros qu'un enfant de deux mois & demy, ou de trois mois au plus: & lors que je la delivray ainsi de cét enfant mort, elle avoit une perte de sang si abondante qu'elle luy avoit déja causé plusieurs foiblesses réïterés, qui l'auroient mise en grand danger de la vie, si je ne l'eusse promptement secouruë, comme je fis, pour remedier à cette grande perte de sang, qui cessa aussi-tost que j'eus tiré hors de la matrice ce corps étrange qui l'entretenoit, aprés quoy cette femme qui avoit esté toute languissante durant un tres-long-temps, se porta tres-bien.

OBSERVATION DLXI.

D'un enfant né depuis seize jours qui mourut d'une grande inflammation de tout le bas ventre avec une tres-grande dureté.

LE 16 Septembre 1689 je vis un enfant masle né depuis seize jours seulement, qui avoit une si grande inflammation de tout le bas ventre avec une tres-grande dureté qui se communiquoit jusques aux bourses & aux cuisses de l'enfant, que je crus qu'il mourroit certainement dans peu, comme il arriva dix heures aprés que je l'eûs vû en ce mauvais estat. Cét enfant me parut néanmoins tres-fort & tres-sain, lors que j'en accouchay la mere, cette indisposition qui le fit ainsi mourir ne luy estant venuë, à ce que me dit sa nourrice, que depuis deux ou trois jours, à quoy pouvoient bien avoir contribué les continuelles tranchées qu'il avoit eûës depuis sa naissance, & la grande constipation du ventre de l'enfant, qui pouvoit peut-estre venir de

la

la mauvaise qualité du lait de la nourrice, quoy-qu'elle eust toute l'apparence extérieure d'estre bonne nourrice, ainsi que je l'ay vû arriver en beaucoup d'autres, dont le lait ne manquoit pas de constiper tous les enfans qui les tettoient : & comme les petits enfans pour se bien porter, doivent avoir naturellement le ventre humide & lasche, ceux qui l'ont resserré en sont toûjours d'autant plus incommodez. C'est pourquoy l'on doit changer ces sortes de nourrices pour en donner d'autres dont le lait soit plus convenable aux enfans qui sont ainsi constipez dés les premiers jours de leur naissance, afin de prevenir les fascheux accidens qui leur en peuvent arriver, comme des douloureuses tranchées, des convulsions, & la mort mesme, ainsi qu'il arriva à cét enfant dont je viens de rapporter l'exemple. Quelque temps auparavant j'avois vû un autre enfant qui avoit le mesme accident dans les premiers jours de sa naissance; mais l'accident estant plus médiocre il en échappa & se porta bien dans la suite.

OBSERVATION DLXII.

*De deux femmes nouvellement accouchées qui avoient la partie inférieure de la vulve dechirée jusques à l'*anus.

LE 1 Octobre 1689 je vis deux jeunes femmes accouchées depuis deux ou trois jours de leur premier enfant, lesquelles avoient toutes deux la partie inférieure de la vulve dechirée jusques à l'*anus*, cét accident leur ayant esté causé par la seule grosseur de la teste de leur enfant, ou par l'imperitie de leur Sagefemme, ainsi qu'elles le croyoient : mais comme en l'une & en l'autre le bord de l'*anus* n'estoit point interessé par cette déchirure, & que ces deux femmes qui estoient du commun, n'avoient pas bien besoin de la décoration de cette partie, qui ne leur devoit servir que pour faire des enfans, & qu'elles se plaignoient beaucoup de l'extréme difficulté qu'elles avoient eûë d'accoucher, causée par la grosseur de leur enfant, je ne jugeay pas à propos de faire la reünion de la partie qui s'estoit ainsi dechirée; laquelle n'auroit pas manqué de se redechirer en leur accouchement suivant; aprés quoy il auroit encore fallu recommencer inutilement la mesme opération à chaque enfant qu'elles auroient fait : de sorte que ces deux femmes préferant, comme je leur conſeillay, la facilité de l'accouchement à la ſimple décoration de cette partie, elles aimerent mieux la laiſſer en l'eſtat qu'elle eſtoit, que de s'expoſer à ſouffrir la douleur qu'il euſt fallu leur faire, pour en procurer la réünion par la ſuture convenable à ces ſortes de déchirures.

Observation DLXIII.

D'une femme accouchée depuis trois jours par un Chirurgien qui luy avoit fait donner mal-à-propos un lavement avec du gros vin pur, pour arreſter un flux de ventre dés le ſecond jour.

LE 4 Octobre 1689 je vis une femme accouchée aſſez heureuſement depuis trois jours, à ce que me dit le Chirurgien qui l'avoit accouchée, nonobſtant quoy cette femme avoit ſenti dés le ſecond jour aprés ſon accouchement de tres-grandes coliques dans le ventre & vers les reins, avec fievre & diſpoſition à tranſport au cerveau, à quoy avoit ſuccedé un flux de ventre; & pour y remedier, ce Chirurgien luy avoit fait donner fort mal-à-propos, à ce que je crûs, un lavement de gros vin pur, pretendant à ce qu'il penſoit, que les inteſtins eſtant fortifiez par ce gros vin, il arreſteroit ce flux de ventre, dont il apprehendoit la ſuite ſans beaucoup de ſujet; car comme je luy fis entendre ce gros vin pur, au contraire, eſtoit capable par ſon piquotement d'irriter fortement les inteſtins, & d'y cauſer des épreintes douloureuſes qui pouvoient exciter une diſpoſition inflammatoire à la matrice de cette femme ſi nouvellement accouchée; à qui des lavemens anodins auroient eſté pour lors bien plus convenables que celuy de ce gros vin aſtringent qu'il luy avoit fait donner; & bien loin d'apprehender une mauvaiſe ſuite de ce petit flux de ventre, comme faiſoit ce Chirurgien, je crus au contraire qu'il ſeroit certainement ſalutaire à la malade, comme il fut, veû l'eſtat auquel je la trouvay, lors que je fus mandé pour la voir; car elle eſtoit ſans fiévre, ſans douleur ni tenſion de ventre, & ſans aucun autre accident conſiderable, ayant eſté entiérement ſoulagée depuis quelques heures par le dégagement de ſon ventre qui s'eſtoit purgé d'une bile, qui ayant eſté un peu agitée & échauffée, avoit eſté cauſe des grandes coliques que cette femme avoit ainſi ſenties dans le ventre, & de cette petite diſpoſition à tranſport au cerveau qui luy eſtoit arrivée en meſme temps, comme il en arrive quelquefois aux femmes vers le troisiéme jour de leur accouchement, par l'ardeur de la fiévre de leur lait.

OBSERVATION DLXIV.

D'une femme qui avorta d'un enfant de quatre mois, qui estoit mort en son ventre depuis un mois entier.

LE 12 Octobre 1689 j'ay delivré une femme d'un enfant de quatre mois, qu'elle portoit mort en son ventre depuis un mois entier, qu'elle avoit fait un voyage à la campagne, dont elle avoit esté fort fatiguée. Ce petit enfant estoit tout fletri, sans néanmoins aucune corruption cadavereuse, s'estant ainsi conservé durant tout ce temps dans ses propres eaux; qui ne s'estoient écoulées que le jour avant que la mere en avorta, comme elle fit sans aucun accident considerable; aprés quoy elle se porta aussibien que si elle eust accouché naturellement à terme d'un enfant vivant; à quoy contribua beaucoup le bon conseil que je luy avois donné de ne point procurer l'expulsion de cét enfant mort en son ventre par des remedes purgatifs, comme quelques Medecins luy avoient proposé, devant que la nature eût elle-mesme tenté de le mettre dehors; car ces sortes de remedes ne la font qu'irriter en vain si on les donne devant qu'elle ait commencé son opération; ce que l'on reconnoist bien par les douleurs de l'accouchement que la femme ne laisse pas de sentir, lors que la nature tasche de se délivrer d'un enfant mort, semblables à celles qui arrivent quand elle s'efforce de mettre dehors un enfant vivant.

OBSERVATION DLXV.

De l'accouchement d'une femme grosse de deux enfans, dont le premier vint naturellement, & le second presentoit l'epaule.

LE 26 Novembre 1689 j'ay accouché une femme de deux enfans masles vivans, qui n'avoient qu'un seul arrierefaix qui leur estoit commun. Le premier de ces enfans vint naturellement; mais le second presentoit l'épaule; ce qui m'obligea de le retourner pour le tirer par les pieds incontinent aprés avoir rompu les membranes de ses eaux; ce que je fis immédiatement aprés la sortie du premier enfant. C'estoit la premiére grossesse de cette femme, qui estoit de tres-petite taille, & d'une tres-foible complexion : elle eût durant trois jours entiers devant que d'accoucher de tres-méchantes douleurs fatigantes, qui ne répondoient qu'obliquement, à cause de la mauvaise situation de l'un de ces enfans, qui estoient tous deux assez gros ; parce que la mere les avoit portez quasi jusques à la fin du terme de neuf mois ; ce qui n'arrive que tres-rarement aux femmes qui ont plusieurs enfans ; car elles accouchent presque toûjours douze ou quinze jours au moins devant la fin du neuviéme mois ; & ont aussi toûjours les jambes fort enflées comme cette femme avoit eû durant le dernier mois de sa grossesse.

Observation DLXVI.

De deux femmes qui avoient esté entretenuës durant un tres-long temps dans la fausse opinion qu'elles avoient d'estre grosses d'enfant.

LE 29 Novembre 1689 je vis une femme âgée de quarante-quatre ans, ou environ, qui croyant estre grosse de huit mois, gardoit fort exactement le lit, dans la grande apprehension qu'elle avoit d'accoucher dans le huitiéme mois de sa grossesse, à cause d'une chute qu'elle avoit faite depuis six jours, sentant, à ce qu'elle croyoit, remuër son enfant en son ventre depuis plus de quatre mois, comme les femmes grosses ont coustume de le sentir. Mais l'ayant examinée, je trouvay qu'elle n'estoit point grosse d'enfant, & qu'elle s'estoit grandement trompée, croyant que les mouvemens qu'elle disoit sentir dans le ventre, qui n'estoient que certains tressaillemens de la matrice, causez par la suppression de ses menstruës, fussent des véritables mouvemens d'un enfant. Elle avoit pour lors le nombril fort enfoncé, beaucoup de graisse au ventre qui en faisoit l'éminence, & l'orifice interne de la matrice petit, comme il a coustume d'estre hors du temps de la grossesse ; toutes lesquelles dispositions m'ayant fait connoistre qu'elle n'estoit point véritablement grosse, comme elle avoit crû jusques alors, je luy dis que si elle ne gardoit le lit que dans l'intention de pouvoir mieux conserver sa pretenduë grossesse, elle pouvoit se lever en toute seûreté, & agir en ses affaires comme à l'ordinaire : de sorte que l'ayant entiérement desabusée de l'erreur où elle estoit, elle prit aussitost sa robe de chambre & sortit du lit dés ce moment en ma presence, & en celle de son mary, qui fut tout surpris de la grande erreur, où elle avoit esté durant un si long-temps, qui estoit d'autant plus considerable, que cette femme ayant eû auparavant jusques à dix enfans, il sembloit qu'elle n'auroit pas deû se tromper comme elle avoit fait, croyant ainsi estre effectivement grosse d'enfant depuis huit mois, dequoy sa Sagefemme l'avoit toûjours assurée, l'entretenant par son ignorance dans cette erreur, au lieu de l'en desabuser comme je fis. L'erreur de cette femme qui avoit eû dix enfans comme je viens de dire, n'estoit pas moins grande que celle dans laquelle un Chirurgien de mes plus anciens confreres, entretint durant plus d'un an entier, dans une fausse esperance de grossesse d'enfant, une jeune femme âgée de vingt-deux ans, qui n'avoit pas encore eû aucun enfant, mais qui en desiroit tres-passionnément, aussi-bien que son mary; laquelle j'avois veuë le 14 Juin de cette mesme année 1689. & l'avois alors assurée tres-positivement, comme aussi son mary, qu'elle n'estoit point grosse, quoy-qu'elle le crust estre dés ce temps-là de sept mois & demy, & qu'elle assurast sentir remuer depuis plus de trois mois son enfant en son ventre. Cette femme estoit d'un temperament sanguin, & d'une habitude assez replete; elle avoit reglément tous les mois ses menstruës; mais bien moins qu'à l'ordinaire, & avoit beaucoup de graisse au ventre, qui en faisoit toute l'éminence; son nombril estoit fort enfoncé, & l'orifice de sa matrice petit, comme il a coustume d'estre aux femmes qui n'ont pas encore eû aucun enfant, & qui ne sont pas grosses; lesquelles deux dernieres marques me firent certainement connoistre que cette femme n'estoit point du tout grosse d'enfant comme je l'en assuray, contre le sentiment de cét ancien Chirurgien qui se trompa si lourdement en cette occasion, où ayant esté mandé aprés moy, il continua encore durant un fort long-temps d'entretenir cette femme dans l'erreur où elle estoit. Mais enfin aprés toutes les fausses esperances qu'il luy avoit données par plusieurs fois d'un prochain accouchement, elle reconnut manifestement elle-mesme, aussi-bien que son mary, la faute qu'elle avoit faite d'avoir ajoûté foy au dire de ce mesme Chirurgien qui s'estoit trompé aussi-bien qu'elle en la croyant grosse contre mon sentiment, & qui pour faire ajoûter plus de foy à toutes les assurances qu'il luy en donnoit, luy disoit qu'il estoit mon ancien; pretendant prouver par là qu'il en estoit d'autant plus experimenté en son art, dont je luy ay donné par mes instructions publiques, aussi-bien qu'à beaucoup d'autres, les meilleures connoissances qu'ils en peuvent avoir, comme l'avoûënt assez ingenument ceux qui ne sont pas si glorieux, ni si méconnoissans que luy.

Observation DLXVII.

D'un enfant qui en naissant avoit le cordon de l'ombilic noûé d'un véritable nœud.

Le 18 Décembre 1689 j'ay accouché une femme d'un tres-gros enfant masle qui vint naturellement, auquel je trouvay le cordon de l'ombilic extraordinairement long, & noûé d'un véritable nœud au milieu de sa longueur; ce qui ne s'estoit pû faire que parce que ce cordon, qui estoit d'une longueur excessive, avoit fait un cercle en flotant au milieu des eaux de l'enfant, dans lequel il falloit de necessité qu'il eust passé dans le temps qu'il s'estoit tourné dans le ventre de la mere, pour se disposer à venir dans la posture naturelle, qui est la teste la premiére. J'ay encore veû depuis ce temps-là plusieurs autres enfans qui avoient leur cordon noûé de la sorte pour la mesme raison que j'ay expliquée plus particuliérement en l'Observation CXXXIII.

Observation DLXVIII.

D'une femme qui douze heures aprés estre accouchée, perdit entiérement la veûë durant deux jours.

Au mesme mois de Décembre 1689 je vis une femme accouchée assez heureusement depuis un jour & demy, laquelle avoit entiérement perdu la veûë douze heures aprés estre ainsi accouchée. Comme cette femme estoit fort replete, & qu'elle n'avoit guere vidé en accouchant, à ce que me dit sa Sagefemme, & qu'elle ne vidoit encore que tres-peu, & avoit une fort grande douleur de teste, je la fis saigner du pied aussi-tost que je l'eûs vûë en cét estat. Ce remede fait fort à propos dans cette urgente necessité, luy fut si salutaire que son cerveau ayant esté degagé de la trop grande plénitude qui luy avoit causé ce surprenant accident, elle recouvra la veûë dés le lendemain. Cette femme me dit qu'un mois devant que d'accoucher elle avoit esté travaillée de quelques mouvemens convulsifs, ce qui l'avoit apparemment renduë plus disposée à ce dernier accident, dont elle fut entiérement delivrée par cette seule saignée du pied que je luy fis faire. Mais treize mois ensuite estant redevenuë grosse une autre fois, je la fis saigner trois fois du bras durant le temps de sa grossesse, & encore une autre fois dans le temps de son travail : de sorte que l'ayant entiérement preservée par la précaution de ces saignées de la récidive de ces fascheux accidens, je l'accouchay heureusement le 12 Octobre 1691. d'un gros enfant masle qui vint naturellement.

Observation DLXIX.

D'une femme qui accoucha au terme de huit mois, ayant eû auparavant plusieurs accés de fiévre qui l'avoient obligée de prendre du quinquina.

Le 21 Janvier 1690 j'ay accouché une femme d'un petit enfant masle de huit mois, dont la naissance avoit esté accelerée d'un mois entier, par plusieurs accés de fiévre que la mere avoit eûs quelque temps auparavant ; pour la guérison de laquelle fiévre elle avoit esté obligée de prendre du *quinquina*. Ce petit enfant n'avoit que la proportion ordinaire des enfans de ce terme, qui est d'estre un tiers plus petit que les enfans de neuf mois. Il ne vécut que peu de jours, non pas à cause qu'il estoit venu au terme de huit mois, auquel on croit abusivement que les enfans ne peuvent pas vivre ; mais parce que aprés avoir esté déja beaucoup debilité par la maladie que la mere avoit eûë, sa naissance avoit esté avancée d'un mois entier : car il est tres-certain, comme je l'ay toûjours connu par experience, que les enfans qui naissent à huit mois vivent incomparablement mieux que ceux qui viennent au terme de sept mois, qui pour estre encore bien plus prematuré que le terme de huit mois, est toûjours si funeste à ceux qui y naissent véritablement, qu'à grande peine y en a-t-il un seul de mille qui puisse vivre. Je dis à ceux qui y naissent véritablement ; car souvent les femmes se trompent à la supputation du temps de leur grossesse, & croyent accoucher à sept mois, ou le veulent faire croire quelquefois, quoy-qu'elles soient pour lors grosses de huit ou neuf mois.

OBSERVATION DLXX.

Du laborieux accouchement d'une femme grosse de deux enfans, à laquelle sa Sagefemme ignorante avoit laissé l'arriérefaix du second enfant dans la matrice.

LE 2 Février 1680 je vis une femme accouchée depuis deux jours de deux filles vivantes, qui estoit fort fatiguée du mauvais traitement qu'elle avoit receû de sa Sagefemme dans le temps de son accouchement; laquelle Sagefemme aprés avoir receû la premiére de ces filles, n'ayant pas reconnu que cette femme avoit encore un autre enfant dans le ventre, luy avoit fait faire durant plus d'une heure & demie de violens efforts pour vomir, luy fourant un poreau jusques au fond de la gorge, pretendant seulement par ce moyen la delivrer plus facilement de son arriérefaix: mais enfin voyant qu'elle ne la pouvoit delivrer comme elle le vouloit, l'autre enfant se presentant de soy-mesme pour sortir, luy fit connoistre qu'elle s'estoit trompée: & aprés que ce second enfant eût esté poussé dehors par la nature, cette ignorante Sagefemme ayant tiré l'arriérefaix d'un de ces enfans, & croyant alors avoir tout fait, & avoir bien delivré cette femme la laissa en cét estat, ressentant encore de grandes douleurs dans le ventre, qui luy firent vider au bout d'une heure le second arriérefaix, dont la nature se delivra d'elle-mesme, cette Sagefemme n'ayant pas eû le jugement de considerer que si ces deux enfans n'avoient eû qu'un seul arriérefaix qui leur eust esté commun, comme il arrive assez souvent, cét arrierefaix auroit eû deux cordons. Cependant cette mesme Sagefemme avec toute son ignorance, s'estoit fort souvent assez temerairement vantée à cette femme avant que de l'accoucher, qu'elle estoit plus capable en son art que le plus habile de tous les Chirurgiens qui en font profession. Mais cette femme ayant bien connu le contraire par sa propre experience, a eû depuis ce temps-là recours à mon assistance dans ses autres accouchemens, afin d'y estre mieux secouruë qu'elle n'avoit esté dans ses precedens par sa presomptueuse Sagefemme.

OBSERVA-

OBSERVATION DLXXI.

D'une femme grosse de prés de trois mois, qui avorta d'un petit fetus *qui n'estoit pas plus gros qu'une petite mouche à miel.*

LE 12 Février 1690 je vis une femme qui venoit d'avorter d'un petit *fetus* qui n'estoit pas plus gros qu'une petite mouche à miel, quoy-qu'elle crust estre grosse de prés de trois mois. Cette femme avoit eû il y avoit quatre ou cinq jours quelque petite perte de sang, qui pouvoit venir d'un faux pas qu'elle me dit avoir fait quelques jours auparavant, joint à quelque mouvement de colere : mais comme ce *fetus* avorton n'avoit que la proportion que pourroit avoir un *fetus* de quinze jours seulement, il est vray-semblable qu'ayant si peu profité depuis sa conception, la mere en auroit avorté dans la suite, quand elle n'auroit pas fait ce faux pas, à cause de la foiblesse de ce petit enfant, dont le principe de vie pouvoit mesme avoir esté détruit depuis long-temps, par quelque autre cause qui n'avoit pas esté connuë à la mere.

OBSERVATION DLXXII.

D'une femme qui quinze jours aprés estre accouchée eût un abscés à la mammelle, pour avoir trop agi des bras en joüant aux cartes.

LE 15 Février 1690 j'accouchay une femme qui aprés s'estre bien portée durant les quinze premiers jours de sa couche, se fit venir mal au sein pour ne s'estre pas tenuë en repos, comme je luy avois conseillé, pour prévenir cét accident, qui luy arriva pour avoir trop agi des bras en joüant aux cartes ; ce qui fut cause qu'il luy survint une inflammation à l'une de ses mammelles, qui vint ensuite à suppuration ; car il faut remarquer qu'aux femmes accouchées qui ne nourrissent pas leur enfant, le lait séjournant long-temps dans leurs mammelles les rend pour ce sujet plus douloureuses ; de sorte que ces parties qui auroient besoin de repos, venant pour lors à estre agitées par quelque action des bras qui les violente, à cause que le grand pectoral, qui est le principal de tous les muscles qui font mouvoir le bras, est justement situé sous la mammelle, il leur arrive ensuite une plus grande fluxion d'humeurs ; qui s'echauffant & se corrompant par un trop long sejour dans toutes les glandes de ces parties, y causent aprés cela des abscés, comme il arriva à cette femme pour n'avoir pas suivi le bon conseil que je donne toûjours aux femmes nouvellement accouchées ; qui est de se tenir le sein bien clos & couvert, & les bras en tres-grand repos, jusques à ce que leur lait soit entiérement évadé, quand elles ne veulent pas estre nourrices.

OBSERVATION DLXXIII.

D'une femme qui eût des convulsions incontinent aprés qu'elle fut accouchée, nonobstant quoy elle se porta bien quelque temps ensuite.

LE mesme jour 15 Février 1690 je vis une femme qu'un de mes confreres avoit accouchée de son premier enfant, laquelle avoit esté surprise d'une violente convulsion incontinent aprés qu'elle eût esté heureusement délivrée, ainsi qu'il me dit. La grandeur de cét accident nous obligea de la faire saigner d'abord du bras, afin de dégager plus promptement sa teste, & encore du pied dés le lendemain, afin d'en prévenir mieux la recidive. Mais nonobstant la précaution de ce remede, elle retomba encore en d'autres convulsions par sept ou huit fois, durant les vingt-quatre heures qui suivirent son accouchement ; aprés quoy ces convulsions estant cessées elle resta durant un jour sans aucune connoissance ; & quelques jours ensuite elle eût un tres-grand transport au cerveau, dont il y avoit lieu de craindre une tres-mauvaise issuë pour la malade, qui néanmoins se porta bien quelque temps aprés. Ces sortes de convulsions estant causées par un sang extraordinairement échauffé par la grande agitation du travail, qui se porte en trop grande abondance au cerveau, il n'y a pas de meilleur remede pour en prévenir l'accident, que de saigner du bras les femmes dans le temps mesme qu'elles sont en travail, si l'on voit en elles quelque marque de plénitude, & principalement celles dont le travail est laborieux, comme il est ordinairement à celles qui accouchent pour la premiére fois.

OBSERVATION DLXXIV.

De l'heureux accouchement d'une femme qui avoit eû auparavant une fiévre double tierce continuë durant dix ou douze jours.

LE 16 Février 1690 j'ay accouché une femme d'un enfant masle qui se portoit fort bien, quoy-que la mere eust eû devant que d'accoucher une fiévre double tierce continuë durant dix ou douze jours; pour raison de quoy elle avoit esté saignée deux fois, & avoit pris par mon conseil du *quinquina* depuis un jour. Mais lors qu'elle accoucha elle estoit par bonheur sans fiévre, soit que ce fust par le bon effet du *quinquina* qu'elle avoit pris, ou par la disposition qu'elle avoit à l'entiére cessation de sa fiévre, dont les accés estoient fort considérablement diminuez depuis deux jours; & comme je craignois beaucoup pour cette femme, si elle fust accouchée dans le temps de cette fiévre, qui n'auroit pas manqué de se redoubler ensuite, ainsi qu'il arrive assez ordinairement, je la crûs entiérement hors de danger, la voyant sans fiévre le mesme jour que son travail se declara; & en effet elle se porta tres-bien ensuite: car il faut remarquer que tant s'en faut qu'il soit utile de procurer l'accouchement à une femme qui estant bien preste de la fin de son terme, est travaillée de quelque maladie considerable, il faut au contraire faire tout son possible pour le retarder jusques aprés sa guerison: parce que la nature estant déja beaucoup affoiblie par la maladie, ne peut pas bien conduire l'évacuation des vidanges de la couche, dont la suppression ne manque pas ordinairement d'augmenter cette mesme maladie, par le reflux des humeurs sur les parties principales qui l'avoient causée.

OBSERVATION DLXXV.

D'une femme qui accoucha au terme de huit mois d'un enfant mort en son ventre depuis douze jours entiers.

LE 21 Février 1690 j'ay accouché une jeune femme de son premier enfant, au terme de huit mois, qui estoit mort en son ventre, selon l'apparence, depuis douze jours entiers, qu'il y avoit qu'elle ne l'avoit point senti remuër, aprés l'avoir senti s'agiter extraordinairement ensuite d'une grande frayeur qu'elle avoit euë : de sorte que cette violente passion de l'ame ayant en mesme-temps causé une grande agitation du corps à la mere, & beaucoup de déreglement dans les mouvemens de son cœur, & par consequent dans le mouvement du sang qui estoit porté à l'enfant, il en fut privé de la vie; soit pour n'en pas avoir receu dans le temps de cette grande frayeur de la mere, une suffisante quantité pour le vivifier à l'ordinaire, ou soit au contraire, pour en avoir peut-estre receu dans ce mesme temps une trop grande abondance, dont il avoit esté suffoqué. Cette femme néanmoins se porta bien aprés que je l'eus ainsi accouchée de cét enfant mort.

Observation DLXXVI.

D'une femme qui accoucha heureusement à terme d'un enfant qui se portoit bien, quoy qu'elle eust esté griévement malade de la petite verole au cinquiéme mois de sa grossesse.

Le 23 Février 1690 j'ay accouché une femme d'un enfant masle qui vint au terme de neuf mois entiers, la mere se portant tres-bien pour lors, & son enfant aussi, quoy-qu'elle eust esté griévement malade de la petite verole au cinquiéme mois de sa grossesse, & qu'elle eust esté saignée quatre fois du bras durant cette maladie, dont il ne paroissoit aucune marque sur le corps de l'enfant, qui pust témoigner qu'il en eust esté aussi luy-mesme infecté dans le ventre de sa mere, comme j'en ay vû de tres-manifestes en un autre enfant dont j'ay rapporté l'exemple en l'Observation DC. la mere duquel enfant avoit aussi eû dans le temps de sa grossesse la mesme maladie, qui quoy-que contagieuse ne se communique pas toûjours au corps de l'enfant, bien qu'il n'ait pas pour lors d'autre nourriture que le sang de la mere; en estant preservé par son principe de vie particulier, qui purifie ce sang infecté qu'il en reçoit.

OBSERVATION DLXXVII.

D'une femme qui avoit un continuël écoulement involontaire de l'urine depuis deux mois qu'elle estoit accouchée de son premier enfant.

LE 28 Février 1690 je vis une femme accouchée depuis deux mois de son premier enfant, par les mains d'une Sagefemme, dont elle croyoit avoir esté blessée dans le temps de son accouchement. Cette femme avoit un continuel écoulement involontaire de l'urine, qui venoit d'une fistule qui luy estoit restée aprés la suppuration d'une partie du col de la vessie, où il y avoit un trou à y introduire le petit doigt; ce qui luy estoit arrivé tant à cause de la mauvaise conformation de son corps, (car c'estoit une femme extraordinairement petite) que pour la grosseur de la teste de son enfant, qui avoit demeuré trop long-temps au passage, à quoy pouvoit peut-estre aussi avoir contribué la violence que la Sagefemme avoit faite aux parties, ainsi que cette femme le croyoit. Je taschay néanmoins de la desabuser de cette croyance, de crainte qu'elle ne continuast d'attribuer peut-estre injustement la cause de son incommodité à sa Sagefemme, qui pouvoit en estre innocente; cét accident ne luy estant vray-semblablement arrivé que par la mauvaise conformation de son corps, & par la grosseur de la teste de son enfant, qui ayant, comme j'ay dit, demeuré trop long-temps au passage, & fait cependant une tres violente compression du col de la vessie, il y estoit survenu une inflammation, qui fut suivie d'une pourriture, qui ayant causé une grande perte de substance en cette partie, y avoit fait en mesme-temps cette fistule, que je jugeay estre entiérement incurable à cause de sa grandeur.

OBSERVATION DLXXVIII.

D'une femme qui mourut neuf jours aprés estre avortée d'un enfant de quatre ou cinq mois, la plus grande partie de l'arriérefaix luy estant restée dans la matrice.

LE 29 Février 1690 je vis une femme qui estoit presque reduite à l'extremité, estant avortée depuis sept jours d'un enfant de quatre ou cinq mois, sans avoir pû estre délivrée par sa Sagefemme, qui ayant rompu le cordon de l'arriérefaix, travailla beaucoup la malade durant une heure, sans luy pouvoir tirer que quelques portions de cét arriérefaix, dont la plus grande partie estant restée dans la matrice, causa dans la suite de grandes pertes de sang, & une abondante excrétion de vidanges très-puantes, avec une grosse fiévre continuë qui avoit plusieurs redoublemens par jour, grande tension du ventre, plusieurs foiblesses, & autres accidens qui firent mourir la malade deux jours aprés que je l'eus vûë en ce mauvais état, comme je l'avois bien prédit, plus par la considération de la violence que la matrice avoit soufferte, dans le temps que la Sagefemme de cette femme l'avoit voulu délivrer de son arriérefaix, que par celle de la seule rentention de ce corps étrange : car il faut remarquer qu'il n'y auroit pas mesme tant de danger de commettre entiérement à la nature l'expulsion de l'arriérefaix ainsi resté dans la matrice, que de faire une violence trop considérable à cette partie pour l'en tirer, qui ne manque pas d'y causer ensuite une inflammation, qui est d'autant plus mortelle, qu'elle est encore augmentée par la présence de quelque partie du corps étrange que l'on y a laissée.

Observation DLXXIX.

D'une femme qui avoit une fausse opinion d'estre grosse d'enfant.

LE 19 Mars 1690 je vis une femme âgée de trente-deux ans, fort couprosée de visage, laquelle estant seulement mariée depuis huit mois, croyoit estre grosse de six ou sept mois, ayant le ventre assez gros pour le croire, & y sentant mesme, à ce qu'elle disoit, des mouvemens qui l'en persuadoient : mais l'ayant examinée, je luy trouvay le nombril assez enfoncé, & l'orifice interne de la matrice tres-petit & court, par lesquelles marques je reconnus bien certainement qu'elle n'estoit point grosse d'enfant, comme elle le croyoit : & ce qui me le confirma d'autant plus, est qu'elle me dit qu'elle n'avoit jamais manqué d'avoir tous les mois ses menstruës, & qu'elle les avoit mesme euës plus abondamment, & mieux qu'elle n'avoit accoûtumé avant son mariage ; auquel temps elle en avoit quelque fois eû des suppressions durant trois ou quatre mois. C'est pourquoy je crûs qu'il falloit attribuer les mouvemens que cette femme disoit sentir quelquefois en son ventre, à certains tressaillemens de la matrice, ou du Mezentere, & non pas à un enfant, dont elle croyoit estre grosse ; & je luy conseillay de se faire saigner une fois du bras, & une autre fois du pied, & d'user ensuite durant quelque temps du bain d'eau tiéde, & de quelque purgation afin de dégager plus facilement l'embarras d'humeurs dont son Mezentere estoit selon l'apparence assez gonflé, pour causer la grosseur extraordinaire de son ventre, qui luy avoit donné occasion de croire ainsi faussement qu'elle estoit grosse d'enfant.

OBSERVATION DLXXX.

D'une femme qui accoucha heureusement à terme d'un enfant qui se portoit bien, quoy-que n'estant grosse que de trois mois & demy, elle eust esté tres-griévement malade d'une fiévre continuë, dont elle guerit par l'usage du quinquina.

LE 20 Mars 1690 j'ay accouché une femme d'un tres-gros enfant masle, qui se portoit parfaitement bien, quoy-que la mere estant grosse de trois mois & demy, eust eû durant douze ou quinze jours une tres-violente fiévre continuë avec des redoublemens létargiques, & autres accidens si fascheux, qu'il est rare de voir une femme si griévement malade en l'état de grossesse où elle estoit, sans en mourir. Mais aprés avoir esté saignée quatre fois du bras, on fut obligé de luy donner du *quinquina* ; & bien que les redoublemens de sa fiévre qui l'avoit presque reduite à l'extremité, ne fussent precedez d'aucun frisson, elle ne laissa pas d'en guerir parfaitement par l'usage de ce seul remede, contre l'esperance de son Medecin, qui vouloit encore la faire saigner au lieu de luy faire prendre ce salutaire remede, que je luy avois conseillé. Ce Medecin n'ayant pas pû se persuader que le *quinquina* convint à la maladie de cette femme, qui estoit d'une tres-delicate complexion, qu'aprés qu'il eût vû le bon effet qu'il produisit, en faisant cesser cette furieuse fiévre dés le lendemain qu'elle eût pris de ce remede.

OBSERVATION DLXXXI.

D'une femme qui aprés estre accouchée assez heureusement, fut surprise dés le lendemain de trois convulsions assez fortes, nonobstant quoy elle se porta bien dans la suite.

LE 23 Mars 1690 j'ay accouché une jeune femme d'un enfant masle qui vint naturellement; mais quoy-qu'elle fust accouchée fort heureusement, elle fut surprise le lendemain de trois convulsions assez fortes; ce qui m'obligea de la faire saigner du pied, aprés quoy elle se porta bien; la langue luy restant seulement épaisse, & un peu paralitique durant quelque jours. Cette femme estoit naturellement sujette à des douleurs de teste, dont elle estoit fort incommodée de temps en temps, lesquelles contribuerent beaucoup à luy causer les convulsions, dont elle fut surprise aprés son accouchement, par le transport qui se fit à son cerveau, qui estoit naturellement débile, d'un sang plus échauffé qu'à l'ordinaire par l'agitation du travail.

OBSERVATION DLXXXII.

D'une femme qui mourut par la violence des convulsions qui précederent & suivirent l'extraction de son enfant mort en son ventre, aprés un tres-laborieux travail durant cinq jours.

LE 27 Mars 1690 j'ay accouché en présence de deux Medecins & d'un Chirurgien de mes confreres, une femme âgée de plus de quarante quatre ans, de son premier enfant qui estoit mort en son ventre depuis trois jours entiers, comme il nous parut par sa grande corruption, estant resté au passage durant tout ce temps, sans que la nature l'eust pû pousser dehors, nonobstant toute la bonne conduite dont sa Sagefemme avoit usé pour la bien assister durant tout son travail. Mais outre l'âge par trop avancé de cette femme & l'extréme grosseur de son enfant mort, qui faisoient la grande difficulté de son accouchement, c'estoit une femme d'une habitude excessivement replete, & qui avoit esté surprise dés le jour précedent d'une tres-violente convulsion, estant d'ailleurs sujette par sa disposition naturelle, à tomber assez souvent dans cét accident dés avant

sa

sa grossesse, & comme on avoit essayé durant cinq jours qu'elle fust en travail toutes sortes de remedes, pour luy procurer un accouchement naturel, jusques à la saigner trois fois du bras, à cause de son extréme plénitude, & à luy faire prendre mesme un léger purgatif, & qu'il n'y avoit plus aucun lieu d'esperer qu'elle pust jamais accoucher d'elle-mesme, je fus obligé à l'instante priere de son mary, & de tous les assistans de luy tirer du ventre ce gros enfant mort, m'estant servi pour ce faire, de l'instrument de mon invention appellé *Tireteste*, avec lequel je le tiray bien plus facilement qu'on n'auroit pas pû faire avec les crochets ordinaires : mais cette opération quoyque faite sans causer aucune violence à la mere, luy fut inutile comme je l'avois bien prédit a tous les assistans, qui m'avoient obligé par leur grande instance de l'entreprendre, car elle ne laissa pas de mourir une heure aprés que je l'eûs ainsi accouchée, luy estant encore survenu pour lors une autre convulsion. C'est ainsi que meurent presque toutes les femmes dont la corruption de l'enfant mort en leur ventre contribuë à rendre la convulsion qui leur arrive beaucoup plus maligne & funeste.

Observation DLXXXIII.

D'une jeune femme qui quoy-que son hymen *ne fust perforé que d'un petit trou de la grosseur d'un tuyau de plume à écrire, n'avoit pas laissé de concevoir sans introduction du membre viril.*

Le 30 Mars 1690 j'ay vû une jeune femme mariée seulement depuis deux mois & demy, qui estoit grosse depuis ce temps-là, ainsi qu'il me parut par plusieurs signes qui le faisoient manifestement connoistre, quoyque son *hymen*, ou closture virginale, ne fut ouvert que d'un simple petit trou proportionné à la grosseur d'un tuyau de plume à escrire, à travers laquelle ouverture cette femme avoit conceû, sans aucune introduction du membre viril. Sa Sagefemme qui estoit presente, lors que je l'examinay, n'ayant pas pû, faute de capacité suffisante, reconnoistre cette disposition, avoit dit à son mari qu'elle n'auroit jamais d'enfans, dont je la desabusay, en l'assurant que sa femme estoit veritablement grosse, de quoy je le persuaday facilement, en luy faisant entendre qu'il suffisoit pour la conception, que la semence eust esté déchargée au droit du petit trou de *l'hymen*, quoy qu'il n'y eust eû aucune introduction du membre viril; & qu'au reste il estoit facile d'ouvrir la closture virginale de sa femme par l'incision de la simple membrane qui en fermoit l'entrée, afin qu'il pust ensuite accomplir plus facilement l'action du coït avec elle. Mais je luy conseillay d'attendre pour luy faire faire cette opération qu'elle fust grosse de quatre mois accomplis; afin qu'ayant passé le terme le plus ordinaire des fausses couches, qui est environ le troisiéme mois, sa grossesse estant plus stable, elle fust pour lors moins ébranlée par la douleur qu'elle pourroit souffrir en cette opération. Cét exemple nous fait assez connoistre qu'une femme peut bien concevoir, ainsi que j'ay dit, sans aucune introduction du membre viril comme celle-cy avoit tres-certainement fait, aussi bien qu'une autre femme dont j'ay parlé en l'Observation CDLXXXIX.

Observation DLXXXIV.

D'un enfant vivant qui fut malheureusement tiré du ventre de la mere avec les crochets.

Le 12 Avril 1690 je vis une femme qui avoit esté accouchée il n'y avoit que quatre jours, par un Chirurgien qui ayant crû que son enfant estoit mort en son ventre, & s'estant malheureusement trompé, l'avoit tiré avec des crochets; ce qui fut cause de la mort de ce pauvre enfant, qui vescut encore un jour aprés avoir esté tiré de la sorte avec trop de précipitation; parce que cette femme avoit eû auparavant, à ce que l'on me dit, un accés de convulsion; mais comme il n'y avoit pas un jour qu'elle estoit en travail, & que c'estoit son quatriéme enfant, & qu'il venoit naturellement, je crûs autant que j'en pus juger, par le recit qui m'en fut fait, qu'elle auroit bien pû en accoucher d'elle-mesme sans la cruelle précipitation qu'eût ce Chirurgien de luy tirer ainsi son enfant du ventre. Lors que je fus appellé pour voir cette femme, je la trouvay ayant une fiévre continuë avec une grande oppression & un petit poulx fort frequent, pour lesquels accidens son Medecin l'avoit fait saigner depuis les quatre jours qu'il y avoit qu'elle estoit accouchée, quatre fois du bras & deux fois du pied: mais nonobstant le mauvais état où elle estoit, qui donnoit lieu de croire qu'elle estoit en tres-grand danger de la vie, elle ne laissa pas de rechaper & de se bien porter dans la suite. Le cruel & malheureux exemple de cét enfant fait bien voir que l'on ne peut apporter trop de précaution, pour connoistre certainement si un enfant est mort au ventre de la mere, devant que de se servir d'instrumens pour l'en tirer ; afin de ne pas traiter comme mort celuy qui est vivant ; car quel horrible spectacle aux yeux de tout le monde de voir ce pauvre enfant vivant, à qui cét imprudent Chirurgien avoit fracassé toute la teste, avec les crochets dont il s'estoit si malheureusement servi, pour le tirer du ventre de sa mere en un état aussi affreux qu'il estoit pitoyable.

Observation DLXXXV.

De l'accouchement d'une femme qui avoit une grande perte de sang.

Le 22 Avril 1690 j'ay accouché une femme d'un enfant masle qui vint naturellement ; mais la mere fut surprise dés le commencement de son travail d'une assez grande perte de sang, pour donner sujet d'en craindre un fascheux évenement ; laquelle perte de sang venoit de ce que l'enfant avoit le col embarrassé du cordon de l'ombilic ; ce qui ayant beaucoup accourci la longueur de ce cordon, avoit commencé à faire détacher l'arriérefaix, & avoit esté ainsi cause de cette perte de sang ; à quoy avoit encore fort contribué le grand ébranlement que cette femme avoit souffert en allant par trop en carrosse durant tous les jours précedens ; ce qui avoit esté cause que son enfant s'estoit ainsi embarrassé de son cordon, qui outre le tour qu'il faisoit au col, repassoit encore par dessous le bras de l'enfant : cependant cette femme qui avoit esté ainsi sur le point d'avoir un tres-dangereux accouchement, à cause de cette perte de sang qui commençoit déja à estre fort considérable, ne laissa pas d'accoucher assez heureusement, & de se bien porter ensuite, & son enfant aussi ; à quoy j'aiday beaucoup en rompant les membranes des eaux de l'enfant aussi-tost qu'elles commencerent à se preparer ; afin de donner lieu à la teste de l'enfant d'estre plus facilement & plus promptement poussée au passage à travers la rupture de ses membranes, sans faire détacher davantage l'arriérefaix avant la sortie de l'enfant comme elles auroient pû faire, si je les eusse laissées entiéres, estant continuellement agitées par la forte impulsion des douleurs du travail.

Observation DLXXXVI.

D'une femme qui avoit depuis trois ans de grandes pertes de sang, & un scyrrhe carcinomateux de tout le corps de la matrice.

LE 30 May 1690 je vis une femme âgée de quarante-cinq ans, qui depuis trois ou quatre ans estoit fort incommodée de grandes pertes de sang, & d'un scyrrhe carcinomateux de tout le corps de la matrice, qui excedoit la grosseur de deux poings; & quoy-que son orifice interne qui participoit aussi de cette dureté scyrrheuse, ne me parust pas estre ulceré, je crûs néanmoins que cette femme mourroit tres-certainement de cette maladie, qui me parut estre d'autant plus incurrable qu'elle estoit devenuë habituelle depuis un si long-temps, & qu'elle luy estoit arrivée dans le plus mauvais âge des femmes, qui est celuy de quarante-cinq ans, où elle estoit; auquel âge la nature commence ordinairement à estre tout-à-fait dereglée dant l'évacuation des menstruës.

Observation DLXXXVII.

D'une femme sterile à cause de l'extréme petitesse de l'orifice interne de sa matrice.

LE 3 Juin 1690 une femme âgée de vingt-quatre ans, vint chez moy me consulter au sujet de sa sterilité, estant mariée depuis six ans sans avoir pû devenir grosse, comme elle auroit fort desiré. L'ayant examinée je trouvay l'orifice interne de sa matrice extrémement petit, de la figure d'un bout de fuseau; ce qui estoit cause que cét orifice ne se pouvant pas assez dilater pour recevoir la semence de son mari, cette femme en estoit renduë sterile; à quoy contribuoit encore beaucoup l'évacuation de ses mois qui estoit toûjours tres-petite à ce qu'elle me dit.

OBSERVATION DLXXXVIII.

De l'accouchement d'une femme, dont l'enfant se portoit assez bien, quoy-qu'elle eust eû une perte de sang, n'estant grosse que de deux mois.

LE 6 Juin 1690 j'ay accouché une femme d'un enfant masle qui vint naturellement & qui se portoit assez bien, quoy-que la mere eust eû une perte de sang lors qu'elle n'estoit grosse que de deux mois, & qu'elle eust encore eû vers le huitiéme mois de sa grossesse un flux de ventre durant deux ou trois jours qui l'avoit beaucoup fatiguée, nonobstant quoy elle accoucha assez heureusement, mais elle anticipa la fin de son neuviéme mois de neuf ou dix jours, comme il paroissoit à la médiocre grosseur de son enfant, qui estoit justement proportionné au terme dont la mere estoit grosse : car l'on doit remarquer que l'enfant profite & grossit toûjours à proportion du long sejour qu'il fait dans le ventre de la mere : c'est ce qui fait que l'on voit que tous les enfans qui passent le terme ordinaire de l'accouchement, qui est la fin du neuviéme mois, sont toûjours d'autant plus gros, que leur naissance est differée d'un plus grand nombre de jours par delà ce terme.

OBSERVATION DLXXXIX.

D'une femme qui portoit sa matrice tout-à-fait precipitée depuis six mois entiers qu'elle luy pendoit jusques au milieu des cuisses.

LE 26 Juin 1690 je réduisis une descente de matrice à une pauvre femme, qu'elle n'avoit jamais pû remettre depuis six mois entiers qu'elle la portoit tout-à-fait precipitée, luy pendant d'une grosseur extraordinaire jusques au milieu des cuisses, avec de tres-grandes incommoditez, dont elle fut entiérement soulagée, aussi-tost que je luy eûs réduit cette partie en sa situation naturelle, & que je luy eûs mis un pessaire dans le col de la matrice pour empescher la récidive de sa chute. Ce qui avoit rendu la réduction de la matrice de cette femme si difficile, qu'elle n'avoit jamais pû venir à bout de la remettre, estoit l'extréme grosseur de cette partie, causée par la continuelle fluxion d'humeurs qui s'y portoient durant qu'elle estoit au dehors, estant ainsi tombée.

OBSERVATION DXC.

De l'accouchement d'une femme grosse de deux enfans, dont le premier vint naturellement, & le second présentoit l'épaule.

LE 29 Juin 1690 j'ay accouché une femme de deux enfans masles vivans, dont le premier vint naturellement; mais comme le second se presentoit par l'épaule, cette mauvaise situation qui ne permettoit pas qu'il pust estre poussé dehors en cette posture, m'obligea de le retourner pour le tirer par les pieds, comme je fis immediatement aprés la sortie du premier. Ces deux enfans n'avoient qu'un seul delivre qui leur estoit commun; & la mere accoucha quinze jours avant la fin du neuviéme mois, & avoit eû les jambes fort enflées vers la fin de sa grossesse, comme il arrive presque toûjours aux femmes qui sont grosses de plusieurs enfans. Cette enflure des jambes & des pieds leur arrivant à cause de l'extréme compression que les grosses veines *Iliaques* reçoivent par la grande étenduë de la matrice, qui fait que le mouvement du retour du sang ne se faisant pas pour lors si facilement qu'à l'ordinaire dans ses veines, les parties inferieures du corps les plus éloignées, qui sont les pieds & les jambes, deviennent toutes tumefiées, à cause du trop long sejour des humeurs superfluës qui s'amassent en ces parties, qui ne peuvent que difficilement renvoyer par les veines tout le sang qu'elles ont facilement receû par l'impulsion des arteres.

OBSERVATION DXCI.

D'une femme qui mourut d'une grande perte de sang, n'ayant soupçon de grossesse que de deux mois & demy.

LE 4 Juillet 1690 je vis une femme qui ayant un soupçon de grossesse depuis deux mois & demy, fut surprise d'une si grande perte de sang qu'elle en tomba plusieur fois en foiblesse, & avoit mesme eû des mouvemens convulsifs avant que je fus appellé pour la voir: je la trouvay presque réduite à l'extremité, & en une si grande foiblesse que je crus qu'elle mourroit dans peu, comme il arriva une heure aprés que je l'eûs vûë en ce mauvais estat, les convulsions qui estoient survenuës à sa grande perte de sang m'ayant paru estre un tres-funeste presage : il est néanmoins si rare de voir mourir des femmes par de semblables pertes de sang dans un soupçon de grossesse aussi peu avancé, que je n'ay jamais vû que celle-là qui en ait perdu la vie, les pertes de sang qui arrivent dans le temps de la grossesse, estant ordinairement d'autant moins dangereuses, que la grossesse est moins avancée, quoy-que ce mesme accident soit assez souvent funeste aux femmes qui en sont surprises dans les derniers mois de leur grossesse. Le mari de cette femme me dit qu'un Chirurgien qui l'avoit vûë le mesme jour avant moy, avoit voulu tenter de la delivrer d'un faux germe qui estoit retenu en sa matrice ; mais qu'il n'avoit pas pû en venir à bout, à quoy je ne trouvay aussi aucune disposition, l'orifice interne de la matrice ne m'ayant pas paru assez ouvert pour pouvoir faire extraction de ce corps étrange sans une trop grande violence. Cela me fit juger que les convulsions dont cette femme avoit esté surprise, qui contribuerent beaucoup à la faire ainsi mourir, pouvoient bien peut-estre avoir esté causées par quelque violence que ce Chirurgien avoit faite à cette femme pour tascher à la delivrer de ce faux germe qui fut trouvé dans sa matrice en faisant ouverture de son corps aprés sa mort.

OBSERVATION DXCII.

De l'accouchement d'une femme dont l'enfant estoit mort en son ventre depuis plus de dix jours.

LE 20 Juillet 1690 j'ay accouché une femme au terme de six mois & demy de sa grossesse, d'un enfant qui estoit mort en son ventre depuis plus de dix jours, ainsi qu'il me parut par sa corruption, la mere ayant eû il y avoit un mois, une grande frayeur d'une blessure qu'un autre enfant qu'elle avoit s'estoit faite ; laquelle frayeur ayant vraysemblablement debilité celuy dont elle estoit grosse, avoit beaucoup contribué à le faire mourir d'autant plûtost dans la suite, par un coup qu'elle se donna elle-mesme sur le ventre, en lassant le corps de robe de son enfant, dont le lasset échappa subitement en se rompant en sa main. Cette femme nonobstant cét accident qui pouvoit luy estre funeste, à cause de la contusion que la matrice pouvoit avoir receûë par le coup qu'elle mesme s'estoit ainsi donné sur le ventre, se porta bien aprés que je l'eûs delivrée de cét enfant mort.

Observation DXCIII.

D'une femme grosse de six mois & demy qui mourut avec son enfant dans le ventre, par une fiévre continuë avec une esquinance.

Le 31 Juillet 1690 je fus appellé pour secourir, s'il eust esté possible, une femme grosse de six mois, que je trouvay pour lors réduite à l'extremité par une fiévre continuë avec une esquinance mortelle, ayant déja eû il y avoit un an, à ce que me dit son Medecin, un crachement de sang avec une grande oppression de poitrine: mais comme le mauvais estat present de la malade qui estoit agonisante, ne permettoit pas d'avoir aucune espérance qu'elle pust jamais échaper, & qu'elle n'estoit pas en travail, je me contentay de faire le prognostic que je devois sur son estat moribond, qui fut qu'elle ne passeroit pas la journée sans mourir, comme il arriva effectivement, estant expirée une heure ensuite avec son enfant dans le ventre, d'où il fut tiré immediatement aprés la mort de la mere, ayant encore alors quelque petit reste de vie, comme on le reconnut par quelque legere palpitation vers la région de son cœur. On doit remarquer que comme l'estat de grossesse est ordinairement valetudinaire aux femmes mesmes qui sont du meilleur temperament, celles qui d'ailleurs estoient sujettes avant leur grossesse à quelque infirmité considerable, comme cette femme dont je viens de rapporter l'exemple, qui estoit sujette à une grande oppression de poitrine, ne manquent pas d'en estre encore beaucoup plus incommodées dans cét estat, qu'elles n'estoient auparavant: de sorte qu'elles y sont pour lors d'autant plus en danger de la vie, que l'on ne peut pas dans le temps de la grossesse leur faire si facilement tous les remedes qui leur conviennent en un autre temps.

Obser-

OBSERVATION DXCIV.

D'une femme qui mourut le sixiéme jour aprés son accouchement, par une inflammation de matrice qui luy causa des convulsions.

LE mesme jour 31 Juillet 1690 je vis une femme accouchée depuis quatre jours, d'un enfant qui venant le cul devant estoit péri en cette posture, par le peu d'industrie qu'eût la Sagefemme à le dégager aussi promptement du passage qu'elle auroit deû faire pour le sauver. Aprés que cette femme eût esté ainsi accouchée par sa Sagefemme, son ventre resta presque aussi gros que si elle eust eû encore un enfant dedans, ayant mesme une dureté fort considerable vers le costé gauche de la matrice, avec inflammation de cette partie, où elle sentoit une tres-grande douleur, ayant de plus une grosse fiévre avec une grande difficulté de respirer; outre lesquels accidens il estoit encore survenu à cette femme au quatriéme jour une forte convulsion, qui fut suivie de plusieurs autres durant deux jours, qui la firent enfin mourir le sixiéme jour aprés son accouchement, comme je l'avois bien predit en la voyant en un si mauvais estat; à quoy pouvoit peut-estre avoir beaucoup contribué la violence que la Sagefemme pouvoit avoir faite à la matrice par son peu de dexterité, en accouchant cette femme de son enfant qui s'estoit presenté en mauvaise posture.

OBSERVATION DXCV.

De l'accouchement d'une femme qui avoit eû une perte de sang presque continuelle durant les quatre premiers mois de sa grossesse.

LE 1 Aoust 1690 j'ay accouché une femme au terme de huit mois de sa grossesse, d'un enfant mort en son ventre, seulement depuis dix-huit ou vingt heures, comme il me parut par le battement que je sentis au cordon de cét enfant, qui estoit tombé hors de la matrice dés le jour precedent, sans que j'eusse pû le contenir réduit, aprés l'avoir tenté par plusieurs fois inutilement; parce que la matrice n'estoit pas alors dilatée que pour le seul passage de ce cordon, qui estoit continuellement poussé au dehors à chaque douleur que la mere avoit. Cette femme avoit eû une petite perte de sang presque continuelle durant les quatre premiers mois de sa grossesse; aprés quoy s'estant assez bien portée, elle eût tout d'un coup un écoulement d'une grande abondance d'eau par la matrice, accompagné d'une médiocre perte de sang durant cinq ou six jours, ensuite de quoy le cordon du nombril de son enfant fut poussé dehors, comme j'ay dit. Mais quoy-que dans le commencement que ce cordon sortit, j'y sentisse un battement qui me faisoit manifestement connoistre que cét enfant estoit vivant, je jugeay plus à propos de le laisser au danger où il estoit de mourir, que de risquer certainement la vie de la mere, comme il auroit fallu faire pour dilater de force la matrice pour en tirer l'enfant, qui d'ailleurs seroit indubitablement mort, par la violence qu'il auroit soufferte dans cette opération. C'est pourquoy je patientay jusques à ce que la mere eust eû des douleurs suffisantes à la faire accoucher naturellement; ce qui n'arriva que le lendemain matin. Son enfant qui estoit mort, comme j'ay dit, commençoit déja, quand je le tiray, à se corrompre à un tel degré, que l'épiderme du *Scrotum* s'en séparoit facilement; mais la mere nonobstant sa delicatesse, & tous les accidens qui luy estoient arrivez dans le temps de sa grossesse & de son accouchement se porta bien ensuite.

OBSERVATION DXCVI.

D'une femme qui fut delivrée d'un faux germe dans lequel il y avoit un petit fétus, *qui n'estoit pas plus gros qu'un grain de froment.*

LE 17 Aoust 1690 j'ay délivré une femme d'un faux germe qui luy avoit causé une grande perte de sang, dans lequel je trouvay un petit *fetus* qui n'estoit pas plus gros qu'un grain de froment; ce qui faisoit manifestement connoistre que tous ces sortes de pretendus faux germes, ne sont véritablement que des arriérefaix de *fetus* avortons de cette nature. Cette femme croyoit pour lors estre grosse de deux mois & demy, ou environ, & me dit qu'elle avoit esté fort agitée par le rude ébranlement d'un carosse de voiture il y avoit trois semaines, ce qui ayant apparemment détruit le principe de vie de ce petit *fetus* dés ce temps-là, avoit esté cause de son avortement dans la suite, joint à la foiblesse naturelle de ce mesme *fetus*, qui auroit deû estre bien plus grand, s'il avoit esté vigoureux dés le temps de sa conception.

OBSERVATION DCXVII.

D'une femme qui avorta d'un petit enfant de trois mois & demy, aprés avoir pris mal-à-propos un remede purgatif.

Le 28 Aoust 1690 je vis une femme qui estoit avortée, il n'y avoit qu'une heure, d'un petit enfant de trois mois & demy, dont le cœur palpitoit encore assez manifestement; lequel accident estoit arrivé à cette femme par un remede purgatif qu'elle avoit pris ce mesme jour, par le mauvais conseil de son Medecin, qui prétendoit purger son estomac d'une bile qui luy causoit des dégouts dont elle se plaignoit, ne prenant pas garde que ces sortes de dégouts sont ordinaires dans le temps de la grossesse; outre que tous les remedes purgatifs ne convenoient point à cette femme en l'estat où elle estoit, ayant pour lors une petite perte de sang depuis cinq ou six jours; de sorte que sa grossesse, qui quoy qu'ébranlée par cette petite perte de sang, auroit néanmoins pû se rétablir, veû la vigueur qu'avoit ce petit *fetus* dont elle avorta, fut entiérement détruite par ce purgatif ordonné si mal-à-propos par ce Medecin, qui n'avoit pas pû croire que cette femme fust grosse d'enfant, comme je l'en avois assuré, s'imaginant qu'elle ne pouvoit pas estre grosse que de quelque faux germe, que la nature avoit mesme tenté d'expulser par cette petite perte de sang qui avoit paru. Cette femme estant ainsi avortée de ce petit *fetus* vivant, l'arriérefaix resta dans la matrice, qui s'estant fermée incontinent aprés l'expulsion de l'enfant ne permettoit pas qu'on l'en pust tirer, sans faire une trop grande violence à cette partie, qui luy auroit esté plus prejudiciable que le remede ne luy eust esté salutaire. C'est pourquoy je jugeay qu'il estoit plus à propos d'en commettre en ce temps l'opération à la nature. Mais cét arriérefaix ainsi resté luy causa trois jours ensuite une si grande perte de sang, qu'elle en tomba en de tres-grandes foiblesses, qui m'obligerent de luy tirer ce corps étrange, ayant trouvé pour lors la matrice assez dilatée pour le faire sans violence; aprés quoy cette femme revint peu à peu en convalescence; mais elle eût un tres-sensible regret de n'avoir pas suivi le salutaire conseil que je luy avois donné avant son avortement, qui estoit de se contenter pour tout remede du seul repos & d'une saignée du bras que je luy avois fait faire à cause de la petite perte de sang qu'elle avoit.

OBSERVATION DXCVIII.

D'une femme qui deux jours aprés estre heureusement accouchée, eût un flux de ventre accompagné de fiévre & de petits mouvemens convulsifs des mains.

LE mesme jour 28 Aoust 1690 je vis une femme qui estoit accouchée heureusement il y avoit cinq jours, & s'estoit assez bien portée durant les deux premiers jours; mais il luy estoit survenu ensuite un flux de ventre accompagné de fiévre, qui l'ayant beaucoup affoiblie, donnoit lieu d'en craindre une mauvaise issuë, & d'autant plus qu'elle avoit pour lors de temps en temps certains tressaillemens en maniére de petits mouvemens convulsifs des mains, avec une tres-grande douleur de teste, qui estoit encore augmentée par la forte imagination qu'elle avoit, que son mal venoit de ce que n'ayant pas pû m'avoir pour la secourir dans ce dernier accouchement, comme j'avois fait dans tous ses precedens, elle avoit esté obligée à mon defaut d'avoir recours à un autre Chirurgien de mes confreres, dont elle croyoit n'avoir pas esté bien accouchée; mais sans sujet, puis qu'elle s'étoit assez bien portée durant les deux premiers jours; & que les accidens qui luy estoient arrivez ensuite, n'avoient rien qui pust faire croire ce qu'elle s'estoit imaginée; desorte qu'il estoit necessaire lors que je la vis en cét estat, de luy guérir en mesme temps l'esprit & le corps. Je commençay d'abord par l'esprit, en la persuadant qu'elle avoit esté bien accouchée par ce Chirurgien, & aprés cela l'ayant fait saigner une fois du pied pour supléer au defaut de l'évacuation de ses vidanges, & encore une autrefois du bras, son flux de ventre & la fiévre & tous les autres accidens cesserent au bout de cinq ou six jours, aprés quoy elle se porta bien.

OBSERVATION DXCIX.

D'une femme qui accoucha au terme de huit mois; ayant une fiévre double tierce continuë.

LE 9 Septembre 1690 j'ay accouché une femme au terme de huit mois de sa grossesse, d'un petit enfant masle vivant, dont la naissance avoit esté accelerée d'un mois entier, par une fiévre double tierce continuë, dont la mere estoit malade depuis sept ou huit jours, pour laquelle on l'avoit saignée deux fois du bras: elle accoucha néanmoins assez heureusement, veû l'estat de sa maladie; mais aprés cela sa fiévre s'estant encore redoublée durant deux ou trois jours, je fus obligé de la faire saigner du pied, pour suppléer au defaut de l'évacuation de ses vidanges, ensuite de quoy elle se porta bien; ce simple remede ayant beaucoup contribué à la guérir entiérement de sa maladie, qui avoit donné sujet de craindre, que s'estant encore augmentée aprés son accouchement, elle n'en mourut peu de temps ensuite, comme on le voit assez souvent arriver en d'autres femmes pour de semblables maladies, & principalement en celles qui ont la poitrine mauvaise.

OBSERVATION DC.

D'une femme qui ayant eû la petite vérole il y avoit deux mois, accoucha au terme de six mois & demy d'un enfant mort, qui avoit plus d'une vingtaine de pustules de cette mesme maladie.

LE 15 Septembre 1690 j'ay accouché une femme au terme de six mois & demy de sa premiére grossesse, d'un enfant qui presentoit les pieds, mort en son ventre depuis deux ou trois jours que la mere avoit souffert une violente contorsion des reins, qui ayant fait détacher en partie son arriérefaix, luy avoit causé une perte de sang, qui parut dés le commencement de son travail. Il y avoit pour lors deux mois que cette femme avoit eû la petite vérole, & quoy-qu'elle en fust bien guérie depuis tout ce temps, il paroissoit néanmoins au corps de son enfant plus d'une vingtaine de véritables pustules de cette maladie, d'où l'épiderme s'enlevoit facilement, en les touchant legerement du bout du doigt. Cela faisoit voir manifestement que la maladie de la mere s'étoit communiquée à l'enfant; ce qui n'arrive pas toûjours; car j'ay veû d'autres enfans ausquels il ne paroissoit aucune marque de cette maladie, que leur mere avoit eüe aussi dans le temps de la grossesse. J'en ay rapporté un exemple en l'Observation DLXXVI. où j'ay dit que cette maladie contagieuse ne se communique pas toûjours de la mere à l'enfant, qui en est preservé par son principe de vie particulier, qui purifie le sang infecté qu'il reçoit de sa mere pour sa nourriture.

Observation DCI.

De l'accouchement d'une femme dont l'enfant qui estoit mort depuis huit jours présentoit le cul devant.

LE 5 Octobre 1690 j'ay accouché une femme au terme de huit mois & demy de sa grossesse, d'un enfant qui presentoit le cul devant, & qui estoit mort en son ventre depuis huit ou neuf jours, qu'elle ne l'avoit point senti remuër, aprés avoir receû un coup de poing, qu'un autre petit enfant de quatre ans luy donna par inadvertance sur le ventre: & comme le cordon du nombril de cét enfant mort estoit fort corrompu, il se rompit en la voulant délivrer de son arriérefaix, qui estant d'ailleurs d'une substance scyrrheuse, fut cause que j'eûs d'autant plus de difficulté à le tirer de la matrice, aprés que le cordon en eût esté ainsi rompu. C'estoit de ces sortes d'arriérefais épais & durs, qui ont comme un cercle graisseux au milieu de leur surface, qui font toûjours plus de peine à tirer de la matrice que les autres; parce qu'ils ne s'enfilent pas si facilement dans le passage, quand on en tire le cordon, que les arriérefaix qui sont moins épais, & d'une substance plus molle & pliable. Ayant ainsi delivré cette femme de son enfant mort & de son arriérefaix, dont le cordon s'estoit rompu, elle se porta bien ensuite.

OBSERVATION DCII.

De l'accouchement d'une femme, qui aprés avoir esté bien délivrée de son arriérefaix, vida encore le jour ensuite un petit corps de la grosseur d'une moitié de noix, avec une petite portion de membranes.

LE 31 Octobre 1690 j'ay accouché une femme d'un enfant masle qui vint naturellement; mais la mere avoit eû un mois auparavant des douleurs reglées durant cinq ou six heures, comme si elle eust esté dés lors en travail; lesquelles douleurs ne venoient que de l'agitation de son enfant, qui s'estoit tourné dés ce temps-là: & le lendemain que j'eûs accouché & delivré cette femme, elle vida encore une petite portion de membranes, & un petit corps isolé de la grosseur d'une moitié de noix, de substance un peu plus ferme que celle de l'arriérefaix, qui paroissoit avoir esté formé hors de la circonscription du véritable corps de l'arriérefaix, & qui s'estant trouvé un peu plus adherent à la matrice, n'en avoit pas esté tiré avec l'arriérefaix, dont il avoit esté pour lors separé avec la petite portion de membranes qui l'y joignoient auparavant. Ce sont de ces sortes de corps ainsi separez de la circonscription du propre corps de l'arriérefaix, que l'on prend quelquefois, mais abusivement pour des faux germes.

OBSERVATION DCIII.

De l'accouchement d'une femme dont l'enfant pour la grosseur extraordinaire de sa teste, estoit resté durant trois jours au passage où il estoit mort?

LE 4 Novembre 1690 j'ay accouché une jeune femme de son premier enfant, qui pour la grosseur extraordinaire de sa teste, estoit resté durant trois jours au passage, & y estant mort sans que la mere en pust accoucher, m'obligea de le tirer avec l'instrument de mon invention appellé *Tireteste*, par le moyen de quoy je sauvay la vie à cette femme qui seroit indubitablement morte dans peu, si je ne luy eusse donné ce secours qui luy fut salutaire. Mais comme la teste de son enfant avoit tres-fortement comprimé le col de la vessie, durant le long-temps qu'elle estoit demeurée arrestée au passage, cette femme eût aprés estre accouchée une issuë involontaire de son urine durant cinq ou six jours; mais elle se porta bien ensuite, & urina volontairement sans aucune incommodité. Il faut remarquer qu'aprés ces sortes d'accouchemens fascheux, où l'enfant a demeuré durant un trop long-temps au passage, le col de la vessie qui en a esté trop violemment comprimé, venant à s'enflammer dans la suite, il y survient quelquefois une pourriture gangreneuse, qui est cause qu'il s'y fait une fistule incurable, qui succede à la perte de substance de cette partie, comme il estoit arrivé à deux femmes, dont j'ay rapporté les exemples dans les Observations LXXVI. & DLXXVII. Mais lors que l'issuë involontaire de l'urine ne vient que d'une simple debilité de cette mesme partie, pour avoir seulement souffert une trop violente compression, & qu'il n'y est arrivé aucune pourriture aprés l'accouchement, cette incommodité n'est que passagere, comme elle fut en la femme dont je viens de rapporter l'exemple.

OBSERVATION DCIV.

De l'accouchement d'une femme dont l'enfant presentoit le bras replié, & le cordon de l'ombilic.

LE 18 Novembre 1690 je fus appellé pour secourir une femme qui estoit en un laborieux travail, dont l'enfant presentoit le bras replié, & le cordon de l'ombilic, qui ne sortoit pas néanmoins dehors, mais l'un & l'autre estant restez au passage, & le cordon de l'ombilic n'estant pas refroidi, & ayant encore un battement tres-sensible, qui marquoit que l'enfant estoit vivant. Lors que j'eûs connu les choses en cét estat, je repoussay entiérement ce bras, aussi bien que le cordon de l'ombilic, jusques au derriére de la teste de l'enfant qui estoit assez proche du passage, où je la laissay bien située, aprés quoy je commis le reste de l'opération à la nature, assurant la Sagefemme qui m'avoit fait appeller pour secourir cette femme, qu'elle accoucheroit naturellement, ayant remedié comme je viens de dire à l'empeschement qui y estoit auparavant; ce qui arriva une heure ensuite ainsi que je luy avois dit, la mere & l'enfant se portant bien tous deux.

OBSER-

OBSERVATION DCV.

D'une femme qui aprés estre accouchée assez heureusement eût au troisiéme jour une grande oppression, avec un transport au cerveau qui se termina par un flux de ventre.

LE 29 Novembre 1690 je vis une femme qui estoit accouchée assez heureusement depuis six jours, nonobstant quoy il luy estoit survenu au troisiéme jour une grande oppression de poitrine, avec un transport au cerveau qui se termina par un flux de ventre, qui luy estant venu depuis un jour, avoit détourné & évacué une partie des humeurs qui avoient causé le transport au cerveau; mais l'oppression de poitrine restoit toûjours assez grande avec un petit poulx frequent, pour laquelle oppression je la fis saigner du pied, afin de prévenir le danger où je la voyois, qui estoit d'autant plus grand que cette femme avoit tres-mauvaise poitrine, ayant craché du sang par plusieurs fois dans le temps de sa précedente grossesse: & comme j'avois assisté cette femme dans tous ses autres accouchemens, ensuite desquels elle s'estoit toûjours assez bien portée, & que ne m'ayant pas pû avoir dans le temps de ce dernier, comme elle avoit desiré pour luy donner le mesme secours, elle avoit esté obligée à mon défaut de se servir de l'assistance d'une Sagefemme, qui l'avoit néanmoins accouchée fort heureusement: elle s'estoit imaginée qu'elle n'en avoit pas esté bien délivrée; de sorte que cette pensée qu'elle s'estoit tres-fortement imprimée dans l'esprit, avoit beaucoup contribué à luy causer le transport au cerveau, qui luy estoit arrivé dans le temps de la fiévre de son lait, & son oppression de poitrine ne venoit que de la mauvaise disposition qui estoit en elle dés avant son accouchement: cepenpendant cette femme, nonobstant ces fascheux accidens, ne laissa pas de se bien porter, aprés que je l'eûs fait saigner du pied ainsi que j'ay dit, pour suppléer au défaut de l'évacuation de ses vidanges, qui estant tres-petites, avoit beaucoup contribué à son oppression de poitrine & au transport au cerveau qui luy estoient arrivez au troisiéme jour aprés son accouchement.

Observation DCVI.

De l'accouchement d'une femme au terme de neuf mois dont l'enfant se portoit bien, quoy-qu'elle eust eû une perte de sang durant quinze jours, vers le commencement du second mois de sa grossesse.

LE mesme jour 29 Novembre 1690 j'ay accouché une femme au terme de neuf mois entiers, d'une fille qui se portoit tres-bien, quoyque la mere eust eû durant quinze jours une perte de sang vers le commencement du second mois de sa grossesse, laquelle perte de sang luy estant arrivée à peu prés dans le temps que l'évacuation de ses menstruës devoit se faire, si elle n'eust pas esté grosse, donnoit quelque lieu pour lors de douter de sa grossesse, & pouvoit faire croire ensuite, que cette femme ne seroit devenuë grosse qu'aprés cette perte de sang, qui luy avoit duré quinze jours, & que cela estant, elle seroit accouchée justement à sept mois & demy, & non pas au terme de neuf mois entiers comme j'ay dit: mais la grosseur de son enfant, qui avoit toutes les proportions d'un enfant parfaitement à terme, prouvoit bien manifestement que cette femme estoit déja grosse d'un mois lors que cette perte de sang luy arriva; outre qu'elle avoit déja eû auparavant les dégouts, les vomissemens, & tous les autres signes qu'elle avoit eûs dans le commencement de ses autres precedentes grossesses. C'est pourquoy l'ayant jugée grosse dés avant le temps de cette perte de sang, je la fis saigner du bras, & luy conseillay le repos au lit, avec une abstinence entiére du coït durant quelque temps, mesme aprés que sa perte de sang fut cessée, afin d'éviter mieux par cette longue abstinence la recidive de cét accident; moyennant quoy elle fut préservée du grand danger où elle estoit pour lors d'avorter dés le commencement du second mois de sa grossesse, qui fut ainsi préservée salutairement pour la mere & pour l'enfant jusques à terme.

OBSERVATION DCVII.

De l'accouchement d'une femme qui avoit une grande perte de sang, son enfant se présentant outre cela par l'épaule.

LE 9 Decembre 1690 j'ay accouché une femme au terme de sept mois, laquelle estoit en grande perte de sang, causée par le détachement de son arrièrefaix qui se présentoit le premier au passage, l'enfant se présentant outre cela par l'épaule; ce qui m'obligea de le retourner pour le tirer par les pieds, comme je fis, afin de remedier à cette perte de sang qui commençoit à devenir excessive. J'exemptay par ce salutaire secours la mere du grand danger de la vie où elle estoit, & je tiray son enfant vivant, qui autrement auroit peri sans baptesme dans le ventre de sa mere, tant à cause de cette grande perte de sang qu'elle avoit, qu'à cause de la mauvaise situation en laquelle il se présentoit.

OBSERVATION DCVIII.

De laborieux accouchement d'une femme qui estoit en travail depuis sept jours entiers, son enfant estant resté mort au passage.

LE 25 Decembre 1690 j'ay accouché une femme qui estoit en travail de son premier enfant depuis sept jours entiers, sans pouvoir accoucher. L'âge avancé de cette femme qui avoit plus de quarante ans, la grosseur de son enfant, qui estoit son premier, & les mauvaises douleurs qu'elle avoit toûjours euës avoient esté cause que son enfant estoit resté au passage, & y estoit mort depuis plusieurs jours, nonobstant toute la bonne conduite dont la Sagefemme de cette femme avoit usé durant tout son travail; de sorte que n'y ayant plus aucune esperance qu'elle pust jamais accoucher d'elle-mesme, je fus obligé de luy tirer du ventre son enfant mort, m'estant servi pour faire plus facilement cette laborieuse opération, de l'instrument de mon invention nommé *Tireteste*; sans lequel secours, qui fut tout-à-fait salutaire à cette femme, elle seroit indubitablement morte dans peu. Ayant esté appellé pour voir cette femme quelques jours devant que de l'accoucher, j'avois bien prévû la difficulté de son accouchement, tant à cause de son âge trop avancé pour un premier accouchement, que par la consideration de l'extréme grosseur de la teste & de la largeur des épaules de son mari, qui me faisoient conjecturer que l'enfant qui en avoit esté engendré, ressemblant par la grosseur de ces mesmes parties à son pere, ne manqueroit pas, comme il arrive ordinairement aux enfans de tels peres, de rendre l'accouchement de sa mere des plus laborieux & difficiles.

Observation DCIX.

D'une femme qui eût un tres-laborieux travail de son premier enfant qui présentoit le bras avec la teste.

Le 31 Janvier 1691 j'ay accouché une jeune femme âgée de vingt ans, de son premier enfant qui estoit un garçon, qui présentoit le bras avec la teste, ses eaux s'estant écoulées dés le commencement du travail; ce qui fut cause qu'il en fut rendu des plus laborieux. Je repoussay le bras de l'enfant jusques au derriére de sa teste, aussi-tost que je le pus faire; afin de luy donner lieu de venir naturellement, comme il vint en effet; mais ce ne fut qu'aprés avoir demeuré la teste au passage prés de deux jours entiers; nonobstant quoy il vint vivant; mais estant pour lors tres-foible, & ayant une fort grosse tumeur au dessus de la teste, causée par la grande compression que cette partie avoit receuë durant toute la longueur du temps qu'elle avoit esté ainsi arrestée entre les os du passage de la mere, laquelle compression avoit esté si extréme, que le cuir chevelu se mortifia entiérement en deux endroits, vers les deux costez de la teste à l'opposite l'un de l'autre, de la largeur du bout du doigt, jusques à découvrir l'os mesme d'un costé de la largeur de l'ongle du petit doigt. Cét enfant revint néanmoins de la grande foiblesse en laquelle il estoit, par les bons soins que j'en eûs, & la grosse tumeur du dessus de sa teste, que cette grande compression y avoit causée, se dissipa peu à peu dés le jour mesme, comme il arrive assez ordinairement; & les escarres de ces deux endroits du cuir chevelu qui avoient esté mortifiez, en estant tombez, les deux petits ulceres qui resterent en ces mesmes endroits guerirent aprés quelque temps, l'un en dix ou douze jours, & l'autre en trente cinq jours seulement, à cause de l'os qui s'estoit découvert ; aprés quoy ce mesme enfant qui avoit couru un si grand risque de la vie, en demeurant si long-temps la teste arrestée au passage, se porta parfaitement bien & la mere aussi.

OBSERVATION DCX.

D'une femme qui accoucha d'un enfant mort sept jours aprés l'écoulement de ses eaux.

LE 1 Février 1691 j'ay accouché une jeune femme de son premier enfant, qui estoit un gros garçon, dont les eaux s'estoient écoulées depuis sept jours, sans aucune douleur, la mere ayant fait une chûte sur les genoüils un jour avant l'écoulement de ses eaux, & ayant negligé de garder le repos qui luy estoit necessaire aprés cette chute. Cét enfant vint mort ; le travail de la mere, qui dura dix-huit heures, ayant esté fort laborieux ; nonobstant quoy j'esperois qu'il viendroit vivant ; car une heure devant que la mere accouchast, je sentois mouvoir manifestement la teste de cét enfant au passage ; laquelle ayant, selon l'apparence, fortement comprimé le cordon de l'ombilic, qui s'estoit peut-estre glissé interieurement à costé d'elle, durant cette derniere heure qu'elle resta fort engagée dans le passage, avoit esté cause de la mort de l'enfant, comme je l'ay vû arriver en d'autres semblables occasions ; parce que l'enfant ne peut pas vivre un seul quart d'heure dans le ventre de la mere, lors que le mouvement du sang qui est destiné à le vivifier, durant tout le temps qu'il y sejourne, vient à estre entiérement intercepté par une exacte compression du cordon de l'ombilic, dans les vaisseaux duquel ce sang doit avoir necessairement un libre cours, jusques à ce que l'enfant ayant esté mis hors de la matrice, puisse au défaut de ce sang estre vivifié d'une autre maniere, par l'air qu'il vient à respirer incontinent aprés qu'il est né ; de sorte qu'étant privé du premier, il a necessairement besoin de l'autre, & n'en pouvant joüir durant qu'il est encore au ventre de la mere, il suffoque aussi-tost qu'il vient à estre privé des deux en mesme temps.

OBSERVATION DCXI.

De l'accouchement d'une femme dont les eaux se préparerent, & percerent comme à l'ordinaire, quoy-qu'elle en eust vidé tout d'un coup une tres-grande abondance deux jours auparavant.

LE 4 Février 1691 j'ay accouché une femme d'un tres-gros garçon qui vint naturellement, dont les eaux se préparerent & les membranes se percerent comme à l'ordinaire, un seul demy quart d'heure devant qu'elle accouchast, quoy-qu'elle eust déja vidé une grande abondance d'eau tout d'un coup sans douleur deux jours auparavant; de sorte qu'on auroit pû croire que cette premiére abondance d'eau qu'elle avoit vidée, venoit d'une espece d'hydropisie de matrice separée des veritables eaux de l'enfant: mais j'ay de la peine à estre persuadé qu'il se fasse jamais dans la matrice dans le temps de la grossesse aucune hydropisie particuliere hors des membranes de l'enfant; car si l'on voit quelque fois des femmes vider beaucoup d'eau, plusieurs jours devant que d'estre en travail, ces premiéres eaux ne viennent ordinairement que d'une rupture qui se fait aux membranes qui les contiennent, en un endroit plus superieur, & plus foible que celuy qui correspond justement à l'orifice interne de la matrice, comme il estoit arrivé à cette femme dont je viens de parler.

OBSERVATION DCXII.

D'une femme qui accoucha heureusement d'un gros enfant à terme, quoy-qu'elle eust eû une perte de sang n'estant grosse que de six semaines, qui luy dura prés de trois mois.

LE 15 Février 1691 j'ay accouché une femme d'un gros enfant masle qui vint naturellement, & qui se portoit tres-bien, quoy que la mere eust eû une médiocre perte de sang, qui luy arriva n'estant grosse que de six semaines, & luy dura prés de trois mois sans discontinuer, que quelque fois quatre ou cinq jours, jusques à ce qu'estant grosse de quatre mois & demy, cette perte de sang cessa pour lors tout-à-fait, & cette femme se porta assez bien ensuite, sinon qu'elle fut fort incommodée de douleurs de reins & dans le ventre durant tout le cours de sa grossesse; à cause que le cordon de l'ombilic de son enfant estoit de la moitié plus court qu'il ne devoit estre ; ce qui faisoit que l'enfant ne pouvant pas se remuër avec une entiére liberté, tirailloit en se remüant, l'arriérefaix attaché au fond de la matrice. Cette femme ne pouvoit pas se persuader dans le commencement que cette perte de sang luy arriva, qu'elle fust grosse, comme je l'en assurois, & eût encore bien plus de peine à le croire quand elle vit cette mesme perte de sang luy durer si long-temps; de sorte qu'elle s'imaginoit qu'il estoit entiérement impossible qu'une grossesse aussi ébranlée qu'estoit la sienne, qu'elle croyoit pour lors n'estre qu'une fausse grossesse, pût jamais se rétablir, comme je luy en donnois esperance, pourvû qu'elle suivist le conseil que je luy donnay ; qui fut de se faire saigner deux fois du bras, & de se tenir en grand repos au lit durant tout le temps de cette perte de sang, & de s'abstenir entiérement du coït encore quelque temps aprés que sa perte de sang fut cessée, pour éviter qu'elle ne vint à estre nouvellement excitée par cette action; ce qu'ayant fait fort éxactement, comme je luy avois conseillé, elle conserva sa grossesse, jusques à terme, & accoucha enfin heureusement de cét enfant masle, dont elle eût une joye d'autant plus grande, qu'ayant plusieurs autres enfans qui n'estoient que des filles, elle avoit passionnement desiré aussi-bien que son mari, d'avoir ce garçon, qui la consola de la grande contrainte qu'elle avoit euë de se tenir en repos au lit durant un si long-temps.

OBSERVATION DCXIII.

D'un enfant de deux ans qui avoit de frequens mouvemens convulsifs causez par la douleur de ses deux grosses dents.

LE 13 Mars 1691 je fis ouverture des gencives d'un enfant âgé de deux ans, qui avoit depuis deux ou trois jours de frequens mouvemens convulsifs, avec une grosse fiévre, causez par la grande douleur que luy faisoient ses deux grosses dents superieures, qui ayant eû jour par la petite incision que je fis sur la gencive, sortirent facilement ; aprés quoy les accidens qui n'étoient causez que par la trop grande distension douloureuse des gencives enflammées, cesserent aussi-tost, & l'enfant se porta bien ensuite, ainsi qu'il est arrivé à plusieurs autres enfans, à qui j'ay fait la mesme opération en pareille necessité.

OBSERVATION DCXIV.

D'une femme qui avoit une excessive perte de sang, causée par la retention de l'arrièrefaix d'un enfant de trois mois, dont elle estoit avortée.

LE 16 Mars 1691 je délivray une femme qui estoit avortée depuis deux heures, d'un enfant de trois mois, mort en son ventre depuis huit ou dix jours, comme il paroissoit à sa corruption; sa Sagefemme faute de suffisante capacité en son art, ne l'ayant pas pû délivrer de l'arrièrefaix, qui estant retenu en la matrice, luy avoit causé une si excessive perte de sang, qu'elle couroit un grand risque d'en perdre la vie, si je ne l'eusse promptement délivrée de cét arrièrefaix comme je fis, aprés quoy cette perte de sang cessa, & cette femme se porta bien ensuite.

OBSERVATION DCXV.

D'une femme qui avorta d'un petit fetus *de la grosseur d'une mouche à miel, comme il luy estoit déja arrivé quatre autrefois depuis deux ans.*

LE 23 Avril 1691 j'ay vû une femme qui venoit d'avorter d'un petit *fetus* de la grosseur d'une mouche à miel, que la nature avoit expulsé d'elle-mesme, sans aucun accident considerable, cette femme ayant pour lors soupçon d'estre grosse de deux mois & demy. C'estoit le cinquiéme avortement qu'elle avoit eû de cette nature depuis deux ans à ce mesme terme, ou environ. Cét exemple fait voir qu'il y a certaines femmes qui avortent aussi facilement qu'elles conçoivent; mais le meilleur conseil que l'on puisse donner à ces sortes de femmes, pour les préserver de si frequens avortemens, est qu'elles s'abstiennent entiérement du coït durant cinq ou six mois entiers; afin que leur matrice estant fortifiée par le repos durant tout ce temps, elle puisse mieux retenir la conception qui s'y fait ensuite: il est bon aussi qu'elles s'abstiennent d'aller en carosse dans le temps de leur grossesse, & encore plus dans d'autres voitures plus secoüantes; & il est mesme quelquefois necessaire pour une plus grande

grande precaution, qu'elles se tiennent au lit, & qu'elles évitent le coït, pour ne pas trop ébranler par cette ardente action leur debile grossesse. Cependant il se rencontre peu de femmes qui veüillent suivre sans repugnance ce salutaire conseil, pour conserver avec plus de sureté leur grossesse.

Observation DCXVI.

D'une femme qui fut délivrée d'un faux germe, qui renfermoit des eaux glaireuses, au milieu desquelles il y avoit comme un petit fetus avorté, qui n'estoit pas plus gros qu'un grain de millet.

LE 24 Avril 1691 j'ay délivré une femme d'un faux germe, laquelle avoit pour lors soupçon d'estre grosse de prés de trois mois. Je luy tiray ce faux germe tout entier, contenant encore dans ses membranes des eaux glaireuses, au milieu desquelles on voyoit comme le corps d'un petit *fetus* avorté, qui n'estoit pas plus gros qu'un gros grain de millet; & comme cette femme avoit eû un devoyement presque continuël, depuis le temps qu'elle croyoit avoir conceû, il y avoit apparence que le principe de vie ayant esté détruit en ce *fetus* dés les premiers jours de sa conception, à cause de ce dévoyement, il estoit resté de la petitesse qu'il pouvoit estre en ce temps-là; de sorte que de vray germe qu'il avoit esté dans le commencement, il estoit devenu ensuite ce que l'on appelle ordinairement un faux germe; en y comprenant cette membrane charnuë qui n'est veritablement qu'une espece d'arriérefaix, dont une conception avortée de la sorte, est envelopée.

Observation DCXVII.

De l'accouchement d'une femme qui avoit commencé à vider les eaux de son enfant sept jours auparavant sans aucune douleur.

LE 22 May 1691 j'ay accouché une femme d'un enfant masle qui vint naturellement à terme, & se portoit parfaitement bien, dont elle avoit commencé de vider les eaux sept jours auparavant sans aucune douleur, ayant toûjours continué d'en vider jusques au jour de son accouchement, qui ne laissa pas nonobstant cela d'estre fort heureux. Il faut remarquer que lors que l'on voit une femme vider ainsi des eaux de la matrice sans douleur, & sans aucune considerable ouverture de cette partie, l'on ne doit pas toûjours croire pour celà, qu'elle soit en travail; car le veritable travail ne commence que lors que les douleurs surviennent aprés l'entier écoulement de ces eaux; ce qui arrive ordinairement en ces sortes d'occasions aprés dixhuit ou vingt heures de temps, quand la femme est veritablement à la fin du terme de sa grossesse : car si elle n'y est pas, l'accouchement peut bien estre differé sept jours entiers aprés un pareil écoulement d'eaux, comme en cette femme dont je viens de rapporter l'exemple, mais mesme encore bien plus long-temps, comme je l'ay vû arriver en plusieurs autres.

Observation DCXVIII.

D'une femme grosse à qui un Chirurgien avoit fait fort à contretemps l'operation de la fistule à l'anus, *qui la fit accoucher au terme de huit mois, & mourir trois jours ensuite.*

LE 13 Juin 1691 je vis une jeune femme accouchée depuis deux jours de son premier enfant, au terme de huit mois, à laquelle un Chirurgien avoit fait fort à contre-temps depuis trois semaines l'opération de la fistule à *l'anus*, avec des incisions vers une des fesses de la longueur de la paume de la main, & de profondeur de trois travers de doigt. Si j'eusse esté appellé devant que de faire une si grande opération à cette femme, j'aurois esté du sentiment de luy faire seulement une simple ponction avec la lancette, pour donner issuë à la matiére de l'abscés qui s'estoit formé en cette partie, & de differer cette dangereuse opération jusques aprés son accouchement, qui ayant esté acceleré par les cruelles douleurs que cette femme souffroit journellement en pensant son énorme playe, & estant arrivé dans une disposition fiévreuse où elle estoit pour lors, la mit en un tres-évident peril de la mort, que je crûs luy devoir certainement arriver dans peu, lors que je la vis; ainsi que je le connus par la grande tension douloureuse de son ventre, par la fiévre maligne avec une grande oppression dont elle estoit travaillée, ayant un petit poulx dur & tres-frequent, & de grandes foiblesses avec une entiére suppression de ses vidanges; de sorte que l'on pouvoit manifestement connoistre en ce temps, que cette opération luy avoit esté un remede beaucoup plus préjudiciable que sa maladie, comme je l'avois bien dit à un de mes Confreres avec lequel j'avois déja vû cette femme douze ou quinze jours avant son accouchement. Elle mourut un jour aprés que je l'eus vûë cette derniére fois en un si mauvais état. Cét exemple prouve bien qu'on ne doit pas traiter que palliativement ces sortes de maladies aux femmes grosses, & les autres qui demandent des opérations trop considérables, que l'on ne peut entreprendre qu'avec un tres-grand danger dans le temps de la grossesse.

OBSERVATION DCXIX.

D'une femme qui aprés une perte de sang durant six semaines avorta d'un enfant de cinq mois, ayant vidé quelques jours auparavant plusieurs caillots de sang endurcis.

LE 16 Juin 1691 je vis une femme qui estoit accouchée toute seule le jour précedent, d'un enfant de cinq mois ou environ, qui vint mort, quoyque la mere l'eust senti mouvoir un jour auparavant. La cause de cét avortement venoit de ce que cette femme estant grosse de deux mois seulement, avoit esté blessée par un homme de ses amis, qui ne la croyant pas grosse l'avoit fortement embrassée par le corps pour la faire sauter par divertissement ; ce qui luy causa dans ce moment une grande douleur dans le ventre, & luy fit vider dés le lendemain beaucoup d'eau tout d'un coup par la matrice, sans rendre aucune autre chose en ce temps ; mais un mois ensuite elle eût une perte de sang qui luy dura prés de six semaines, avec quelque interruption par intervalles, ayant mesme vidé en un jour plusieurs caillots de sang endurcis, qu'un Medecin de ses proches parens, & un Chirurgien de mes confreres avoient pris par inadvertance pour de veritables morceaux de chair membraneuse ; ce qui leur faisoit croire que cette femme n'estoit point grosse d'enfant, quoy-que je leur certifiasse le contraire, en leur faisant voir manifestement à l'un & à l'autre, que ces prétendus morceaux de chair que cette femme avoit videz, n'estoient que de purs caillots de sang, qu'ils avoient pris pour des parties de quelque corps étrange en maniére de *Mole*, ou faux germe, les assurant au surplus, comme j'avois fait auparavant, qu'elle estoit encore grosse d'enfant, nonobstant qu'elle eust vidé ces prétendus corps étranges ; ce qu'ils ne voulurent pas croire, tant ils furent préoccupez de leur erreur, jusques à ce que cette femme fust accouchée, ainsi que j'ay dit, de cét enfant quelques jours ensuite de nostre conference, comme je leur avois prédit. Cét éxemple fait voir qu'il n'y a pas lieu de s'étonner grandement si des Gardes d'accouchées, & des Sagefemmes se trompent assez souvent, en prenant des caillots de sang pour des faux germes, puisque des Medécins & des Chirurgiens s'y trompent aussi quelquefois. Mais à la verité je fus fort surpris de voir que ce Chirurgien, qui faisoit une particuliére profession des accouchemens depuis un tres-long-temps, s'estoit si lourdement trompé, à ne pas reconnoistre la grossesse de cette femme, & à prendre les simples caillots de sang qu'elle avoit videz quelques jours avant l'avortement de son enfant, pour des corps étranges, dont il croyoit que la matrice s'estoit entiérement délivrée, sans que cét enfant y eust resté, comme il avoit fait, aussi-bien que son arriérefaix entier.

OBSERVATION DCXX.

De l'accouchement d'une femme qui avoit une perte de sang assez considerable, & qui dix-huit jours ensuite fut surprise d'une forte convulsion.

LE 18 Juin 1691 j'ay accouché une femme qui avoit une perte de sang assez considerable. Je l'avois vûë dix heures avant qu'elle eust esté suprise de cét accident ; auquel temps je luy avois conseillé pour le prévenir de se faire saigner du bras, comme elle auroit fait le jour ensuite, si son travail ne s'estoit pas declaré : elle témoignoit néanmoins avoir quelque repugnance à ce remede ; à cause de la crainte qu'elle avoit, que n'estant seulement grosse que de huit mois moins quelques jours, il ne la fit accoucher avant terme, comme elle disoit luy estre arrivé en sa premiére grossesse, où elle estoit accouchée au mesme terme d'un enfant mort, aprés avoir esté saignée ; attribuant sans sujet au remede, le mauvais évenement qu'il n'avoit point causé ; lequel ne provenoit que de la mauvaise disposition qui estoit en elle ; de sorte que n'ayant pas esté saignée cette derniére fois comme à la premiére, elle connût bien qu'elle n'avoit pas eû raison en son premier sentiment. Ce dernier enfant dont j'accouchay cette femme, estoit un tres-petit garçon, qui à cause de sa naissance prematurée de prés de cinq semaines, ne vescut que quinze jours; & la mere, qui d'ailleurs estoit d'une assez mauvaise complexion, fut surprise au dix-huitiéme jour de son accouchement d'une forte convulsion, qui avoit esté precedée durant quelques jours d'un tres-grand mal de teste; laquelle convulsion m'obligea de la faire saigner deux fois du pied, aprés quoy elle se porta bien.

OBSERVATION DCXXI.

D'une femme qui eût une considerable perte de sang causée par un faux germe que la nature tentoit d'expulser, & dont elle ne se delivra que par la suppuration.

LE 23 Juin 1691 je vis une femme qui ayant un soupçon de grossesse de prés de trois mois, fut surprise d'une perte de sang assez considerable, causée par un faux germe que la nature tentoit d'expulser: mais la matrice ne s'estant pas ouverte dans ce premier effort à proportion de la grosseur de ce corps étrange, comme je ne trouvay pas lieu pour lors de le tirer par l'opération de la main, & que la perte de sang commençoit à cesser, je jugeay plus à propos d'en commettre entiérement l'expulsion à la nature, qui ne s'en délivra que par la suppuration qui s'en fit durant quinze jours entiers. Cette femme ayant eû pendant tout ce temps des excrétions purulentes de la matrice, qui avoient une odeur tres-fetide, comme il arrive ordinairement en ces occasions, ne laissa pas de se bien porter ensuite, sans que la retention de ce corps étrange luy eust causé aucun autre accident, que celuy de la puanteur de ces excrétions de la matrice, qui estant à la fin devenuës saines, & sans mauvaise odeur, & d'une couleur naturelle firent connoistre, que la nature avoit entiérement achevé son opération avec plus de seûreté, que si l'on eust fait quelque violence à la matrice pour la dilater suffisamment, afin d'en tirer ce corps étrange par l'opération de la main, que l'on ne doit entreprendre, s'il n'y a pas d'accident trop pressant, que lors que la matrice est assez dilatée pour la pouvoir souffrir sans violence.

Observation DCXXII.

D'une femme qui accoucha d'un gros enfant qui se portoit tres-bien, quoy-qu'elle eust eû les fiévres durant la plus grande partie du temps de sa grossesse.

LE 26 Juin 1691 j'ay accouché une femme d'un gros enfant masle qui se portoit tres-bien, quoy-que la mere eust eû les fiévres durant la plus grande partie du temps de sa grossesse: mais elle estoit en assez bonne santé, & n'avoit plus de fiévre depuis quinze jours, lors que je l'accouchay; ce qui fit qu'elle porta son enfant jusques à la fin du neuviéme mois, & qu'elle évita le danger qu'elle auroit couru aprés son accouchement, s'il fust arrivé prematurément dans le temps qu'elle avoit la fiévre: & comme son enfant ne se ressentoit point de la foiblesse de sa mere, ni de l'estat valetudinaire où elle avoit esté durant un si long-temps, cela faisoit voir que cét enfant, par la vigueur particuliere de son principe de vie separé de celuy de sa mere, ayant purifié le sang corrompu qu'il en avoit receû pour sa nourriture, durant tout le temps de la maladie qu'elle avoit eûë, n'avoit pas laissé cependant de prendre tout son accroissement, & de se porter aussi-bien, que si elle n'eust pas esté malade, comme il paroissoit manifestement par la grosseur, & par la force qu'il avoit quand il vint au monde.

Observation DCXXIII.

D'une femme à qui l'on fit fort mal-à-propos la ponction du ventre, pretendant la guérir de l'hydropisie qui luy estoit survenuë depuis quatre mois qu'elle estoit avortée d'un enfant mort au cinquiéme mois de sa grossesse.

LE 11 Juillet 1691 j'ay vû une femme âgée de vingt-deux ans, qui estoit avortée depuis quatre mois de son premier enfant, mort en son ventre au cinquiéme mois de sa grossesse, sans aucune cause manifeste, sinon qu'elle avoit eû, un mois auparavant, beaucoup de fatigue durant une maladie qui estoit survenuë à son mary, le ventre de cette femme ayant commencé à se tumefier extraordinairement, douze ou quinze jours avant qu'elle ſe delivraſt de cét enfant mort, urinant tres-peu pour lors; de ſorte que cét avortement luy eſtant arrivé en cét eſtat, elle eût enſuite tres-peu de vidanges, ſon ventre reſtant toûjours beaucoup enflé durant un mois entier; aprés quoy il devint preſque à l'ordinaire, cette femme ayant pris par l'ordonnance des plus habiles Medecins de la Bretagne, où elle eſtoit alors, beaucoup de remedes pour le faire deſenfler; mais elle demeura peu de temps en cét eſtat; car huit jours enſuite ſon ventre recommença à ſe tumefier de jour en jour, juſques à devenir au point où il eſtoit lors que je la vis, eſtant auſſi enflé que ſi elle euſt eſté groſſe de ſept mois entiers: mais cette enflure ne venoit que d'une ſimple hydropiſie du ventre. Cependant comme cette femme n'avoit pas eû ſes menſtruës depuis ſon avortement, on pouvoit ſoupçonner qu'avec cette hydropiſie du ventre elle auroit pû eſtre groſſe, comme j'en ay vû pluſieurs exemples, & l'eſtre devenuë depuis trois mois, dans le temps que ſon ventre eſtoit revenu en ſon eſtat naturel, qui eſtoit un mois aprés l'avortement qu'elle avoit eû: mais l'ayant examinée je ne trouvay aucune diſpoſition en ſa matrice, qui puſt me faire ſoupçonner qu'elle fuſt groſſe. C'eſt pourquoy je l'aſſuray que l'éminence de ſon ventre n'eſtoit cauſée que par une véritable hydropiſie. Trois celebres Medecins qui la virent avec moy dans le meſme temps, luy conſeillerent l'opération de la ponction du ventre, comme le plus ſeur moyen de la guérir de ſon hydropiſie, à ce qu'ils pretendoient; mais je fis mon poſſible pour l'en diſſuader, luy conſeillant de ſe faire ſaigner pour ſuppléer au defaut de l'évacuation de ſes menſtruës, dont la ſuppreſſion avoit beaucoup contribué à luy cauſer cette hydropiſie, refutant l'erreur de ceux qui répugnoient à ce remede, pour la croyance qu'ils avoient qu'il pourroit encore augmenter l'hydropiſie, en leur faiſant connoiſtre que toutes les expériences journalieres faiſoient aſſez voir, que les femmes ne deviennent jamais hydropiques, pour quelques frequentes ſaignées qu'on leur faſſe, & quelques abondantes pertes de ſang qu'elles ayent; & que celles à qui cette maladie arrive, ſont celles qui ont une ſuppreſſion, ou une notable diminution de leurs menſtruës; & comme je crus que la grande obſtruction des reins de cette femme, avoit pû contribuër avec la ſuppreſſion de ſes mois, à luy cauſer ſon hydropiſie du ventre, je luy conſeillay encore d'uſer du bain d'eau tiéde & des eaux minerales, afin que l'obſtruction des reins & de la matrice puſt plus facilement estre dégagée par ces remedes. Mais le conseil de ces trois Medecins contraire au mien fut suivi, leurs voix ayant esté comptées, sans peser la mienne appuyée de mes raisons ; ce qui fut cause du malheur de cette femme, à qui ils firent faire quelques jours ensuite la ponction du ventre, par un Chirurgien de mes confreres, qui conjointement avec ces Medecins donna à cette femme une esperance d'autant plus grande & certaine, à ce qu'il pretendoit, de la réüssite de cette opération, que son hydropisie estoit recente : de sorte qu'estant remplie de cette vaine esperance, elle souffrit que ce Chirurgien luy fit une ponction au ventre, par laquelle luy ayant tiré une assez grande abondance d'eau, elle en parut d'abord soulagée durant le premier jour ; mais quelques jours ensuite elle se trouva plus mal qu'à l'ordinaire, & ses jambes qui n'estoient pas enflées avant cette opération, se tumefierent beaucoup ; ce qui estoit un tres-mauvais presage ; & son ventre s'estant ensuite renflé par de nouvelles eaux, on luy réïtera encore par plusieurs fois la mesme ponction, mais fort inutilement ; car elle mourut enfin quelque mois ensuite à la campagne où ses Medecins luy avoient conseillé de s'en retourner toute moribonde qu'elle estoit, pour éviter les justes reproches qu'elle avoit sujet de leur faire, de luy avoir conseillé un remede qui luy fut plus funeste que sa maladie n'estoit d'elle-mesme : car estant aussi recente qu'elle estoit en une jeune femme de son âge qui n'avoit pas d'autre incommodité de son hydropisie, que l'oppression qu'elle luy causoit par intervales, il y avoit apparence, qu'elle en auroit guéri, si elle eust suivi le bon conseil que je luy avois donné.

OBSERVATION DCXXIV.

De l'accouchement d'une femme qui avoit une grande perte de sang, causée par le détachement de l'arriérefaix.

LE 20 Juillet 1691 j'ay accouché une femme au huitiéme mois de sa grossesse, d'un enfant mort en son ventre, par une grande perte de sang dont elle fut surprise, laquelle venoit du détachement de l'arriérefaix, comme il parut par plusieurs gros caillots de sang noir, qui estoient fortement adhérens à la moitié de la face interne de cét arriérefaix, qui s'estoit prematurément detachée de la matrice avant la sortie de l'enfant ; ce qui avoit

avoit esté cause de sa mort au ventre de la mere. Comme cette perte de sang, quoy-que tres-abondante, n'avoit pas encore esté jusques à causer des foiblesses à cette femme, & qu'elle avoit des douleurs, qui quoy-que de mauvaise espece, ne laissoient pas de donner esperance qu'elle pourroit accoucher de cét enfant qui se presentoit naturellement, je jugeay qu'il estoit plus à propos d'en commettre l'expulsion à la nature, en luy aidant par la rupture des membranes des eaux, lors qu'elles seroient en estat de les pouvoir percer, que de risquer à faire trop de violence à la mere, pour precipiter l'extraction de cét enfant mort; ce qui réüssit comme je l'avois prejugé, aussi-tost que j'eûs rompu les membranes des eaux, donnant lieu par ce moyen à la teste de l'enfant d'estre poussée dehors avec moins de difficulté. Un mois avant que j'accouchasse cette femme, il luy avoit paru un petit commencement de cette perte de sang durant deux jours, qui avoit néanmoins entiérement cessé, par une saignée du bras que je luy fis faire pour lors, & par le repos qu'elle garda durant dix ou douze jours: mais comme son enfant avoit le col embarassé du cordon de son ombilic, dont la longueur estoit pour ce sujet fort accourcie, cela fut cause que cét enfant ne pouvant pas se mouvoir librement, sans tirailler en mesme temps l'arriérefaix, il s'en fit dans la suite un détachement prematuré, qui excita enfin cette grande perte de sang, qui fit périr l'enfant dans le ventre de sa mere, qui par le secours que je luy donnay en son accouchement, évita le péril où cette grande perte de sang la pouvoit mettre.

OBSERVATION DCXXV.

D'une femme qui ayant la cuisse & la jambe droites paralitiques, estoit devenuë grosse d'un enfant dont elle avorta au quatriéme mois, sa grossesse ayant esté toûjours ignorée jusques à ce temps-là.

LE 21 Juillet 1691 je vis une femme âgée de vingt-cinq ans, nouvellement revenue de *Bourbon*, où elle avoit esté prendre les eaux minerales, pour une paralysie de toute la cuisse & de la jambe droites, qui luy estoit restée d'une espece d'apoplexie, où elle estoit tombée, qui fust suivie de la paralysie de la moitié du corps du mesme costé droit; mais qui s'estoit dissipée, à l'exception de la paralysie de la cuisse & de la jambe, qui estoit toûjours demeurée depuis le dernier accouchement que cette femme avoit eû à terme, il y avoit un an & demy : & comme aprés avoir fait beaucoup de remedes pour cette paralysie de la cuisse, on luy avoit enfin conseillé d'aller prendre les eaux de *Bourbon*, s'estant mise en chemin avec son mary qui la conduisoit, elle devint grosse dans ce voyage; ensuite de quoy s'estant trouvée mal, & estant fort travaillée de suffocations de matrice qui estoient convulsifs, mais croyant que toutes les incommoditez que sa conception récente luy causoit, ne venoient que de la fatigue qu'elle avoit eûë dans son voyage, elle ne laissa pas de prendre les eaux de *Bourbon*, & de se faire donner la douche avec ces eaux sur la cuisse, & d'user des bains, & de la saignée du pied, & de beaucoup d'autres remedes qu'on luy fist ensuite dans l'ignorance de sa grossesse, lesquels la firent enfin avorter d'un enfant de quatre mois, mort en son ventre depuis long-temps, ainsi qu'il parut par sa corruption. Mais estant ainsi avortée de cét enfant, elle ne fut pas delivrée en mesme temps de l'arriérefaix, qui estant resté dans la matrice, luy causa des suffocations convulsives, qui obligerent un Chirurgien de tenter à la délivrer de cét arriérefaix retenu; ce qu'il fit seulement six heures aprés cét avortement, & avec beaucoup de peine, n'estant pas bien expert en ces opérations; ce qui a pû contribuer dans la suite, à une tumeur extrémement douloureuse, que cette femme avoit vers la region *Iliaque* gauche, qui se communiquoit à la partie laterale de la matrice de ce mesme costé, qui estoit opposite à celuy de la cuisse paralytique. Cette tumeur douloureuse que l'on ne sentoit que dans le profod, ne venoit que de la fluxion, qui se renouvelloit de temps en temps vers ce costé-là, l'autre costé de la matrice, qui estoit celuy de la cuisse paralytique, n'estant aucunement sensible, & estant plûtost deprimé que tumefié : Mais ces accidens venoient principalement de ce que cette femme depuis dix mois qu'elle estoit ainsi avortée, n'avoit pas eû l'évacuation de ses menstruës aussi abondante qu'elle avoit coustumé auparavant; ce qui estoit cause que depuis tout ce temps, elle estoit sujette à une excrétion continuelle de fleurs blanches, dont l'acrimonie l'incommodoit beaucoup, & luy donnoit lieu de craindre que ces fleurs blanches ne vinssent de quelque disposition ulcereuse de la matrice. Cependant je ne trouvay pas pour lors aucun ulcere formé en sa matrice, qui fust manifeste au toucher; mais elle y avoit un sentiment si douloureux vers le costé gauche, qui estoit celuy de cette tumeur, que je crus qu'il y avoit une grande communication de l'un à l'autre; & que cette continuelle excrétion de fleurs blanches, dont cette femme estoit fort incommodée, n'estoit qu'une espece d'excrétion purulente de quelque ulcére, qui estant en la partie interieure de la matrice, ne pouvoit pas estre sensible au toucher; & comme cette femme qui estoit venuë expressément à *Paris*, pour me consulter sur ses indispositions, s'en retourna à la campagne dans son séjour ordinaire, aprés que je luy eûs donné conseil sur le mauvais estat où elle estoit quand je la vis, je n'ay point sçeû ce qui luy est arrivé depuis ce temps-là; mais je crus pour lors qu'elle ne passeroit pas un an sans mourir.

OBSERVATION DCXXVI.

D'une femme qui avorta d'un enfant de quatre mois & demi, qui presentoit un pied avec sortie du cordon de l'ombilic.

LE 22 Juillet 1691 j'ay délivré une jeune femme qui venoit d'avorter d'un enfant de quatre mois & demy, que sa Sagefemme avoit receû sans la pouvoir delivrer de l'arriérefaix, dont le cordon s'estoit rompu. Cette femme estoit tombée sur les genouïls il y avoit douze jours; & au lieu de se tenir en repos aprés cette chute, elle n'avoit pas laissé d'aller le jour mesme en carosse; ce qui fust cause qu'elle fut surprise de grandes douleurs dans le ventre dés le lendemain; pour raison dequoy m'ayant consulté, je luy conseillay de se faire saigner du bras, & de se tenir au lit; ce qu'ayant fait, ses douleurs se calmerent entiérement; mais qulques jours aprés luy estant survenu un flux de ventre durant trois jours, ce nouvel accident ayant renouvellé ces douleurs, la fit avorter de cét enfant, qui fut ondoyé par la Sagefemme, sur un pied, qu'il presenta d'abord que les membranes des eaux eurent esté percées; ce qui estoit arrivé dés le jour precedent, ce pied estant sorti avec le cordon de l'ombilic, au battement duquel l'on connoissoit manifestement que l'enfant estoit vivant: mais comme c'estoit le premier enfant de cette femme, & que la matrice n'estoit pour lors que tres-peu dilatée, joint à ce que cét enfant, qui n'estoit qu'un avorton, avoit esté ondoyé comme j'ay dit, je conseillay à sa Sagefemme d'attendre à en faire extraction que la matrice fust passablement dilatée, pour éviter la violence qu'il eust fallu faire à la mere, qui auroit pû luy estre préjudiciable, sans pouvoir estre utile à cét enfant avorton, dont le foible & tendre corps auroit pû se démembrer, si on se fust efforcé de le tirer devant que la matrice eust esté suffisamment ouverte.

Observation DCXXVII.

D'une femme qui quoy-que féconde, ayant esté volontairement sterile durant plusieurs années, estoit enfin devenuë véritablement sterile à son grand regret.

LE 28 Juillet 1691 j'ay delivré une femme âgée de trente-cinq ans d'un simple faux germe laquelle croyoit estre grosse de trois mois ou environ. D'abord que cette femme se sentit mal pour cette fausse couche, elle fut fort chagrine parce qu'ayant esperé qu'estant grosse elle auroit pû avoir un garçon, comme elle auroit bien desiré, elle se voyoit par cét accident frustrée de cette espérance, ayant changé de sentiment avec le temps; car comme elle n'avoit jamais eû que deux filles, de la derniere desquelles je l'avois accouchée, il y avoit plus de treize ans, elle avoit esté depuis ce temps-là durant plusieurs années du nombre de ces femmes, qui pour conserver leur enbompoint, & ne pas souffrir les incommoditez de la grossesse & les douleurs de l'accouchement, sont volontairement steriles, s'abstenant pour ce sujet de coucher avec leur mary; durant lequel temps estant devenuë fort grasse, de sterile qu'elle avoit esté volontairement, elle estoit en l'estat present sterile à son grand regret.

Observation DCXXVIII.

D'une femme grosse de trois mois, qui avorta d'un enfant mort en son ventre par la grande frayeur qu'elle avoit eû du tonnerre.

LE 9 Aoust 1691 j'ay vû une femme qui estoit avortée il n'y avoit que deux jours, d'un enfant de trois mois, mort en son ventre depuis sept ou huit jours, par une grande & subite frayeur qu'elle avoit eûë d'un grand éclat de tonnerre, estant restée pour lors presque évanoüie, & ayant eû dés le lendemain de cette grande frayeur un commencement de perte de sang, qui luy causa enfin cét avortement; cette seule violente agitation de l'esprit ayant produit en elle le mesme accident, que la trop grande agitation du corps cause assez souvent en d'autres.

Observation DCXXIX.

D'une femme tres-infirme qui accoucha d'un enfant qui estoit tres-fort, quoy-qu'elle eust eû une perte de sang qui luy avoit duré plus de six semaines, lors qu'elle n'estoit grosse que de deux mois.

LE 12 Aoust 1691 j'ay accouché une femme d'un enfant masle qui vint naturellement, & qui estoit tres-fort, nonobstant l'extréme délicatesse & la grande infirmité de sa mere, qui en accoucha mesme dix-huit jours devant le terme complet de neuf mois, estant bien certaine, à ce qu'elle me dit, qu'elle ne pouvoit estre devenuë grosse, à cause de l'absence de son mary, que du premier jour de Décembre precedent; desorte qu'elle n'avoit porté cét enfant que huit mois & douze jours: mais outre cela, lors qu'elle n'estoit grosse que de deux mois, elle avoit eû une perte de sang, qui luy avoit duré plus de six semaines, sans discontinuer que de trois ou quatre jours de fois à autre; ce qui fut cause qu'elle eût de la peine à croire qu'elle fust grosse, que lors qu'elle sentit remuër son enfant vers le quatriéme mois; & elle estoit encore si sujette à un crachement de sang, qu'elle estoit obligée à ne vivre pour toute nourriture que de lait de vache, & de pain trempé dedans, dont elle estoit plus soulagée que de tout autre aliment. La perte de sang qu'elle avoit eûe dans les premiers mois de sa grossesse, & le crachement de sang auquel elle estoit ordinairement sujette, m'obligerent à la faire saigner quatre ou cinq fois durant le cours de sa grossesse, & encore une autre fois dans le temps mesme de son travail, pour éviter que son sang venant à estre plus échaufé par les douleurs de son accouchement, il ne s'en fit un trop impétueux mouvement vers sa poitrine; toutes lesquelles saignées luy ayant esté faites fort à propos, furent aussi salutaires à l'enfant qu'à la mere, qui se porta bien aprés que je l'eûs accouchée.

Observation DCXXX.

D'une femme qui vida de la matrice un petit corps étrange, qu'elle croyoit estre un reste d'une pretenduë Mole, *qu'elle avoit vidée il y avoit deux mois aprés estre avortée d'un enfant de trois mois.*

Le 29 Aoust 1691 je vis une femme qui le jour precedent avoit vidé de la matrice un petit corps étrange de consistance charnuë, de la largeur d'un double, qu'elle me fit voir, me disant qu'elle estoit avortée il y avoit deux mois, d'un enfant de trois mois, ou environ, & que n'ayant pas esté delivrée de l'arriérefaix dans le temps de cét avortement, qui luy estoit arrivé à la campagne, sans estre assistée par personnes entenduës en l'art des accouchemens, elle avoit vidé quatre ou cinq jours ensuite une espece de *Mole*, à ce qu'elle croyoit, grosse & longue comme la main (mais ce n'estoit véritablement que l'arriérefaix qui estoit resté en la matrice) aprés quoy elle n'avoit plus rien vidé, ni eû mesme depuis, aucun écoulement de vidanges, s'estant au reste assez bien portée ensuite, & ses menstruës estant venuës au bout du mois à l'ordinaire, elle avoit vidé quinze jours aprés, ce petit corps étrange qu'elle me montra; avant la sortie duquel elle avoit vidé quelque peu d'eau claire; ce qui l'avoit obligée de me mander, dans la croyance qu'elle avoit que ce dernier petit corps étrange estoit quelque portion de cette pretenduë *Mole* qu'elle avoit vidée aprés son avortement, qui luy estoit restée en la matrice: mais comme elle n'avoit point eû aucune excrétion durant ce long intervale de temps, & qu'elle avoit eû ensuite ses menstruës à l'ordinaire, je l'assuray que ce dernier petit corps étrange, venoit d'une nouvelle conception, qui s'estoit faite seulement depuis les quinze jours, qu'il y avoit que l'évacuation de ses menstruës s'estoit faite; laquelle recente conception avoit esté détruite par un flux de ventre que cette femme avoit eû durant trois ou quatre jours.

Observation DCXXXI.

D'un femme qui accoucha heureusement d'un enfant qui se portoit tres-bien, quoy-qu'elle eust eû une fiévre double tierce continuë fort violente durant douze jours, dont elle fut guérie par le quinquina.

LE 12 Septembre 1691 j'ay accouché une femme d'une fille qui vint naturellement, & se portoit tres-bien, quoy que la mere eust eû, il n'y avoit que trois semaines, une fiévre double tierce continuë fort violente durant douze jours, pour raison de quoy je l'avois fait saigner deux fois du bras, & luy avois fait prendre ensuite du *quinquina*, par l'usage duquel elle avoit esté parfaitement guérie de sa fiévre; aprés quoy elle accoucha tres-heureusement de cette fille; la mere & l'enfant estant pour lors en bonne santé, & ayant évité par le moyen de ce salutaire remede, le péril que l'un & l'autre auroient couru, si cette fiévre dont les redoublemens estoient tres-violens, avoit continué jusques au temps de l'accouchement: car la nature beaucoup affoiblis dans cét estat maladif, n'auroit pas pû bien faire l'évacuation des vidanges de la couche, dont la suppression auroit pû estre mortelle à la mere, comme on le voit arriver assez souvent aux femmes qui accouchent malheureusement dans le temps qu'elles sont affligées d'une aussi dangereuse maladie.

Observation DCXXXII.

De l'accouchement d'une femme dont l'enfant, qui estoit mort, presentoit le cul devant, & avoit une arriéfaix tout scyrrheux.

LE 3 Octobre 1691 j'ay accouché une femme âgée de trente-cinq ans, au terme de huit mois de sa grossesse, d'un enfant qui presentoit le cul devant, & estoit mort en son ventre depuis plus de huit jours, qu'elle ne l'avoit point senti remuer. Cette femme estoit extrémement valetudinaire, & avoit pour lors les deux jambes fort enflées; elle me dit qu'elle n'avoit point eû d'enfans depuis dix ans; durant tout lequel temps elle avoit esté volontairement sterile, ne couchant pas avec son mary, pour éviter de devenir grosse, dans la crainte qu'elle avoit toûjours eûë de mourir en couche, à cause de la difficulté qui se rencontroit ordinairement en ses accouchemens. Cependant elle ne laissa pas de se bien porter, aprés que je l'eus ainsi délivrée de cét enfant mort & de son arriérefaix, qui estant tout scyrrheux, me parut avoir esté la principale cause qui avoit contribué à le faire mourir au ventre de sa mere, ce mesme arriérefaix n'ayant pas pû, à cause de la dureté scyrrheuse de toute sa substance, purifier le sang dont il avoit besoin, ni luy en fournir suffisament pour sa nourriture au terme avancé où il estoit, comme il avoit fait auparavant, quoy-qu'avec assez de peine, à cause de l'obstruction de ses vaisseaux.

OBSERVATION DCXXXIII.

D'une femme qui accoucha au terme de sept mois, d'un enfant mort en son ventre, par une perte de sang qui avoit esté precedée d'un flux de ventre.

LE 17 Novembre 1691 j'ay accouché une femme d'un enfant de sept mois, ou environ, mort en son ventre depuis deux ou trois jours, durant lesquels elle eût des douleurs presque continuëlles dans le ventre, sans aucune declaration de veritable travail; aprés quoy il luy parut une perte de sang, qui bien qu'elle ne fust que mediocre dans l'apparence exterieure, estoit néanmoins tres-grande au dedans, ainsi que je le reconnus par la grande quantité de gros caillots de sang, qui sortirent de la matrice aussi-tost que j'eus délivré cette femme de son arriérefaix, & par l'extréme foiblesse où elle estoit avant que d'accoucher, qui m'obligea de rompre les membranes des eaux, dés qu'elles furent un peu préparées, afin d'accelerer l'expulsion de cét enfant mort, & d'empescher par ce moyen l'augmentation, de cette perte de sang, qui la mettoit au risque de la vie, qu'elle auroit pû perdre sans le salutaire secours que je luy donnay. Cette perte de sang n'avoit pas esté precedée d'aucune cause manifeste, sinon d'un flux de ventre dont cette femme avoit esté travaillée durant deux ou trois jours, avant que cét accident luy eust paru, lequel ne fut funeste qu'à l'enfant; car la mere se porta bien aprés que je l'eûs ainsi accouchée, quoy qu'elle fust dailleurs d'une mauvaise constitution, & tres-sujette à un crachement de sang, sa poitrine ayant esté par accident préservée de nouvelle fluxion

fluxion, par la grande diversion d'humeurs qu'avoient fait le flux de ventre & la perte de sang qui avoient precedé.

OBSERVATION DCXXXIV.

D'un enfant d'un an qui avoit une petite tumeur scyrrheuse au bout resté du cordon de l'ombilic, laquelle fut retranchée par une simple ligature.

LE 21 Novembre 1691 je fis une ligature au bout superflu resté au cordon de l'ombilic d'un enfant masle d'un an, pour en retrancher une petite tumeur scyrrheuse de la grosseur d'une noix, qui s'estoit engendrée à l'extremité de ce cordon, aprés que la partie qui excedoit la ligature, que l'on y avoit faite, en fût tombée à l'ordinaire, peu de jours ensuite de la naissance de cét enfant. Un Chirurgien qui en avoit accouché la mere, attribuoit la naissance de cette tumeur à la faute de la nourrice, l'accusant de n'avoir pas bien bandé le ventre de l'enfant; mais la nourrice au contraire, la rejettoit sur ce mesme Chirurgien disant qu'il avoit mal lié ce cordon; ce qui avoit esté cause qu'il s'en estoit écoulé des serositez purulentes durant prés de six mois; au bout duquel temps il s'y estoit engendré une excroissance de chair, qui estoit devenuë scyrrheuse, dont je fis la ligature vers sa baze qui estoit étroite, & où il restoit encore un petit bout de l'ancien cordon, lequel fut entiérement retranché par cette simple ligature, qui ayant fait tomber au bout de huit jours, tout ce qui en estoit superflu, reduisit l'ombilic de l'enfant en un état naturel; ce qui fit bien connoistre à la mere le peu de capacité de ce Chirurgien, qui au lieu de faire à cét enfant la simple opération que je luy fis, dont un apprentif en l'art auroit esté capable, avoit esté un an entier à luy faire mettre inutilement des emplastres, des compresses, & une petite plaque de plomb sur le ventre, dans l'esperance de pouvoir guerir cette tumeur scyrrheuse qui estoit à l'extrémité de ce petit bout de cordon resté, laquelle au lieu de diminuër, avoit pris de jour en jour un plus grand accroissement.

Observation DCXXXV.

D'une femme qui estant accouchée tres-heureusement mourut le quatorziéme jour ensuite, ayant esté surprise dés le sixiéme jour, d'une fiévre continuë avec transport au cerveau, à quoy avoit contribué le grand chagrin qu'elle eût d'une mauvaise nouvelle.

LE 10 Decembre 1691 j'ay accouché une femme d'un tres-gros enfant masle, qui vint naturellement. Mais quoyque cette femme fust accouchée, tres-heureusement de cét enfant qui estoit fort sain, & que je l'eusse bien délivrée de son arriérefaix qui estoit aussi tres-sain & entier, & que le cinquiéme jour de son accouchement je l'eusse trouvée sans aucune fiévre, ayant bien reposé durant toute la nuit, elle fut le jour ensuite surprise d'une fiévre continuë avec des redoublemens précedez de frisson, & accompagnez de transport au cerveau, & d'inégalité du poulx; ce qui marquoit la malignité de cette fievre, qui la fit mourir au quatorziéme jour de son accouchement. Lors que cette femme fut surprise de cette fiévre qui supprima ses vidanges, je tombay malade par malheur pour elle, & pour moy le mesme jour; ce qui fut cause que la saignée du pied que j'avois conseillé de luy faire, pour suppléer au défaut de l'évacuation de ses vidanges fut differée plus de quatre ou cinq jours, soit par la negligence de ceux qui la virent en mon absence, qui n'insisterent peut-estre pas assez fortement, pour faire connoistre la necessité qu'il y avoit de faire ce remede en cette occasion, pour détourner ce transport au cerveau, soit par la repugnance que les parens de la malade pouvoient avoir à cette saignée, qui auroit pû luy estre salutaire, si elle eust esté faite suivant mon conseil dés le commencement. Par l'ouverture du corps de cette femme aprés son decés, on trouva sa matrice tres-saine; de sorte que l'on ne pût attribuer sa mort, qu'à un tres-sensible chagrin qu'elle avoit eû d'une mauvaise nouvelle qu'on luy avoit dite, avant qu'elle fut surprise de cette fiévre & de ce transport au cerveau, & à la forte opinion qu'elle s'estoit mise en teste durant tout le cours de sa grossesse qu'elle mouroit certainement de cette couche, comme il luy arriva par cas fortuit; sa malheureuse prédiction ayant esté plus vraye en ce denier accouchement, qu'elle n'avoit esté dans le précedent, où je l'avois déja vûë dans la mesme opinion, qui s'estant trouvée fausse cette premiére fois, auroit néanmoins pû estre aussi veritable que cette derniére, si la mesme cause de ce trop sensible chagrin qu'elle avoit eû, y eust pareillement contribué; car le chagrin n'est jamais plus pernicieux aux femmes, que dans le temps de leurs couches.

Observation DCXXXVI.

D'une femme âgée de soixante-huit ans, qui mourut d'un ulcere carcinomateux de la matrice.

Le 29 Decembre 1691 je vis une femme âgée de soixante-huit ans, à laquelle, aprés une entiére cessation de ses menstruës durant vingt années, il estoit arrivé subitement il y avoit deux ans une perte de sang, qui se renouvelloit de temps en temps, avec excrétion de caillots, & un continuel écoulement de matiére purulente tres-fetide, procedant d'un ulcere carcinomateux de la matrice, que je crûs la devoir faire mourir dans peu, comme il arriva quelque mois ensuite que je l'eûs vûë en ce mauvais état: de sorte que l'on doit toûjours considerer ces sortes de pertes de sang qui arrivent aux femmes de cét âge, aprés une longue cessation de leurs menstruës, comme un signe avant-coureur de leur mort certaine.

Observation DCXXXVII.

De l'accouchement d'une femme qui fut préservée de tomber en convulsion, comme il luy estoit arrivé en son précedent accouchement.

Le 6 Janvier 1692 j'ay accouché une femme âgée de trente-cinq ans ou environ, d'une fille qui vint naturellement, & se portoit assez bien, nonobstant les continuelles apprehensions que la mere avoit euës durant tout le cours de sa grossesse, d'avoir une aussi grande difficulté dans ce dernier accouchement, que celle qui s'estoit rencontrée dans son précedent il y avoit douze ans, à cause de plusieurs violentes convulsions dont elle fut surprise qui faillirent à la faire mourir, estant pour lors accouchée avec une tres-grande peine d'un enfant mort. Et comme cette femme estoit extrémement boiteuse, par la mauvaise disposition de l'articulation de ses cuisses avec ses hanches, elle croyoit que c'estoit ce vice de conformation, qui luy avoit causé la grande difficulté qu'elle avoit eüe en son précedent accouchement : mais estant bien conformée de la part de la matrice, je crûs que ce qui avoit veritablement contribué à luy causer les convulsions dont elle avoit esté surprise en ce précedent accouchement, estoit plûtost la grosseur de la teste de cette femme, qui estant d'ailleurs d'un temperament assez sanguin & pituiteux, avoit le cerveau extrémement humide : & ce qui me confirma dans cette croyance, fut qu'environ quinze jours devant que je l'accouchasse de ce dernier enfant ; elle avoit esté surprise tout d'un coup d'un si grand débordement de pituite du cerveau sur la gorge, avec une grande oppression, qu'elle auroit pû en tomber en apoplexie, si la nature n'eust esté promptement dégagée par deux saignée du bras qu'on luy fit par mon conseil ; aprés quoy elle se porta assez bien jusques au temps de son accouchement, auquel je la fis saigner encore une autre fois dés qu'elle commença d'estre en travail, pour éviter avec plus de seureté qu'il ne luy arrivast quelque convulsion ; de sorte qu'estant ainsi accouchée fort heureusement, elle se porta tres-bien ensuite, & son enfant pareillement.

Observation DCXXXVIII.

De l'accouchement d'une femme qui avoit esté sterile durant quatre ans, pour la trop petite évacuation de ses menstruës.

Le 16 Janvier 1692 j'ay accouché une femme âgée de trente-deux ans de son premier enfant, qui estoit une fille dont elle n'estoit devenuë grosse, qu'aprés la quatriéme année de son mariage, & presque contre son esperance ; à cause qu'estant une assez grande femme, elle n'avoit jamais eû ses menstruës que durant un seul jour, & tres-petitement. On doit remarquer que l'entier privation de l'évacuation menstruelle est bien une veritable cause de la sterilité des femmes ; mais que la paucité de cette évacuation rend seulement la conception plus difficile, comme il estoit arrivé à cette femme, qui bien qu'elle fust dans la plus grande vigueur de son âge, ne devint grosse qu'aprés la quatriéme année de son mariage.

OBSERVATION DCXXXIX.

D'une femme qui fut délivrée, de l'arriéfaix qui estoit resté en sa matrice, aprés qu'elle eût avorté d'un petit enfant de trois mois.

LE 3 Février 1692 je fus appellé pour délivrer une femme, qui estoit avortée le jour précedent d'un petit *fetus* de trois mois. Je luy tiray de la matrice un petit arriérefaix tout endurci, dont la nature n'avoit pas pû se dégager, lequel estant retenu avoit causé à cette femme une si excessive perte de sang, qu'elle en estoit tombée par plusieurs fois en de tres-grandes foiblesses; & comme lors que je la délivray ainsi, elle avoit un petit poulx tres-frequent, avec une tres-grande alteration, qui venoit non seulement de la fiévre qu'elle avoit depuis trois semaines, mais aussi des potions de *sabine & d'armoise*, & d'autres remedes échauffans qu'on luy avoit fait prendre inutilement, pour procurer, à ce que l'on prétendoit, l'expulsion de cét arriérefaix, je doutay fort si elle échapperoit, quoyque je l'eusse ainsi délivrée sans aucune violence: néanmoins elle se porta assez bien dans la suite, le secours que je luy donnay en luy tirant de la matrice cét arriérefaix, luy ayant esté beaucoup plus salutaire, que toutes les potions dieuretiques & purgatives qu'elle avoit prises, qui n'ayant pas produit l'effet qu'on en avoit vainement espéré, n'avoient servi qu'à luy augmenter encore davantage sa perte de sang.

OBSERVATION DCXL.

D'une femme accoucha au terme de huit mois d'une petite fille, qui avoit l'avant bras tout contrefait, & le cordon de l'ombilic extraordinairement court.

LE 7 Février 1692 j'ay accouché une femme au terme de huit mois, d'une petite fille qui avoit l'avant-bras tout contrefait, aussi-bien que la main, qui n'avoit point de pouce. Cét enfant avoit outre cela le plus court cordon de l'ombilic que jaye jamais vû; toute sa longueur n'excedant pas celle d'un demy pied; & il estoit si foible qu'il expira un quart d'heure aprés estre né. On pouvoit douter si le vice de conformation du bras

& de la main de cét enfant procedoit de l'extréme briévete de son cordon ; qui n'ayant pas laissé la liberté entiére à ce bras, qui en avoit esté contraint, l'avoit ainsi defiguré peu à peu : mais comme le pouce manquoit à cette main, il est plus vray-semblable que ce défaut de figure venoit d'une autre cause, & peut-estre de quelque forte imagination que la mere pouvoit avoir euë, dans le commencement de la conception de cét enfant.

Observation DCXLI.

D'une femme qui accoucha au terme de sept mois & demy d'une petite fille tres-foible, dont la naissance avoit esté accelerée par un flux de ventre que la mere avoit eû durant deux jours.

Le 10 Mars 1692 j'ay accouché une femme de son premier enfant, qui estoit une petite fille, qui vint au terme de sept mois & demy, sa naissance ayant esté accelerée de six semaines entiéres, par un flux de ventre dont la mere avoit esté travaillée durant deux jours. Cét enfant qui n'avoit le corps & la force qu'à proportion du terme prématuré auquel il estoit venu, estoit si petit & si foible, qu'il ne me parut pas pouvoir vivre, comme en effet ne vescut-il que six ou sept jours ; non pas parce qu'il estoit né dans le huitiéme mois de la grossesse de sa mere, comme elle le croyoit, s'imaginant que s'il fust venu justement à la fin du septiéme mois, il auroit pû vivre plus facilement. Mais je luy fis manifestement connoistre par la demonstration du corps de son enfant, que c'estoit une grande erreur de croire qu'un enfant fust plus vital au septiéme mois qu'au huitiéme, en luy représentant que si son enfant qui estoit tres-petit, fust venu au monde quinze jours plûtost qu'il n'avoit fait, estant alors encore plus petit & plus foible, comme on n'en pouvoit pas douter, il auroit esté pour cette raison bien moins capable de vivre, ainsi que toutes les experiences journaliéres nous le font assez connoistre.

OBSERVATION DCXLII.

De deux femmes dont la grossesse n'avoit pas esté connuë, lesquelles avoient esté traitées comme si elles eussent esté hydropiques.

LE 22 Avril 1692 j'ay accouché une femme d'un tres-gros enfant masle, qui vint naturellement au terme de neuf mois. Cette femme avoit esté traitée durant les trois derniers mois de sa grossesse, comme si elle eust esté hydropique, par un Medecin qui attribuant l'enflure de son ventre, & les indispositions de sa grossesse à maladie, luy fit prendre mal-à-propos plusieurs violens remedes, ne la croyant pas grosse pour lors, sur la simple relation d'une Sagefemme ignorante, qui ne s'y connoissant pas mieux que luy, estoit de ce mesme sentiment. Mais comme cette femme vit qu'elle ne recevoit aucun soulagement de tous les remedes que son Medecin luy faisoit prendre, elle fut conseillée par bonheur pour elle & pour son enfant, de me consulter sur l'état où elle pouvoit estre; de sorte que m'ayant mandé chez elle, je l'asseuray pour lors, aprés l'avoir examinée, qu'elle estoit certainement grosse de trois mois ou environ, & qu'elle n'avoit besoin que d'une saignée du bras, afin de temperer une grande chaleur que luy avoient causée plusieurs remedes purgatifs & dieuretiques qu'on luy avoit fait prendre tres-mal-à-propos, dans la croyance qu'elle n'estoit pas grosse. Ayant suivi avec confiance le salutaire conseil que je luy donnay, elle se porta assez bien durant tout le reste du temps de sa grossesse, & je l'accouchay ensuite tres-heureusement, comme j'ay dit, d'un garçon qui se portoit fort bien. Lors que j'eus ainsi accouché cette femme, se ressouvenant de l'erreur de son Medecin, qui l'avoit traitée dans le commencement de sa grossesse comme si elle eust esté hydropique, elle me dit que sans le bon conseil qu'on luy avoit donné de me consulter, elle couroit grand risque d'estre aussi malheureuse que l'avoit esté depuis peu une femme de sa connoissance, âgée de vingt-huit ans, qui estoit morte deux ou trois jours aprés estre accouchée d'un enfant mort, ensuite d'un violent purgatif au sixiéme mois de sa grossesse; laquelle femme avoit esté traitée durant tout le temps de cette grossesse par son Medecin & par son Chirurgien, comme si elle eust eû un scyrrhe ou une hydropisie de matrice, le Medecin en rejettant avec quelque raison, toute la faute sur l'ignorance du Chirurgien, qui quoy-qu'il fit une profession particuliere de l'art des accouchemens, & qu'il eust mesme accouché cette femme des autres enfans qu'elle avoit eûs, n'avoit pas reconnu sa grossesse. Mais l'on vit bien en ces deux occasions, que comme lors qu'un aveugle en conduit un autre, ils sont tous deux en danger de tomber dans la fosse qui se rencontre en leur chemin ; un ignorant en conduisant un autre aussi peu éclairé, le fait tomber dans la mesme erreur.

OBSERVATION DCXLIII.

D'une femme qui avorta d'un fetus *mort, dont la petitesse & la corruption faisoient douter du veritable temps auquel il avoit esté conceu.*

LE 12 May 1692 une Dame me manda chez elle, pour me montrer un petit *fetus* avorton & son arriérefaix, qui estoient tout flétris & corrompus, l'un & l'autre estant néanmoins sans feteur. Elle me demanda de quel terme je croyois que pouvoit estre ce petit enfant, qui estoit de la longueur du plus grand doigt de la main. Je luy dis qu'à sa grandeur il ne paroissoit pas avoir esté vivant au ventre de sa mere plus de deux mois, ou environ; mais qu'il pouvoit s'y estre conservé encore autant de temps aprés sa mort, ses eaux ne s'estant pas écoulées devant le temps de l'avortement, & peut-estre mesme d'avantage. Sur cela elle me dit que c'estoit une de ses femmes domestiques, qui estoit avortée ce mesme jour de cet enfant, & que comme le mari de cette femme estoit absent depuis quatre mois & demy, elle croyoit, voyant cét enfant si petit, que c'estoit un autre homme qui luy avoit fait. Mais pour moy de crainte d'imputer dans ce doute, un crime à cette femme dont elle estoit peut-estre innocente, je laissay la question indecise; ne pouvant pas avoir une entiére certitude par l'inspection de cét avorton, du veritable temps de sa conception ; en ayant vû d'aussi petits, dont les femmes ne se sont délivrées qu'aprés cinq mois de leur conception, les ayant portez morts deux ou trois mois en leur ventre, où ils s'estoient conservez sans grande corruption dans leurs propres eaux, comme font certains fruits dans une saumure convenable

venable : de sorte qu'ils n'estoient que de la grosseur qu'ils pouvoient avoir lors que leur principe de vie avoit esté détruit.

OBSERVATION DCXLIV.

D'une femme grosse de six mois, à qui on avoit fait fort mal-à-propos beaucoup de remedes comme si elle eust eû un scyrrhe de matrice

LE 15 Juin 1692 j'ay accouché une jeune femme d'un enfant qui vint naturellement, & en l'accouchement de laquelle je ne remarquay rien de plus extraordinaire, que le recit que me fit pour lors la propre mere de cette femme, qui me dit qu'elle avoit esté elle-mesme traitée autrefois, comme si elle eust eû un scyrrhe de matrice, estant grosse de six mois; & que le plus renommé de tous les Chirurgiens qui pratiquoient alors les accouchemens dans cette Ville de *Paris*, dont elle se servoit ordinairement, assuroit sur sa vie qu'elle n'estoit pas grosse; de sorte que plusieurs célébres Medecins qui la voyoient journellement en ce temps, attribuans sur la fausse assurance de ce fameux Chirurgien toutes les incommoditez de sa grossesse à une autre maladie, la firent saigner dix fois du pied, à ce qu'elle me dit, & la firent baigner durant un tres-long-temps, & luy donnerent plusieurs violens remedes, pretendans luy faire venir ses menstruës, qui n'estoient supprimées qu'à cause de sa grossesse, qui leur estoit inconnuë, nonobstant quoy elle ne laissa pas d'accoucher à terme d'un fils qui se portoit tres-bien. Cét exemple nous fait bien connoistre que ceux qui ont la plus grande reputation en leur art ne sont toûjours pas les plus capables. Mais je ne prétens pas qu'on se serve de ce mesme exemple, pour prouver que l'on peut bien avec toute sureté saigner du pied les femmes grosses, puisque celle-cy l'ayant esté par dix fois dans le temps de sa grossesse, ne laissa pas de porter son enfant jusques à terme, & d'en accoucher tres-heureusement : car ce raisonnement seroit aussi faux, que de soutenir qu'il n'y auroit point de danger pour un homme d'aller à la guerre, & de monter à l'assaut d'une ville assiégée ; à cause qu'on en voit quelque uns qui y ont esté durant vingt années consecutives, sans y estre tuez, ny mesme blessez.

OBSERVATION DCXLV.

D'une femme qui estoit accouchée au septiéme mois de sa grossesse par une extréme peur que luy fit une souris, aprés quoy elle eût une entiére aliénation d'esprit qui se convertit en une vraye phrénesie.

LE mesme jour 15 Juin 1692 je vis une femme accouchée depuis dix jours, au septiéme mois de sa grossesse, deux jours aprés une extréme peur que luy fit une simple souris, qui estant dans le tiroir d'une armoire, où cette femme l'avoit entenduë grater, sauta subitement sur elle, comme elle s'estoit relevée de son lit dans l'obscurité de la nuit, aussi-tost qu'elle toucha au tiroir de cette armoire, qui estant pour lors à demy ouvert, donna lieu à l'évasion précipitée de cette souris : de sorte que cette femme en eût une si grande frayeur, qu'elle fut surprise dés le mesme jour d'une grosse fiévre, qui la fit accoucher le jour ensuite, & qui s'estant redoublée aprés son accouchement luy causa une aliénation d'esprit, qui ayant commencé dés le quatriéme jour, se convertit en une vraye phrénesie, dont elle estoit fort travaillée lors que je la vis, & qui luy continua durant trois semaines, aprés quoy elle commença à revenir dans son bon sens, & se porta bien dans la suite nonobstant ce fascheux accident, qui l'avoit mise en tres-grand danger de la vie, dont elle fut preservée par deux saignées du pied que je luy fis faire, & par quelques grains de *laudanum* que je conseillay de luy faire prendre.

OBSERVATION DCXLVI.

D'une petite femme tres-delicate qui accoucha au terme de huit mois de deux enfans masles qui se portoient bien, laquelle femme eût ensuite une si abondante évacuation de vidanges, qu'elle en tomba en de grandes foiblesses.

LE 26 Juin 1692 je vis une petite femme âgée de trente cinq ans, d'une complexion tres-delicate, qui venoit d'accoucher de deux enfans masles qui se portoient assez bien, & avoient toute l'apparence de pouvoir vivre, quoy qu'ils fussent venus aû terme de huit mois de la premiere grossesse de leur mere, qui avoit esté si incommodée d'une douleur de costé vers la region de la rate, durant dix ou douze jours devant que d'accoucher, qu'on avoit esté obligé de la saigner deux fois du bras : & incontinent aprés qu'elle fut accouchée de ces deux enfans, qui n'avoient qu'un gros arriérefaix qui leur estoit commun, elle eût une si abondante évacuation de vidanges, qu'elle en tomba en de si grandes foiblesses durant deux ou trois heures, que je crûs qu'elle en mourroit. Je la vis néanmoins le lendemain en assez bonne santé, à l'exception d'une grande douleur de teste dont elle se plaignoit seulement; lequel accident arrive ordinairement à toutes les femmes qui ont eû des pertes de sang surabondantes; à cause que le sang nouvellement engendré n'ayant pas encore toutes les bonnes qualitez du premier, il s'en fait une fermentation semblable à celle qui se fait au vin nouvellement préssuré, qui l'échauffant extraordinairement, & le poussant en mesme-temps avec plus d'impetuosité vers les parties superieures du corps, & principalement vers la teste, y cause une tres-grande douleur, qui ne cesse qu'à mesure que le boüillonnement de ce nouveau sang vient à diminuër peu à peu, à proportion qu'il se perfectione en se purifiant.

Observation DCXLVII.

D'une femme qui avoit vidé une espece de faux germe, dans lequel il y avoit un petit fetus *de la grosseur d'une simple mouche à miel.*

LE 4 Juillet 1692 je vis une femme qui venoit de vider un reste de membrane charnuë, qui estoit demeuré dans la matrice, s'estant détaché d'une autre plus grande portion de pareille nature, qu'elle avoit vidée deux jours auparavant, avec une mediocre perte de sang, croyant pour lors estre grosse de deux mois & demy ou environ, dans laquelle premiére portion de membrane, qui estoit semblable à ce que l'on appelle ordinairement un faux-germe, il y avoit un petit *fetus* corrompu, de la grosseur d'une simple mouche à miel, qui n'avoit pas pris aucun accroissement, depuis plus d'un mois que cette femme s'estoit blessée en faisant un effort. L'on connoissoit bien par là que tous ces pretendus faux germes ne sont veritablement que des arrierefaix de petits *fetus* avortons de cette nature, ausquels la matrice, en se contractant aprés que les eaux qui estoient contenuës en leurs membranes s'en sont écoulées, change la figure naturelle qu'ils avoient auparavant, en leur donnant ordinairement celle de sa propre cavité, qui est ronde & oblongue.

Observation DCXLVIII.

D'une femme qui mourut d'un flux de ventre le dix-huitiéme jour aprés son accouchement.

Le 5 Juillet 1692 je vis une femme accouchée depuis quelques jours, qui estoit fort travaillée d'un fascheux flux de ventre; dont les excrétions estoient toutes verdâtres, qui la fit mourir au dixhuitiéme jour, à quoy contribua beaucoup un remede purgatif qu'on luy fit prendre fort mal-à-propos prétendant la purger de la bile qui luy avoit causé cette maladie: mais ce mauvais remede ayant renouvellé son flux de ventre, qui estoit quasi cessé par l'usage du lait que je luy avois conseillé; la fit mourir le jour ensuite, comme je l'avois bien prédit, en avertissant le mari de cette femme qu'on ne manqueroit pas en la purgeant en l'état où elle estoit, d'exciter une sedition qu'on auroit bien de la peine à appaiser.

Observation DCXLIX.

D'une femme âgée de quarante-six ans qui avoit un scyrrhe de la grosseur de la teste d'un enfant, vers la region laterale de la matrice.

Le 6 Juillet 1692 je vis une femme âgée de quarante-six ans, de complexion maigre & seche, qui apres avoir esté de tout temps sterile, avoit un scyrrhe de la grosseur de la teste d'un enfant, vers la region laterale de la matrice, qui luy estoit arrivé aprés l'entiére privation de ses menstruës depuis un an. L'ayant touchée je trouvay néanmoins l'orifice interne de sa matrice en assez bonne disposition, pour juger que la grosse tumeur de son ventre qui estoit un peu plus du costé gauche que du droit, venoit plûtost des parties voisines de la matrice, comme des testicules, ou de quelque autre partie, que du propre corps de la matrice, & que cette tumeur scyrrheuse feroit indubitablement mourir cette femme dans la suite, comme je l'avois vû arriver en une femme dont j'ay parlé en l'Observation CCCLXXXIII.

OBSERVATION DCL.

D'une femme qui accoucha au terme de sept mois & demy, d'un enfant mort en son ventre, par une perte de sang causée par le détachement de l'arriérefaix.

LE 14 Juillet 1692 j'ay accouché une femme d'un enfant de sept mois & demy, mort en son ventre depuis douze jours qu'elle ne l'avoit point senti remuër, ayant eû dés ce temps-là une perte de sang assez considerable; mais qui n'ayant continué qu'un jour, ne fut d'aucune consequence pour la mere, qui se porta bien aprés que je l'eûs délivrée de cét enfant, que cette perte de sang causée par le détachement prématuré d'une partie de l'arriérefaix, avoit fait mourir, ainsi qu'il me parut par plusieurs caillots de sang noir, qui estoient fortement adherens à cét arriérefaix, lorsque j'en délivray cette femme.

OBSERVATION DCLI.

De l'accouchement d'une femme qui avoit une tres-grande perte de sang causée par l'entier détachement de l'arriérefaix qui se présentoit le premier.

LE 2 Aoust 1692 j'ay accouché une femme grosse de six mois, qui estoit en une tres-grande perte de sang, causée par l'entier détachement de l'arriérefaix qui se présentoit le premier. Elle estoit déja tombée par plusieurs fois en de grandes foiblesses, & couroit grand risque de perdre la vie dans peu d'heures, si je ne luy eusse au plûtost tiré du ventre son enfant, qui estoit déja mort, à cause de l'excés de cette perte de sang, qui cessa aussi-tost que je l'eûs accouchée. Pourquoy faire je fus obligé, dans le doute que j'avois que son enfant pouvoit estre encore vivant, de le retourner pour le tirer par les pieds, comme je fis. L'opération fut néanmoins inutile à l'enfant qui estoit déja mort, comme j'ay dit; mais elle fut salutaire à la mere, qui se porta bien ensuite. Il faut remarquer que dans ces sortes d'occasions où l'arriérefaix se présente ainsi le premier au passage, il ne faut pas jamais esperer que la nature, qui est extrémement affoiblie par l'excessive perte de sang, qui accompagne toûjours cette disposition, puisse d'elle-mesme pousser l'enfant dehors. C'est pourquoy il faut le tirer au plûtost du ventre de la mere, si on la veut garentir de la mort, & son enfant aussi quand il est encore vivant : car si on ne leur donne promptement ce secours salutaire ; l'un & l'autre tardent peu à mourir, à cause de la grandeur de la perte de sang, qui ne peut pas cesser si la matrice n'est entiérement délivrée de l'enfant & de l'arriérefaix.

OBSERVATION DCLII.

De l'accouchement d'une femme, dont l'enfant présentoit le costé de la hanche, la mere ayant vidé toutes ses eaux depuis huit ou neuf jours.

LE 18 Aoust 1692. j'ay accouché une femme au terme de huit mois & demy de sa grossesse, d'un enfant qui présentoit le costé de la hanche. Je le tiray vivant & se portant assez bien, quoyque la mere eust vidé toutes ses eaux depuis huit ou neuf jours : mais pour faire plus facilement cette opération, qui à cause de la seicheresse des parties, pouvoit estre tres-laborieuse à la mere & à l'enfant, ayant oint toute ma main de beurre, & l'ayant introduite en la matrice, j'allay chercher les pieds de l'enfant, & les ayant amenez tous deux l'un aprés l'autre hors du passage, j'achevay incontinent aprés de tirer l'enfant de la mesme maniére que s'il les eust présentez les premiers. Le sesecours que je donnay en cette occasion à la mere & à l'enfant dont ils avoient également besoin, leur fut à tous deux tressalutaire.

OBSERVATION DCLIII.

De l'accouchement d'une femme dont l'enfant venoit le cul devant.

LE 26 Aoust 1692 j'ay accouché une jeune femme de son premier enfant, qui estoit un gros garçon qui venoit le cul devant ; & comme il estoit déja tellement engagé dans le passage, qu'on le pouvoit voir, lors que je fus mandé pour la secourir, je fus obligé de le laisser venir en cette posture, pour ne pas risquer la vie de la mere, par les efforts qu'il eust fallu luy faire pour repousser cét enfant, qui estant déja tres-foible, pour avoir esté depuis deux jours entiers que la mere estoit en travail, dans cette mauvaise situation, n'auroit pas manqué de perir avant que je l'eusse pû achever; joint que la mere avoit pour lors de tres-fortes douleurs, qui donnoient tout lieu d'esperer que la nature pourroit bien dans peu pousser l'enfant dehors, comme elle fit un quart d'heure aprés, l'ayant aidée cependant en glissant un doigt de chaque main dans le pli des aines de l'enfant de chaque costé, aussi-tost qu'il y eût lieu de le faire, pour aider en les tirant à dégager ensuite plus facilement ses cuisses & ses jambes hors du passage; ce qu'ayant fait, j'achevay de le tirer, en luy prenant les deux pieds joints ensemble, comme s'il les eust présentez les premiers. La Sagefemme qui avoit esté auprés de cette femme depuis deux jours qu'elle estoit en travail sans la secourir, ni la faire secourir dans le temps qu'elle devoit le faire, voyant que j'avois laissé venir cét enfant le cul devant, comme il estoit quand je fus mandé pour l'assister, me dit que si elle eust crû que je ne l'eusse point retourné, qu'elle ne m'auroit pas envoyé querir: mais je luy fis connoistre qu'elle mesme en avoit laissé passer l'occasion, qu'elle devoit prendre dans le mesme temps que les eaux de l'enfant s'estoient écoulées, & devant qu'il eust esté entiérement poussé au passage, où je l'avois trouvé trop fortement engagé & trop avancé pour le pouvoir repousser, sans risquer la vie de la mere & celle de l'enfant, qui estant déja si foible, qu'il ne vescut qu'un seul quart d'heure aprés que je l'eûs tiré, auroit indubitablement peri dans le temps mesme de l'opération.

Observation DCLIV.

De l'accouchement d'une femme, dont l'enfant estoit mort en son ventre depuis quatre jours par une grande perte de sang.

Le 11 Septembre 1692 j'ay accouché une jeune femme au terme de huit mois de sa premiére grossesse, d'un enfant masle mort en son ventre depuis quatre jours, qu'elle ne l'avoit point senti remuër, aprés l'avoir senti s'agiter extraordinairement, ayant esté surprise d'une assez grande perte de sang, sans s'estre blessée par aucune cause manifeste. Elle vida d'abord cinq ou six palettes de sang tout clair en quatre ou cinq heures de temps; mais aprés luy avoir fait faire une petite saignée du bras, cette perte de sang s'arresta, ne coulant plus au dehors que quelque peu de serosité. Cette femme eût durant ces quatre jours de fausses douleurs dans le ventre & vers les reins, qui ne répondoient point du tout en bas; aprés quoy il luy en vint d'assez bonnes, qui avec le secours que je luy donnay la firent accoucher heureusement pour elle de cét enfant mort; & en la délivrant de son arriérefaix, il sortit en mesme temps de la matrice un caillot de sang noir plus gros que les deux poings, qui estoit le residu de celuy qui estoit resté au dedans aprés cette perte de sang, qui venoit de ce que l'arriérefaix s'estoit un peu détaché de la matrice, comme il paroissoit manifestement par plusieurs grumeaux de sang noir, qui estoient collez contre l'endroit de ce mesme arriérefaix qui s'estoit prématurément détaché. Cette femme nonobstant ce fascheux accident qui pouvoit la mettre en grand peril de sa vie, se porta bien aprés que je l'eûs ainsi délivrée.

Observation DCLV.

De l'accouchement d'une femme dont l'enfant présentoit le derriére de l'épaule.

Le 14 Septembre 1692 j'ay accouché une femme au terme de neuf mois, d'un enfant qui présentoit le derriére de l'épaule, avec sortie du cordon de l'ombilic, auquel sentant un battement manifeste, je connus que cét enfant estant certainement vivant, avoit besoin du prompt secours que je luy donnay, en le tirant par les pieds immediatement aprés l'avoir retourné, ayant auparavant repoussé au dedans le cordon de l'ombilic qui estoit sorti. Je sauvay par ce moyen la vie à cét enfant qui alloit a perdre; & la mere ayant esté ainsi secouruë assez à temps se porta tres-bien ensuite.

Obser-

OBSERVATION DCLVI.

De l'accouchement d'une femme dont l'enfant se portoit bien, quoyque la mere eust eû les fiévres durant plus de trois mois dans le temps de sa grossesse, dont elle fut guérie par l'usage du quinquina *pris en poudre.*

LE 4 Octobre 1692 j'ay accouché une femme de son premier enfant qui vint naturellement, & se portoit tres-bien, quoyque la mere eust eû les fiévres durant plus de trois mois dans le temps de sa grossesse, dont elle n'avoit esté guérie que depuis un mois par l'usage du *quinquina*, que je luy fis prendre en poudre delayée dans de l'eau simple toute froide, luy faisant avaler un peu de boüillon à la viande bien chaud, immédiatement aprés chaque prise de ce remede, qui estoit d'une demy drachme: elle n'en eût pas plûtost pris de cette maniére durant deux jours quatre ou cinq fois à chaque jour, à quatre heures d'intervale l'une de l'autre, qu'elle fut entiérement delivrée de sa fiévre, qui n'avoit pas pû ceder à tous les autres remedes dont elle avoit usé, ni mesme à celuy-là, lors qu'elle l'avoit pris par le conseil de son Medecin d'une autre façon, soit infusé dans le vin, soit meslé en opiate, ce qui est une preuve évidente que toutes les préparations de ce remede n'en font qu'affoiblir la vertu febrifuge, au lieu de l'augmenter. C'est ce qui avoit fait que cette femme qui estoit d'un temperament bilieux, ayant pris durant un fort long-temps de ce mesme remede infusé dans le vin, n'en avoit receû aucun soulagement, non plus que de celuy qu'elle avoit aussi pris en opiate: car le remede demeurant tout en corps envelopé en la masse des pilules de cét opiate, aprés les avoir avalées, & s'échapant de l'estomac dans les intestins, devant que la masse de ces pilules fust tout-à-fait developée, ne produisoit point son effet: c'est ce qui m'obligea de luy conseiller de le prendre de la maniére que je viens de dire, laquelle j'ay toûjours trouvée estre la plus efficace, & la plus salutaire, aussi-bien aux femmes grosses qu'aux autres personnes.

OBSERVATION DCLVII.

D'une femme qui avoit un fongus *en la matrice, lequel venoit d'un ulcére carcinomateux de cette partie.*

LE 5 Octobre 1692 je vis une femme âgée de quarante-cinq ans qui avoit une continuelle évacuation de fleurs blanches, qui n'avoient pas à ce qu'elles me dit aucune féteur. L'ayant touchée je ne trouvay pour lors autre choſe qu'une petite inégalité vers le deſſus de l'orifice interne de la matrice, du coſté gauche, qui me parut comme une eſpece de verruë, d'où je ne crus pas que puſt venir une ſi abondante excrétion de fleurs blanches, préjugeant bien qu'elles s'écouloient certainement du fond de la matrice, où il y avoit quelque diſpoſition ulcereuſe; ce que je reconnus bien manifeſtement ayant veû cette meſme femme ſix mois enſuite, qui avoit pour lors un *fongus* en la matrice, que l'on ſentoit s'avancer au milieu de ſon orifice interne; & comme ce *fongus* venoit certainement d'un ulcére carcinomateux qui eſtoit au dedans du fond de la matrice, je crus que cette femme ne paſſeroit pas l'année ſans mourir, quelque remede qu'on luy puſt faire pour taſcher de l'en preſerver.

OBSERVATION DCLVIII.

D'une femme qui mourut dés le meſme jour qu'elle fut accouchée, ſa Sagefemme luy ayant fait trop de violence pour la délivrer de l'arriérefaix reſté en ſa matrice.

LE 14 Octobre 1692 je vis une femme qui eſtoit réduite à l'agonie, eſtant accouchée le jour meſme d'un enfant de ſept mois. Sa Sagefemme ne l'ayant pas pû délivrer de l'arriérefaix, luy avoit fait beaucoup de violence durant plus d'une heure, ſans en avoir pû tirer que quelques petites portions toutes dechirées; & en ayant laiſſé dans la matrice la plus grande partie, qui avoit cauſé à cette femme, qui d'ailleurs eſtoit d'une foible complexion, une ſi grande perte de ſang, qu'elle eſtoit preſte d'expirer lors que je fus appellé pour la ſecourir: de ſorte que l'ayant vûë en un ſi déplorable eſtat, qu'elle en eſtoit réduite à l'extremité, je ne voulus pas tenter de luy tirer ce qui luy eſtoit reſté de l'arrierefaix dans la matrice; parce que cette partie avoit esté par trop irritée, & que les forces de cette femme, n'estoient plus suffisantes pour en souffrir l'opération, qui n'auroit fait qu'accelerer sa mort qui arriva quelques heures ensuite, comme je l'avois predit à son mary; plûtost par la considération de la violence que la Sagefemme de cette femme luy avoit faite en s'efforçant de la delivrer, que par la simple retention de l'arriérefaix dans la matrice: car il faut remarquer qu'il y auroit bien moins de danger, si elle en eût commis entiérement l'expulsion à la nature, que de faire, comme elle avoit fait, une trop grande violence pour le tirer, sans en pouvoir venir à bout.

Observation DCLIX.

D'une femme qui ayant porté son enfant mort en son ventre durant dix jours, fut surprise d'une forte convulsion, qui la fit mourir quatre heures aprés estre accouchée.

Le 17 Octobre 1692. j'ay accouché une femme d'un enfant de sept mois, mort en son ventre depuis dix jours qu'elle ne l'avoit point senti remuer, aprés avoir enduré des douleurs, comme si elle eust esté effectivement en travail, qui cesserent néanmoins aprés quelques heures; de sorte qu'ayant encore porté cét enfant mort en son ventre durant ces dix jours, il luy vint aprés cela de foibles douleurs qui tendoient à l'accouchement; mais il luy survint en mesme temps une forte convulsion, qui m'obligea de luy tirer du ventre cét enfant mort; ce que je fis sans user d'aucune violence, nonobstant quoy elle ne laissa pas que de mourir quatre heures ensuite. C'estoit une femme de tres-mauvaise complexion qui avoit déja eû trois ou quatre enfans morts, dont elle estoit toûjours avortée environ au mesme terme; & comme elle avoit souvent craché du sang, je crus que dans le mesme temps qu'elle fut surprise de cette mortelle convulsion, il s'estoit ouvert quelque vaisseau dans sa poitrine, par les efforts des douleurs de l'accouchement, qui avoit contribué à la faire mourir ainsi subitement; & ce qui me le fit croire, est qu'elle rendoit par la bouche des excrétions qui paroissoient toutes sanglantes.

Observation DCLX.

D'une femme qui accoucha heureusement de son premier enfant, mort en son ventre depuis plus de quinze jours.

Le 22 Octobre 1692 j'ay accouché une femme de son premier enfant, mort en son ventre depuis plus de quinze jours, qu'elle ne l'avoit point senti remuër, aprés avoir eû une grande colique & des douleurs d'estomac, dont elle avoit esté beaucoup travaillée durant douze ou quinze jours, ne sentant son enfant que tres-foiblement durant cette colique : mais outre cette derniere cause, il y en avoit encore plusieurs autres qui avoient déja beaucoup contribué à rendre cét enfant tres-foible; car cette femme avoit fait dans le commencement de sa grossesse un voyage de cent lieuës; & peu de temps aprés qu'elle fut revenuë de ce voyage, elle avoit receû la mauvaise nouvelle que son mary estoit presque à l'extremité, par une blessure pour laquelle il avoit esté trépané; & sa belle-mere & sa belle-sœur avec lesquelles elle demeuroit, ayant eû toutes deux la petite verole, l'avoient obligée de changer de logis, pour éviter qu'elle ne fust attaquée de la mesme maladie, qu'elle craignoit extrémement; toutes lesquelles causes contribuérent beaucoup à faire ainsi mourir son enfant en son ventre, dont elle accoucha néanmoins assez heureusement, & se porta tres-bien ensuite que je l'en eûs delivrée.

Observation DCLXI.

D'une femme, qui fut delivrée d'un faux germe, qui luy avoit causé une si grande perte de sang, qu'elle en estoit tombée plusieurs fois en grande foiblesse.

Le 2 Novembre 1692 je delivray une femme de ce que l'on appelle ordinairement un faux germe, qui luy avoit causé une si grande perte de sang, qu'elle en estoit tombée plusieurs fois en de grandes foiblesses; laquelle perte de sang cessa aussi-tost que je luy eus tiré ce corps étrange de la matrice, que la nature n'en avoit pas pû expulser. Je trouvay dans ce faux germe qui estoit de la grosseur d'un œuf de pigeon, ce qui se rencontre ordinairement dans la pluspart des autres, qui est un petit point de matiére blanche de la grosseur d'un grain de milet, qui estoit vraysemblablement un *fetus* avorté dés les premiers jours qu'il avoit esté conceû. C'estoit-là le troisiéme faux germe de cette nature, que cette femme avoit rendu avec une semblable perte de sang surabondante, depuis treize mois, aprés avoir eû à chaque fois un soupçon de grossesse de deux mois; & comme il est certain que c'est assez souvent la seule abondance de sang, qui noyant la conception, en détruit le principe de vie dés les premiers jours, & que cette femme estoit tres-sanguine, & d'une constitution assez replete, je luy conseillay d'ajoûter encore à l'evacuation naturelle de ses menstruës finie, une saignée du bras, afin que toute l'habitude de son corps estant mieux epuisée de la surabondance du sang, elle pust ensuite conserver plus facilement sa conception, & empescher par ce moyen, qu'il ne luy arrivast encore une quatriéme fausse couche.

OBSERVATION DCLXII.

De l'accouchement d'une femme qui estoit en travail depuis cinq jours entiers.

LE 4 Novembre 1692. j'ay accouché une femme d'un tres-gros enfant masle, mort en son ventre selon l'apparence, depuis un jour qu'elle ne l'avoit point senti remuër. Il y avoit cinq jours entiers que cette femme estoit en travail de cét enfant, n'estant assistée que de sa Sagefemme, qui quoy qu'elle fust ancienne, & qu'elle luy eust déja receû dix-neuf autres enfans, n'en estoit pas pour cela plus habile. J'avois veû cette mesme femme deux jours auparavant, qui seroit indubitablement accouchée, si en l'estat où je la trouvay, sa Sagefemme eust rompu les membranes de ses eaux, comme je luy avois recommandé de faire d'abord qu'elles seroient un peu plus preparées qu'elles n'estoient alors; ce qu'ayant negligé, & les membranes estant tres-fortes, & les douleurs petites, elle laissa encore languir inutilement cette femme sans la secourir, comme je luy avois conseillé; ce qui fit périr l'enfant à force de demeurer trop long-temps prés du passage dans une situation fort contrainte; lequel enfant cette Sagefemme auroit indubitablement sauvé, si elle eust exécuté ce que je luy avois bien expressément recommandé. Mais cette femme lassée enfin de la longueur de son travail, m'ayant renvoyé querir, je rompis aussi-tost moy-mesme les membranes de ses eaux, & je l'accouchay un quart d'heure ensuite de ce gros enfant mort, dont la briéveté du cordon avoit pû aussi contribuër à rendre toutes les douleurs du travail de la mere tres-lentes, & toutes entrecoupées. Cette femme nonobstant toute la longueur de son travail qui l'avoit extrémement fatiguée, se porta bien aprés que je l'eûs ainsi delivrée de ce gros enfant mort.

Observation DCLXIII.

D'une femme qui fut delivrée de l'arriérefaix, cinq heures aprés estre avortée d'un petit enfant de trois mois & demy, mort en son ventre depuis dix ou douze jours.

Le 15 Novembre 1692 j'ay delivré une femme qui estoit avortée d'un petit enfant de trois mois & demy, avec une si grande perte de sang, qu'elle en estoit tombée par plusieurs fois en foiblesse; & comme cét avorton estoit mort en son ventre depuis dix ou douze jours, ainsi qu'il paroissoit à sa fletrissure, & qu'il n'avoit pas fait d'ouverture à la matrice qu'à proportion de la petitesse & du peu de solidité de son corps, je ne trouvay pas lieu de la pouvoir delivrer de l'arriérefaix qui estoit resté en la matrice, que cinq heures ensuite. Cette femme avoit eû plusieurs accez de fiévre quelque temps avant cét avortement, & avoit aussi fait un effort le jour precedent en attachant elle-mesme la tringle d'un rideau; lequel effort elle croyoit avoir esté la véritable cause de l'avortement qui luy estoit arrivé: mais comme ce petit enfant qu'elle avoit rendu estoit tout flétri, & qu'il paroissoit estre mort en son ventre depuis un bien plus long-temps, on pouvoit facilement connoistre que cette derniére cause avoit seulement cooperé à la plus prompte expulsion de ce *fetus* avorton, que la premiére, qui estoit la fiévre que cette femme avoit eüë auparavant, avoit déja privé de la vie, il y avoit au moins dix ou douze jours. Aussi-tost que je l'eûs ainsi delivrée de son arriérefaix la grande perte de sang qu'elle avoit cessa, & elle se porta bien dans la suite; ce qui ne seroit pas arrivé avec autant de sureté pour elle, si j'eusse fait quelque violence à la matrice immediatement aprés que la nature eût expulsé cét avorton, dont la grosseur n'égaloit pas le tiers de celle de cét arriérefaix, dont je la delivray, lors que la matrice eût esté suffisamment dilatée pour le pouvoir faire sans violence ; à quoy contribua beaucoup par accident, cette perte de sang, qui ayant relasché & humecté cette partie, me donna lieu d'en tirer plus facilement ce corps étrange, qui y estant resté, l'avoit causée.

OBSERVATION DCLXIV.

De l'accouchement d'une femme grosse de six mois, dont l'enfant presentoit les pieds devant, laquelle avoit une perte de sang assez considerable.

LE 26 Novembre 1692 j'ay accouché une femme d'un petit enfant de six mois, qui presentoit les pieds devant, lequel ne vécut que deux jours, sa naissance ayant esté accelerée par une perte de sang assez considerable, dont la mere fut surprise trois jours auparavant ; à laquelle avoit pû contribuer un voyage de cent lieuës qu'elle avoit fait il y avoit cinq semaines, comme aussi la fatigue qu'elle s'estoit donnée depuis ce temps-là à s'emménager dans un nouveau logis, cette derniére cause ayant achevé d'ébranler entiérement & de détruire la grossesse de cette femme, qui auroit pû conserver son enfant jusques à terme, & en accoucher heureusement, si aprés le retour d'un si grand voyage, elle s'estoit tenuë en repos durant le reste de sa grossesse, comme je luy avois conseillé, pour éviter l'accident qui luy arriva, lequel fut funeste à son enfant, à cause de sa naissance si prematurée ; cependant cette femme se porta bien aprés que je l'eûs ainsi accouchée.

OBSERVATION DCLXV.

D'une femme qui estant avortée d'un enfant de quatre mois, ne vida l'arriérefaix que quatre jours ensuite.

LE 24 Décembre 1692 je vis une femme qui estoit avortée il y avoit quatre jours, d'un enfant de quatre mois, & à laquelle l'arriérefaix estoit resté durant ces quatre jours dans la matrice, qui s'estoit refermée incontinent aprés la sortie de l'enfant. Sa Sagefemme ne l'en ayant pas pû delivrer pour lors, avoit esté obligée d'en commettre l'expulsion à la nature, pour eviter la violence qu'il eust fallu faire à cette femme pour luy tirer cét arriérefaix qu'elle venoit de vider d'elle-mesme, avec une grande perte de sang qu'il luy avoit causée, lors que je la vis: mais comme cette perte de sang n'avoit esté excitée que par la retention de ce corps étrange dans la matrice, elle cessa aussi-tost que la nature l'eût mis dehors; & cette femme estant revenuë de la grande foiblesse que cette perte de sang luy avoit causée, se porta bien ensuite.

Observation DCLXVI.

D'une femme qui avoit un ulcére carcinomateux à la matrice, & au col de la vessie, où elle avoit une fistule qui luy causoit une continuelle issuë involontaire de l'urine.

Le 3 Janvier 1693 j'ay vû une femme âgée de plus de soixante ans, qui aprés avoir eû une cessation entiere de ses menstruës durant douze années, avoit esté surprise inopinément d'une perte de sang par la matrice, qui luy causa ensuite un ulcére carcinomateux en cette partie, qui se communiquant au col de la vessie, luy avoit aussi causé une telle difficulté de rendre son urine durant cinq mois entiers, qu'elle n'avoit pas pû uriner en tout ce temps qu'avec une tres-grande douleur, & par l'aide de la sonde, ensuite dequoy cét ulcére s'estant augmenté, avoit fait enfin une fistule au col de la vessie, par l'érosion que cét ulcére y avoit faite, qui estoit cause que cette femme rendoit, lors que je la vis, son urine involontairement; cét ulcére s'estant mesme communiqué dans toute la circonference interieure du col de la matrice qui en estoit toute endurcie; ce qui me fit croire que cette femme aprés avoir traisné une vie languissante ne passeroit pas six mois sans mourir, comme il est arrivé, ces sortes de pertes de sang & les ulcéres carcinomateux de cette nature, dont elles sont suivies, estant toûjours les signes avantcoureurs d'une mort tres-certaine aux femmes à qui ces fascheux accidens arrivent.

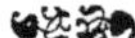

Observa-

Observation DCLXVII.

D'une jeune femme de quatorze ans, qui aprés avoir eû les fiévres durant un assez long-temps, accoucha heureusement; mais six jours ensuite elle fut surprise de beaucoup de fascheux accidens qui la mirent en danger.

LE 6 Janvier 1693 j'ay accouché une jeune femme âgée seulement de quatorze ans & deux mois, de son premier enfant qui estoit une fille qui vint naturellement à terme, quoy-que la mere qui estoit pour lors d'une tres-délicate complexion, eust eû les fiévres durant un assez long-temps vers les derniers mois de sa grossesse: elle se portoit néanmoins mieux qu'à l'ordinaire, & n'avoit plus de fiévre quinze jours avant son accouchement; mais le sixiéme jour ensuite elle fut surprise d'une fiévre continuë avec redoublemens, & un flux de ventre assez fascheux; & comme les vidanges de la matrice furent en mesme temps supprimées, je la fis saigner du pied, dont n'ayant receû que quelque petit soulagement durant un jour, & la maladie perseverant, je conseillay de réiterer le mesme remede; mais tous ses parens avoient une si grande répugnance pour cette seconde saignée, que je jugeois estre tres-necessaire; à cause de la suppression des vidanges, qu'ils ne voulurent pas suivre mon conseil, quoy-que ce fust le plus salutaire que l'on pust donner pour lors à cette jeune femme, qui avoit une entiere suppression de ses vidanges, avec un transport au cerveau dans tous les temps des redoublemens de sa fiévre, & mesme certains tressaillemens des mains en maniére de petits mouvemens convulsifs, & plusieurs autres accidens fascheux, qui ayant perseveré jusques au quinziéme jour de sa couche, me faisoient craindre avec grand sujet qu'elle n'en mourust, comme elle en eust couru grand risque, si elle n'eust pris par mon conseil un grain de *laudanum,* qui produisit un si bon effet en elle, qu'ayant reposé durant toute la nuit aprés qu'elle eût pris ce remede, son transport au cerveau cessa de revenir, & son flux de ventre & sa fiévre estant en mesme temps tres-considérablement diminuez, elle se porta mieux de jour en jour, & revint ensuite en tres-bonne santé.

Observation DCLXVIII.

D'une femme qui estant grosse de cinq mois avorta d'un petit enfant tout corrompu, qu'elle avoit porté mort en son ventre plus de six semaines.

LE 12 Janvier 1693 je vis une jeune femme, qui estant grosse de prés de cinq mois pour la premiére fois, venoit d'avorter d'un petit enfant tout corrompu, qu'elle avoit porté mort en son ventre plus de six semaines, comme il y avoit bien de l'apparence; car il n'avoit que la proportion d'un enfant de trois mois: & comme cette femme me dit qu'environ ce temps de sa grossesse, elle avoit esté extraordinairement travaillée durant quelques jours d'un tres-violent vomissement, je crus que les efforts de ce vomissement avoient beaucoup plus contribué à la blesser, & à faire ainsi périr son enfant en son ventre dans ce temps-là, qu'un assez long voyage qu'elle avoit fait auparavant, dont elle estoit revenuë en une assez bonne santé, qu'elle avoit encore conservée durant quinze jours, devant qu'elle eust esté surprise de ce violent vomissement, auquel on devoit d'autant plus attribuer la véritable cause de cét avortement, qu'elle avoit esté toûjours assez valetudinaire depuis le temps de ce mesme vomissement, jusques au jour qu'elle se delivra ainsi de ce petit enfant, que la nature expulsa d'elle-mesme; aprés quoy cette femme revint en parfaite santé.

Observation DCLXIX.

De l'accouchement d'une femme, qui sept ou huit jours auparavant avoit eû un fascheux flux de ventre, dont elle fut guérie en prenant un peu de Laudanum.

LE 15 Janvier 1693 j'ay accouché une femme d'une fille qui vint naturellement à terme; la mere & l'enfant se portant alors tres-bien; mais sept ou huit jours avant que j'accouchasse cette femme, elle avoit eû durant quatre ou cinq jours un fascheux flux de ventre, qui estant presque dysenterique m'obligea, aprés l'avoir fait saigner une fois du bras, de luy faire prendre par deux fois un peu de *Laudanum*, qui ayant produit le ſalutaire effet que j'en avois eſperé, fit ceſſer ce faſcheux flux de ventre, & garentit cette femme du grand péril qu'elle auroit couru, ſi elle euſt accouché dans le temps de cette maladie.

OBSERVATION DCLXX.

D'une femme accouchée tres-heureuſement depuis huit jours, qui fut ſurpriſe de trois accés de convulſion, nonobſtant quoy elle ſe porta bien dans la ſuite.

LE 5 Février 1693 je vis une femme que j'avois accouchée tres-heureuſement il y avoit huit jours, laquelle aprés s'eſtre aſſez bien portée durant ce temps, avoit eſté ſurpriſe depuis quelques heures de deux accés de convulſion, eſtant reſtée aſſoupie dans l'intervale de ces accez, avec plus grande léſion de la mémoire que du jugement. L'ayant trouvée en cét eſtat, & ayant remarqué que les vidanges de ſa couche eſtoient ſupprimées, je la fis auſſi-toſt ſaigner du pied, nonobſtant quoy il luy ſurvint encore une autre convulſion, mais quelque temps enſuite elle ſe porta bien.

OBSERVATION DCLXXI.

De l'accouchement d'une femme preſque réduite à l'extrémité, qui eſtoit en travail depuis ſix jours de ſon premier enfant, qui eſtoit mort en ſon ventre.

LE 21 Février 1693 j'ay accouché une femme, qui lors que je fus mandé pour la ſecourir eſtoit preſque réduite à l'extremité, depuis ſix jours qu'elle eſtoit en travail de ſon premier enfant, qui eſtoit demeuré au paſſage depuis plus de trois jours, & y eſtoit mort, comme il me parut par ſa grande corruption, qui eſtoit cauſe que ſon cerveau n'ayant plus de fermeté, les os de ſa teſte chevauchoient beaucoup les uns ſur les autres, & par pluſieurs autres ſignes qui le dénotoient tres-manifeſtement; ce qui me fit réſoudre à faire extraction de cét enfant, me ſervant pour cela de l'inſtrument de mon invention appellé *Tireteſte*, avec lequel je le tiray facilement, quoy-qu'il preſentaſt la face en deſſus, laquelle mauvaiſe ſituation jointe à la groſſeur extraordinaire de cét enfant, avoit beaucoup contribué à le faire reſter,

& périr ainsi au passage. Il estoit déja si corrompu, & son infection estoit si grande, que lors que je l'eûs tiré du ventre de la mere, il en sortit incontinent aprés beaucoup d'humeurs cadavereuses, d'une si puante odeur, que toute la chambre en fut infectée : mais quoy-qu'il y eust lieu pour ce sujet de craindre beaucoup pour la vie de la mere, le secours que je luy donnay en cette extremité où elle estoit réduite, ne laissa pas de luy estre entiérement salutaire.

OBSERVATION DCLXXII.

D'une femme qui avorta d'un petit enfant de cinq mois, qui presentoit le bras audevant de sa teste, avec sortie du cordon de l'ombilic.

LE 8 Mars 1693 j'ay accouché une femme d'un petit enfant de cinq mois, dont elle avorta sans cause manifeste, sinon que l'arriérefaix de ce petit enfant avoit commencé à se détacher, à cause que l'enfant, qui presentoit le bras audevant de sa teste avec sortie du cordon de l'ombilic, s'estoit tellement embarassé dans ce mesme cordon, que l'arriérefaix en avoit esté tout ébranlé, comme il me parut par quelques caillots de sang noir, que l'on voyoit fortement adhérens à l'endroit de cét arriérefaix, qui s'estoit prematurément détaché d'avec la matrice. Cét enfant estoit encore vivant deux heures avant que je le tirasse du ventre de la mere, comme je le reconnus par le batement que je sentis à son cordon qui sortoit; ce qui fit que je l'ondoyay pour lors sur la main qu'il presentoit aussi, pour éviter qu'il ne périst sans Baptesme; car comme la matrice estoit trop peu ouverte pour en pouvoir tirer l'enfant en ce temps, sans le démembrer, je fus obligé d'attendre qu'elle eust esté assez dilatée pour le pouvoir permettre sans violence. C'est pourquoy je fis donner à cette femme un clystere, qui ayant augmenté les foibles douleurs qu'elle avoit, contribua beaucoup à faire dilater la matrice suffisamment, pour faciliter l'extraction de cét enfant, dont la mere, avoit vidé toutes les eaux deux heures avant que j'eusse esté appellé pour la secourir, comme je fis; & quoy-qu'elle fust d'une complexion tres-délicate, elle ne laissa pas de se bien porter aprés que je l'eûs délivrée de cét avorton.

Observation DCLXXIII.

D'une femme qui avorta d'un petit fetus, *qui n'estoit pas plus gros qu'un grain d'orge, qu'elle vida tout envelopé de ses membranes & de ses eaux.*

Le 30 Mars 1693 je vis une femme, qui aprés une perte de sang qui luy avoit paru depuis deux jours, venoit d'avorter d'un petit *fetus* qui n'estoit pas plus gros qu'un grain d'orge, & estoit encore tout envelopé de ses eaux & de ses membranes, lors que la mere le vida, croyant pour lors estre grosse de deux mois passez, & ayant dans la pensée, à ce que me dit son mary, que cét avortement pouvoit luy avoir esté causé par la trop grande attention qu'elle avoit eüe à l'affreux recit, qu'on luy avoit fait depuis quelques jours, d'une femme de sa connoissance à qui on avoit coupé la cuisse, ou pour avoir passé & marché, estant dans un jardin, sur une plante de Sabine, laquelle on croit avoir la proprieté de faire venir leurs menstruës aux femmes. Mais la petitesse de cét enfant qu'elle avoit vidé, marquoit bien que la véritable cause de cét avortement, venoit plûtost d'une violente chute qu'elle avoit faite six semaines auparavant, qui ayant dés lors détruit le principe de vie en ce petit *fetus*, l'avoit fait rester de la mesme petitesse qu'il pouvoit estre en ce temps-là, s'estant ainsi conservé dans ses eaux, & dans ses membranes, que cette femme rendit toutes entiéres dans le temps de son avortement, le tout ayant la figure & la grosseur d'un de ces œufs de poule qui n'ont point de coquille; & comme cét avortement ne fut accompagné d'aucun autre accident que de celuy d'une médiocre perte de sang, elle se porta bien ensuite.

Observation DCLXXIV.

D'une femme qui avorta au terme de cinq mois & demy de sa grossesse, d'un enfant qu'elle portoit mort en son ventre depuis un mois entier, à l'issuë de la petite vérole qu'elle avoit eüe.

Le 1 Avril 1693 j'ay accouché une femme au terme de cinq mois & demy de sa grossesse, d'un enfant qu'elle portoit mort en son ventre depuis un mois entier, qu'elle ne l'avoit point senti remuër, aprés une troisiéme medecine que son Medecin luy avoit fait prendre, dont elle avoit esté trop fortement purgée. Cette femme n'estant grosse que de trois mois, avoit eû la petite vérole, dont elle estoit néanmoins bien guérie, sentant mesme aprés sa guérison tres-bien remuër son enfant durant quinze jours, jusques à ce qu'ayant esté trop agité par cette derniere medecine purgative, il vint à mourir, comme il parut bien, en ce que la mere ne le sentit plus du tout remuër ensuite, & que quinze jours devant que d'avorter de cét enfant mort, elle fut surprise d'une perte de sang assez abondante, qui ayant continué durant tout ce temps, provoqua enfin l'expulsion de ce mesme enfant, qui me parut n'avoir que la proportion d'un enfant de quatre mois; son corps estoit si corrompu, qu'il estoit tout dépoüillé de son épiderme; mais il n'avoit aucun vestige de la petite vérole que sa mere avoit eûë, comme j'en ay vû en quelques autres enfans, de qui les meres avoient esté affligées de la mesme maladie dans le temps de leur grossesse, dont j'ay rapporté un éxemple en l'Observation DC. L'arriérefaix de cét enfant estoit aussi gros, que celuy d'un enfant à terme; ce qui fit que j'eûs un peu de peine à le tirer; parce que la matrice ne s'estoit ouverte qu'à proportion de la petitesse du corps de l'enfant. Mais cét arriérefaix ne participoit pas de la corruption qui paroissoit en cét enfant avorton, dont la mere ayant esté ainsi fort heureusement delivrée se porta si bien ensuite, que je croy mesme, que si son Medecin ne luy eust pas fait ainsi prendre malheureusement cette troisiéme medecine, pretendant la purger entiérement des mauvaises humeurs qu'il supposoit pouvoir estre restées dans ses entrailles aprés la petite vérole, dont elle estoit néanmoins fort bien guérie, elle auroit pû porter son enfant vivant jusques à terme, & en accoucher heureusement.

Observation DCLXXV.

D'une jeune femme qui avoit une petite perte de sang depuis cinq semaines, & que l'on entretenoit dans un soupçon de grossesse sans raison.

Le 20 Avril 1693 je vis une jeune femme qu'un Chirurgien de mes confreres entretenoit dans un soupçon de grossesse depuis prés de deux mois, que je trouvay estre tres-mal fondé, ne l'estant que sur ce qu'elle avoit une petite perte de sang depuis cinq ſemaines entiéres, aprés avoir eſté bien reglée en l'évacuation de ſes menſtruës les quatre precedens mois, ayant meſme anticipé au dernier mois, de huit jours le temps ordinaire de cette évacuation, & n'ayant au reſte aucun des ſignes qu'elle avoit eûs en ſa premiere groſſeſſe : ſur quoy je dis à cette femme en preſence de ce Chirurgien, que ce ſoupçon de prétenduë groſſeſſe auroit eſté bien mieux fondé, ſi au lieu que ſes menſtruës luy eſtoient venuës la derniere fois huit jours avant le temps ordinaire, elles euſſent au contraire retardé d'autant de jours, luy faiſant entendre que ſi elle eût conceû aprés la derniere évacuation reglée de ſes menſtruës, avant cette perte de ſang, une conception ſi recente auroit eſté certainement détruite par cette meſme perte de ſang, qui luy duroit depuis cinq ſemaines entieres, & qui ne venoit que de ce qu'ayant ſes menſtruës, qui eſtoient venuës comme j'ay dit avant le temps accouſtumé, elle avoit fait un voyage de huit lieuës, deux ou trois jours enſuite, durant qu'elle eſtoit encore actuellement dans cette évacuation ; par lequel voyage ayant eſté beaucoup fatiguée, la fluxion de ſes menſtruës s'eſtoit augmentée, & avoit eſté enſuite ainſi prolongée pour cette cauſe évidente ; & ſur ce que cette femme avoit eû durant quelque temps des douleurs de reins avec une peſanteur en bas, comme ſi la nature euſt voulu expulſer quelque choſe de la matrice, qui avoient donné occaſion à ce faux ſoupçon de groſſeſſe, je luy dis que ces accidens ne venoient que de l'excés de la fluxion qui avoit eſté ſur cette meſme partie, qui ne demandoit pour tout remede qu'un grand repos, avec une ſaignée du bras que je luy conſeillay, pour détourner le cours du ſang qui s'y portoit continuellement depuis un ſi long-temps, luy recommandant outre cela une entiére abſtinence du coït durant quelque temps ; ce qu'ayant exécuté elle ſe porta bien dans la ſuite, reconnoiſſant pour lors que ſon ſoupçon de groſſeſſe n'avoit pas eſté bien fondé, & que la perte de ſang qu'elle avoit eûë, ne venoit que de la cauſe que je luy avois fait entendre.

Observation DCLXXVI.

De l'accouchement d'une femme qui avoit conceû son enfant dans le temps qu'elle estoit encore dans la fluxion de ses menstruës.

LE 23 Avril 1693 j'ay accouché une femme âgée de quarante-quatre ans ou environ, d'un enfant masle qui se portoit tres-bien, & qu'elle avoit mesme porté trois jours plus que les neuf mois complets, quoy-qu'elle l'eust conceû, à ce que m'assura son mary, dans le temps qu'elle estoit encore dans la fluxion de ses menstruës. Ils avoient esté l'un & l'autre depuis onze ou douze ans de ces steriles volontaires, qui ne couchent pas ordinairement ensemble de crainte de faire des enfans, & d'en avoir la charge; de sorte que le mary de cette femme fut fort étonné voyant sa femme grosse, & fasché en mesme temps aussi-bien qu'elle, de ce qu'ils seroient condamnez aux dépens, pour n'avoir pas crû qu'une femme pouvoit concevoir, comme elle avoit fait, dans le temps mesme de l'évacuation de ses menstruës; & ils craignoient outre cela, que cét enfant ayant esté certainement conceû, comme ils en estoient bien assurez, dans un temps si peu convenable, ne fust sujet à plusieurs infirmitez, pour avoir esté infecté dés le commencement de sa génération des superfluitez menstruelles de sa mere. Cependant il vint au monde estant en aussi parfaite santé, que s'il eust esté conceû dans un temps plus propre à la génération.

Observation DCLXXVII.

D'une femme qui accoucha d'une fille qui avoit le pied tout contrefait

LE 30 Avril 1693 j'ay accouché une femme d'une fille qui avoit le pied tout contrefait du costé gauche, par le defaut de l'articulation de ce pied, qui estoit si fort en dedans, que sa position ne se pouvoit faire que sur le costé extérieur : & comme la mere me dit qu'elle avoit senti durant sa grossesse une douleur extraordinaire d'un costé du ventre, il y avoit apparence que ce pied ayant esté durant un tres-long temps dans une situation fort contrainte, sa figure s'estoit ainsi viciée peu à peu, le reste du corps de cét enfant qui se portoit tres-bien, estant d'une figure naturelle.

OBSERVATION DCLXXVIII.

D'une femme grosse de cinq mois qui avoit une continuelle perte de sang depuis cinq semaines.

LE 26 May 1693 je vis une femme grosse de cinq mois ou environ, qui avoit une continuelle perte de sang depuis cinq semaines, laquelle estoit devenuë assez abondante depuis quinze jours, & principalement depuis deux ou trois jours ; cependant elle sentoit toûjours bien remuër son enfant. Son Medecin & sa Sagefemme avec lesquels je la vis, me dirent tous deux qu'elle avoit vidé de la matrice, il y avoit huit jours, quelques corps membraneux & charnus ; ce qui faisoit qu'ils desesperoient entiérement qu'elle pust conserver davantage sa grossesse : mais je leur fis connoistre qu'il falloit qu'ils se fussent trompez ; parce que si cela eust esté, comme ils le disoient, les eaux de l'enfant de cette femme se seroient indubitablement écoulées dés ce temps-là, par la rupture qui se seroit faite à leurs membranes, au mesme lieu d'où ces pretendus corps membraneux, qu'ils croyoient qu'elle avoit videz, auroient esté détachez. C'est pourquoy je les asseuray que ce n'estoit certainement que des purs caillots de sang glacé & endurci, qu'ils avoient ainsi pris par inadvertance pour des corps membraneux & charnus, comme il estoit arrivé à un autre Medecin & à un Chirurgien, dont j'ay fait mention pour un semblable éxemple, en l'Observation DCXIX. & les ayant tous deux desabusez de l'erreur où ils avoient esté, je leur dis que comme je trouvois la matrice de cette femme éxactement fermée, & qu'elle sentoit bien remuër son enfant à l'ordinaire, il y avoit encore esperance qu'elle pourroit conserver sa grossesse, en se tenant en grand repos dans le lit, luy conseillant outre cela de se faire saigner une fois du bras, & de s'abstenir entiérement du coït durant tout le reste du temps de sa grossesse.

OBSERVATION DCLXXIX.

D'une femme qui accoucha au terme de huit mois & demy d'un enfant qui se portoit bien, laquelle n'avoit jamais crû estre grosse.

LE 27 May 1693 j'ay accouché une femme âgée de trente-quatre ans, ou environ, d'une habitude assez replete, au terme de huit mois & demy de sa premiére grossesse, d'un petit enfant masle qui se portoit assez bien, ses eaux s'estant écoulées un jour auparavant sans aucune douleur ; ce qui faisoit que cette femme qui avoit toûjours douté de sa grossesse, à cause qu'elle n'avoit jamais senti, à ce qu'elle disoit, remuer manifestement son enfant en son ventre, comme font toutes les autres femmes, en doutoit encore pour lors ; s'imaginant que les eaux qu'elle vidoit ainsi sans douleur, ne venoient que d'une simple hydropisie de matrice, qui avoit fait toute sa grossesse : de sorte que j'eûs mesme de la peine à la persuader, lors que son travail fut pleinement declaré par les véritables douleurs de l'accouchement, qu'elle estoit effectivement grosse ; ce qu'elle ne voulut pas croire, jusques à ce que l'ayant accouchée de cét enfant elle l'entendit crier aussitost que je l'eûs tiré de son ventre. Cette femme estoit toute opposée à une autre qui estoit de sa connoissance, dont j'ay rapporté l'exemple en l'Observation DLXVI. Car cette autre femme s'estoit imaginée estre véritablement grosse d'enfant durant plus d'un an entier, sur ce qu'elle sentoit des mouvemens dans son ventre, quoy-qu'elle ne le fust point en tout ; & celle-cy au contraire ayant effectivement un enfant vivant dans le ventre, & ne s'en estant jamais apperceûë par aucun sensible mouvement, avoit toûjours douté de sa grossesse. Ces deux exemples ainsi entiérement opposez, font bien voir qu'il ne faut pas toûjours croire la relation des femmes mesmes, pour juger si elles sont grosses ou non ; car il s'en rencontre parfois quelques-unes qui croyent estre grosses, & ne le sont pas ; & d'autres qui le sont, & ne le croyent pas estre.

OBSERVATION DCLXXX.

Du laborieux accouchement d'une femme qui avoit esté abandonnée dans un tres-pitoyable estat, par un Chirurgien, qui ayant entrepris de luy tirer son enfant du ventre, n'en avoit pas pû venir à bout.

LE 14 Juin 1693 j'ay accouché une femme âgée de trente-cinq ans, de son premier enfant, qui estoit une tres-grosse fille, dont elle estoit en travail depuis deux ou trois jours. Mais lorsque je fus appellé pour secourir cette femme, je la trouvay elle & son enfant dans le plus déplorable estat que l'on puisse jamais voir; la mere estant presque réduite à l'agonie, & l'enfant estant mort par les instrumens, dont un Chirurgien s'estoit malheureusement servi, pour le tirer du ventre de cette femme, sans avoir pû en venir à bout; y ayant travaillé inutilement durant trois heures entieres, & s'estant si fatigué dans cette penible & laborieuse opération, qu'aprés s'estre reposé par plusieurs intervales, il fut enfin obligé de l'abandonner, quoy-qu'il eust bien tiré tout le corps de l'enfant hors du ventre de la mere, à l'exception de la seule teste, qui estoit restée si enchassée entre les os du passage, qu'il ne pust jamais l'en faire sortir, quoy-qu'il se fut servi de crochets, pour en faciliter l'extraction: de sorte qu'ayant épuisé en vain toutes ses forces, & toute son industrie, il laissa cette pauvre femme en cet estat pitoyable, & s'en retourna chez luy, pour se réposer de l'extréme fatigue que cette laborieuse opération luy avoit causée; aprés quoy on me vint querir pour la secourir, comme je fis aussi-tost que je fus arrivé chez elle, en achevant promptement, & tres-facilement de luy tirer du ventre avec mes seules mains son enfant sans aucune violence. Beaucoup de personnes qui estoient presentes, lors que je delivray ainsi cette femme, furent tout étonnées de la facilité avec laquelle elles me virent tirer cét enfant, sans me servir d'aucun instrument que de mes mains conduites avec jugement; ayant veû auparavant l'extréme difficulté que ce premier Chirurgien y avoit rencontrée. Mais je leur fis entendre que ce qui luy avoit rendu cette opération difficile, estoit qu'il s'estoit d'abord lassé & fatigué à tenter de retourner cét enfant, pour le tirer par les pieds, quoy-qu'il se fut presenté en la posture naturelle, croyant accelerer par ce moyen l'accouchement, & qu'aprés avoir ainsi épuisé toutes ses forces, il n'avoit plus esté capable d'achever avec jugement cette laborieuse opération. Cependant nonobstant un si long & si rude travail cette femme seroit indubitablement échapée, si ce n'eust esté un tres-fascheux & continuel flux de ventre qu'elle eût avec une grosse fiévre, qui la fit enfin mourir le treiziéme jour aprés un si violent accouchement; qui fut semblable à ces laborieux accouchemens, où *Fabrice d'Aquapendente* dit s'estre toûjours tant lassé & fatigué en les voulant entreprendre, qu'il avoit esté souvent obligé de les laisser achever à d'autres, comme avoit fait ce Chirurgien; que je ne blasmerois pas pour avoir imité en cela ce célébre auteur, s'il m'avoit luy-mesme mandé ou quelqu'autre Chirurgien, pour secourir cette femme dans une si urgente necessité, comme il devoit faire, sans l'abandonner entiérement ainsi qu'il avoit fait, dans le déplorable estat où il l'avoit mise, dont il fut grandement blasmé par beaucoup de personnes qui estoient presentes, nonobstant tout ce que je leur pus dire pour tascher de l'excuser autant qu'il me fut possible en une si mauvaise cause.

Observation DCLXXXI.

D'une femme qui fut délivrée d'une espece de faux germe, dans lequel il y avoit un petit fetus *qui n'estoit pas plus gros qu'un grain de chenevy.*

LE 15 Juin 1693 je delivray une femme d'une espece de faux germe de la grosseur d'un œuf de pigeon, dans lequel je trouvay des eaux & un petit *fetus* avorté qui n'estoit pas plus gros qu'un grain de chenevy. Cette femme avoit pour lors une médiocre perte de sang depuis plus de quinze jours, & croyoit estre grosse de deux mois & demy; ce qui faisoit manifestement connoistre que le principe de vie avoit esté détruit en ce *fetus* dés les premiers jours de sa conception; & ce mesme avorton faisoit bien voir, que tous ces corps étranges que l'on prend ordinairement pour de simples faux germes, ne sont véritablement que des arriérefaix, quoy-qu'ils n'en ayent plus la figure, aprés que la matrice en se contractant leur a donné celle de sa capacité, quand les eaux qui estoient contenuës dans ces pretendus faux germes, s'en sont écoulées par la rupture de leurs foibles membranes,

OBSERVATION DCLXXXII.

Du laborieux accouchement d'une femme âgée de trente-cinq ans, qui estoit en travail depuis trois jours entiers.

LE 20 Juin 1693 je vis avec un Medecin & un Chirurgien de mes Confreres une femme âgée de trente-cinq ans, qui estoit en un tres-laborieux travail de son premier enfant, depuis trois jours entiers, ses eaux estant écoulées depuis deux jours, & la teste de son enfant estant si fort avancée dans le passage, que je crus que cette femme ne manqueroit pas d'accoucher d'elle-mesme, pour le peu qu'il luy survint de douleurs, comme il arriva le mesme jour. Mais elle avoit les deux levres de la vulve fort tumefiées, & la vessie si pleine de l'urine qui avoit esté supprimée, par la grande compression que son col recevoit de la teste de l'enfant, qu'elle faisoit une tumeur fort manifeste au-dessus du *Pubis*. J'avois esté mandé pour donner mon conseil à cette femme en l'estat où elle estoit; & pour sçavoir de moy si j'approuverois qu'on la saignast une seconde fois, l'ayant déja esté une fois le jour precedent; & si ce seroit du bras ou du pied qu'il faudroit luy tirer du sang. Je luy conseillay de preferer la saignée du bras, afin de luy donner, en dégageant sa poitrine par cette saignée, une plus grande facilité de respirer, & ne consentis pas à celle du pied, pour ne pas attirer sur les parties inférieures la fluxion d'humeurs qui n'y estoit déja que trop grande.

OBSERVATION DCLXXXIII.

D'un autre tres-laborieux accouchement d'une femme qui estoit en travail de son premier enfant depuis quatre jours.

LE 29 Juin 1693 je vis avec trois de mes Confreres une femme qui estoit en travail depuis quatre jours entiéres de son premier enfant, ses eaux estant écoulées depuis trois jours, & son travail ayant esté tres-laborieux par les mauvaises douleurs qu'elle avoit toûjours eûës jusques alors, à cause de la situation du corps de son enfant, qui estant tout du costé droit, & un peu obliquement, empeschoit que l'impulsion des douleurs ne se fist directement; outre que c'estoit une petite femme boiteuse : de sorte que considerant que ses douleurs estoient tout-à-fait ralenties, je conseillay de luy faire prendre au-plûtost l'infusion de deux drachmes de sené, avec le jus d'une orange, qui les luy ayant renouvellées, la fit accoucher assez heureusement six heures ensuite, d'un gros enfant mort, qu'on auroit esté obligé de tirer avec les instrumens, si ce remede n'eust produit le bon effet que nous en avions esperé.

Observation DCLXXXIV.

D'une femme qui avorta d'un enfant mort en son ventre depuis plus de douze jours.

LE 1 Juillet 1693 j'ay accouché une femme d'un enfant de cinq mois, mort en son ventre depuis plus de douze jours, comme il me parut par sa corruption; mais comme le cordon de son arriérefaix estoit tres-foible, & pareillement corrompu, il se rompit, ce qui fit que tout le corps de cét arriérefaix, qui estoit fort gros, & comme scyrrheux, resta dans la matrice, qui s'estant refermée immediatement aprés, ne me laissa pas lieu de le tirer qu'une demy-heure ensuite, lors que son orifice interne se fut relasché suffisamment pour pouvoir permettre sans violence l'extraction que j'en fis avec ma main, portée seulement à l'entrée de cét orifice interne, pour en prendre le corps de l'arriérefaix qui s'y presentoit. Cette femme avoit eû auparavant durant dix ou douze jours, une fiévre continuë avec redoublemens, qui avoit fait mourir son enfant en son ventre, dont elle estoit néanmoins heureusement guérie depuis cinq ou six jours, lors qu'elle en avorta; ce qui contribua beaucoup à l'exempter du grand péril de la vie, où elle auroit esté, si cét avortement luy fut arrivé dans le temps de cette maladie, qui n'auroit pas manqué de s'augmenter ensuite, comme il arrive ordinairement, quand la nature est affoiblie par une si dangereuse maladie.

Observation DCLXXXV.

D'une femme qui avoit le fond de la matrice entiérement renversé.

LE 5 Juillet 1693 je vis avec un de mes Confreres une femme accouchée depuis deux jours, qui avoit un entier renversement du fond de la matrice, qui luy estoit arrivé dans le temps que sa Sagefemme l'avoit voulu délivrer de son arriérefaix, sans qu'elle eust usé d'aucune violence, à ce qu'elle nous dit. Cependant il me parut que si cette Sagefemme n'avoit point fait la faute de causer ce renversement, elle avoit du moins fait celle de ne pas réduire elle-mesme le fond de la matrice, en le repoussant au dedans aussitost qu'elle s'apperceût qu'il s'estoit ainsi renversé. Mais n'ayant peut-estre pas connu d'abord la chose comme elle estoit, cela fut cause qu'ayant laissé passer l'occasion de faire cette réduction dés le commencement, on ne pouvoit plus y remedier, dans le temps que je fus appellé : car pour lors je trouvay le fond de la matrice extrémement tumefié, à cause du fort étranglement que l'orifice interne faisoit en maniére de *Paraphimosis*, au-dessus de ce fond renversé ; lequel étranglement rendoit la réduction de ce fond ainsi tumefié entiérement impossible ; ce qui me fit juger que cette femme mourroit certainement dans la suite, comme je l'ay vû arriver à deux autres femmes, aprés avoir traisné durant quelque temps une vie languissante & pleine de douleurs, à cause de la continuelle perte de sang & fluxion d'humeurs qui accompagne toûjours cette fascheuse maladie ; à laquelle on ne peut remedier, comme j'ay dit, si on laisse passer l'occasion de le faire dés le commencement qu'elle paroist, durant que le fond de la matrice n'est pas encore tumefié ni endurci, comme il devient dans la suite, dont j'ay rapporté un autre éxemple en l'Observation CCCLV. On doit remarquer que le renversement du fond de la matrice, qui ne se fait jamais de la sorte, si ce n'est immédiatement aprés l'accouchement, cause assez souvent une mort subite à la femme, par la grandeur de la perte de sang qui luy arrive toûjours pour lors, & que celles qui évitent cette mort soudaine, ne manquent pas, quoy-qu'elles ayent échapé ce premier danger, de perir dans la suite du temps.

Observation DCLXXXVI.

De l'extraction d'un enfant mort au ventre de sa mere.

Le 9 Juillet 1693 j'ay accouché une femme âgée de trente-cinq ans, de son premier enfant, qui estoit mort en son ventre, ayant la teste au passage depuis trois jours entier, aprés l'écoulement de ses eaux. Lors que je fus appellé pour la secourir, je la trouvay presque moribonde; mais comme il y avoit encore quelque petite espérance de la pouvoir sauver, en la délivrant de cét enfant mort, j'en fis l'extraction par le moyen de l'instrument de mon invention, appellé *Tireteste*, qui est beaucoup plus commode, & plus seur, pour une opération de cette nature, que les crochets dont on se sert ordinairement. Ayant ainsi accouché cette femme dans le déplorable estat où elle estoit, elle se porta mieux de jour en jour, & tres-bien dans la suite. Il faut remarquer que comme il arrive souvent, que dans le premier accouchement des femmes avancées en âge, leur enfant demeurant ainsi trop long-temps la teste arrestée au passage, y meure, on ne voit presque jamais cét accident arriver dans les accouchemens suivans aux femmes mesmes les plus agées, si leur premier enfant a esté d'une juste proportion: car autrement si ce premier enfant n'avoit esté qu'un petit avorton, le second estant beaucoup plus gros, pourroit causer la mesme difficulté, que si c'estoit un premier.

Observation DCLXXXVII.

De l'accouchement d'une femme qui eût un travail tres-long, à cause de l'extréme briéveté du cordon de son enfant.

Le 26 Juillet 1693 j'ay accouché une femme d'une petite fille, au terme de huit mois & une semaine, ou environ, qui avoit le col embarassé d'un tour de son cordon, qui estant de soy naturellement tres-court, avoit esté cause, que la mere, nonobstant la petitesse de son enfant, eût un travail tres-long & fort laborieux, par la mauvaise qualité de ses douleurs, qui furent toutes entrecoupées durant plus de vingt-quatre heures, leur mouvement rejaillissant toûjours vers les reins, & dans le ventre, en maniere de barre, au lieu de répondre en bas, comme les bonnes douleurs font ordinairement: & comme l'extréme briéveté de ce cordon ne pouvoit pas permettre à l'enfant d'estre poussé au passage sans tirailler en mesme temps l'arriérefaix, cette disposition avoit esté cause que cét arriérefaix s'estant en partie detaché dés le commencement du travail de cette femme, elle avoit eû une perte de sang, qui quoy-qu'elle ne parust que petite au dehors, avoit néanmoins esté assez considerable au dedans, comme je m'en apperceûs par plusieurs gros caillots de sang noir & recuit, qui sortirent de la matrice dans le mesme temps que je la delivray de l'arriérefaix; ce qui

qui avoit tellement affoibli l'enfant qu'il mourut le jour ensuite. Il faut remarquer que ce qui avoit acceleré de trois semaines entieres la naissance de cét enfant, estoit la mesme briéveté de ce cordon, qui ne luy avoit pas laissé une entiere liberté de se tourner la teste en bas, comme tous les enfans ont coustume de faire vers le dernier mois de la grossesse, sans tirailler en mesme temps l'arriérefaix comme j'ay dit.

Observation DCLXXXVIII.

D'une femme qui accoucha heureusement à terme d'un enfant qui se portoit bien, quoy-que la mere eust vidé beaucoup d'eaux par la matrice, durant prés de deux mois.

LE 1 Aoust 1693 je vis une femme qui m'avoit mandé pour l'accoucher, laquelle eût un si prompt travail, que je la trouvay, en arrivant chez elle, accouchée toute seule au terme de neuf mois, d'une fille qui se portoit tres-bien, quoy-que la mere eust vidé par la matrice plus d'une pinte d'eau, en un seul jour, il y avoit prés de deux mois; depuis lequel temps elle avoit toûjours continué d'en vider assez considerablement par intervalles. On peut douter si toutes les eaux que cette femme avoit ainsi vidées, venoient d'une espece d'hydropisie de matrice, ou si c'estoient les véritables eaux de l'enfant: & l'on pourroit soustenir qu'elles ne pouvoient proceder que d'une hydropisie de matrice; sur ce que si elles eussent esté des véritables eaux de l'enfant, il semble que cette femme en ayant vidé tout d'un coup plus d'une pinte la premiere fois, deux mois devant que d'accoucher, son travail se seroit declaré dés lors; parce que son enfant n'auroit pas pû demeurer dans la matrice, aprés un si grand écoulement de ses propres eaux. Néanmoins je croy que ce n'estoit qu'une partie des véritables eaux de l'enfant, qui s'estoient ainsi écoulées par quelque rupture qui s'estoit faite à leurs membranes, en quelque endroit superieur, qui ne répondant pas directement à l'orifice interne, faisoit que ces eaux ne s'écouloient jamais entiérement, & qu'y en restant toûjours une partie de retenuë, cela faisoit que l'accouchement n'en estoit point provoqué, comme il auroit esté indubitablement, si elles se fussent entiérement écoulées dés la premiére fois qu'elle en vida.

Observation DCLXXXIX.

D'une petite fille née depuis quatre jours, qui avoit une inflammation des deux mammelles.

LE mesme jour 1 Aoust 1693 j'ay vû une petite fille née depuis quatre jours, à qui une garde d'accouchée avoit fait venir une inflammation tres-douloureuse des deux mammelles, en luy pressant & succant les deux bouts, pretendant en faire sortir le lait, ou plûtost quelque goutte de simple serosité qui y estoit contenuë, & luy rendre par le moyen de ce succement, les bouts mieux faits. Mais c'est une tres-mauvaise méthode dont plusieurs autres gardes d'accouchées ont coustume de se servir, laquelle on ne doit point suivre; car en comprimant ainsi les mammelles des enfans nouveau-nez, pour une goutte de simple serosité, qu'on en fait sortir, on attire six fois plus d'autres humeurs sur la partie, qui y causent ensuite des inflammations douloureuses de cette nature, qui se dissipent néanmoins peu de temps ensuite, si on s'abstient de leur presser & succer ainsi les mammelles, & y mettant dessus un simple petit linge trempé en huile d'amandes douces & vin meslez ensemble, & prenant garde que l'enfant ne soit point trop serré vers cette partie dans son maillot.

Observation DCXC.

De l'accouchement d'une femme dont la grossesse avoit esté ignorée dans le commencement.

LE mesme jour 1 Aoust 1693 j'ay accouché une femme au terme de neuf mois entiers, & cinq jours de plus, d'un gros enfant masle, qui se portoit tres-bien, quoy-que la mere, à ce qu'elle me dit, eust esté traitée, n'estant grosse que de six semaines, comme si elle eust eû seulement un simple retardement de ses menstruës; ayant eû en ce temps une tres-legere perte de sang, qui fit que son Medecin attribuant les incommoditez de sa grossesse à ce pretendu retardement, & à la diminution de ses menstruës, la fit saigner du pied, & luy fit prendre ensuite plusieurs remedes dieuretiques & purgatifs; nonobstant quoy elle ne laissa pas de conserver son enfant, & d'en accoucher heureusement à terme comme j'ay dit; la nature ayant resisté en elle, aux mauvais effet que ces remedes ordonnez aussi mal-à-propos, auroient pû produire en une autre femme, qui n'auroit pas esté d'une si bonne complexion qu'elle estoit.

OBSERVATION DCXCI.

D'une femme qui avoit depuis deux ans un grand écoulement de fleurs blanches malignes qui luy avoient causé un ulcére carcinomateux de la matrice.

LE 10 Aoust 1693 je vis une femme âgée de trente-cinq ans, qui avoit, à ce qu'elle me dit, un continuel écoulement de fleurs blanches depuis deux ans, avec des pertes de sang, qui se renouvellant de temps en temps depuis six mois, luy faisoient vider plusieurs gros caillots; ce qui venoit d'un ulcére carcinomateux qu'elle avoit en la matrice, que je crus proceder originairement de quelque gonorrée virulente, dont elle avoit pû estre infectée, & la devoir faire mourir certainement avant un an : car il est à noter que ces sortes d'ulcéres, qui sont toûjours incurables quelques petits qu'ils soient, viennent le plus souvent d'une pareille cause, qui estant quelquefois ignorée des femmes qui sont affligées d'une si pernicieuse maladie, fait qu'elles qualifient les vilaines excrétions purulentes de ces ulcéres malins, du nom de simples fleurs blanches. Mais il est facile de juger par l'extréme puanteur de ces excrétions qu'elles viennent d'un ulcére carcinomateux de la matrice, dont l'orifice interne est pour lors tout scyrrheux, & tout inégal; ce qui se connoist aisément par le simple toucher du doigt.

OBSERVATION DCXCII.

D'une femme qui avorta au troisiéme mois de sa grossesse, d'un petit fetus *tout émacié, neuf jours aprés avoir eû une extréme peur du tonnerre.*

LE 11 Aoust 1693 je vis une femme qui venoit d'avorter d'un petit *fetus* tout émacié, de la longueur du grand doigt de la main, estant pour lors grosse de prés de trois mois, & ayant eû, il y avoit neuf jours, une extréme & subite frayeur d'un grand éclat de tonnerre, qui contribua d'autant plus facilement à luy causer cét avortement, qu'elle sentoit déja depuis quelques jours des douleurs dans le ventre, vers la région de la matrice, & que c'estoit une petite femme d'une complexion tres-delicate, néanmoins assez sanguine, qui avoit déja eû auparavant deux fausses couches de simples faux germes, à quelque temps d'intervale l'une de l'autre; ce qui m'avoit obligé de la faire saigner une fois du bras, dés le commencement du second mois de sa grossesse, pour la preserver autant qu'il estoit possible, que cette troisiéme conception ne se convertist en faux germe, comme il luy estoit arrivé dans ses deux precedentes; car il faut remarquer que c'est assez souvent la trop grande abondance de sang, qui noyant & suffoquant le principe de vie en la conception dés le commencement, la convertit en ce que l'on appelle vulgairement faux germe; laquelle saignée ayant produit le bon effet que j'en avois fait esperer, auroit beaucoup servi à la conservation de l'enfant, dont cette femme estoit véritablement grosse, si le fascheux accident de ce grand éclat de tonnerre ne l'eust pas fait mourir en son ventre, par la subite frayeur qu'elle en eût. On pourroit néanmoins douter, si ce fut seulement cette grande frayeur, qui fut cause que cette femme avorta ainsi, ou si cét accident luy estoit arrivé par l'effet des douleurs qu'elle avoit déja senties auparavant, vers la région de la matrice, qui procedant de la trop grande plénitude des vaisseaux de cette partie, pouvoient estre les signes avantcoureurs de cét avortement: mais il est certain que l'une & l'autre de ces deux causes pouvoient y avoir beaucoup contribué. Cependant cette femme aprés avoir ainsi vidé d'elle-mesme ce petit avorton & son arrierefaix, sans aucun accident, se porta bien ensuite.

Observation DCXCIII.

De l'accouchement d'une femme dont l'enfant vint les pieds devant avec sortie de la plus grande partie du cordon de l'ombilic.

Le 23 Aoust 1693 j'ay accouché une femme d'un tres-gros enfant masle qui presentoit les pieds avec sortie de la plus grande partie du cordon de l'ombilic, qui fut poussé tout d'un coup au dehors, par l'impetueuse irruption des eaux, dans le mesme moment que leurs membranes se rompirent; ce qu'ayant reconnu, je tiray aussi-tost l'enfant vivant; mais il estoit déja tres-foible, à cause que le cordon de l'ombilic qui estoit ainsi sorti, avoit esté fortement comprimé dans tout le temps de l'opération, par l'extréme grosseur du corps de l'enfant; qui regardant en dessus, m'obligea de le tourner en le tirant, pour luy mettre la face en dessous, comme on doit toûjours faire, de crainte que la teste ne demeure accrochée par le menton, vers l'os *Pubis*. Néanmoins ce gros enfant, qui paroissoit d'abord tout moribond, reprit vigueur peu à peu, dés qu'il eût commencé à respirer, & se porta tres-bien ensuite & la mere aussi.

Observation DCXCIV.

D'une femme qui avorta d'un petit fetus *de deux mois, avec une grande perte de sang causée par la retention de l'arriérefaix.*

LE 31 Aoust 1693 je delivray une femme de l'arriérefaix d'un petit *fetus* de deux mois dont elle estoit avortée il y avoit trois heures, sans aucune cause manifeste, lequel arriérefaix estant retenu en la matrice, aprés l'expulsion de ce petit avorton, avoit causé à cette femme une si grande perte de sang, qu'elle en estoit tombée par plusieurs fois en de grandes foiblesses, dont elle revint aussi-tost que je l'eûs delivrée de cét arriérefaix; aprés quoy la perte de sang qui en avoit esté excitée cessa, & cette femme se porta bien ensuite. C'estoit-là le onziéme enfant dont elle estoit avortée, & c'estoit la mesme femme dont j'ay rapporté l'exemple en l'Observation CDLX.

Observation DCXCV.

D'une femme âgée de soixante-cinq ans qui avoit un ulcére carcinomateux en la matrice avec un flux de ventre qui donnoit lieu de croire qu'elle mourroit dans peu.

LE 5 Septembre 1693 je vis une femme âgée de soixante-cinq ans, ou environ, qui avoit un ulcére carcinomateux de la matrice, que je crus la devoir d'autant plus certainement faire mourir dans peu, qu'elle avoit pour lors un fascheux flux de ventre accompagné de fiévre. C'estoit une femme à qui, aprés une entiére privation de ses menstruës durant dix ou douze ans, il estoit venu depuis deux ans une perte de sang, qui s'estoit renouvellée de temps en temps, avec un continuel écoulement par la matrice de matiére sereuse & purulente, qui procedoit de l'ulcére qui s'estoit formé en cette partie aprés ces pertes de sang réïterées. Mais comme depuis douze ou quinze jours, cette femme ne vidoit presque plus par la matrice aucune matiere purulente, comme elle avoit coustume, cela faisoit que plusieurs Medecins qui furent mandez pour voir cette femme aprés moy, crurent, à ce qu'ils dirent à ses parens, que je m'estois trompé, lors que je les avois asseurez qu'elle avoit un ulcére carcinomateux en la matrice; de sorte que ces mesmes parens m'ayant mandé, le jour ensuite qu'ils avoient consulté ces Medecins, pour me prier d'examiner bien derechef si je trouverois qu'elle eust effectivement un *Cancer* en la matrice, je leur dis qu'ayant suffisamment connu la chose, estre comme je les en avois asseuré la premiére fois que je l'avois examinée par le toucher, je n'avois pas besoin de l'examiner davantage; leur faisant entendre que si les Medecins ne pouvoient pas se persuader que cette femme eust un ulcére en la matrice, à cause qu'il ne sortoit de cette partie en ce temps aucune excrétion purulente, qu'ils croyoient en estre un signe tres-certain, ils estoient eux-mesmes fort trompez, en ne considerant pas que c'estoit le continuel flux de ventre & la fiévre dont cette femme estoit travaillée, qui avoient diverti & supprimé cette matiére sereuse & purulente qu'elle avoit coustume de vider ayant ces accidens.

Observation DCXCVI.

D'une femme qui fut delivrée d'un faux germe, qui par sa grosseur, & par le long sejour qu'il avoit fait dans la matrice, auroit pû estre pris pour une espece de Mole.

LE 15 Septembre 1693 j'ay delivré une femme d'un faux germe de la grosseur du poing, dans lequel je trouvay un petit *fetus* avorté tout flétri, qui n'estoit pas plus gros qu'une petite mouche à miel, quoy-que cette femme eust pour lors un soupçon de grossesse depuis prés de sept mois, par les signes de conception qu'elle avoit eûs dés le premier mois aprés la derniere évacuation de ses menstruës. Il y avoit trois mois entiers qu'elle avoit une perte de sang continuelle, qui faisoit assez connoistre que la nature avoit tenté dés le commencement de cette perte de sang d'expulser ce qui estoit contenu en la matrice; mais n'en ayant pas pû venir à bout, cela avoit esté cause, que ce faux germe y estant retenu durant un si long-temps, sans en estre tout-à-fait detaché, y avoit pris un accroissement considerable, & qu'il estoit deux fois plus gros que n'ont coustume d'estre les faux germes ordinaires, que les femmes rendent presque toûjours environ le deuxiéme où le troisiéme mois de leur conception. Et comme ce petit *fetus* avorté qui estoit dans ce gros faux germe, n'estoit pas plus gros qu'un *fetus* de quinze jours, je crus que le principe de vie avoit esté detruit en luy dés ce commencement, par quelque autre cause qui avoit precedé cette perte de sang.

Observation DCXCVII.

De l'accouchement d'une femme dont la grossesse avoit esté ignorée de plusieurs Medecins dans les premiers mois.

Le 16 Septembre 1693 j'ay accouché une femme au terme de neuf mois complets, d'un enfant masle qui se portoit assez bien, nonobstant que la mere, qui naturellement estoit d'une complexion tres-valetudinaire, eust esté au lit durant tout le temps de sa grossesse, qui avoit esté ignorée dans le commencement de plusieurs Medecins, qui attribuans à d'autres maladies toutes les incommoditez qu'elle ressentoit par augmentation dans cét estat, l'avoient fait baigner jusques à dix-huit fois, luy avoient fait appliquer des sangsuës sur ses hémoroïdes, & l'avoient fait saigner six ou sept fois en tres-peu de jours, & vouloient mesme encore la faire saigner du pied, & luy avoient ordonné quantité d'autres remedes, dont au lieu de recevoir du soulagement, comme ils luy avoient fait esperer inutilement, elle fut encore beaucoup plus incommodée qu'elle n'avoit pas esté auparavant; ce qui obligea une des proches parentes de cette femme de venir me prier de l'aller voir, pour luy donner mon conseil touchant ses grandes & continuelles infirmitez, estant persuadée que j'en connoistrois bien mieux la veritable cause que les Medecins qui la voyoient journellement. Desorte que m'ayant pour ce sujet conduit chez la malade, je la trouvay pour lors grosse de cinq ou six semaines, dont ses Medecins furent fort surpris, aussi-bien qu'elle, que je fis souvenir de sa premiére grossesse, il y avoit prés de six ans & demy; durant tout le temps de laquelle ayant enduré toutes les mesmes incommoditez qu'en cette derniére, qui estoit sa troisiéme, elle n'avoit pas laissé d'accoucher enfin assez heureusement à terme d'un fis, que je luy avois receû, qui se portoit fort bien comme ce dernier, nonobstant toutes les infirmitez de sa mere, qui durant tous les neuf mois de sa grossesse avoit esté journellement si travaillée de fiévres, de fréquentes foiblesses, de palpitations de cœur, de grandes oppressions & suffocations, qu'on n'auroit jamais cru qu'elle eust pû conserver sa grossesse jusques à terme, & accoucher aussi heureusement qu'elle fit, au grand étonnement des Medecins qui l'avoient veûë en un estat si infirme. Lors que j'eûs accouché cette femme cette derniere fois, elle eût une suppression des vidanges, & fut surprise dés le second jour d'une grosse fiévre continuë avec des redoublemens toutes les nuits, durant lesquels redoublemens elle avoit une aliénation du jugement; ce qui m'obligea de la faire saigner deux fois du pied, l'une au troisiéme jour, & l'autre au cinquiéme de son accouchement, pour suppléer au deffaut de l'évacuation de ses vidanges; lesquelles deux saignées la préserverent du grand danger de la vie, où elle auroit esté sans cela, & calmérent un peu la violence des redoublemens de sa fiévre jusques au huitiéme jour; aprés lequel je luy fis prendre du *quinquina* durant quelques jours, qui ayant beaucoup diminué sa fiévre, fit que toutes les autres incommoditez dont elle avoit esté affligée durant tout le temps de sa grossesse, cesserent peu à peu, & qu'elle se porta bien ensuite, à quoy contribua aussi beaucoup une autre saignée du bras, que je luy fis encore faire au vingt-quatriéme jour de son accouchement, par la necessité que j'en vis. On doit remarquer par l'exemple de cette femme, qui est la mesme dont j'ay déja parlé dans l'Observation CDXXIX. qu'il y a certaines femmes qui sont si incommodées durant tout le temps de leur grossesse, depuis le premier jour de leur conception jusques à celuy de leur accouchement, qu'elles sont en une continuelle maladie, qui ne cesse point, pour quelque remede qu'on leur puisse faire, qu'elles ne soient accouchées; & ce mesme exemple prouve aussi bien manifestement, que ce n'est pas la bonne ou la mauvaise santé de la mere, non plus que celle du pere, qui determinant le sexe de l'enfant, fait que ce soit plûtost un garçon qu'une fille, ou bien au contraire une fille plûtost qu'un garçon, selon que leur santé est plus ou moins vigoureuse & parfaite, comme on le croit ordinairement: car si elle y contribuoit quelque chose, cette femme, qui estoit d'une complexion des plus infirmes, n'auroit n'auroit pas fait trois garçons consécutivement, comme il luy est arrivé, & comme il arrive aussi à d'autres femmes, dont les maris, quoy-que tres-infirmes, ne laissent pas d'engendrer pareillement des garçons; au lieu qu'au contraire, on voit souvent des hommes & des femmes de tres-bon temperament qui ne font que des filles à leur grand regret.

Observation DCXCVIII.

De l'accouchement d'une femme dont l'enfant venoit la face en dessus.

LE 17 Septembre 1693 j'ay accouché une femme d'une fille qui venoit la face en dessus; ce qui prolongea tellement le travail de la mere, qu'elle en fut beaucoup fatiguée durant deux jours entiers, n'ayant pendant tout ce temps que de tres-méchantes douleurs, qui rejaillissant vers les reins, sans se déterminer en bas, ne purent qu'à grande peine expulser l'enfant, quoy-que la matrice eust esté suffisamment dilatée dans l'abord, & que la teste de l'enfant eust esté poussée entiérement au passage immédiatement aprés l'écoulement de ses eaux, où elle demeura durant vingt-quatre heures, aprés quoy il survint à la mere deux seules bonnes douleurs, qui la firent accoucher heureusement de cét enfant qui se portoit bien; mais qui n'estant que d'une médiocre grosseur, à comparaison de ces precedens enfans, auroit esté expulsé bien plus promptement qu'il ne fut, s'il avoit eû la face tournée en dessous, comme tous les enfans, tant les garçons que les filles, ont ordinairement dans la posture naturelle. Car, comme j'ay déja fait remarquer en d'autres Observations, lors que l'enfant a la face ainsi en dessus, ses bras & ses jambes estant aussi en cette situation tournez vers le ventre de la mere, font cause que la matrice venant à se contracter sur les inégalitez de ces parties dans le temps des douleurs, leur impulsion en est interceptée d'abord qu'elles commencent; ce qui fait que ces mesmes douleurs rejaillissant aussi-tost vers le ventre, ou vers les reins, au lieu de se terminer en bas, comme elles font ordinairement quand l'enfant vient en la posture naturelle ayant la face en dessous; car pour lors son dos, qui à une superficie égale, estant tourné vers le ventre de la mere, ne donne aucun empeschement au mouvement impulsif de la douleur.

Observation DCXCIX.

De l'accouchement d'une femme dont l'enfant estoit mort en son ventre depuis quatre jours.

LE 24 Septembre de la presente année 1693 je fus à *Versailles* accoucher une femme d'un enfant mort en son ventre, depuis quatre jours entiers qu'elle ne l'avoit point senti remuër, n'ayant senti depuis ce temps-là, que certains soulevemens, comme si c'eust esté le dos d'un chat qui eust poussé son ventre. Elle n'estoit pour lors que dans le commencement du neuviéme mois de sa grossesse, & estoit tombée fort rudement sur les deux genoüils, il y avoit trois semaines; & comme elle n'avoit point senti alors aucune incommodité apparente, & qu'elle avoit senti ensuite son enfant se mouvoir comme à l'ordinaire, elle avoit negligé de garder le repos qui luy auroit esté necessaire aprés cette chute, & estoit mesme venuë de *Versailles* à *Paris* en carosse dés le lendemain, & s'en estoit retournée le jour ensuite, sans que la nouvelle agitation qu'elle receût dans ces deux voyages, l'eust en aucune façon incommodée, à ce qu'elle me dit, ayant mesme senti bien remuër son enfant durant les quinze jours suivans. Cependant il est à croire que c'estoit cette violente chute, jointe à l'agitation de ces voyages, qui ayant fait que le cordon de l'ombilic de son enfant, qui estoit fort court, & s'estoit embarassé au tour d'une de ses cuisses, avoit esté cause par cét accident, que le sang ne pouvant plus estre porté dans les vaisseaux de ce cordon, si librement qu'il auroit esté necessaire pour la vie & la nourriture de l'enfant, il en avoit esté si debilité, qu'il en estoit enfin mort, par la negligence que sa mere eût de garder le repos, qui luy auroit esté tres-necessaire aprés la chute qu'elle avoit faite.

Observation DCC.

D'une femme qui mourut d'apoplexie au troisiéme jour de son accouchement.

LE 4 Octobre de la mesme presente année 1693 j'ay accouché une femme au terme de huit mois de sa grossesse, d'un petit garçon qui se portoit assez bien, nonobstant le mauvais estat où estoit la mere qui s'estoit blessée, il y avoit quinze jours, en faisant un violent effort avec le bras, ayant senti pour lors, à ce qu'elle me dit, craquer quelque chose en son ventre. Elle avoit eû depuis presque tout ce temps-là une fiévre double tierce continuë, avec des douleurs continuelles dans le ventre depuis trois ou quatre jours, & avoit une jaunisse par tout le corps jusques dans le blanc des yeux, qui en estoit tout teint. Elle accoucha néanmoins assez heureusement de cét enfant, n'ayant pas mesme eû de fiévre ce jour-là; ce qui fut peut-estre le bon effet d'une saignée du bras que je luy fis faire le jour precedent. Cependant six heures aprés estre ainsi accouchée, elle tomba dans un profond assoupissement lethargique, qui s'estant augmenté se convertit en une vraye apoplexie, qui la fit mourir au troisiéme jour de son accouchement. Cette femme avoit craché beaucoup de sang par plusieurs fois, & avoit ressenti durant tout le temps de sa grossesse, une tres-grande douleur de teste, dont elle estoit journellement tourmentée, laquelle ayant extrémement debilité son cerveau, avoit esté, selon l'apparence, la vraye cause de cette funeste maladie dont elle fut attaquée aprés son accouchement, qui quoy-que beaucoup moins laborieux que ses deux autres precedens, à cause de la petitesse de son enfant, ne laissa pas dans la mauvaise disposition où elle estoit, de donner occasion au transport d'humeurs qui se fit vers cette partie principale, & qui en éteignit aussi-tost toutes les fonctions animales, nonobstant la saignée du bras que je luy avois fait faire, comme j'ay dit, par précaution, dés le jour precedent de son accouchement, & deux autres saignées, sçavoir une du pied, & une autre du bras, avec plusieurs autres remedes qu'on luy fit encore aprés qu'elle eût esté surprise de ce funeste accident.

REFLEXION GENERALE
sur la matiére du present livre.

COMME dans tout ce present recueil d'Observations on en peut voir de toutes sortes, il ne reste qu'à faire remarquer que ce sont toutes Observations que j'ay faites moy-mesme avec une si grande éxactitude, que j'en ay toûjours écrit les mémoires dés le mesme jour que j'ay vû les choses arriver, comme je les ay fidellement rapportées, sans aucun déguisement de la verité, & que pour les rendre d'autant plus utiles au public, j'y ay marqué toutes les circonstances qui pouvoient donner quelque instruction necessaire, comme sont principalement tous les differens évenemens selon les differentes dispositions des femmes, les differens termes de leurs accouchemens & de leurs avortemens, les differens sexes de leurs enfans, la varieté du nombre des arriérefaix des enfans jumeaux, & plusieurs autres particularitez, qui peuvent, avec les raisons que j'en ay données, servir à faire connoistre beaucoup de choses qui avoient esté ignorées jusques à present. On pourra facilement voir & choisir dans la table des matiéres qui suit, celles dont on desire s'éclaircir.

.... Si quid novisti rectius istis,
Candidus imperti; si non, his utere mecum.

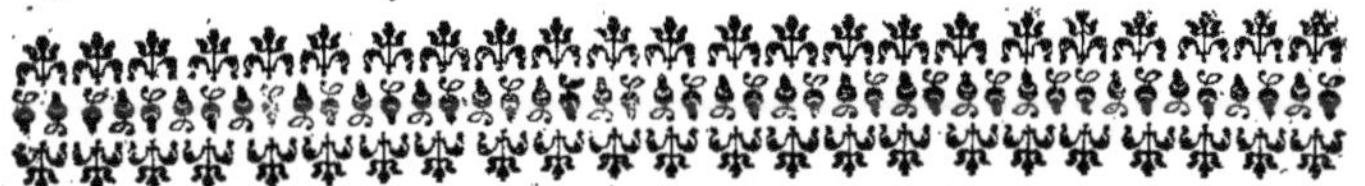

TABLE DES PRINCIPALES MATIERES, QUI SONT INDIQUÉES par les Obſervations où elles ſont contenuës.

A

ACCOUCHEMENS au terme de ſept mois, *Voyez les Obſervations*, LV. LXXIX. LXXXII. CCXXV. CCLII. CCLXXIV. CCCVIII. CCCXLIV. CCCLIII. CCCLXXVIII. CDLXXIV. DXVII. DXLII. DXLV. DXLVI. DCVII.

Accouchemens au terme de huit mois, *Obſerv.* LXXXI. CXVIII. CXXVIII. CXLVI. CCXXV. CCXXVI. CCXXVII. CCXL. CCLXXX. CCLXXXII. CCLXXXIV. CCLXXXVI. CCXCI. CCCXLV. CCCLXXIX. CDII. CDXXXVII. CDLII. CDLXXIV. CDLXXX. CDLXCVII. DXVII. DXXXVII. DLXIX. DXCVIII. DCXL. DCXLVI.

Accouchemens au delà du terme de neuf mois, *Obſerv.* CXX. CXXII. CXCIX. CCXLVII. CCLIII. CCXCVIII. CCCXXXIX. DXVII. DLVI. DCXLI.

Accouchemens de pluſieurs enfans, *Obſerv.* IV. XXII. XXXI. XCIII. CII. CXXVIII. CXLVI. CLIX. CLXI. CLXV. CCXII. CCXVIII. CCXXVII. CCXXXIV. CCXXXIX. CCLXXIX. CCCXXV. CCCLXXXVI. CDXXXV. CDLI. CDLIX. CDLXXXI. DXII. DXXII. DXXVIII. DXXXVII. DXL. DLV. DLXV. DLXX. DXC. DCXLVI.

Accouchemens de trois enfans, *Obſerv.* CXLVI. DXXXVII.

Accouchemens conſecutifs d'enfans d'un meſme ſexe, *Obſerv.* CCCLXXXIX. CDXIX. CDXXIX. CDLIII.

Accouchemens où l'enfant avoit la teſte trop groſſe, *Obſ.* I. XXIX. XCIV. CCV. CCCXXIX. CCCXLVI. CDXX. CDXLIX. DCIII. DCVIII.

Accouchemens où l'enfant preſentoit la teſte de coſté, *Obſ.* IV. XXXVIII. XXXIX. XLV. LXXVII. CXLIX. CCXXVII. CCLI. CCCX.

Accouchemens où l'enfant preſentoit la face, *Obſ.* CXVII. CCLXXXI. CCCLIV. CDXCI.

Accouchemens où l'enfant venoit la face en deſſus, *Obſ.* XXVI. CXLIX. CLXIII. CLXXVIII. CCCXLVI. CCCXLVIII. CDXV. CDLXXXI. DXXIX. DCXCVIII.

Accouchemens où l'enfant preſentoit la main avec la teſte, *Obſ.* XV. XCIII. CCVI. CCLII. CCCXC. D. DXIV. DXL. DCIX. DCLXXII.

Accouchemens où l'enfant avoit les épaules trop larges, *Obſ.* CCCXXXIX. CDXLV.

Accouchemens où l'enfant preſentoit les pieds, *Obſ.* IV. VIII. XII. XXII. XXXI. XLV. L. LIII. LIV. LXXIII. LXXIX. XCIII. CI. CII. CIII. CV. CXC. CXCVIII. CCXVIII. CCXXVIII. CCXXXVII. CCLIII. CCLXXVII. CCLXXX. CCCXLI. CDXXXVI. CDLI. CDLII. CDLX. DXXXI. DXXXVII. DXLII. DLV. DCXXVI. DCLXIV. DCXCIII.

Accouchemens où l'enfant preſentoit les pieds & les mains enſemble, *Obſ.* CXLV. CCVI. DXXII.

TABLE DES MATIERES.

Accouchemens où l'enfant preſentoit les mains ou les bras ſeuls, *Obſ.* XVIII. CXXVII. CXXXII. CXLII. CXLIV. CLII. CLVII. CLXIII. CLXXIV. CLXXXIII. CCII. CCIII. CCV. CCIX. CCXIV. CCXXIX. CCLXIV. CCLXVII. CCLXXXII. CCXCII. CCXCVI. CCCVIII. CCCXXI. CDXCIX. DXXXVII. DCIV.

Accouchement où l'enfant preſentoit le coude, *Obſ.* CCLII. CCCX. CCCXI.

Accouchemens où l'enfant preſentoit l'épaule, *Obſ.* LXIII. CCX. CDXLVII. CDXCIII. DLXV. DXC. DCVII. DCLV.

Accouchemens où l'enfant preſentoit le genoüil, *Obſ.* VIII CI. CCCVIII. CDXXXV.

Accouchemens où l'enfant preſentoit le coſté, *Obſ.* CXVIII. CCXXIV. DCLII.

Accouchemens où l'enfant preſentoit le cul, *Obſ.* XLVI. XLVIII. LVI. CXXVI. CLX. CCXVIII. CCLXXVIII. CCCXXIV. CCCXLIX. CCCLXVIII. CDII. CDXXXV. CDXLVIII. CDLXVIII. CDXC. DXXXIX. DXLVII. DXCIV. DCI. DCXXXII. DCLIII.

Accouchemens où le cordon de l'ombilic ſe preſentoit ou ſortoit ayant l'enfant, *Obſ.* XXXVII. XXXVIII. XLV. XLVII. LXII. LXIII. LXXIII. LXXVII. LXXX. LXXXIII. CIII CXXI. CXXVI. CXXXII. CXLIV. CLIII. CLXXXIII. CCVI. CCIX CCXIV. CCXXIX. CCL. CCLX. CCXCVI. CCCXI. CCCXXI. CCCXLVI. CCCLXXI. CDLIX. CDLXIV. CDXCIX. D. DXIV. DXXXI. DXCV. DCIV. DCXXVI. DCLV. DCLXXII. DCXCIII.

Accouchemens où l'arrierefaix ſe preſentoit devant l'enfant, *Obſ.* VIII. LV. LIX. LXVIII. CVI. CLXX. CLXXV. CCX. CDXXXVIII. CDLIV. CDLXXXIV. DII.

Accouchemens difficiles & laborieux, *Obſ.* XIV. XVI. XVIII. XXVI. XXXIII. XXXIX. XLII. LII. LXXIV. LXXVI. LXXXV. LXXXVIII. XCI. CXXXV. CXLVII. CLVII. CXC. CXCVIII. CCXV. CCXXVII. CCXLVIII. CCLII CCLIV. CCLXXXI. CCCIX. CCCXXIX. CCCXXXIV. CCCXXXIX. CCCXL. CCCXLVI. CCCLXXXVII. CDXXVII. CDXLIX. DVI. DXLIII. DCVIII. DCIX. DCLXXX. DCLXXXII. DCLXXXIII. DCLXXXVII.

Accouchemens d'enfans morts en la matrice, *Obſ.* I. III. XII. XVI. XXVI. XXIX. XXXIV. XXXVIII. XXXIX. LXXXV. LXXXVI. XC. CVII. CXLII. CXLIX. CLV. CLVI. CLXIV. CLXXIII. CLXXV. CLXXXI. CCV. CCXXVII. CCXLVIII. CCLXV. CCLXVI. CCLXVIII. CCLXX. CCLXXVII. CCLXXXI. CCLXXXV. CCXC. CCXCII. CCXCVI. CCCVII. CCCXXVII. CCCXXXIV. CCCXXXVII. CCCXXXIX. CCCLXXXV. CCCXCVI. CDVI. CDXII. CDXX. CDXXX. CDXXXI. CDXLIII. CDXLV. CDXLIX. CDLI. CDLV. CDLXII. CDLXX. CDLXXXIII. DIX. DXIV. DXIX. DXXVIII. DXXXI. DXXXVI. DLXIV. DLXXV. DLXXXII. DXCII. DXCV. DC. DCI. DCIII. DCVIII. DCX. DCXXIV. DCXXXII. DCXXXIII. DCL. DCLIV. DCLIX. DCLX. DCLXII. DCLXXI. DCLXXIV. DCLXXX. DCLXXXIV. DCXCIX.

Accouchemens avec perte de ſang, *voyez* perte de ſang.

Alienation entiere de l'eſprit aprés l'accouchement, *Obſ.* CCCXLII. DCXLV.

Apoplexie d'une femme groſſe, *Obſ.* CCLVIII.

Apoplexie d'une femme accouchée, *Obſ.* DCXXV. DCC.

Apoſteme de l'une des lévres de la vulve, *Obſ.* XXXII. CLXXXVII.

Apoſteme des mammelles, *Obſ.* DLXXII.

Apoſteme au deſſus de la teſte de l'enfant, *Obſ.* CCLVII.

Apoſteme au *ſcrotum* d'un enfant nouveau né, *Obſ.* DXXI.

Arrierefaix reſté en la matrice, *Obſ.* XLIII. LVII. LXXV. CIV. CXIX. CXXIX. CLIV. CLVIII. CLXII. CLXIV. CLXV. CLXXVI. CLXXIX CC. CCVIII. CCXXXV. CCXLIV. CCXCII. CCXCIV. CCXCVII. CCCXXXVI. CCCXXXVIII. CCCLXII. CCCLXXXV. CCCXCV. CCCXCIX. CDXIV. CDLXII. CDLXXII. CDLXXIV. DIV. DVIII DLI. DLXXVIII.

DXCVII. DCII. DCXIV. DCXXV. DCXXVI. DCXXX. DCXXXIX. DCLVIII. DCLXIII. DCLXV. DCLXXXIV. DCXCIV.

Arrierefaix fort épais est difficilement tiré de la matrice, *Obs.* DXXVI.

Arrierefaix scyrrheux cause de la mort de l'enfant, *Obs.* CCXLI. CDXLIII. DCI. DCXXXII.

Avortemens, *Obs.* IX. XIII. XXVIII. XXXV. XLIII. L. LIV. LVII. LIX. LX. LXV. LXVI. LXXV. CIV. CVII. CXVI. CXIX. CXXXVI. CLV. CLXIV. CLXXVI. CLXXIX. CXCVI. CCII. CCVII. CCVIII. CCXIV. CCXVI. CCXXI. CCXXVIII. CCXXXV. CCXXXVII. CCXXXIX. CCXLI. CCXLII. CCXLIV. CCXLV. CCXLVI. CCLIX. CCLXIX. CCLXXXIII. CCLXXXV. CCXC. CCXCII. CCXCV. CCXCVII. CCCIV. CCCXIV. CCCXVIII. CCCXX. CCCXXXII. CCCXXXVI. CCCXXXVII. CCCXXXVIII. CCCLX. CCCLXII. CCCLXVII. CCCLXX. CCCLXXX. CCCLXXXI. CCCLXXXV. CCCXCV. CCCXCVII. CCCXCIX. CD. CDIII. CDV. CDXII. CDXIV. CDXVI. CDXXI. CDXXV. CDXL. CDXLIII. CDLX. CDLXII. CDLXIX. CDLXX. CDLXXII. CDLXXIV. CDLXXVII. CDLXXXI. CDXCIV. DVIII. DXI. DXVIII. DXX. DXXXVI. DXLVII. DXLVIII. DL. DLI. DLVIII. DLX. DLXIV. DLXXI. DLXXVIII. DXCVI. DXCVII. DCXIV. DCXV. DCXIX. DCXXIII. DCXXV. DCXXVI. DCXXVIII. DCXXXIX. DCXLIII. DCXLVII. DCLI. DCLXIII. DCLXV. DCLXVIII. DCLXXII. DCLXXIII DCLXXIV. DCLXXXIV. DCXCII. DCXCIV. DCXCVI.

B

BEURRE trop froid introduit contre la teste de l'enfant dans le temps de l'accouchement, luy cause la mort, *Obs.* CCCXXVII.

Beurre, sa trop frequente onction dans le temps de l'accouchement est mauvaise, *Obs.* CCCLXXII.

Boyau de poulet pris pour un prétendu faux germe, *Obs.* CLXXX.

Boufissures du corps aprés grandes pertes de sang, *Obs.* V.

Boulie donnée dés les premiers jours à un enfant nouveau-né luy cause la mort, *Obs.* CCLXIII. DXLIX.

C

CAILLOTS de sang pris par inadvertance pour de pretendus faux germes, *Obs.* DXXXIX. DCXIX. DCLXXVIII.

Cancer de la matrice, *Obs.* X. LXI. XCVIII. CXI. CXIV. CXL. CL. CLI. CLXVII. CLXXXIX. CCXLIII. CCLV. CCLXV. CCLXXVI. CCCXXVI. CCCLXXII. DXXXIV. DXXXV. DLVII. DCXXXVI. DCLVII. DCLXVI. DCXCI. DCXCV.

Cancer de la mammelle, *Obs.* CDLXXXVII. DX.

Caruncule myrtiforme trop excedante retranchée par la ligature, *Obs.* CCCXIII.

Cheute de matrice, *voyez* descente de matrice.

Col de la matrice peu perforé, *Obs.* LXXII. CDLXXXIX. DLXXXIII.

Col de la matrice imperforé, *Obs.* CCXXXI. CDXCV.

Col de la vessie fistuleux, *Obs.* LXXVI. DXXXV. DLXXVII. DCLXVI.

Conception sans qu'aucune évacuation menstruelle eust precedé, *Obs.* CCCXCIII.

Conception arrivée durant le temps de la fluxion des menstruës, *Obs.* DCLXXVI.

Conception sans aucune introduction du membre viril, *Obs.* CCLXXXVI. CDLXXXIX. DLXXXIII.

Conception arrivée en une femme quoy-qu'elle portast un pessaire, *Obs.* XL. CXV. CCXVII.

Contusion, déchirement, & pourriture des parties de la vulve aprés l'accouchement, *Obs.* XXIX. XLIV. LXXVI. CLXXXVII. CCCXIII. CDIV. CDXXVII. DLXII. DLXXVII.

Contusion & tumeur de la teste de l'enfant nouveau-né, *Obs.* CCLVII.

Convulsion de la femme avant l'accouchement, *Obs.* III. XXXVI. LI. LXXXVI. XC. CLVI. CXCIV. CCXXX. CCCXXIII. CCCXXXI. CCCXLIII. CCCLXIV. CCCLXXIV. CCCLXXVI. CDXX. CDXXXVIII. CDLIII. DLXVIII. DLXXXII. DLXXXIV. DXCI. DCXXXVII.

Convulsion aprés l'accouchement; *Obs.* XXI. XXXVI. XXXVIII. CXCIV. CCXXX. CCLXXXVII. CCLXXXIX. DLII. DLXXIII. DLXXXI. DLXXXII. DXCIV. DXCVIII. DCXX. DCLIX. DCLXX.

Convulsion des enfans, *Obs.* CCLXIII. DXLIX. DLXI. DCXIII.

Cordon de l'ombilic embarassant quelque partie de l'enfant dans le temps de l'accouchement, *Obs.* CCCXCIV. CDI. CDLII. DCXCII. CDXCVI. DVI. DIX. DXXVI. DXXX. DLXXXV. DCXXIV. DCLXXXVII.

Cordon de l'ombilic extraordinairement long, *Obs.* CXXXIII. CDI. DLXVII.

Cordon de l'ombilic extraordinairement court, *Obs.* CDI. CDVI. DXVIII. DXLIX. DCXII. DCXL. DCLXII. DCLXXXVII.

Cordon de l'ombilic extraordinairement gros, *Obs.* CDVI. CDXLVIII.

Cordon de l'ombilic noûé d'un véritable nœud dans le temps de l'accouchement, *Obs.* CXXXIII. DLXVII.

Cordon de l'ombilic rompu dans le temps de l'accouchement, *Obs.* CLVIII. CC. CCLXII. CCCV. CCCXII. DLXXVIII. DCI. DCXXVI. DCLXXXIV.

Cordon de l'ombilic mal noûé, *Obs.* CCLVI. DCXXXIV.

Crachement de sang, *Obs.* CDXXXVII. CDXXXIX. CDLV. CDLXXII. CDXCVII. DXXVII. DCV. DCXXIX. DCXXXIII. DCLIX. DCC.

D

DELIVRE, *voyez* arriérefaix.

Descente, ou relaxation de matrice, *Obs.* XL. XCVI. CIX. CXV. CLXXI. CLXXVII. CLXXXII. CCXVII. CCCIII. CCCLV. CCCXCVIII. DLXXXIX. DCLXXXV.

Descente de matrice durant la grossesse, *Obs.* VI. LXVII. XCV.

Descente de la matrice à des filles, *Obs.* XCVI.

Difficulté de l'urine, *Obs.* LXXXIX. CCCXCIV.

Douleurs de teste aprés les grandes pertes de sang, *Obs.* V. DII. DCXLVI.

Douleurs de ventre aprés l'accouchement, *voyez* tranchées.

Douleurs de dents aux enfans, *Obs.* DCXIII.

Dysenterie, *voyez* flux de ventre.

E

EAu simple est meilleure à prendre dans le temps de l'accouchement naturel que tous les remedes pretendus specifiques, *Obs.* DXV.

Eaux de l'enfant par leur qualité saline conservent quelquefois long-temps l'enfant mort en la matrice sans pourriture cadavereuse, *Obs.* D.

Eaux écoulées de la matrice long-temps avant l'accouchement, *Obs.* XIX.

LX.

LX. CXIII. CLXXXVI. CCXIX. CCCLXI. DXLVII. DCX. DCXI. DCXVII. DCLIX. DCLXXXVIII.

Enfant, en quel temps il est formé & animé, *Obs.* CVIII. CXLI. CCXXXIII. CCXLVI. CCCXVIII. CDV.

Enfans nez au terme de sept mois, & enfant nez au terme de huit mois, & enfant nez par delà le terme de neuf mois, *voyez* accouchemens.

Enfans sains nez de meres tres infirmes, *Obs.* CDXXXIX. CDXCVII. DXXX. DCXXII. DCXXIX. DCLVI.

Enfans jumeaux de mesme sexe n'ayans qu'un arriérefaix commun, *Obs.* XCIII. CLIX. CCXII. CCXXVII. CCLXXIX. CDLI. CDLXXXI. DXXVIII. DXL. DLXV. DXC. DCXLVI.

Enfans jumeaux de mesme sexe ayans chacun leur arriérefaix particulier, *Obs.* XXXI. CII. CLXI CLXV. CCXVIII. CCXXV. DLXX.

Enfans jumeaux de différent sexe n'ayans qu'un arriérefaix commun, *Obs.* CDLIX. DXII. DXXII.

Enfans jumeaux de différent sexe, ayans chacun leur arriérefaix, *Obs.* IV. XXII. CXLVI. CDXXV. DXII. DXXXVII.

Enfans monstrueux ou contrefaits, *Obs.* LXIV. CCLIII. CCCXVII. CCCXXXVII. CCCXLVIII. CCCLXXXIV. CDLXV. DCXL. DCLXXVII.

Enfans morts en la matrice, *voyez* accouchemens, & extraction.

Enfans qui se presentent en mauvaise posture, *voyez* accouchement.

Enfans étouffez par leur nourrice, *Obs.* CXCII.

Enfant vivant tiré malheureusement avec les crochets, *Obs.* DLXXXIV.

Enfans nouez, *Obs.* CCXL.

Enflure des jambes & des cuisses des femmes grosses, *Obs.* LXV. LXXXI. LXXXIV. XC. CLIX CLX. CLXV. CCXXXIV. CCCXXV. CDXII. CDXXXV. CDLI. CDLIX. DXXXVII. DXL. DXC. DCXXXII

Enflure des lévres de la vulve, *Obs.* XXXII. LXV. LXXXI. LXXXIV. XCVII. CLIX. CLXV. CLXXXVII. CCXII. CCXXXIV. CCLXVIII. CCCXXV. DXXXVII.

Enflure & bouffissure du corps aprés les grandes pertes de sang, *Obs.* V.

Exomphale, *Obs.* LXIV. CDXLVIII. DLIV. DCLXXXII.

Extraction de l'enfant mort, *Obs.* I. III. XII. XVI. XXVI. XXIX. XXXIV. XXXVIII. XXXIX. LXXXV. LXXXVI. XC. CVII. CXLII. CLVI. CLXXXI. CCV. CCXXVII. CCXLVIII. CCLXXXI. CCXCVI CCCXXXIV. CDXXX CDXXXI. CDXLIX. DXIX. DXLIII. DLXXXII. DCIII. DCVIII. DCLXXI. DCLXXX. DCLXXXVI.

Extraction de faux germe, *Obs.* XI. LXIX. CXVI CLXIX. CLXXX. CCI. CCIV. CCCXXXVIII. CCCLIX. CCCLXVII. CDLXVIII. CDXCI. CDXCVIII. DCXVI. DCXXI. DCXXVII. DCLXI. DCLXXXI. DCXCVI.

F

FAUSSE grossesse, *voyez* grossesse.

Faux germes, ou moles, *Obs.* CXXV. CXCI. CCXXXIII. CCLXII. CCLXXI. CCCXIV. CCCXXXVIII. CCCLI. CCCLXVII. CCCLXXVII. CDXXXII. CDLXI. CDLXXXV. DCXXX. DCXLVII. DCXCVI.

Faux germes demeurez bien plus long-temps qu'à l'ordinaire dans la matrice. *Obs.* CXXV. CCI. CDXXXII. CDXCVIII. DCXCVI.

Faux germe, est un signe avantcoureur de fecondité, *Obs.* CXCI. CDLXXXV. DVII.

Fecondité, *Obs.* CCXII. CCCXLVII. CCCLXXV. CCCLXXXIX. CDXXVI. CDLX.
Fecondité malheureuse d'une femme, *Obs.* CDLX.
Femmes qui n'avoient jamais eû aucune évacuation menstruele, *Obs.* CCXXXI. CCCXCIII. CDXCV.
Fiévres de femmes grosses guéries par le *quinquina*, *Obs.* CCLXXII. CCCLVIII. CDVIII. CDXXIX. DLXIX. DLXXIV. DLXXX. DCXXXI. DCLVI.
Fiévres de femmes accouchées, guéries par le *quinquina*, *Obs.* DCXCVII.
Figure monstrueuse d'enfans, *voyez* enfans.
Filles qui avoient des descentes & cheutes de matrice, *Obs* XCVI.
Filet mal coupé fut cause de la mort d'un enfant, *Obs.* CCCI.
Fistule du col de la vessie, *Obs.* LXXVI. DXXXV. DLXXVII. DCLXVI.
Fistule à l'*anus* d'une femme grosse, *Obs.* DCXVIII.
Fleurs blanches, *Obs.* CXI. CXIV. CLXXVIII. CXCV. CCXVII CCXVIII. CCLXV. CCLXXVI. CCCXCIV. CDXLII. CDLVI. DLVII. DCXXV. DCLVII. DCXCI.
Flux de ventre durant le temps de la grossesse, *Obs.* XIII. CXCIII. CCCXIX. CCCXXXII. CCCXXXVI. CCCXLIV. CCCLVII. CCCLXXI. CCCLXXIX. CDXIII. CDXVII. CDXXIV. CDXXV. CDXLIV. CDLXXXVIII. DV. DIX. DXXXIII. DLXXXVIII. DCXVI. DCXXVI. DCXXXIII. DCXLI DCLXIX.
Flux de ventre aprés l'accouchement, *Obs.* XIII. XXXIX. XLI. LXXXIV. LXXXVIII. CLXIII. CLXXXIV. CCXXVII. CCCLIII. CCCLXXIX. CDXIII. CDXVII. CDXLI. CDLXXXIV. CDLXXXVIII. DXIX. DXXXIII DLII. DLXIII. DXCVIII. DCV. DCXLVIII. DCLXVII.
Flux menstruel, *voyez* menstruës.
Flux de sang, *voyez* sang.
Flux muliebre, *voyez* fleurs blanches.
Fluxion de poitrine, *Obs.* CDXXXVII. CDXXXIX. CDLV. CDLXXII. CDLXXVI. CDXCVII DXXVII. DCV. DCLIX.
Fœtus, voyez enfant.
Foiblesse de l'enfant nouveau-né, *Obs.* CCCXCIV. DCIX. DCXL. DCXLI. DCLIII. DCXCIII.
Formation de l'enfant, en quel temps est achevée, *Obs.* CVIII. CXLI. CCXXXIII. CCXLVI. CCCXVIII. CDV.

G

GENERATION de l'enfant, *voyez* formation.
Gonorrhée en petites filles, *Obs.* CLXXXV.
Gonorrhée en des femmes, *Obs.* CXXIII. CLXXVIII. CCLXXVI. CCCXCIV. CDXLII. CDLVI. DCXCI.
Grossesse veritable qui n'avoit pas esté connuë en plusieurs femmes, *Obs.* LXX. CX. CLXI. CXCV. CCXXIV. CCLVIII. CCLXXXVI. CCCV. CCCLII. CCCLXIII. CCCLXXIII. CCCXCIII. CDXXIX. CDLXXI. DXXIV. DXLVIII. DLIII. DCXXV. DCXLII. DCXLIV. DCLXXIX. DCXC. DCXCVII.
Grossesse fausse, *Obs.* LXXVI. CCLV. CCLXXV. CCCLXIX. CCCLXXVII. CCCLXXXIII. DLXVI. DLXXIX. DCLXXV.
Grossesse de plusieurs enfans, *voyez* accouchemens.
Grossesse d'un enfant masle ou d'une femelle, ses signes, *Obs.* CCXIII. CCCXI. CDLVIII DXXIII.

H

HERNIE du nombril à des enfans nouveau-nez, *Obſ.* LXIV. CDXLVIII. DLIV.
Hydrocephale, *Obſ.* DXLIV.
Hydropiſie du ventre, *Obſ.* CCCLXXXIII. DCXXIII.
Hydropiſie du ventre avec groſſeſſe d'enfant, *Obſ.* LXX. CXLVIII. CCXLIX.
Hydropiſie de matrice, *Obſ.* VII. XIX. LX. CXIII. CLXXXVI. CCXIX. CCCLXI. DCXI. DCLXXXVIII.
Hydropiſie de poitrine, *Obſ.* CLXXXVI. CCCLXXXIII.
Hymen peu perforé, *Obſ.* CLXXII. CDLXXXIX. DLXXXIII.

I

INCONTINENCE de l'urine, *Obſ.* LXXVI. LXXXV. DXXXV. DLXXVII. DCIII. DCLXVI.
Inflammation de la matrice, *Obſ.* LXV. CXXIX. CCLIV. CCLXXXVII. CCXCIV. CCXCIX. CCCXXXV. CCCL. CCCLIX. CDVII. CDLXXIII. CDLXXIV. DIV. DVII. DXIX. DLI. DXCIV.
Inflammation des mammelles à une femme accouchée, *Obſ.* DLXXII.
Inflammation des mammelles des enfans nouveau-nez, *Obſ.* DCLXXXIX.
Jumeaux, *voyez* enfans jumeaux.

L

LAIT de la nourrice contribuë par ſa mauvaiſe qualité à reſſerrer le ventre de l'enfant, *Obſ.* DXXI. DLXI.
Lait de vache eſt utile aux flux de ventre dyſenteriques, *Obſ.* LXXXVIII. CCCLIII. CDXLI. CDLXXXVIII.
Levres de la vulve variqueuſes, *Obſ.* CDIV.
Levres de la vulve enflées, *voyez* enflure.
Ligature du cordon de l'ombilic mal faite, *Obſ.* CCLVI.

M

MALADIES dans le temps de la groſſeſſe, *Obſ.* XXXV. LIV. LXVI. LXX. LXXII. LXXVIII. LXXXII. LXXXVII. XCIX. CXXII. CXXVIII. CXXXIV. CLV. CCXXI. CCXXIV. CCXXXV. CCLVIII. CCLXV. CCLXVI. CCLXIX. CCLXXII. CCLXXIV. CCXCI. CCXCV. CCCII. CCCXV. CCCXVIII. CCCXXXVII. CCCLVIII. CCCLXX. CCCXCV. CDVIII. CDXXV. CDXXIX. CDXXXIII. CDXXXIV. CDXXXVII. CDXXXIX. CDLXXII. CDLXXV. CDXCVII. DV. DXXXVI. DXXXVII. DLXIX. DLXXIV. DLXXVI. DLXXX. DXCIII. DXCIX. DC. DCXII. DCXXI. DCLXVII. DCLXXXIV. DCXCVII. DCC.
Maladies aprés l'accouchement, *Obſ.* I. XXXV. XXXIX. LIV. LXXXIV. CLXXIII. CLXXXIV. CCXXII. CCXXXV. CCLIV. CCLXXIII. CCLXXXIX. CCCVI. CCCXXVIII. CCCXLII. CCCL. CCCLX. CCCLXV. CDXXXVII. CDLXXVI. CDLXXXIV. DXXXIII. DXXXVIII. DLII. DLXVIII. DLXXIII. DXCIV. DXCVIII. DXCIX. DCV. DCXXIII. DCXXXV. DCLXVII. DCXCVII.
Maladie Vénerienne à des femmes groſſes, *Obſ.* XXIII. LXXI. C. CXXIII. CXXXVIII. DLVII.

Mammelles apostumées, *Obs.* DLXXII.
Mammelle scyrrheuse, *Obs.* DX.
Mammelle carcinomateuse, *Obs.* CDLXXXVII. DX.
Matrice imperforée à l'extérieur, *Obs.* CCXXXI. CDXCV.
Matrice mal conformée, *Obs.* CCCXXII.
Matrice enflammée, *voyez* inflammation.
Matrice scyrrheuse, *voyez* scyrrhe.
Matrice carcinomateuse, *voyez* Cancer.
Matrice tombée, *voyez* descente.
Matrice renversée, *Obs.* CCCLV.
Matrice ouverte, sans que la femme grosse fust en travail, *Obs.* CLXVI. CLXXVIII. CCCX. CDLXVII.
Matrice crevée, *Obs.* XXVI. CXLVII. CCLI.
Meconium rendu par la bouche d'un enfant nouveau-né, *Obs.* CCC.
Medecine purgative ne convient point aprés l'accouchement devant le vingtiéme jour, *Obs.* DXXXIII.
Medecine purgative ne convient point aux personnes qui ont crachement de sang, ou la poitrine échauffée, *Obs.* CDXXXVII.
Medecine purgative ne convient jamais durant que la matrice est en fluxion, *Obs.* DVII.
Menstruës dés l'âge de neuf ans, *Obs.* CCCXCII.
Menstruës fluent ordinairement des vaisseaux du fonds de la matrice, *Obs.* XLIX. CCCXXII.
Menstruës dans le temps de la grossesse, *Obs.* CLXVIII. CCCLXXXVIII. DCVI.
Menstruës tres-abondantes, *Obs.* CCLII.
Menstruës supprimées, *Obs.* CCCLXXIII. CDXXVI. CDLXXXVII. DX.
Menstruës retenuës dans la cavité de la matrice & dans celle de son col durant un tres-long-temps, *Obs.* CCXXXI. CDXCV.
Mole composée de plus de mille vesicules, *Obs.* CCCLXXVII.
Mole procede toûjours de faux germe, *Obs.* CXXV.
Mole, *voyez* Faux germe.

N

NOMBRIL tumefié à des enfans, *Obs.* LXIV. CDXLVIII. DLIV. DCXXXIV.
Nymphes & caruncules de la matrice trop allongées : leur retranchement, *Obs.* CLXXIV. CCCXIII.

O

OMBILIC, *voyez* cordon de l'ombilic.
Onction de beurre trop frequente dans le temps de l'accouchement est mauvaise, *Obs.* CCCLXXXII.
Opération Césarienne aprés la mort de la femme, *Obs.* XXVI. CCLI. CCCXV. CCCXLIII. CCCLXXIV. DXCIII.
Opération de la ponction du ventre faite mal-à-propos à une femme hydropique, *Obs.* DCXXIII.
Orifice interne de la matrice ouvert dans le temps de la grossesse sans que la femme fust en travail, *Obs.* CLXVI. CLXXVIII. CCCX. CDLXVII.

P

PARALYSIE restée aprés l'accouchement, *Obs.* DCXXV.
Passion hysterique, *voyez* suffocation de matrice.
Perte de sang de longue durée, *Obs.* XXX. LXI. CXII. CXXXVI. CXL. CL. CLI. CLXVII. CLXXII. CCCLXXVII. CDLXXXII. DL. DLXXXVI. DCXII. DCXXIX. DCXXXVI. DCLXXV. DCXCVI.
Perte de sang de la femme grosse, *Obs.* V. VII. VIII. IX. XVII. XXVII. XXVIII. XLI. LIV. LIX. LXVIII. LXXVII. LXXX. XCII. CXCVI. CXCVII. CCII. CCVII. CCX. CCXVI. CCXX. CCXXVI. CCXXXVII. CCXXXVIII. CCXLVII. CCLIX. CCLXI. CCLXV. CCLXXIX. CCLXXXIV. CCCIV. CCCVII. CCCXXX. CCCXLIV. CCCXLVIII. CCCLVI. CCCLXI. CCCLXIV. CCCLXVII. CCCLXXVIII. CCCLXXIX. CCCLXXX. CCCLXXXI. CCCLXXXVIII. CCCXC. CCCXCVII. CD. CDIII. CDX. CDXI. CDXVI. CDXXIII. CDXXVIII. CDXXXVIII. CDXLVI. CDXLVII. CDL. CDLII. CDLIV. CDLVII. CDLXV. CDLXVI. CDLXXVII. CDLXXIX. CDLXXX. CDLXXXIV. CDXCIV. CDXCVI. DII. DXII. DXV. DXXXII. DXXXIX. DXLI. DXLII. DXLV. DL. DLIX. DLX. DLXXI. DLXXXV. DLXXXVIII. DXCI. DXCV. DXCVII. DCVI. DCVII. DCXII. DCXIX. DCXX. DCXXIV. DCXXVIII. DCXXIX. DCXXXIII. DCL. DCLI. DCLIV. DCLXIV. DCLXXIII. DCLXXVIII. DCXC.
Perte de sang aprés l'accouchement, *Obs.* CXII. CXCIX. CCXXX. CCLXXXIX. CCCXXXIII. CCCLV. CDXXXVI. DCLVIII.
Perte de sang causée par un faux germe ou arriérefaix retenu, *Obs.* XI. XLIII. LXIX. LXXV. CXVI CXXV. CXLI. CLIV. CLXIX. CLXXX. CCI. CCIV. CCXI. CCXXIII. CCXXXIII. CCXXXV CCXCIII. CCCXIV. CCCLXXVII CDXXXII. CDLXI. CDLXXVIII. CDLXXXII. CDXCI. CDXCVIII. DIV. DXI. DXCVI. DXCVII. DCXIV. DCXXI. DCXXXIX. DCLXI. DCLXIII. DCLXV. DCLXXXI. DCXCIV.
Perte de sang par le nombril de l'enfant, *Obs.* CCLVI.
Perte de sang tres-grande aprés le retranchement des Nymphes de la vulve, *Obs.* CLXXIV.
Pessaire, n'empesche pas la conception quand il est bien fait, *Obs.* XL. CXV. CCXVII.
Pessaire de gros liége solide qui ne put estre retiré de la matrice que par le moyen d'un crochet, *Obs.* CLXXXII.
Phrénesie de femmes nouvellement accouchées, *Obs.* CCCXLII. DCXLV.
Placenta, *voyez* arriérefaix.
Précipitation de matrice, *voyez* descente de matrice.
Purgation, *voyez* medecine purgative.

R

RELAXATION de matrice, *voyez* descente de matrice.
Renversement entier de la matrice, aprés l'accouchement, *Obs.* CCCLV. DCLXXXV.
Retranchement des Nymphes & caruncules de la vulve trop alongées, *Obs.* CLXXIV. CCCXIII.
Retranchement du cordon du nombril d'un enfant d'un an, *Obs.* DCXXXIV.
Rhume causé par l'eau trop froide avec laquelle un enfant fut baptisé luy causa la mort, *Obs.* CDXXII.

S

SAIGNÉES faites à deux femmes dans le temps de leur grossesse, à l'une quarante-huit fois, & à l'autre jusques à quatre-vingt dix fois, *Obs.* XX.

Saignée convient bien à la perte de sang qui est petite ou médiocre, mais non pas à celle qui est grande, *Obs.* DXXXII.

Sang menstruël, *voyez* menstruës.

Sang coagulé pris par inadvertance pour faux germe, *Obs.* DXXXIX. DCXIX. DCLXXVIII.

Perte de Sang. *Voyez* perte, *voyez* aussi crachement.

Scyrrhe de la matrice, *Obs.* CXXII. CLI. CCLXXI. CCLXXXVI. CCCXXV. CCCLXXXVII. CDXVIII. DVII. DLXXXVI.

Scyrrhe voisin de la matrice, *Obs.* DCXLIX.

Scyrrhe de la Mammelle, *Obs* DX.

Section Césarienne aprés la mort de la femme, *Obs.* XXVI. CCLI. CCCXV. CCCXLIII. CCCLXXIV. DXCIII.

Sexe de l'enfant qui est au ventre de la mere ne peut estre connu, *Obs.* CCXIII. CCCXCII. CDLVIII. DXXIII.

Signes incertains par lesquels on prétend connoistre le sexe de l'enfant qui est au ventre de la mere, *voyez* sexe.

Signes qui font connoistre qu'une femme est grosse de plusieurs enfans, *Obs.* IV. CXXVIII. CLXV. CCXII. CCXVIII. CCCXX. CCCLXXXVI. CDXXXV.

Situations différentes de l'enfant dans le temps de l'accouchement, *voyez* accouchement.

Sterilitez diverses, *Obs* CXCI. CCXV. CCXXXI. CCXXXII. CCLXXXVIII. CCCXVI. CCCXLVII. CCCLXVI. CCCLXXXVII. CDXVIII. CDXXVI. CDXLII. CDXCV DIII. DVII. DXVI. DXX. DXXIV. DXXV. DLXXXVII. DCXXVII. DCXXXII. DCXXXVIII. DCXLIX.

Suffocation de matrice, *Obs.* XX. XXV XCVIII. CIV. CLXXVII. CLXXXVI. CCXLIV. CCCV. CCCXXXV. CCCLII. CCCLXII. CDXXXIV. DLII. DXXV.

Superfetation, *Obs.* DXXVIII.

Suppression d'urine, *Obs.* LXXXIX CCCXCIV.

Suppression de menstruës, *Obs.* CCCLXXIII. CDXXVI. CDLXXXVII. DX. DLXVI. DCXXIII.

Suppression des vidanges aprés l'accouchement, *Obs.* XXXV LXXII. CCLXXXVII. CDIX. CDXXXIII. CDLXXIII. DLVIII. DCXXIII DCXXXV. DCXCVII.

Suppuration d'un arriérefaix resté en la matrice durant un tres-long-temps, *Obs.* DLI.

Suppuration d'un faux germe resté en la matrice qui dura quinze jours entiers, *Obs.* DCXXI.

T

TESTICULE d'une femme qui estoit plus gros que la teste d'un homme, *Obs.* CCCLXXXIII.

Toux de la femme grosse, *Obs.* XXVIII. CXXIX. CXXXIV. CDXXIV. CDXXXVII. CDLV CDLXXVI. CDLXXXIII. CDXCVII. DV. DXXVII.

Tranchées & douleurs de ventre aprés l'accouchement, *Obs.* CLVIII. CCLXII. CDIX. DXXXIX. DLXI. DLXIII.

Tranchées des petits enfans, *Obs.* CCLXIII. DXLIX.
Travail, les signes d'un vray travail, *Obs.* II. CXXXIX. CCLXVII.
Travail long, *Obs.* CDXCII.
Travail est ordinairement plus long lors que la femme accouche d'un garçon, que quand elle accouche d'une fille, *Obs.* CDLXXXVI.
Tressaillemens de matrice pris faussement pour des mouvemens d'enfant, *Obs.* DLXVI. DLXXIX.
Tumeur du nombril des enfans nouveau-nez, *Obs.* LXIV. CDXLVIII. DLIV. DCXXXIV.
Tumeur audessus de la teste de l'enfant, *Obs.* CCLVII. DXLIV. DCIX.

V

VENTRE d'un enfant extrémement resserré, *Obs.* DXXI.
Ventre d'une femme extraordinairement resserré, *Obs.* CCCIII.
Vents rendus par la matrice avec bruit, *Obs.* CV. CX.
Vérole grosse, *voyez* maladie Venerienne.
Petite Vérole à des femmes grosses, *Obs.* DXXXVI. DLXXVI. DC. DCLXXIV.
Petite Vérole à femme accouchée, *Obs.* CLXIX. CCXXXV. CCLXXIII DXXXVIII.
Petite Vérole communiquée à des enfans dans le ventre de la mere, *Obs.* DC.
Vers engendrez en un ulcére carcinomateux de la matrice, *Obs.* LXI.
Veuë perduë en une femme aprés son accouchement, *Obs.* DLXVIII.
Vidanges trop abondantes aprés l'accouchement, *Obs.* CLXXXVI. CXCIX. CCXXX. CCLII. CCLXII. CCCXXXIII. DCXLVI.
Vidanges supprimées, *voyez* suppression.
Ulcére carcinomateux de la matrice, voyez *Cancer.*
Vomissement de la femme grosse, *Obs.* XXIV. XCVIII. CXXIV. CCLII. CCCXLV. CCCLXXIV. CDLIII. DXXVII. DCLXVIII.
Vomissement de la femme accouchée, *Obs.* DXXXIX.
Vomissement extraordinaire d'un enfant nouveau-né, *Obs.* CCC.
Urine supprimée aprés l'accouchement, *Obs.* CCCXCIV.
Urine qui fluoit involontairement aprés un violent accouchement, *Obs.* LXXVI. LXXXV. DXXXV. DLXXVII. DCIII. DCLXVI.
Urine qui fluoit involontairement à cause d'un ulcére carcinomateux de la matrice qui avoit corrodé le col de la vessie, *Obs.* DCLXVI.
Vulve, *voyez* matrice.

Fautes d'impression.

PAGE *46. ligne 22.* croyens, *lisez* croyent. *Pag. 94. lig. 10.* l'auvre, *lis.* lavure. *Pag. 96. lig. 20* rassembler, *lis.* rassemble. *lig. 21.* moulaut, *lis.* moulant. *Pag. 150. lig. 20.* indispositions, *lis.* dispositions. *Pag. 276. lig. 26.* sout, *lis.* son. *Pag. 297. lig 4.* indisposition, *lis.* disposition. *Pag. 365. lig. 27.* purulence, *lis* purulente. *Pag. 369. lig. 21.* soulevement, *lis.* soulevemens. *Pag. 377. lig. 19.* le 27. Octobre, *lis.* le 17. Octobre. *Pag. 378. lig. 12.* engendra, *lis.* l'engendra. *Pag. 380. lig. 1.* d'autre, *lis.* d'autres. *Pag. 406. lig. 1.* poussé, *lis.* poussée. *Pag. 445. lig. 27.* le 14 Aoust, *lis.* le 24 Aoust.

A PARIS,
Par JEAN ANISSON, Directeur de l'Imprimerie Royale.
MDCXCIV.

www.ingramcontent.com/pod-product-compliance
Ingram Content Group UK Ltd.
Pitfield, Milton Keynes, MK11 3LW, UK
UKHW020119240726
13926UKWH00011B/2321